全国高等院校数字化课程规划教材

供临床医学及相关专业使用

妇 产 科 学

主　　编　熊立新　杨　静

副 主 编　朱慧芳　王　景　谭文绮

编　　委　（按姓氏汉语拼音排序）

刘雪飞（白城医学高等专科学校）

谭　丽（重庆医药高等专科学校）

谭文绮（广州卫生职业技术学院）

王　景（四川护理职业学院）

夏小艳（长沙卫生职业学院）

熊立新（江西医学高等专科学校）

杨　静（毕节医学高等专科学校）

张清伟（漯河市中心医院）

朱慧芳（廊坊卫生职业学院）

编写秘书　付星祥（江西省上饶市人民医院）

U0210067

科学出版社

北　京

内 容 简 介

本书是全国高等院校数字化课程规划教材中的一本。在本书编写过程中，编者坚持"三基""五性""三特定"的基本原则；以"必需""够用"为度；紧密结合实际需求，共设 24 章，分别介绍了女性生殖系统解剖和生理，妊娠与分娩，产科与妇科常见疾病，计划生育及妇女保健等方面的内容，每章后附自测题，便于学生巩固所学知识。

本书适合高职高专临床医学及相关专业使用。

图书在版编目（CIP）数据

妇产科学 / 熊立新，杨静主编. —北京：科学出版社，2019.8
全国高等院校数字化课程规划教材
ISBN 978-7-03-060484-2

Ⅰ. 妇… Ⅱ. ①熊… ②杨… Ⅲ. 妇产科学–高等学校–教材 Ⅳ. R71

中国版本图书馆 CIP 数据核字（2019）第 016249 号

责任编辑：丁海燕　池　静 / 责任校对：邹慧卿
责任印制：李　彤 / 封面设计：蓝正设计

科 学 出 版 社 出版
北京东黄城根北街 16 号
邮政编码：100717
http://www.sciencep.com

北京建宏印刷有限公司 印刷
科学出版社发行　各地新华书店经销
*

2019 年 8 月第 一 版　开本：787×1092　1/16
2019 年 8 月第一次印刷　印张：21 1/2
字数：500 000

定价：68.00 元
（如有印装质量问题，我社负责调换）

前 言

本书是为高职高专临床医学等相关专业学生编写的《妇产科学》教材。在教材编写过程中，编者坚持"三基""五性""三特定"的基本原则，根据培养目标的实际需求，以国家执业助理医师考试大纲为导向，以"必需""够用"为度，以职业技能和岗位胜任力培养为根本，严格把握内容的选择与深浅度，突出了职业教育教材的特点。同时，本书跟进医学发展前沿，对陈旧内容进行更新，并在内容形式、教材风格等方面进行了创新。

本书共24章，介绍了女性生殖系统解剖和生理，妊娠与分娩，产科与妇科常见疾病，计划生育及妇女保健等方面的内容。每章后附有自测题，便于学生把握学习重点及检测学习的效果。

为逐步实现以学生为中心的教学新模式，在教材的编排上，保留了传统教材的特点，又融入了互联网+元素。每章除章节文字、图片外，还在"爱一课"互动教学平台上配备了音频、视频等数字化资源。学生通过章节文字，可以满足线下教学活动的需要；也可通过"爱一课"APP看到配备的音频、视频内容，实现线上学习的目的。

为了保证教材的编写质量，编写人员参阅了大量资料，反复审修书稿，在此过程中，得到了各参编学校领导及专家的大力支持，在此一并致谢。

本书若有不足之处，敬请广大师生不吝赐教，以便教材进一步完善。

编 者

2018 年 9 月

目　录

CONTENTS

第1章 女性生殖系统解剖

女性生殖系统包括内、外生殖器及其相关组织。因骨盆大小、形状与分娩密切相关，故于本章介绍。

第1节 外生殖器

女性外生殖器（external genitalia）是指生殖器官的外露部分，又称外阴，位于两股内侧间，前为耻骨联合，后为会阴，包括阴阜、大阴唇、小阴唇、阴蒂和阴道前庭（图 1-1）。

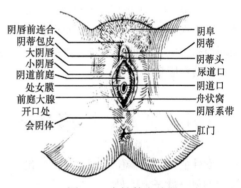

图 1-1　女性外生殖器

一　阴阜

阴阜（mons pubis）为耻骨联合前面的隆起，皮下富含脂肪组织。青春期该部位的皮肤开始生长阴毛，呈倒三角形分布，并向下扩展达大阴唇外侧。阴毛为女性的第二性征之一，其粗细、疏密、色泽因人或种族而异。

二　大阴唇

大阴唇（labium majus）为两股内侧一对纵行隆起的皮肤皱襞，起自阴阜，止于会阴。两侧大阴唇前端为子宫圆韧带的终点，后端会合形成阴唇后联合。大阴唇内侧皮肤湿润似黏膜，无阴毛生成，外侧面皮肤青春期长出阴毛，有色素沉着；大阴唇皮下为结缔疏松组织，内含皮脂腺和汗腺，含丰富的血管、淋巴管和神经，外伤后容易出血形成血肿，常需紧急处理。未产妇两侧大阴唇自然合拢，遮盖阴道口与尿道口，经产妇的大阴唇因受分娩的影响向两侧分开，绝经后大阴唇可萎缩、阴毛稀少。

三　小阴唇

小阴唇（labium minus）是位于大阴唇内侧的一对较薄的皮肤皱襞，褐色，表面湿润、光滑无毛，富含神经末梢，是性兴奋的敏感部位。小阴唇前端包绕阴蒂，后端与大阴唇后端会合，在正中线形成阴唇系带。经产妇因受分娩的影响，阴唇系带不明显。

四　阴蒂

阴蒂（clitoris）位于两侧小阴唇顶端下方，为海绵组织，有勃起性，分头、体、脚三部分。阴蒂头暴露于外阴，富含神经末梢，对性刺激极敏感。

五　阴道前庭

阴道前庭（vaginal vestibule）为两侧小阴唇之间的菱形区域，前端为阴蒂，后方为阴唇系带。

1. 前庭球　位于前庭两侧，由勃起组织构成，其表面被球海绵体肌覆盖。

2. 前庭大腺　又称巴氏腺，位于大阴唇后部，被球海绵体肌覆盖，如黄豆大小，左右各一，性兴奋时，可分泌具有润滑作用的黄白色黏液。腺管细长（1～2cm），开口于小阴唇与处女膜之间的沟内。正常情况下，检查不能触及此腺，前庭大腺炎症时，分泌物增多，易堵塞腺管口，形成前庭大腺脓肿或囊肿，则能看到或触及。

3. 尿道外口　位于阴蒂头后下方，圆形，其后壁上有一对并列的尿道旁腺。腺体开口小，容易有细菌潜伏。

4. 阴道口及处女膜　阴道口位于前庭后部，周围覆有一层较薄的黏膜组织，称为处女膜。处女膜多在中央有一孔，孔的大小和形状因人而异。膜的两面均为鳞状上皮所覆盖，其间含有结缔组织、血管和神经末梢。处女膜多在初次性交或剧烈运动时破裂，分娩时进一步破损，产后仅留处女膜痕。

第2节　内　生　殖　器

女性的内生殖器位于真骨盆内，包括阴道、子宫、输卵管和卵巢（图1-2）。临床上将输卵管和卵巢合称子宫附件。

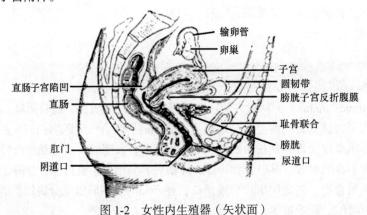

图 1-2　女性内生殖器（矢状面）

一　阴道

阴道（vagina）是性交器官，也是月经血排出及胎儿娩出的通道。

（一）位置和形态

阴道是位于真骨盆下部中央的肌性管道，上宽下窄，前壁长 7～9cm，与膀胱和尿道相邻；后壁长 10～12cm，与直肠贴近。上端包绕宫颈阴道部，形成一个向上的圆形隐窝，称为阴道穹窿，有前、后、左、右四部分，阴道后穹窿位置最深，其顶部与盆腔位置最低的直肠子宫陷凹紧密相贴，当盆腔有积液时，可经阴道后穹窿穿刺或引流，以达到诊断、治疗目的。下端较狭窄，开口于阴道前庭后部，即阴道口。

（二）组织结构

阴道壁从内向外由黏膜层、肌层和纤维组织膜构成，阴道壁富有静脉丛，损伤后易出血或形成血肿。黏膜层由非角化复层鳞状上皮覆盖，淡红色，横形皱襞多，伸展性大，受性激素影响有周期性变化。

二 子宫

子宫（uterus）是孕育胚胎、胎儿和产生月经的器官，也是精子到达输卵管的通道和分娩器官。

（一）位置和形态

子宫位于盆腔中央，呈前倾前屈位，前为膀胱，后为直肠，下端接阴道，两侧与输卵管相通。子宫主要靠子宫韧带、盆底肌肉和筋膜承载维持。膀胱与直肠的充盈程度可影响其位置。

子宫是有腔的肌性器官，壁厚，呈前后略扁的倒置梨形，长 7～8cm，宽 4～5cm，厚 2～3cm，容量约 5ml，重 50～70g。子宫上部较宽，称子宫体，子宫体顶部隆起部分称子宫底。子宫底两侧称子宫角，与输卵管相通。子宫下部较窄呈圆柱状，称子宫颈。子宫颈以阴道为界，分为伸入阴道内的子宫颈阴道部和其上的子宫颈阴道上部。子宫体与子宫颈之间最狭窄的部分，称子宫峡部，在非妊娠期长约 1cm，妊娠末期可达 7～10cm，其上端在解剖上最为狭窄，称解剖学内口；其下端因黏膜在此处由子宫内膜转变为宫颈黏膜，称组织学内口（图 1-3）。子宫体与子宫颈的长度比例因年龄而异，儿童期为 1∶2，成年期为 2∶1，老年期为 1∶1。

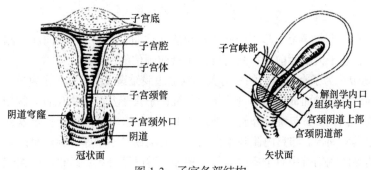

图 1-3 子宫各部结构

子宫内的腔分上、下两部：上部在子宫体内，称子宫腔，为上宽下窄的倒三角形，两端与输卵管相通，下端与子宫颈管相通；子宫颈管是宫颈内的腔，呈梭形，成年妇女长 2.5～3.0cm，其下端与阴道相通，称子宫颈外口（图 1-3）。未产妇的子宫颈外口呈圆形，经产妇呈横裂状。

（二）组织结构

1. 子宫体　子宫体壁自内向外由子宫内膜层、子宫肌层和子宫浆膜层构成。

（1）子宫内膜层：为黏膜层，由内向外分为致密层、海绵层和基底层3层。致密层和海绵层统称功能层，从青春期开始，受卵巢性激素影响，发生周期性变化而脱落；基底层不受卵巢性激素影响，无周期性变化，功能层脱落后由此层再生。

（2）子宫肌层：为子宫壁最厚的一层，非妊娠时厚约0.8cm。由大量平滑肌束和少量弹性纤维组成。肌束外纵、内环、中层交织如网状，其间有血管贯穿，子宫收缩时压迫贯穿于其间的血管，能有效起到止血作用。

（3）子宫浆膜层：为覆盖在子宫底部及子宫前、后壁的脏腹膜。腹膜在近子宫峡部处向前反折至膀胱，形成膀胱子宫陷凹；腹膜向后反折至直肠，形成直肠子宫陷凹，又称道格拉斯陷凹，此处是盆腔位置的最低部位。

2. 子宫颈　子宫颈主要由结缔组织构成，由少量平滑肌纤维、血管及弹性纤维构成。子宫颈管黏膜为单层高柱状上皮，黏膜内腺体分泌碱性黏液形成黏液栓，堵塞子宫颈管，有阻止病原体入侵的作用，黏液栓成分及性状受卵巢性激素的影响而发生周期性变化。子宫颈阴道部由复层鳞状上皮覆盖，表面光滑。子宫颈外口柱状上皮与鳞状上皮交接处是子宫颈癌的好发部位。

（三）子宫韧带

子宫韧带（图1-4）共4对。子宫韧带与骨盆底肌肉和筋膜共同维持子宫前倾前屈位。

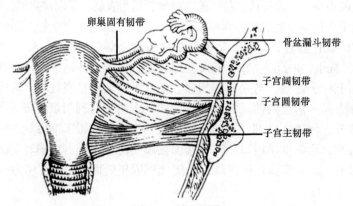

图1-4　子宫韧带

1. 子宫圆韧带　呈圆索状，起于两侧子宫角前面输卵管的稍下方，向前外侧走行达两侧骨盆壁，经腹股沟管止于大阴唇前端，具有维持子宫前倾位的作用。

2. 子宫阔韧带　为子宫体两侧的一对翼形双层腹膜皱襞，由覆盖于子宫前、后壁的腹膜从子宫体两侧延伸达骨盆壁而成，阔韧带的作用是维持子宫于盆腔中央位置。阔韧带分为前、后两叶，上缘游离，内侧2/3包绕输卵管，外侧1/3从输卵管伞部向外延伸至盆壁，称为骨盆漏斗韧带，又称卵巢悬韧带。卵巢内侧与子宫角之间的阔韧带稍增厚，称卵巢固有韧带或卵巢韧带。在子宫体两侧的阔韧带中有丰富的血管、神经、淋巴管及大量疏松结缔组织，称为子宫旁组织。子宫动脉、静脉和输尿管均从阔韧带基底部穿过。

3. 子宫主韧带　位于阔韧带的下部，横行于子宫颈两侧和骨盆侧壁之间，有固定子宫颈正常位置的作用。若主韧带松弛，则可致子宫脱垂。

4. 子宫骶韧带　起于子宫颈的后上侧方，向两侧绕过直肠，止于第2～3骶椎的前面。向后上牵引子宫颈，间接维持子宫前倾位。

三 输卵管

输卵管（oviduct）是受精的场所，也是输送卵子、精子、受精卵的通道。

（一）位置和形态

输卵管左右各一，是细长而弯曲的肌性管道，长 8～14cm，内与子宫角相通，外端游离呈伞状，与卵巢接近。根据输卵管形态由内向外分为以下 4 部分（图 1-5）。①间质部：为穿行于子宫角内的部分，长约 1cm，管腔最窄；②峡部：在间质部外侧，较细，短而直，长 2～3cm，管腔较窄，血管分布少，为输卵管结扎术的结扎部位；③壶腹部：在峡部外侧，管腔较宽大且弯曲，长 5～8cm，为正常受精部位；④伞部：在输卵管外侧缘，长 1～1.5cm，开口于腹腔，有"拾卵"作用。

（二）组织结构

输卵管壁由内向外由黏膜层、平滑肌层、浆膜层（腹膜）构成。黏膜层由单层高柱状上皮覆盖，上有纤毛细胞，其纤毛朝向子宫腔方向摆动，与输卵管平滑肌的收缩共同运送受精卵，在阻止经血逆流和子宫腔内感染向腹腔扩散方面也有一定的作用。输卵管受卵巢性激素的影响有周期性变化。

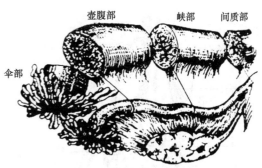

图 1-5 输卵管各部及其横断面

四 卵巢

卵巢（ovary）是女性性腺器官，具有生殖和内分泌功能。

（一）位置和形态

卵巢为一对扁椭圆形的腺体，成年女性卵巢的大小约 4cm×3cm×1cm，重 5～6g，呈灰白色。其大小、形状随年龄不同而不同，青春期前表面光滑；青春期排卵后，表面逐渐凹凸不平；绝经后卵巢萎缩变小、变硬。

（二）组织结构

卵巢表面无腹膜，由单层立方上皮覆盖，称为生发上皮。卵巢分为外层的皮质和内层的髓质：皮质内有大小不等的各级发育卵泡、黄体、退化残余结构及间质；髓质内无卵泡，含有疏松结缔组织及丰富的血管、神经、淋巴管，以及少量平滑肌纤维（图 1-6）。

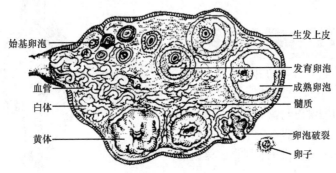

图 1-6 卵巢切面

第3节　血管、淋巴及神经

女性生殖器官的血管与淋巴管伴行，各器官间静脉及淋巴管以丛、网状相吻合。

血管

（一）动脉

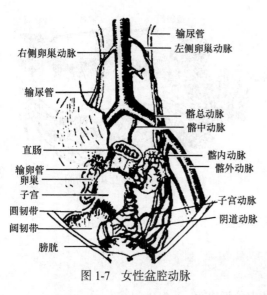

图1-7　女性盆腔动脉

女性内、外生殖器官的血液供应主要来自卵巢动脉、子宫动脉、阴道动脉（图1-7）及阴部内动脉。

1. 卵巢动脉　自腹主动脉分出（左侧卵巢动脉可来源于肾动脉）。在腹膜后沿腰大肌前下行至骨盆缘处，跨过输尿管与髂总动脉下段，经骨盆漏斗韧带向内横行，再向后经卵巢系膜进入卵巢。卵巢动脉在进入卵巢前，发出分支走行于输卵管系膜内营养输卵管，其末梢在宫角附近与子宫动脉上行的卵巢支相吻合。

2. 子宫动脉　为髂内动脉前干分支，在腹膜后沿骨盆侧壁向下向前行，在阔韧带基底部，相当于距宫颈内口水平约2cm处，横跨输尿管达子宫侧缘后分支，分别供应子宫体、输卵管、卵巢、子宫颈及阴道上段血液。

3. 阴道动脉　为髂内动脉前干分支，主要供应阴道中下段前后壁、膀胱顶及膀胱颈血液。

4. 阴部内动脉　为髂内动脉前干终支，分别供应阴道下段、会阴、外生殖器、直肠下段及肛门血液。

（二）静脉

盆腔静脉与同名动脉伴行，数量上较动脉多，在相应器官及其周围形成静脉丛，并相互吻合，因此盆腔感染容易蔓延。卵巢静脉与同名动脉伴行，右侧卵巢静脉汇入下腔静脉，左侧卵巢静脉汇入左肾静脉，故左侧盆腔静脉曲张较多见。

淋巴

女性生殖器官具有丰富的淋巴系统，淋巴管与淋巴结都与相应的血管伴行，成群或成串分布，分为外生殖器淋巴与盆腔淋巴两组（图1-8）。当女性内、外生殖器官发生感染或恶性肿瘤时，常沿各部回流的淋巴管扩散，导致相应淋巴结肿大。

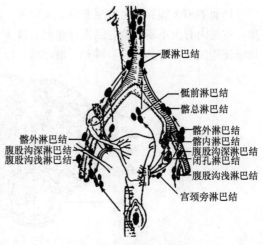

图1-8　盆腔淋巴系统

神经

女性内、外生殖器官由躯体神经和自主神经共同支配。内生殖器主要由交感神经和副交感神经支配，但子宫平滑肌能自主活动，完全切断其神经后仍能有节律性收缩，甚至完成分娩活动。临床上可见低位截瘫产妇也能顺利完成自然分娩。外生殖器主要由阴部神经支配，在坐骨结节内侧下方分成会阴神经、阴蒂背神经及肛门神经。

第4节 邻近器官

女性生殖器官的邻近器官有尿道、膀胱、输尿管、直肠及阑尾等。它们不仅位置相邻，其血管、淋巴与神经也有密切联系。当某一器官发生病变时，常会相互累及。

 尿道

尿道是一条肌性管道，起于膀胱三角尖端，穿过泌尿生殖膈，止于阴道前庭部的尿道外口，位于阴道的前面、耻骨联合的后方，长4～5cm。女性尿道短而直，邻近阴道，易发生泌尿系统感染。

（二） **膀胱**

膀胱是囊状肌性脏器，位于耻骨联合后方、子宫前面，其大小、形态可因其充盈程度及邻近器官的情况而变化。膀胱空虚时位于耻骨联合与子宫之间，膀胱充盈时可突向盆腔甚至腹腔，影响妇科检查，妇科手术时易误伤，故妇科检查及妇科手术前必须排空膀胱；盆底肌肉及其筋膜受损时，可致膀胱与尿道膨出。

（三） **输尿管**

输尿管为一对肌性圆索状管道，全长约30cm，粗细不一。输尿管起自肾盂，在腹膜后沿腰大肌前面偏中线侧下行，在髂外动脉起点的前方进入骨盆腔，继续沿髂内动脉下行，达阔韧带基底部向前内至子宫颈外侧约2cm处，从子宫动脉下方穿过，再经阴道穹窿侧部斜向前内穿入膀胱。子宫切除术结扎子宫动脉时，应注意避免损伤输尿管。

（四） **直肠**

直肠在盆腔后部，上接乙状结肠，下连肛管，全长15～20cm。前为子宫及阴道，后为骶骨。其中肛管长2～3cm，会阴体在肛管与阴道下段之间，若分娩时会阴严重撕裂，可能伤及肛管；盆底受损，也可致直肠膨出。

（五） **阑尾**

阑尾与盲肠相连，长7～9cm，形似蚯蚓，通常位于右髂窝内。其位置、长短、粗细等变异较大，妊娠期增大的子宫使阑尾向外上方移位，影响阑尾炎的诊断。阑尾末端有时可达右侧输卵管及卵巢位置，因此女性患阑尾炎时可能累及子宫及右侧附件。

第5节 骨 盆

女性骨盆是躯干和下肢之间的骨性连接，是支持躯干和保护盆腔脏器的重要结构，同时又是胎儿娩出的必经通道，其大小、形状直接影响分娩能否顺利进行。女性骨盆宽而浅，有利于胎儿娩出。

 骨盆的组成

（一）骨盆的骨骼

骨盆由骶骨、尾骨及左右两块髋骨组成。每块髋骨由髂骨、坐骨和耻骨融合而成，骶骨由5～6块骶椎融合而成，第1骶椎前凸形成骶岬，骶岬为骨盆内测量对角径的重要据点。尾骨由4～5块尾椎融合而成（图1-9）。

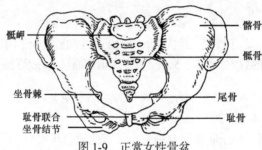

图1-9 正常女性骨盆

（二）骨盆的关节

骨盆的关节包括耻骨联合、骶髂关节和骶尾关节。耻骨联合为两耻骨之间的纤维软骨。两髂骨与骶骨相接形成骶髂关节。骶尾关节为骶骨和尾骨联合处，有一定的活动度，分娩时尾骨向后移动，使骨盆出口前后距离加大，有利于分娩。

（三）骨盆的韧带

在关节与耻骨联合周围均有韧带附着，骶骨、尾骨与坐骨结节之间的骶结节韧带和骶骨、尾骨与坐骨棘之间的骶棘韧带，是两对重要的韧带，骶棘韧带宽度是判断中骨盆有无狭窄的重要指标。受性激素影响，孕妇的韧带略松弛，各关节的活动度稍有增加，有利于胎儿经阴道娩出；耻骨联合纤维软骨及周围韧带较为松弛，若扩张过猛，可引起耻骨联合分离，孕妇会自感耻骨联合处疼痛。

 骨盆的分界

骨盆是以耻骨联合上缘、髂耻缘及骶岬上缘的连线为界，将骨盆分为真、假骨盆两部分。分界线以上是假骨盆，又称大骨盆，为腹腔的一部分，与产道大小无直接关系，不影响胎儿通过，临床上常通过测量假骨盆径线的长短来了解真骨盆的大小。分界线以下是真骨盆，又称小骨盆，是胎儿娩出的骨产道。真骨盆有上（骨盆入口）、下（骨盆出口）两口，两口之间为骨盆腔。坐骨棘位于真骨盆的中部，是分娩过程中衡量胎先露下降程度的重要标志，骨盆腔呈前浅后深的形态。

三 骨盆各平面的形态及其径线

骨产道即真骨盆，是产道的重要组成部分，其大小及形状与分娩是否顺利密切相关。为了便于理解分娩时胎儿通过骨产道的过程，将真骨盆分为 3 个假想平面，即通常所称的骨盆平面，每个平面上有多条径线。

（一）骨盆入口平面

骨盆入口平面即真、假骨盆的交界面，为骨盆腔上口，呈横椭圆形，其前方为耻骨联合上缘，两侧为髂耻缘，后方为骶岬上缘。此平面有 4 条径线（图 1-10）。

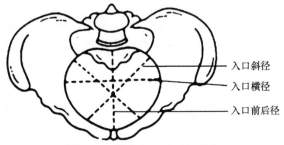

图 1-10 骨盆入口平面各径线

1. 入口前后径 又称真结合径，为耻骨联合上缘中点至骶岬上缘正中间的距离，正常平均值为 11cm。

2. 入口横径 为左右髂耻缘间最宽的距离，正常平均值为 13cm。

3. 入口斜径 左右各一。右斜径为右骶髂关节至左髂耻隆突间的距离，左斜径为左骶髂关节至右髂耻隆突间的距离，两者正常平均值为 12.75cm。

（二）中骨盆平面

中骨盆平面前为耻骨联合下缘，两侧为坐骨棘，后为骶骨下端。此平面为骨盆的最小平面，呈纵椭圆形，有两条径线（图 1-11）。

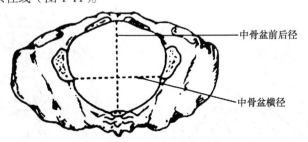

图 1-11 中骨盆平面各径线

1. 中骨盆前后径 为耻骨联合下缘中点通过两坐骨棘连线中点到骶骨下端间的距离，正常平均值为 11.5cm。

2. 中骨盆横径 也称坐骨棘间径，指两坐骨棘之间的距离，正常平均值为 10cm。中骨盆横径是胎先露通过中骨盆平面的重要径线，其长短与分娩关系非常密切。

（三）骨盆出口平面

骨盆出口平面为骨盆腔下口，由两个不同平面的三角形组成，前三角顶端为耻骨联合下缘，两侧为耻骨降支；后三角顶端为骶尾关节，两侧为骶结节韧带。它们共同的底边为坐骨结节间径（图 1-12）。

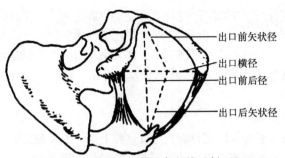

图 1-12　骨盆出口平面各径线（斜面）

1. 出口前后径　为耻骨联合下缘至骶尾关节间的距离，正常平均值为 11.5cm。

2. 出口横径　也称坐骨结节间径，指两坐骨结节内侧缘间的距离，正常平均值为 9cm。其长短与分娩机制关系很密切。

3. 出口前矢状径　为耻骨联合下缘至坐骨结节间径中点间的距离，正常平均值为 6cm。

4. 出口后矢状径　为骶尾关节至坐骨结节间径中点间的距离，正常平均值为 8.5cm。若出口横径稍短，则应进一步测量出口后矢状径，两者之和大于 15cm 时，正常足月大小的胎头可通过后三角区经阴道娩出。

四　骨盆轴与骨盆倾斜度

（一）骨盆轴

骨盆轴为连接骨盆各平面中点的曲线，此轴上段向下向后，中段向下，下段向下向前（图 1-13）。分娩时胎儿沿此轴娩出。

（二）骨盆倾斜度

骨盆倾斜度是指妇女直立时，骨盆入口平面与地平面所形成的角度，一般为 60°（图 1-14）。如角度过大，常影响胎头衔接。

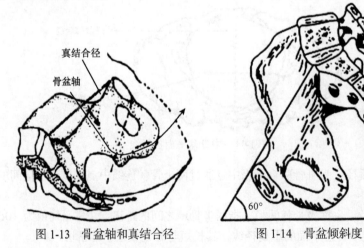

图 1-13　骨盆轴和真结合径　　　图 1-14　骨盆倾斜度

第6节　骨　盆　底

骨盆底由多层肌肉和筋膜构成，封闭骨盆出口，尿道、阴道、肛管由此穿过，主要作用是承载与维持盆腔脏器于正常位置，另外还有括约作用及协助排便、娩出胎儿的作用。分娩可不同程度地损伤骨盆底，若骨盆底肌肉松弛，可致盆腔器官脱垂。骨盆底由外向内分为三层。

 骨盆底组织

（一）外层

外层（图 1-15）为骨盆底浅层肌肉和筋膜，在外生殖器与会阴皮肤及皮下组织的下面，由会阴浅筋膜及其深面的 3 对肌肉（球海绵体肌、坐骨海绵体肌、会阴浅横肌）和肛门外括约肌组成。该层肌肉的肌腱汇合于阴道外口与肛门之间，称为会阴中心腱。

（二）中层

中层（图 1-16）即尿生殖膈，由上、下两层筋膜及其之间的会阴深横肌、尿道括约肌组成，覆盖在由耻骨弓与两坐骨结节所形成的骨盆出口前部三角形平面上，又称为三角韧带，尿道和阴道由此处穿过。

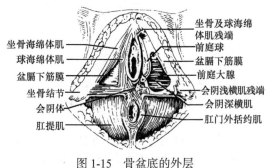

图 1-15 骨盆底的外层

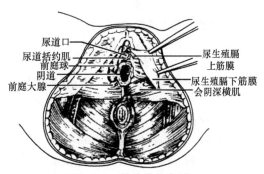

图 1-16 骨盆底的中层

（三）内层

内层（图 1-17）即盆膈，骨盆底最内层，是最坚韧的一层，由肛提肌及其筋膜组成。自前向后依次有尿道、阴道和直肠穿过。

每侧肛提肌自前内向后外由耻尾肌、髂尾肌、坐尾肌构成，左右对称，向下、向内合成漏斗状，构成骨盆底的大部分。肛提肌起最重要的支撑作用。有些肌纤维在阴道和直肠周围交织，加强了阴道括约肌和肛门括约肌的作用。

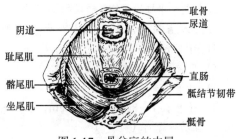

图 1-17 骨盆底的内层

 会阴

会阴（perineum）的概念有广义和狭义之分。广义会阴是指封闭骨盆出口的所有软组织；狭义会阴是指阴道口和肛门之间的软组织，厚 3～4cm，由外向内逐渐变窄呈楔形，又称会阴体，由表及里包括皮肤、皮下组织、部分肛提肌和会阴中心腱。会阴伸展性大，妊娠后逐渐变软，有利于分娩，若处理不当，会发生不同程度的撕裂，故分娩时应注意保护会阴，避免发生会阴裂伤。

自 测 题

一、选择题

A₁/A₂型题

1. 有关女性外生殖器的解剖，错误的是（　　）
   A. 阴阜皮下含有丰富的脂肪组织
   B. 大阴唇富含神经末梢
   C. 小阴唇为一对纵行皮肤皱襞，表面湿润
   D. 阴蒂为小阴唇前端的海绵体组织
   E. 阴道前庭为两侧小阴唇之间的菱形区域

2. 关于阴道的解剖，错误的是（　　）
   A. 上宽下窄
   B. 阴道黏膜无腺体
   C. 阴道后穹窿最浅
   D. 介于膀胱与直肠之间
   E. 下端开口于阴道前庭后部

3. 子宫峡部的下端是（　　）
   A. 解剖学外口　　　　B. 解剖学内口
   C. 组织学外口　　　　D. 组织学内口
   E. 子宫颈外口

4. 间接维持子宫前倾位置的韧带是（　　）
   A. 子宫圆韧带　　　　B. 骨盆漏斗韧带
   C. 子宫主韧带　　　　D. 子宫骶韧带
   E. 子宫阔韧带

5. 正常成人非妊娠子宫，错误的描述是（　　）
   A. 呈倒置扁梨形，前与膀胱、后与直肠相邻
   B. 子宫腔容积约5ml
   C. 宫体与宫颈的比例是1∶1
   D. 子宫峡部长约1cm
   E. 子宫长7~8cm，宽4~5cm，厚2~3cm

6. 子宫动脉源自（　　）
   A. 腹主动脉　　　　B. 髂总动脉
   C. 髂内动脉　　　　D. 髂外动脉
   E. 肾动脉

7. 影响胎头入盆的骨盆倾斜度是（　　）
   A. 45°　　　B. 50°　　　C. 55°
   D. 60°　　　E. 70°

8. 中骨盆平面横径的正常平均值为（　　）
   A. 9cm　　　B. 10cm　　　C. 11cm
   D. 11.5cm　　　E. 12cm

9. 骨盆出口横径是（　　）
   A. 坐骨结节前端内侧缘之间的距离

B. 坐骨结节前端外侧缘之间的距离
   C. 坐骨结节中段外侧缘之间的距离
   D. 坐骨结节后端内侧缘之间的距离
   E. 坐骨结节后端外侧缘之间的距离

10. 骨盆轴的方向，正确的是（　　）
    A. 上段向下向前，中段向下，下段向下向后
    B. 上段向下向后，中段向下，下段向下向后
    C. 上段向下向前，中段向下，下段向下向前
    D. 上段向下向后，中段向下，下段向下向前
    E. 上段向下向后，中段向下，下段向上向前

11. 患者，女，17岁。骑自行车与电动车相撞，因自觉外阴疼痛难忍并肿胀就诊。根据女性外阴解剖学特点考虑，最可能受伤的部位是（　　）
    A. 阴阜　　　　　B. 前庭大腺
    C. 小阴唇　　　　D. 大阴唇
    E. 阴蒂

12. 初产妇，27岁。顺产一男婴，现产后42日回医院做常规复查。妇科检查见子宫颈外口形状为（　　）
    A. 圆形　　　　　B. 椭圆形
    C. 横裂状　　　　D. 纵裂状
    E. 不规则形

13. 患者，女，23岁。G₂P₁，产后6个月，母乳喂养，发现意外妊娠56日后行吸宫术，术中不慎损伤阴道后壁。最可能累及的邻近器官是（　　）
    A. 输尿管　　　　B. 尿道
    C. 膀胱　　　　　D. 阑尾
    E. 直肠

14. 某妇女，已婚，23岁。因疑妇科肿瘤就诊。嘱其排尿后进行妇科检查，原因是（　　）
    A. 膀胱充盈影响子宫检查
    B. 排尿后可使子宫位置上移
    C. 妇科检查后可能导致排尿困难
    D. 妇科检查后常易出现尿潴留
    E. 排尿后可使子宫呈前倾前屈位，利于检查

15. 患者，女，40岁。生育5个子女，因阴道

异常出血就诊，怀疑"子宫颈癌"。其好发部位是（　　）

A. 宫颈外口的鳞状上皮

B. 宫颈外口与阴道的鳞状上皮交接处

C. 宫颈管内的柱状上皮

D. 宫颈内口宫体内膜与宫颈黏膜交接处

E. 宫颈外口柱状上皮与鳞状上皮交接处

A₃/A₄型题

（16～18题共用题干）

初孕妇，25岁。妊娠20周，身高、体型正常。到医院产检，医生测量骨盆后，告知形态、径线均正常。

16. 该孕妇骨盆入口平面的形态呈（　　）

A. 圆形　　　　　　B. 菱形

C. 三角形　　　　　D. 横椭圆形

E. 纵椭圆形

17. 正常孕妇骨盆入口平面的前后径约为（　　）

A. 11cm　　B. 11.5cm　　C. 13cm

D. 14cm　　E. 15cm

18. 正常孕妇骨盆出口横径约为（　　）

A. 8cm　　　　B. 9cm　　　　C. 10cm

D. 11cm　　　　E. 12cm

（19、20题共用题干）

患者，女，50岁。因"子宫内膜癌"欲行全子宫加双附件切除术。

19. 术中不需要切断的韧带是（　　）

A. 子宫圆韧带　　　B. 卵巢固有韧带

C. 卵巢悬韧带　　　D. 子宫阔韧带

E. 子宫主韧带

20. 术中最易损伤输尿管的步骤是（　　）

A. 处理子宫圆韧带

B. 处理骨盆漏斗韧带

C. 处理子宫动脉与主韧带

D. 缝合阴道两侧角

E. 缝合后腹膜

二、思考题

1. 女性内生殖器官包括哪些？简述它们的功能与结构。

2. 子宫韧带有哪些？各自有什么功能？

（谭文绮）

第2章　女性生殖系统生理

女性生殖系统具有独特的生理功能，决定着女性一生各阶段具有不同的生理特征。熟悉其生理变化，是诊治女性生殖系统疾病的基础。

第1节　女性一生各阶段的生理特点

女性一生从胎儿到衰老是一个渐变的生理过程，根据年龄和内分泌变化特点，分为 7 个时期，各时期并无截然界限，但有不同的生理特点。

 胎儿期

从受精卵开始到胎儿娩出，称为胎儿期。受精后受精卵的性染色体 X 与 Y 决定胎儿的性别，即 XX 合子发育为女性，XY 合子发育为男性，胚胎 6 周后原始性腺开始分化，胚胎 8～10 周开始出现卵巢结构。

 新生儿期

出生后 4 周内，称新生儿期。因受母体女性激素的影响，女性新生儿出现乳房略肿大或少许泌乳、外阴较丰满、阴道少量血性分泌物等表现，均属生理现象，在短期内会自然消退。

 儿童期

从出生后 4 周至 12 岁左右，称儿童期。约 8 岁之前为儿童期早期，此期女性生殖功能调节系统下丘脑-垂体-卵巢轴处于抑制状态，卵泡无雌激素分泌，生殖器官为幼稚型。阴道上皮薄，无皱襞，细胞内糖原少，阴道酸度低，抵抗力弱，容易发生炎症；子宫小，子宫颈长，子宫体与子宫颈的比例为 1∶2；子宫肌层薄；输卵管弯曲且细；卵巢长而窄。子宫、输卵管及卵巢位于腹腔内。8 岁之后为儿童期后期，此期女童身体迅速生长发育，下丘脑促性腺激素释放激素（GnRH）抑制状态解除，体内有一定量的促性腺激素合成，卵巢内的卵泡有一定发育并分泌性激素，但仍不成熟。卵巢、输卵管及子宫逐渐向骨盆腔内下降。女性体征逐渐开始出现，皮下脂肪开始在胸部、肩部、髋部及阴阜处沉积，乳房开始发育。

四 青春期

青春期是儿童到成人的转变期，是生殖器官、内分泌、体格逐渐发育成熟的时期。世界卫生组织（WHO）规定青春期为 10～19 岁。此期的生理特点如下。

1. 第一性征逐渐发育成熟 在促性腺激素作用下，卵巢中的卵泡开始发育至成熟并分泌性激素，性激素促使内、外生殖器官不断发育，生殖器官由幼稚型转为成人型。阴阜隆起，大、小阴唇变肥厚并有色素沉着；阴道变长、变宽，阴道黏膜增厚有皱襞；子宫增大，子宫体与子宫颈长度的比例为 2:1；输卵管变粗，弯曲度变小，黏膜出现皱襞与纤毛；卵巢增大，皮质内有不同发育阶段的卵泡，呈扁椭圆形。此期虽已初步具有生育能力，但生殖系统的功能尚未完善。

2. 第二性征出现 音调变高，乳房发育渐丰满，出现阴毛及腋毛，胸部、肩部、髋部皮下脂肪增多，骨盆宽大，形成女性特有体态。

3. 月经来潮 第一次月经来潮，称月经初潮（menarche），为青春期的重要标志。通常发生在乳房发育两年半之后。青春期由于下丘脑-垂体-卵巢轴对雌激素的正反馈机制尚未成熟，有时即使卵泡发育成熟却不能排卵，月经周期常不规律，需 5～7 年调整。

4. 生长加速 此期体格生长呈直线加速状态，身高平均每年生长 9cm，月经初潮后减缓。

此外，青春期女孩生理及心理变化很大，情绪容易波动，想象力和判断力明显增强。

五 性成熟期

性成熟期也称生育期，一般从 18 岁左右开始，历时约 30 年。此期是卵巢生殖功能与内分泌功能最旺盛的时期，表现为卵巢周期性排卵和规律性月经来潮，生殖器官各部及乳房在卵巢性激素的作用下发生周期性变化。

六 绝经过渡期

从开始出现绝经趋势至最后一次月经的时期，称绝经过渡期。一般 40 岁以后开始，历时长短不一，短者 1～2 年，长者达 10～20 年。由于卵巢功能逐渐衰退，卵泡不能发育成熟，没有排卵，容易出现无排卵性月经。月经永久性停止称绝经，我国妇女平均绝经年龄为 49.5 岁。WHO 将卵巢功能开始衰退直至绝经后 1 年内的时期称围绝经期。此期由于雌激素水平降低，许多妇女易发生血管舒缩障碍和神经精神症状，表现为潮热、出汗、情绪不稳定、抑郁、烦躁、头痛、失眠等，称绝经期综合征。

七 绝经后期

绝经后期指绝经后的生命时期。绝经初期卵巢停止分泌雌激素，但卵巢间质仍分泌少量雄激素，并在外周组织转化为雌酮，维持体内较低雌激素水平。60 岁以后机体逐渐老化进入老年期。此期卵巢功能完全衰竭，雌激素水平更低下，不足以维持女性第二性征，生殖器官萎缩，骨代谢失常引起骨质疏松症，易发生骨折。

第 2 节　卵巢周期性变化及性激素功能

● 案例 2-1 --

某女，17 岁。平时月经规律，周期 31 日，经期 4 日。女孩想了解自己有无排卵，自测基础体温曲线呈双相型。

问题：该女孩是否排卵？估计其排卵日在月经周期第几天？请列出判断卵巢功能的方法。

卵巢的功能

卵巢是女性的性腺，主要功能有生殖功能与内分泌功能。

卵巢的周期性变化

卵巢周期是指从青春期开始至绝经前，卵巢在形态和功能上发生的周期性变化。其形态变化大致分为卵泡的发育及成熟、排卵、黄体的形成及退化 3 个阶段。

1. 卵泡的发育及成熟　始基卵泡是卵巢的基本生殖单位。新生儿出生时始基卵泡数约 200 万个，经不断自主发育和闭锁，近青春期只剩下约 30 万个。进入青春期后，卵泡在促性腺激素的刺激下生长发育，每月发育一批（3～11 个）卵泡，一般只有一个优势卵泡可以成熟并排出卵细胞，其他卵泡在发育的不同阶段自行退化，称为卵泡闭锁。女性一生中一般只有 400～500 个卵泡发育成熟并排卵。卵泡生长发育依次经过始基卵泡→窦前卵泡→窦状卵泡→排卵前卵泡 4 个阶段。排卵前卵泡为卵泡发育的最后阶段，又称格拉夫卵泡。卵泡液急骤增多，卵泡腔增大，卵泡体积增大，直径可达 18～23 mm，卵泡突向卵巢表面，自外到内其组织结构依次为卵泡外膜、卵泡内膜、颗粒细胞、卵泡腔、卵丘、放射冠、透明带（图 2-1）。从月经第 1 日到卵泡发育的最后阶段，称为卵泡期，一般需 10～14 日。

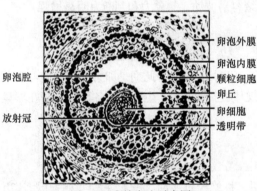

图 2-1　成熟卵泡示意图

卵母细胞完成一次减数分裂，排出第一极体，成熟为次级卵母细胞，排卵前，由于格拉夫卵泡分泌的雌激素高峰对下丘脑产生正反馈，下丘脑释放大量促性腺激素释放激素，刺激垂体释放促性腺激素（LH 和 FSH）并达峰值，LH 峰是即将排卵的重要指标。在 LH 峰的作用下，成熟卵泡黄素化，产生少量黄体酮，在 LH/FSH 峰及黄体酮协同作用下完成排卵过程。排卵多发生在下次月经来潮前 14 日左右。一般两侧卵巢轮流排卵，一侧卵巢也可连续排卵。排出的卵细胞经输卵管伞端拾起，进入输卵管的壶腹部，若 24 小时内无受精，则卵子凋亡。

2. 排卵　卵细胞及其周围的卵丘颗粒细胞一起被排出的过程称为排卵。排卵过程

3. 黄体的形成及退化　排卵后，卵泡壁塌陷，颗粒细胞和卵泡内膜细胞向卵泡腔内侵入，在 LH 的作用下发生黄素化，胞质内含黄色颗粒状的类脂质，分别形成颗粒黄体细胞及卵泡膜黄体细胞，卵泡外膜将其包围，外观呈黄色，形成黄体。排卵后 7～8 日，黄体成熟，直径 1～2cm。若卵子未受精，在排卵后 9～10 日黄体开始退化，外观呈白色，称为白体。黄体衰退后月经来潮，此时卵巢中又有新的卵泡发育，开始新的周期。黄体功能限于 14 日。

卵巢性激素的合成及其生理作用

卵巢主要合成及分泌的性激素有雌激素、孕激素和少量雄激素，均为甾体激素，属于类固

醇激素，主要在肝脏代谢，经肾脏排出。

（一）卵巢性激素的合成

正常女性卵巢激素的分泌随卵巢周期而变化。

在卵泡期，雌激素由卵泡膜细胞和颗粒细胞共同合成。随着卵泡的生长发育，雌激素合成逐渐增加，于排卵前一日达高峰。排卵后雌激素出现暂时下降，随着黄体的形成与发育，雌激素又逐渐上升，在排卵后 7～8 日黄体成熟时，雌激素再次达到高峰，此次峰值较排卵前稍低。此后，黄体萎缩，雌激素水平急剧下降，在月经期达最低水平。

卵巢在卵泡期早期不合成孕激素，当 LH 排卵峰发生时，排卵前成熟卵泡的颗粒细胞黄素化，开始分泌少量黄体酮。排卵后，随着黄体的形成与发育，排卵后 7～8 日黄体成熟时，分泌量达最高峰，以后逐渐下降，至月经来潮时降至卵泡期水平。

（二）性激素的生理作用

1. 雌激素　分泌的雌二醇（E_2）和雌酮（E_1）中，以雌二醇生物活性最强，两者的降解产物是雌三醇（E_3）。其生理作用如下。

（1）对生殖器官的作用：①子宫。促进子宫平滑肌细胞增生、肥大，血供增加，肌层增厚；增加子宫平滑肌对催产素的敏感性，增强子宫收缩力；促进子宫内膜增生、增厚，呈增殖期改变；使宫颈口松弛、扩张，促宫颈分泌物增多、清亮、稀薄、有弹性、易拉成丝，有利于精子的穿行。②输卵管。促进输卵管肌层发育，使输卵管节律性收缩加强，使输卵管上皮细胞增多与纤毛生长，有利于受精卵的运行。③阴道。促进阴道上皮细胞增生和角化，糖原增多，黏膜增厚，还可使乳酸杆菌分解糖原形成乳酸，以维持阴道的自净作用。④卵巢。协同 FSH 促进卵泡生长发育、成熟与排卵。

（2）第二性征：促乳腺导管增生，乳头、乳晕着色；促进脂肪组织沉积于乳房、肩部、臀部等，使女性音调升高，毛发分布呈女性特征。

（3）下丘脑-垂体：通过对下丘脑-垂体产生正、负反馈作用，促进与抑制促性腺激素的分泌。

（4）代谢：促进水钠潴留；促进高密度脂蛋白合成并抑制低密度脂蛋白合成，降低血液中胆固醇含量；维持和促进骨基质代谢。

2. 孕激素

（1）对生殖器官的作用：①子宫。降低子宫平滑肌对催产素的敏感性，抑制子宫收缩；促使增殖期子宫内膜进一步增厚，并产生分泌活动呈分泌期改变，有利于晚期胚泡着床和胚胎、胎儿在子宫腔内的生长与发育，防止流产；抑制宫颈黏液分泌，使宫颈黏液性状变黏稠，形成黏液栓，对精子穿行与病原体入侵有一定阻止作用。②输卵管。抑制输卵管收缩振幅，调节孕卵运行。③阴道。促使阴道上皮细胞大量迅速脱落，多数为中层上皮细胞。

（2）乳房：促进乳腺腺泡发育。

（3）体温：女性的基础体温在卵泡期相对较低，排卵后，孕激素对体温调节中枢有兴奋作用，使基础体温在排卵后升高 0.3～0.5℃，一直维持整个黄体期，使女性基础体温呈双相型改变，此改变是排卵的重要指标之一。

（4）下丘脑-垂体：通过对下丘脑-垂体的负反馈作用，抑制促性腺激素的分泌。

（5）代谢：可促进水、钠的排泄。

3. 雌激素与孕激素的协同和拮抗作用　①协同作用表现在：雌激素促进女性各生殖器官和乳房的发育，孕激素在此基础上，进一步促使它们发育，两者具有协同作用；②拮抗作用表现在：雌激素促子宫内膜增生及修复，孕激素抑制了子宫内膜的增生，并促使子宫内膜由增殖期转化为分泌期。其他拮抗作用还表现在子宫收缩兴奋性、输卵管收缩、宫颈黏液的分泌、阴道上皮细胞的角化等方面。

4. 雄激素　由卵巢、肾上腺合成，包括睾酮、雄烯二酮和脱氢表雄酮。雄激素的主要生理作用如下。

（1）对女性生殖系统的影响：促使阴蒂、阴唇和阴阜的发育，促进阴毛和腋毛的生长。但雄激素过多会对雌激素产生拮抗作用，还可促进非优势卵泡闭锁并提高性欲。

（2）对机体代谢功能的影响：雄激素能促进蛋白质合成、肌肉生长，促进骨骼发育，在性成熟后导致骨骺闭合，使生长停止。雄激素是合成雌激素的前体。

第3节　子宫内膜及其他生殖器官的周期性变化

卵巢周期中，周期性变化的雌激素、孕激素作用于各生殖器官和乳房，使其也发生相应的周期性变化，其中以子宫内膜的变化最典型。临床上，通常根据生殖器官变化的不同特点，间接了解卵巢的功能。

一　子宫内膜的周期性变化

以月经周期28日为例，根据子宫内膜的组织学变化将其周期性变化分为三期（图2-2）。

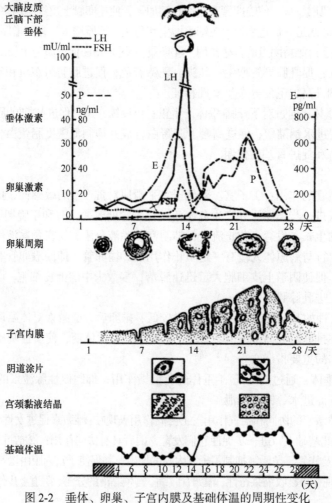

图 2-2　垂体、卵巢、子宫内膜及基础体温的周期性变化

1. **增殖期** 为月经周期第 5～14 日，与卵巢周期的卵泡发育成熟阶段相对应。在雌激素作用下，子宫内膜的上皮细胞、腺体、间质和血管不断增殖，上皮细胞由低柱状变为高柱状，腺体增长呈弯曲状；间质从致密变疏松，组织水肿明显；螺旋小动脉增生，渐呈弯曲状，血管管腔增大。上述改变使子宫内膜增厚，该期子宫内膜厚度由 0.5mm 增至 3～5mm，表面高低不平，略呈波浪形。增殖期又分为增殖期早期（月经周期第 5～7 日）、增殖期中期（月经周期第 8～10 日）和增殖期晚期（月经周期第 11～14 日）3 个阶段。子宫内膜的增殖与修复在月经期就已开始。

2. **分泌期** 为月经周期第 15～28 日，与卵巢周期的黄体期相对应。在雌激素与孕激素作用下，子宫内膜在增殖期的基础上继续增厚，并呈现分泌反应，细胞内的糖原排入腺腔，间质高度水肿、疏松，螺旋小动脉进一步增生、卷曲，此期子宫内膜增厚可达 10mm，其分泌活动在排卵后 7～8 日达高峰，恰与胚泡植入同步，此时内膜厚且松软，含有丰富的营养物质，有利于受精卵植入。分泌期也分为分泌期早期（月经周期第 15～19 日）、分泌期中期（月经周期第 20～23 日）和分泌期晚期（月经周期第 24～28 日）3 个阶段。

3. **月经期** 为月经周期第 1～4 日。月经来潮前 24 小时，雌激素、孕激素水平骤然下降，子宫螺旋小动脉节律性收缩和舒张，继而强烈痉挛收缩，导致内膜血流减少，组织变性、坏死，脱落的内膜碎片与血液相混一起从阴道流出，即月经来潮。

临床通过子宫内膜病理学检查，可以了解卵巢功能。

其他生殖器官的周期性变化

1. **宫颈黏液的周期性变化** 在卵巢性激素的影响下，宫颈黏液的理化性质和量均有明显的周期性改变。排卵前（卵泡期），随着雌激素水平的不断升高，宫颈黏液分泌量不断增加，至排卵期变得稀薄、透明，拉丝可达 10cm 以上。这时子宫颈外口变圆、增大，呈"瞳孔"样，有利于精子穿行，若行宫颈黏液涂片检查，干燥后镜下可见羊齿植物叶状结晶，这种结晶在月经周期第 6～7 日开始出现，到排卵期最典型。排卵后（黄体期），随孕激素水平不断升高，宫颈黏液分泌量逐渐减少，质地变黏稠且浑浊，拉丝易断。在月经周期第 22 日左右结晶完全消失，涂片检查见排列成行的椭圆体（图 2-3）。临床通过宫颈黏液涂片检查，可以了解卵巢功能。

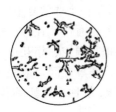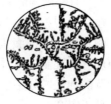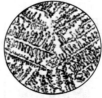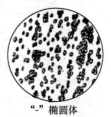

"+"不典型结晶　　"++"较典型结晶　　"+++"典型结晶　　"-"椭圆体

图 2-3　宫颈黏液结晶

2. **阴道黏膜的周期性变化** 阴道黏膜的周期性变化在阴道上段最为明显。排卵前，阴道上皮在雌激素作用下，底层细胞增生，逐渐演变为中层细胞和表层细胞，使阴道上皮增厚，表层细胞角化，其变化程度在排卵期最明显。阴道上皮细胞内富含糖原，糖原经乳酸杆菌分解为乳酸，使阴道保持一定酸度，防止病原体的繁殖。排卵后，在孕激素的作用下，促使表层细胞甚至中层细胞脱落。临床上通过检查阴道脱落细胞的变化，可了解卵巢功能。

3. **输卵管的周期性变化** 在卵巢周期中，输卵管在雌激素、孕激素的协同作用下产生的周期性变化，保证了卵子受精和受精卵在输卵管内的正常运行。

第 4 节　月经及月经期的临床表现

 月经的概念

月经（menstruation）是指伴随卵巢周期性变化而出现的子宫内膜周期性脱落及出血。规律月经是生殖功能成熟的重要标志。

 月经的临床表现

1. 月经初潮　第一次月经来潮称月经初潮。月经初潮时年龄多在 13～14 岁，但可能早至 11～12 岁或迟至 15 岁。月经初潮的时间受遗传、气候、环境、营养、体重等因素影响，现今月经初潮年龄有提前趋势。

2. 月经周期　月经出血的第 1 日为月经周期的开始，相邻两次月经第 1 日的间隔时间称月经周期，一般为 21～35 日，平均 28 日。

3. 经期及经量　每次月经持续的时间为经期，一般为 2～8 日，平均 4～6 日。一次月经总的失血量称为经量，正常经量为 20～60ml，超过 80ml 为月经过多。

4. 月经血的特征　月经血一般呈暗红色，多不凝，因为经血中含有来自子宫内膜的大量纤溶酶，纤溶酶溶解纤维蛋白，故经血多不凝固。出血量多时可出现凝血块。

5. 月经期的症状　月经期内多数妇女一般无特殊症状，但月经期时由于盆腔充血及前列腺素的作用，有些妇女可有下腹及腰骶部下坠不适或酸胀感，并出现腹泻等胃肠功能紊乱症状，少数妇女可有头痛及轻度神经系统不稳定症状。

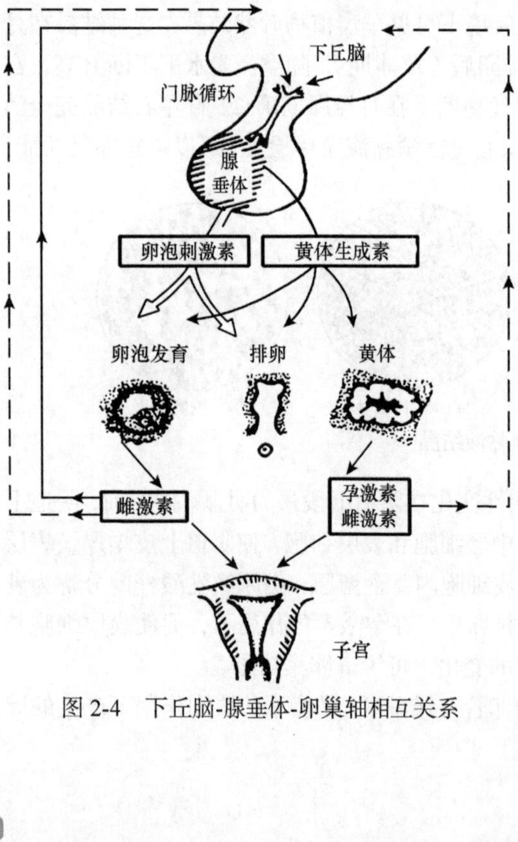

第 5 节　月经周期的调节

月经周期的调节是一个非常复杂的过程，在神经中枢的参与下，通过下丘脑、垂体和卵巢所分泌的激素相互调控、相互作用来实现。下丘脑、垂体、卵巢之间形成完整而协调的神经内分泌系统，统称下丘脑-垂体-卵巢轴（图 2-4）。

下丘脑是下丘脑-垂体-卵巢轴的启动中心。下丘脑神经内分泌细胞合成与分泌促性腺激素释放激素（GnRH），呈脉冲式分泌，通过垂体门脉系统输送到腺垂体并发挥作用，其功能是促进腺垂体合成与分泌促性腺激素。

月经周期的调节依赖下丘脑-垂体-卵巢轴的相互调节，相互影响。在上一次月经周期黄体萎缩后，雌激素、孕激素水平降至最低。月

图 2-4　下丘脑-腺垂体-卵巢轴相互关系

经来潮时，低水平的雌激素、孕激素解除了对下丘脑、腺垂体的抑制，下丘脑开始分泌 GnRH，GnRH 促使腺垂体分泌 FSH，FSH 使卵泡逐渐发育并分泌雌激素。在雌激素的作用下，子宫内膜发生增殖期变化，当卵泡发育成熟时，雌激素分泌出现第一次高峰，对下丘脑产生正反馈作用，促使腺垂体释放大量 LH 并出现高峰，FSH 同时也形成一个较低的峰值，两者协同作用，促使成熟卵泡排卵。排卵后，FSH、LH 均急剧下降，在少量 LH、FSH 作用下，黄体形成并逐渐发育，分泌的雌激素、孕激素，促使子宫内膜由增殖期转变为分泌期，当黄体成熟时，雌激素、孕激素水平达高峰，若排放出的卵细胞未受精，则对下丘脑和腺垂体产生负反馈作用，LH 减少，黄体开始萎缩、退化，雌激素、孕激素骤然减少，子宫内膜失去性激素的支持作用，子宫内膜萎缩、坏死、脱落、出血，月经来潮，下一个月经周期重新开始。

可见，月经来潮既是一个月经周期的结束，又是一个新月经周期的开始，如此周而复始。

自 测 题

一、选择题

A₁/A₂ 型题

1. 不属于孕激素生理作用的是（　　）
   A. 使子宫内膜呈增殖期改变
   B. 抑制输卵管蠕动
   C. 促乳腺腺泡增生
   D. 对下丘脑和腺垂体有负反馈作用
   E. 使排卵后基础体温上升 0.3～0.5℃

2. 属于雌激素生理作用的是（　　）
   A. 增强子宫对催产素的敏感性
   B. 促进乳腺腺泡发育
   C. 使宫颈黏液减少变稠，不易拉丝
   D. 促进阴道上皮脱落加快
   E. 促进水、钠排泄

3. 黄体发育达高峰是在排卵后（　　）
   A. 5～6 日　　　　　B. 7～8 日
   C. 9～10 日　　　　D. 11～12 日
   E. 13～14 日

4. 关于月经的叙述，错误的是（　　）
   A. 月经是在卵巢激素的影响下，子宫内膜发生周期性脱落出血的结果
   B. 月经周期从出血的第 1 日算起
   C. 初潮是指第一次月经来潮
   D. 经血一般不凝固是由于缺乏某种凝血因子
   E. 经血中含有子宫内膜碎片、宫颈黏液及脱落的阴道上皮细胞

5. 关于卵巢的周期性变化，错误的是（　　）
   A. 卵巢在青春期之前无周期性变化
   B. 黄体期能分泌雌激素和孕激素
   C. 卵巢周期性变化受雌、孕激素调控
   D. 黄体期一般固定，平均为 14 日
   E. 每个周期中往往只形成一个成熟卵泡

6. 女性生殖功能成熟的外在标志主要是（　　）
   A. 体格发育完全　　　B. 第二性征发育
   C. 内生殖器官发育　　D. 规律月经
   E. 乳房丰满

7. 患者，女，27 岁。医生诊断为先兆流产，临床上常用"黄体酮"保胎治疗。其用药原理是（　　）
   A. 降低子宫对催产素的敏感性
   B. 使子宫内膜由增殖期转为分泌期
   C. 使宫颈闭合，宫颈黏液减少、变稠
   D. 抑制输卵管的蠕动
   E. 对下丘脑和腺垂体的负反馈作用

8. 某妇女，23 岁。平时月经规律，近日排出宫颈分泌物，黏稠，拉丝易断。此种特性受什么激素影响（　　）
   A. 雌激素　　　　　B. 孕激素
   C. hCG　　　　　　D. 雄激素
   E. 泌乳素

9. 某妇女，产后 8 个月，体健，决定给婴儿断奶。现需回奶，可给予（　　）
   A. 雌激素　　　　　B. 孕激素
   C. 雄激素　　　　　D. 卵泡刺激素
   E. 黄体生成素

10. 患者，女，22 岁。平时月经规律，月经周期为 28 日，末次月经是 2017 年 5 月 20

日，其排卵日期大约在 6 月（　　　）

 A. 1 日 B. 3 日 C. 5 日

 D. 7 日 E. 9 日

11. 促进子宫内膜腺体分泌的是（　　　）

 A. 雌激素 B. 孕激素

 C. 肾上腺激素 D. 生长激素

 E. 雄激素

A₃/A₄ 型题

（12、13 题共用题干）

初中女生，14 岁。自 11 岁初潮后，月经周期不规律，量时多时少，偶有下腹轻微坠胀。

12. 该少女向医务人员咨询月经情况，以下回答欠妥的是（　　　）

 A. 月经周期是指两次月经第 1 日的间隔时间，一般为 21～35 日

 B. 经期一般持续 2～8 日

 C. 月经血呈暗红色

 D. 月经血一般呈凝固状态

 E. 月经量一般为 20～60ml

13. 在进行经期卫生保健指导中，错误的是（　　　）

 A. 应保持外阴清洁

 B. 每天坚持阴道冲洗

 C. 经期可照常学习和工作

 D. 避免剧烈运动

 E. 使用合格卫生巾

（14、15 题共用题干）

女，18 岁。平时月经规律，月经周期为 31 日，经期 6 日。

14. 估算其排卵约在月经周期的（　　　）

 A. 第 10 日 B. 第 14 日

 C. 第 15 日 D. 第 16 日

 E. 第 17 日

15. 以下检查结果中，提示有排卵的是（　　　）

 A. 宫颈黏液涂片检查示典型羊齿植物叶状结晶

 B. 基础体温单相型

 C. 子宫内膜呈分泌期改变

 D. 阴道脱落细胞涂片检查见成熟角化细胞

 E. 宫颈黏液稀薄，易拉丝

（16、17 题共用题干）

女，19 岁。平素月经规律，26～28 日一次，每次持续 4 日，月经第 1 日是 10 月 3 日，今天是 10 月 12 日。

16. 她的子宫内膜变化处于（　　　）

 A. 月经期 B. 增殖期

 C. 分泌期 D. 月经前期

 E. 初潮期

17. 此时卵巢分泌的性激素主要是（　　　）

 A. 黄体生成素 B. 卵泡刺激素

 C. 雌激素 D. 孕激素

 E. 雄激素

二、思考题

1. 卵巢能分泌哪些激素？各有什么生理作用？

2. 下丘脑-垂体-卵巢轴是怎样调节月经周期的？

（谭文绮）

第3章 妊娠生理

妊娠（pregnancy）是胚胎（embryo）和胎儿（fetus）在母体内发育成长的过程。妊娠开始于成熟卵子的受精，终止于胎儿及其附属物自母体的排出。妊娠是变化非常复杂、协调的生理过程。

第1节 受精及受精卵发育、输送与着床

 受精

成熟精子和卵子结合形成受精卵的过程称为受精（fertilization）。精子进入阴道后，经宫颈管进入子宫腔和输卵管腔，在生殖道分泌物中的α淀粉酶和β淀粉酶作用下，精子获能。卵子排出后经输卵管伞进入输卵管，停留在壶腹部与峡部连接处等待受精。精子与成熟卵子结合的过程称为受精。受精一般发生在排卵后12小时内，整个过程约需24小时。受精后的卵子称为受精卵。受精卵的形成标志着新生命的诞生。

 受精卵的发育与输送

受精后30小时左右，受精卵在输卵管蠕动和输卵管上皮纤毛的推动下向子宫腔移行，同时开始进行有丝分裂，约于受精后72小时分裂为16个细胞的实心细胞团，称桑葚胚。随着细胞的继续分裂，体积增大，中间出现腔隙，内有少量液体称为囊胚腔或胚外体腔，形成早期囊胚。受精后第4日早期囊胚进入子宫腔，受精后第5～6日透明带消失，继续分裂发育，形成晚期囊胚。

 着床

经过定位、黏附和侵入，晚期囊胚逐渐埋入子宫内膜的过程，称受精卵着床（imbed）或受精卵植入（implantation）。着床时间在受精后6～7日开始，第11～12日结束，着床部位多在子宫体上部的前壁、后壁、侧壁（图3-1）。受精卵着床必须具备以下条件：①透明带消失；②囊胚细胞滋养层分化为合体滋养细胞；③囊胚和子宫内膜同步发育并相互协调；④孕妇体内有足够的黄体酮。

四 蜕膜的形成

受精卵着床后，子宫内膜发生蜕膜样变，即为蜕膜（decidua）。根据蜕膜与囊胚的位置关系，将蜕膜分成三部分。①底蜕膜：是与囊胚及滋养层接触的蜕膜，将来发育成胎盘的母体部分；②包蜕膜：是覆盖在囊胚表面的蜕膜，随囊胚发育逐渐突向子宫腔；③真蜕膜：是除底蜕膜及包蜕膜以外，覆盖子宫腔其他部位的蜕膜（图 3-2）。真蜕膜于妊娠 14～16 周时与包蜕膜贴近、融合，子宫腔消失。

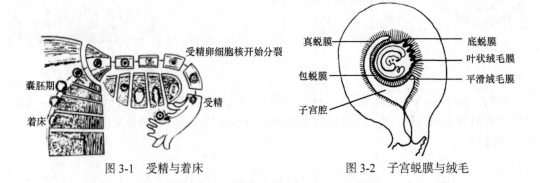

图 3-1 受精与着床   图 3-2 子宫蜕膜与绒毛

第 2 节 胚胎、胎儿发育特征

一 胚胎、胎儿发育特征

受精后 8 周内形成的人胚称为胚胎，这个时期是主要器官结构分化时期；受精后第 9 周起称为胎儿，是各器官进一步发育并逐渐成熟的时期。临床上，通常以孕妇末次月经第 1 日作为妊娠的开始，全过程约 280 日，以 4 周为一个孕龄单位来描述胚胎、胎儿的发育及特征。

4 周末：可以辨认胚盘和体蒂。

8 周末：胚胎初步具有人形，头大，能分辨出眼、耳、鼻、口，各器官正在分化发育，心脏已形成，B 超可见早期心脏形成并有搏动。

12 周末：胎儿身长约 9cm，顶臀长 6～7cm。外生殖器已发育。

16 周末：胎儿身长约 16cm，顶臀长约 12cm，体重约 110g。从外生殖器可辨认胎儿性别。头皮长出毛发，开始出现呼吸运动。皮肤菲薄呈深红色，无皮下脂肪。部分孕妇已能自觉胎动。

20 周末：胎儿身长约 25cm，顶臀长约 16cm，体重约 320g。皮肤暗红，全身有毳毛，开始出现吞咽、排尿功能。检查孕妇时可听到胎心音。

24 周末：胎儿身长约 30cm，顶臀长约 21cm，体重约 630g。各脏器均已发育，皮下脂肪开始沉积，因量不多皮肤仍呈皱缩状。出现眉毛，出生后可有呼吸，但生存能力极差。

28 周末：胎儿身长约 35cm，顶臀长约 25cm，体重约 1000g。皮下脂肪沉积不多，皮肤粉红，眼睛半张开，四肢活动好，有呼吸运动，出生后易患特发性呼吸窘迫综合征，若加强护理，可能存活。

32 周末：胎儿身长约 40cm，顶臀长约 28cm，体重约 1700g。皮肤深红，面部毳毛已脱落。出生后注意护理，可以存活。

36 周末：胎儿身长约 45cm，双顶径长约 9.1cm，顶臀长约 32cm，体重约 2500g。皮下脂肪较多，毳毛明显减少，面部皱褶消失。指（趾）甲已达指（趾）端。出生后能啼哭及吸吮，生命力良好。此时出生基本能存活。

40 周末：胎儿身长约 50cm，双顶径长约 9.3cm，顶臀长约 36cm，体重约 3400g。胎儿发育成熟。体形外观丰满，皮肤粉红色，皮下脂肪多，男性睾丸已降至阴囊内，女性大、小阴唇发育良好。出生后哭声响亮，吸吮力强，能很好存活。

临床上常用新生儿身长推算胎儿孕龄。公式为：妊娠前 5 个月的胎儿身长（cm）=妊娠月数的平方；妊娠后 5 个月的胎儿身长（cm）=妊娠月数×5。

 足月胎头

1. 足月胎头的构成　足月胎儿的胎头占胎儿全身的 1/4，是胎体的最大部分，也是胎儿通过产道最困难的部分。胎儿头颅是由顶骨、额骨、颞骨各 2 块及 1 块枕骨构成。颅骨间的缝隙称为颅缝，两顶骨之间为矢状缝；顶骨与额骨之间为冠状缝；顶骨与枕骨之间为人字缝；颞骨与顶骨之间为颞缝；两额骨之间为额缝。两颅缝交界处较大的空隙称囟门。位于胎头前方的称前囟或大囟门，为一菱形空隙，由矢状缝、冠状缝及额缝汇合而成。位于胎头后方的称后囟或小囟门，为一小三角形空隙，由矢状缝和人字缝汇合而成。颅缝与囟门均有软组织遮盖，使骨板有一定的活动余地。分娩时颅骨在颅缝处可以重叠，以缩小胎头体积，利于胎儿娩出。

2. 胎头径线　胎头的大小以各径线的长短来衡量。

（1）枕下前囟径（小斜径）：是前囟中央至枕骨隆突下方之间的距离，平均约 9.5cm。

（2）枕额径（前后径）：是鼻根至枕骨隆突的距离。妊娠足月时，平均约 11.3cm。

（3）枕颏径（大斜径）：是下颏骨中央至后囟门顶部的距离。妊娠足月时，平均约 13.3cm。

（4）双顶径：是两个顶骨隆突之间的距离。妊娠足月时，平均约 9.3cm（图 3-3）。

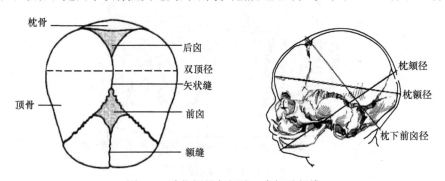

图 3-3　胎儿颅骨各颅缝、囟门及径线

第 3 节　胎儿附属物的形成与功能

胎儿附属物是指胎儿以外的组织，包括胎盘、胎膜、脐带和羊水。

 胎盘

胎盘（placenta）于妊娠 6～7 周开始发育，至妊娠 12 周基本形成。正常足月胎盘呈盘状，多为圆形或椭圆形,重 450～650g,直径 16～20cm,厚 1～3cm,中央厚,边缘薄。胎盘分胎儿面和母体面。胎儿面被覆羊膜,呈灰白色,光滑半透明,中央或稍偏处有脐带附着;母体面呈暗红色,表面粗糙,有 18～20 个胎盘小叶。

(一)胎盘的构成

胎盘由羊膜、叶状绒毛膜和底蜕膜构成。

1. 羊膜　羊膜为覆盖在胎盘的胎儿面半透明薄膜,构成胎盘的胎儿部分,位于胎盘最内层。无血管、神经及淋巴,具有一定弹性,与胎膜及脐带的羊膜相连接。

2. 叶状绒毛膜　叶状绒毛膜构成胎盘的胎儿部分,是胎盘的主要部分。晚期囊胚着床于子宫内膜后,滋养层细胞迅速分裂增殖并形成许多不规则突起,与胚外中胚层共同组成绒毛膜。与底蜕膜相接触的绒毛因营养丰富,发育良好,称叶状绒毛膜;其他绒毛因远离底蜕膜,缺乏血液供应而萎缩、退化,形成平滑绒毛膜。绒毛上的合体滋养细胞溶解周围的蜕膜形成绒毛间隙,大部分叶状绒毛膜悬浮于绒毛间隙中,称游离绒毛;长入底蜕膜中的绒毛称固定绒毛。

3. 底蜕膜　底蜕膜构成胎盘的母体部分。底蜕膜表面覆盖一层来自固定绒毛的滋养层细胞,共同形成绒毛间隙的底,称为蜕膜板。此板向绒毛膜方向伸出蜕膜间隔,将胎盘母体面分成肉眼可见的 20 个左右胎盘小叶,该间隔不超过胎盘全层厚度的 2/3,故绒毛间隙是相通的。

(二)胎盘的血液循环

底蜕膜的螺旋血管均开口于绒毛间隙,绒毛间隙充满母血;胎儿血经脐动脉输入绒毛毛细血管,在此胎血与绒毛间隙的母血进行氧气与二氧化碳、营养与废物的交换,交换后的胎血经脐静脉输送回胎儿体内,交换后的母血经螺旋小静脉回流入母体血液循环(图 3-4)。胎儿血和母血是不相通的,母儿间物质交换隔着绒毛毛细血管壁、绒毛间质及绒毛滋养细胞层。

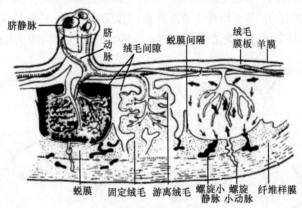

图 3-4　胎盘的血液循环

(三)胎盘的功能

胎盘的功能包括气体交换、供给营养、排泄废物、防御功能及合成功能等。

1. 气体交换　母儿间氧气及二氧化碳在胎盘以简单扩散方式交换。如孕妇合并心脏病、严重贫血,母体血氧分压明显降低,胎儿容易缺氧。

2. 供给营养　胎儿发育必需的三大营养物质均在胎盘进行交换。胎儿的葡萄糖均来自母体,是胎儿代谢的主要能源,以易化扩散方式通过胎盘;氨基酸、钙、磷、铁等以主动运输方式通过胎盘;脂肪酸、维生素 A、维生素 D、维生素 E、维生素 K 等能以简单扩散方式较快地通过胎盘。

3. 排泄废物　胎儿代谢产物如尿素、尿酸、肌酐、肌酸等,经胎盘送入母血,再由母体排出体外。

4. 防御功能　防御功能即胎盘屏障作用，胎盘能阻止母血中的某些有害物质进入胎血中，起到一定的保护作用，但作用很有限。各种病毒，如流感病毒、风疹病毒、巨细胞病毒等，均可通过胎盘，导致胚胎或胎儿畸形甚至死亡。细菌、弓形虫、衣原体、支原体、螺旋体可在胎盘部位形成病灶，破坏绒毛结构进入胎体感染胎儿。许多分子量小、脂溶性大的药物可通过胎盘，有些药物对胚胎及胎儿有毒性作用，可致胎儿畸形、流产等，故孕妇应慎重用药。母血中的抗体（如 IgG）能通过胎盘，使胎儿在出生后短时间内具有被动免疫力。

5. 合成功能　胎盘合体滋养细胞能合成多种激素、酶和细胞因子，包括人绒毛膜促性腺激素、人胎盘生乳素、雌激素、孕激素、缩宫素酶、耐热性碱性磷酸酶等，对维持正常妊娠起重要作用。

（1）人绒毛膜促性腺激素（hCG）：受精后第 6 日开始分泌，约 2 日增长 1 倍。约在受精后第 10 日，用放射免疫分析法（RIA）可在血清中测出 β-hCG，是诊断早孕的最敏感方法。着床后的 10 周 β-hCG 水平达高峰，可达 100 000 U/L，持续 10 日左右后迅速下降，低水平持续至分娩，产后 2 周消失。

hCG 的主要功能：促进月经黄体转化成妊娠黄体，使子宫内膜变为蜕膜，促进孕卵生长发育，维持早期妊娠；促进雌激素、孕激素合成；抑制淋巴细胞的刺激作用，避免胚胎被母体淋巴细胞攻击等。

（2）人胎盘催乳素（hPL）：hPL 随妊娠进展而逐渐增加，至妊娠 34～36 周达高峰，并维持到分娩。产后迅速下降，产后 7 小时即不能测出。

hPL 的主要功能：促进乳腺腺泡发育，为产后泌乳做准备；促进胰岛素合成，促使葡萄糖运送到胎儿，利于胎儿发育；抑制母体对胎儿的排斥作用。

（3）雌激素、孕激素：妊娠早期，雌激素、孕激素由妊娠黄体产生；妊娠 8～10 周后，由胎盘合成。雌激素、孕激素的含量均随妊娠进展逐渐增高，主要生理功能为共同参与妊娠期母体各器官系统的生理变化，维持妊娠。

（4）酶：胎盘可合成多种酶，如缩宫素酶、耐热性碱性磷酸酶等，其生物学意义尚不十分明了。缩宫素酶能灭活缩宫素，起到维持妊娠的作用。临床上动态监测其数值，可作为胎盘功能检查的一项指标。

6. 免疫功能　胎儿是同种半异体移植，正常母体并不产生排斥现象，能容受胎儿。其具体机制不明，可能与早期胚胎组织无抗原性、母体界面的免疫耐受及妊娠期母体免疫力低下有关。

 胎膜

胎膜（fetal membranes）由平滑绒毛膜和羊膜组成。羊膜为无血管膜，能转运溶质和水，以维持羊水的平衡。胎膜的重要作用是维持羊膜腔的完整性，有防止细菌进入宫腔、避免感染的作用；胎膜有含大量花生四烯酸（前列腺素的前体物质）的磷脂，有一定发动分娩的作用。

 脐带

脐带（umbilical cord）是连接胎儿与胎盘的条索状组织，一端连于胎儿腹壁，另一端附着于胎盘。妊娠足月时脐带长 30～100cm，平均约 55cm，直径 0.8～2.0cm。脐带内有一条脐静脉和两条脐动脉，血管周围的胶样组织称为华通胶，有保护脐血管的作用。若脐带受压或缠绕打结，可导致胎儿急性缺氧，甚至危及生命。

四 羊水

羊水（amniotic fluid）是充满在羊膜腔内的液体。

1. 羊水的来源与吸收　在妊娠早期，羊水主要是来自母体血清通过胎膜进入羊膜腔的透析液；妊娠中期以后，胎儿尿液成为羊水的主要来源之一。同时，羊水又不断被羊膜吸收（约 50%）和胎儿吞饮，使羊水在羊膜腔内不断进行液体交换，并保持一种动态平衡。

2. 羊水量、性状及成分　羊水量随妊娠进展不断增加，妊娠 38 周约 1000ml，此后羊水量逐渐减少，妊娠 40 周约 800ml。

妊娠早期羊水为无色澄清液体；妊娠足月时略浑浊，羊水 pH 约为 7.20，相对密度为 1.007～1.025，内含胎脂、胎儿脱落上皮细胞、毳毛、毛发、少量白细胞、白蛋白、尿酸盐、激素及酶等。

3. 羊水的功能

（1）保护胎儿：羊水为胎儿提供活动空间，避免胎儿受到挤压，防止胎体畸形及胎肢粘连；防止胎儿直接受到损伤；保持羊膜腔内恒温；适量羊水可避免脐带受到压迫。临产后，羊水使宫缩压力均匀分布，避免胎儿局部受压。另外，通过羊膜腔穿刺抽吸羊水进行染色体分析或测量羊水中所含的激素和酶，可测定胎儿的成熟度、性别及某些先天性疾病和遗传性疾病。

（2）保护母体：羊水可减少胎动不适感；临产后，前羊水囊促使宫口扩张；破膜后，羊水可滑润和冲洗阴道，减少疼痛感与感染机会。

第4节　妊娠期母体变化

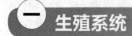

案例 3-1

初孕妇，25 岁，超市售货员。现妊娠 30 周，近日下班后发现双下肢足踝部、小腿水肿，回家后抬高足部休息后减轻。但晚上睡觉时因长时间仰卧，出现头晕等血压下降表现。孕妇很焦虑。

问题：1. 孕妇出现了哪些问题？
2. 是否需要服药治疗？
3. 怎样指导妊娠期保健措施？

妊娠期在胎盘激素和神经内分泌的影响下，母体全身各系统发生了一系列适应性的生理变化，以适应和满足胎儿生长发育，同时为分娩、哺乳做好准备。

一 生殖系统

（一）子宫

1. 子宫体　子宫在妊娠后的改变最为明显，随着胎儿的生长发育，子宫体逐渐增大变软，至妊娠足月时约 35cm×25cm×22cm。子宫腔容量由非妊娠时约 5ml 增加至足月妊娠时约 5000ml，增加了约 1000 倍；子宫重量由非妊娠时约 50g 增加至足月妊娠时约 1100g。妊娠晚期，由于盆腔左侧有乙状结肠，子宫略右旋。

从妊娠 12～14 周起，子宫可出现稀发、不规则、不对称的无痛性收缩，不伴子宫颈的扩张，这种生理性无痛宫缩又称 Braxton Hicks 收缩。

妊娠足月时，子宫血流量达 450～650ml/min，子宫动脉扩张、增粗，以适应胎盘血流量增加的需要。宫缩时子宫肌挤压血管，子宫血流量明显减少。

2. 子宫峡部　子宫峡部在妊娠后变长、变软。妊娠 10 周左右明显变软，非妊娠时长约 1cm，妊娠后逐渐伸展并拉长变薄，成为子宫腔的一部分；临产时可达 7～10cm，成为软产道的一部分，称子宫下段。

3. 子宫颈　在性激素作用下，子宫颈黏膜充血、水肿、肥大，呈紫蓝色，质软。子宫颈黏液增多，形成黏液栓，对阻止病原体入侵有一定的作用。

（二）卵巢

卵巢略增大，停止排卵。一侧卵巢可见妊娠黄体，妊娠黄体于妊娠 6～7 周前产生雌激素及孕激素，以维持早期妊娠。黄体功能于妊娠 8～10 周后由胎盘取代，妊娠黄体开始萎缩。

（三）输卵管

输卵管伸长，但肌层并不增厚。黏膜可有蜕膜样改变。

（四）阴道

阴道黏膜充血、水肿，呈紫蓝色，变软。结缔组织松软，皱襞增多，伸展性增加。阴道上皮细胞增生，糖原丰富，乳酸含量增多，使阴道分泌物 pH 降低，可抑制致病菌生长，有利于防止感染。

（五）外阴

外阴皮肤增厚，大、小阴唇色素沉着，大阴唇组织松软，伸展性增加，会阴厚而软，弹性增加。由于妊娠期受增大的子宫压迫，下肢及盆腔静脉回流障碍，部分患者可出现外阴静脉曲张，此情况于产后可自然消失。

二 乳房

妊娠早期，乳房受激素的影响进一步发育增大，充血明显，孕妇自觉乳房发胀、偶有触痛及麻刺感。乳头、乳晕变黑，乳头易勃起，乳晕皮脂腺肥大，形成散在的褐色结节，称蒙氏结节（Montgomery tubercles）。乳房增大为泌乳做好了准备，但妊娠期间并无乳汁分泌，可能与大量雌激素、孕激素抑制乳汁生成有关。在临近分娩期挤压乳房时，有少量淡黄色稀薄液体溢出，称为初乳（colostrum）。

三 血液系统

1. 血容量　血容量自妊娠 6～8 周起增加，至妊娠 32～34 周达高峰，增加 40%～45%，平均约增加 1450ml，维持此水平直至分娩。其中血浆平均增加约 1000ml，红细胞平均增加约 450ml，血浆增加多于红细胞的增加，故孕妇出现生理性血液稀释，血红蛋白值约为 110g/L（非妊娠妇女约为 130g/L），血细胞比容为 0.31～0.34（非妊娠妇女为 0.38～0.47）。

2. 血液成分

（1）红细胞：由于血液稀释，红细胞计数略有下降，约为 $3.6×10^{12}$/L，血红蛋白值约为 110g/L，血细胞比容为 0.31～0.34。

（2）白细胞：妊娠期白细胞计数轻度升高，一般为（5～12）×10^9/L，有时可达 15×10^9/L，临产时及产褥早期显著升高，一般为（14～16）×10^9/L，可达 25×10^9/L，主要为中性粒细胞增多。

（3）凝血因子：孕妇血液呈高凝状态，因凝血因子Ⅱ、Ⅴ、Ⅶ、Ⅷ、Ⅸ、Ⅹ均增加，有利于减少产后出血。妊娠期血小板数轻度减少。

（4）血浆蛋白：由于血液稀释，妊娠早期血浆蛋白开始降低，至妊娠中期血浆蛋白为60～65g/L，主要是白蛋白减少。

四 循环系统

1. 心脏　因妊娠子宫不断增大使膈肌升高，心脏向左、向上、向前移位，故心尖部左移1～2cm，心浊音界稍扩大。心脏容量从妊娠早期至妊娠末期约增加10%，妊娠晚期心率在休息时增加10～15次/分。由于血流量增加、流速加快、心脏移位使血管扭曲，部分孕妇的心尖区可闻及Ⅰ～Ⅱ级柔和吹风样收缩期杂音，产后逐渐消失。

2. 心排血量　心排血量自妊娠10周起增加，至妊娠32～34周达高峰，持续此水平直至分娩。分娩时，尤其是在第二产程中，心排血量显著增加，心排血量的增加对胎儿生长发育至关重要。

3. 血压　在妊娠早期及中期血压偏低，在妊娠晚期血压轻度升高，脉压稍增大。孕妇血压受体位影响，坐位稍高于仰卧位。

4. 静脉压　妊娠期由于增大的子宫压迫下腔静脉使血液回流受阻，从而使下肢、外阴及直肠静脉血压增高，加之妊娠期静脉壁扩张，孕妇容易发生下肢水肿、下肢与外阴静脉曲张、痔等。妊娠晚期若孕妇长时间仰卧，子宫压迫下腔静脉，可导致回心血量减少、心排血量减少、血压下降，称为仰卧位低血压综合征。

五 呼吸系统

妊娠期孕妇耗氧量增加，肺通气量增加，肺活量无明显改变，有利于供给孕妇及胎儿所需的氧。呼吸次数在妊娠期变化不大，但呼吸较深大。妊娠晚期以胸式呼吸为主。妊娠期上呼吸道黏膜轻度充血、水肿，容易发生上呼吸道感染。

六 消化系统

妊娠早期常有恶心、呕吐、食欲缺乏等现象，称为妊娠反应。约在妊娠12周后消失。由于妊娠期大量雌激素影响，牙龈肥厚，容易充血、水肿、出血；受孕激素影响，胃肠道平滑肌张力降低，贲门括约肌松弛，胃内酸性内容物可反流至食管，产生"烧灼感"；胃排空时间延长，易出现上腹部饱胀感；肠蠕动减弱，易出现便秘、痔疮或使原有痔疮加重。妊娠期胆囊排空时间延长，胆道平滑肌松弛，胆汁稍黏稠使胆汁淤积，容易诱发胆囊炎及胆石症。

七 泌尿系统

妊娠后肾脏负担着母儿废物的排泄，使肾脏负担加重。肾血浆流量（RPF）约增加35%，肾小球滤过率（GFR）约增加50%，但肾小管对葡萄糖重吸收能力没有相应增加，约15%孕妇饭后出现生理性糖尿。RPF 与 GFR 均受体位影响，孕妇仰卧位时尿量增加，故夜尿量多于日尿量。

妊娠早期，增大的子宫压迫膀胱，孕妇出现尿频，妊娠 12 周后子宫增大超出盆腔，尿频症状缓解；妊娠晚期随胎先露下降至盆腔，部分孕妇可出现尿频及尿失禁，产后消失。

受孕激素影响，泌尿系统平滑肌张力降低，肾盂及输尿管轻度扩张，输尿管增粗、蠕动减弱，尿流缓慢，可致肾盂积水，易患急性肾盂肾炎，因右旋子宫压迫右侧输尿管，急性肾盂肾炎以右侧居多。

 内分泌系统

妊娠期垂体稍增大，促性腺激素在大量雌激素、孕激素的负反馈作用下分泌减少，故妊娠期间卵巢内的卵泡不再发育成熟，也无排卵。催乳素（PRL）随妊娠进展分泌逐渐增多，可促进乳腺发育。肾上腺皮质、甲状腺、甲状旁腺等功能均有不同程度的增加，但无功能亢进症的表现。

 骨骼及韧带

妊娠期骨盆关节及椎骨间韧带松弛，部分孕妇自觉腰骶部及肢体疼痛，部分孕妇耻骨联合松弛、分离，导致明显疼痛，活动受限。如不注意补充维生素 D 及钙，可引起骨质疏松。妊娠期由于重心前移，为了保持平衡，孕妇头及肩向后移，腰部向前挺，形成典型的孕妇姿势，易感到腰部酸痛。

 其他

1. **体重** 妊娠早期体重无明显变化，妊娠晚期每周增加不超过 500g，整个妊娠期体重平均约增加 12.5kg。

2. **皮肤** 妊娠期黑色素增加，使孕妇面颊、乳头、乳晕、腹白线、外阴等处出现色素沉着，面部呈蝶状褐色斑，称为妊娠黄褐斑，于产后自行消退。随妊娠子宫的逐渐增大，孕妇腹壁皮肤张力加大，使皮肤的弹性纤维断裂，呈多量紫色或淡红色妊娠纹，常见于初产妇，产后逐渐呈银白色。

3. **矿物质代谢** 胎儿生长发育需要大量钙、磷和铁。钙和磷大部分在妊娠最后 3 个月内积累，因此至少应于妊娠最后 3 个月开始补充维生素 D 及钙，以提高血钙值。孕妇储存铁量不足，需在妊娠中晚期开始补充铁剂，以满足胎儿的生长和孕妇的需要。

┤知识链接├

妊娠期的心理变化

妊娠虽是一种自然的生理现象，却是女性一生中最重要和最具挑战的事情，是家庭生活的转折点，原有的生活状态会改变，随着妊娠的进展，孕妇会产生不同的压力和焦虑，常依次出现惊讶和震惊、矛盾心理、接受（也称"筑巢反应"）、情绪波动及内省等一系列心理变化。孕妇需要正确认识、适应和调整妊娠期的心理变化，以良好的心理适应去逐渐完善母亲角色、建立亲子关系，顺利度过妊娠期，迎接新生命的来临。

自 测 题

一、选择题

A₁/A₂型题

1. 卵子受精的正确部位是（ ）
   A. 伞部
   B. 壶腹部与峡部连接处
   C. 峡部与间质部连接处
   D. 间质部
   E. 输卵管内侧 1/3 处

2. 有关胎盘的构成成分，正确的是（ ）
   A. 羊膜、叶状绒毛膜、包蜕膜
   B. 羊膜、平滑绒毛膜、底蜕膜
   C. 底蜕膜、叶状绒毛膜、羊膜
   D. 胎膜、平滑绒毛膜、包蜕膜
   E. 胎膜、叶状绒毛膜、包蜕膜

3. 妊娠中晚期，羊水的主要来源是（ ）
   A. 胎膜   B. 胎儿尿液
   C. 胎儿皮肤   D. 胎儿肺
   E. 母血清经胎膜进入羊膜腔的透析液

4. 正常妊娠，足月时羊水量为（ ）
   A. 500～1000ml   B. 800～1000ml
   C. 1000～1200ml   D. 1300～1500ml
   E. 1600～2000ml

5. 人绒毛膜促性腺激素达高峰的时间是孕卵着床后（ ）
   A. 6～8 周   B. 8～10 周
   C. 10～12 周   D. 12～14 周
   E. 32～34 周

6. 胎盘合成的激素中，错误的是（ ）
   A. 孕激素
   B. 人胎盘催乳素
   C. 人绒毛膜促性腺激素
   D. 雌激素
   E. 促卵泡生成激素

7. 有关绒毛膜促性腺激素的叙述，正确的是（ ）
   A. 可维持早期妊娠
   B. 由子宫蜕膜细胞合成
   C. 其分泌受垂体促性腺激素的影响
   D. 尿中浓度随妊娠月份而增加
   E. 属甾体激素

8. 妊娠期母体血液循环系统的生理变化，错误的是（ ）
   A. 血容量至妊娠末期增加 40%～45%，血液呈稀释状态
   B. 心排血量增加
   C. 妊娠晚期下腔静脉血液回流受阻
   D. 妊娠晚期血液处于低凝状态
   E. 第二产程心排血量显著增加

9. 妊娠期母体发生一系列适应性变化，错误的是（ ）
   A. 子宫增大、变软，略呈左旋
   B. 妊娠晚期易发生外阴及下肢静脉曲张
   C. 子宫峡部在妊娠后形成子宫下段
   D. 胃肠蠕动减慢，易出现便秘
   E. 妊娠后卵巢停止排卵

10. 正常孕妇在整个妊娠期，体重一般增加（ ）
    A. 8.5kg   B. 10.5kg   C. 12.5kg
    D. 15.5kg   E. 20kg

11. 正常脐带内含有（ ）
    A. 一条脐动脉，一条脐静脉
    B. 一条脐动脉，两条脐静脉
    C. 两条脐动脉，两条脐静脉
    D. 两条脐动脉，一条脐静脉
    E. 两条脐动脉

12. 胎儿的附属物不包括（ ）
    A. 蜕膜   B. 胎膜   C. 羊水
    D. 胎盘   E. 脐带

13. 胎盘的功能，错误的是（ ）
    A. 供给血液   B. 供给营养
    C. 供给氧气   D. 防御功能
    E. 合成功能

14. 初产妇，25 岁。自然分娩一男婴，新生儿体重 1050g，出生后能啼哭，可呼吸，但生活能力弱，易患特发性呼吸窘迫综合征，加强护理可存活。估计其孕龄为（ ）
    A. 妊娠 12 周末   B. 妊娠 16 周末
    C. 妊娠 20 周末   D. 妊娠 28 周末
    E. 妊娠 32 周末

15. 初孕妇，26 岁，先天性心脏病患者，现妊娠 11 周。医生告知妊娠期血容量增加存在心力衰竭风险。请问孕妇血容量达高峰的时间是（　　　）
    A. 妊娠 26～28 周　　B. 妊娠 32～34 周
    C. 妊娠 34～36 周　　D. 妊娠 36～38 周
    E. 妊娠 38～40 周

A₃/A₄ 型题

（16、17 题共用题干）

女，30 岁。平时月经规律，月经周期 30 日，现月经过期 12 日，出现乳胀、尿频。

16. 该妇女尿妊娠试验（＋），提示尿中含有（　　　）
    A. 催产素　　　　　　B. 黄体酮
    C. 雌激素　　　　　　D. 人胎盘催乳素
    E. 人绒毛膜促性腺激素

17. 妊娠 12 周后，该孕妇尿频症状消失，可能的原因是（　　　）
    A. 使用药物治疗
    B. 子宫增大已超出盆腔
    C. 孕妇饮水减少
    D. 胎方位异常
    E. 水、钠潴留

（18～20 题共用题干）

初孕妇，31 岁。妊娠 36 周，胎方位正常，孕期顺利。自诉近来晚上仰卧一段时间后出现头晕、血压下降现象。

18. 该孕妇最可能发生了（　　　）
    A. 贫血
    B. 妊娠合并低血压
    C. 仰卧位低血压综合征
    D. 妊娠期高血压疾病
    E. 低血糖

19. 指导孕妇采取相应的措施是（　　　）
    A. 增强营养　　　　B. 给予口服升血压药
    C. 口服葡萄糖水　　D. 半卧位休息
    E. 侧卧位休息

20. 目前孕妇足月，妊娠期顺利，无异常情况，估计子宫腔容量平均比未妊娠时增加的倍数是（　　　）
    A. 200　　　　　B. 500　　　　　C. 800
    D. 1000　　　　E. 1200

二、思考题

1. 胎盘的构成和功能有哪些？若胎盘受损对胎儿有何影响？
2. 简述羊水的来源、量、性状、成分及功能。
3. 妊娠期母体的子宫、血液及循环系统发生了什么变化？

（谭文绮）

第4章 妊娠诊断

妊娠全过程约为 40 周（即 280 日），根据妊娠不同时期的特点，临床将妊娠全过程分为 3 个时期：妊娠 13 周末以前称早期妊娠；第 14~27^{+6} 周称中期妊娠；第 28 周及其后称晚期妊娠。

第 1 节　早期妊娠的诊断

临床表现

1. 停经　平时月经周期规律的生育年龄妇女，一旦月经过期 10 日或以上，应疑为妊娠。若停经达 8 周以上，妊娠的可能性更大。哺乳期妇女虽未恢复月经，仍可能再次妊娠。

2. 早孕反应　妇女停经 6 周左右出现头晕、乏力、嗜睡、流涎、喜食酸物、食欲缺乏或厌恶油腻、恶心、晨起呕吐等症状，称早孕反应。早孕反应多于妊娠 12 周左右自行消失。

3. 尿频　妊娠早期，前倾增大的子宫在盆腔内压迫膀胱引起尿频。当子宫体超出盆腔进入腹腔不再压迫膀胱时，尿频症状自然消失。

4. 乳房的变化　自妊娠 6 周后，受雌激素及孕激素的影响，乳房逐渐增大，孕妇自觉乳房轻度胀痛及乳头疼痛。检查见乳头及乳晕着色加深，乳晕周围皮脂腺增生呈深褐色结节，称为蒙氏结节。

5. 妇科检查　阴道黏膜及宫颈阴道部充血呈紫蓝色。由于子宫峡部极软，双合诊检查感觉宫颈与宫体似不相连，称黑加征（Hegar sign）。随妊娠进展，宫体增大变软，妊娠 6 周宫体呈球形，妊娠 8 周子宫体约为非妊娠期的 2 倍，妊娠 12 周时约为非妊娠期的 3 倍，在耻骨联合上方可触及。

辅助检查

1. 妊娠试验　孕卵着床后不久，滋养细胞分泌人绒毛膜促性腺激素（hCG）进入母血中，用放射免疫法测定即可测出受检者血液中 hCG 升高；经尿液排出后，用早早孕试纸检测，结果阳性，结合临床表现可诊断早孕。

2. 超声检查　早期妊娠超声检查可确定宫内妊娠，以协助排除异位妊娠及妊娠滋养细胞疾病。最早在妊娠 5 周时见到来自羊膜囊的圆形光环（妊娠环），若在妊娠环内见到有节律的胎心搏动和胎动，可确诊为早期妊娠、活胎。妊娠 8 周时，彩色多普勒超声可见胎儿心脏区彩色血流信号。

3. 宫颈黏液检查　宫颈黏液量少质稠，涂片干燥后光镜下可见排列成行的珠豆状椭圆体，则早期妊娠的可能性大；若宫颈黏液稀薄，可见羊齿植物叶状结晶，基本能排除早孕。

4. 基础体温测定　具有双相型体温的妇女，停经后高温相持续 18 日不见下降，早期妊娠的可能性大。高温相持续 3 周以上，早期妊娠的可能性更大。

第 2 节　中、晚期妊娠的诊断

一　临床表现

1. 子宫增大　子宫随妊娠进展逐渐增大。腹部检查时，根据手测宫底高度（图 4-1）及尺测耻上子宫长度（表 4-1），可以判断妊娠周数。

2. 胎动　胎动是指胎儿在子宫内的躯体活动。胎动在正常范围内是胎儿情况良好的表现。妊娠 18～20 周开始自觉胎动，胎动每小时 3～5 次（>10 次/12 小时）。检查腹部时可扪到胎动，也可用听诊器听到胎动音。腹壁薄且松弛的经产妇，甚至可在腹壁上看到胎动。

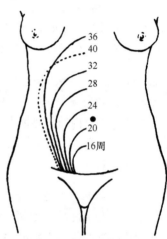

图 4-1　妊娠周数与宫底高度

表 4-1　不同妊娠周数的宫底高度和子宫长度

妊娠周数	妊娠月份	手测子宫底高度	尺测耻上子宫长度
满 12 周	3 个月末	耻骨联合上 2～3 横指	—
满 16 周	4 个月末	脐耻之间	—
满 20 周	5 个月末	脐下 1 横指	18（15.3～21.4）cm
满 24 周	6 个月末	脐上 1 横指	24（22.0～25.1）cm
满 28 周	7 个月末	脐上 3 横指	26（22.4～29.0）cm
满 32 周	8 个月末	脐与剑突之间	29（25.3～32.0）cm
满 36 周	9 个月末	剑突下 2 横指	32（29.8～34.5）cm
满 40 周	10 个月末	脐与剑突之间或略高	33（30.0～35.3）cm

3. 胎体　妊娠 20 周后，经腹壁可触到子宫内的胎体。妊娠 24 周以后，触诊时已能区分胎头、胎背、胎臀和胎儿肢体。随着妊娠进展，通过四步触诊法可查清胎儿在子宫内的位置。

4. 胎心音　妊娠 12 周后可用多普勒胎心听诊仪探测到胎心音；妊娠 18～20 周用听诊器经孕妇腹壁能听到胎心音。正常胎心音呈双音，似钟表"滴答"声，速度较快，每分钟 110～160 次。妊娠 24 周以前，胎心音多在脐下正中或稍偏左或稍偏右听到。妊娠 32 周后，听诊时，头先露者胎心在脐部下方左（右）方，臀先露者胎心在脐上右（左）侧，横位者胎心则在脐周围听得最清楚。听诊胎心音时需与子宫杂音、腹主动脉音及脐带杂音相鉴别。

辅助检查

超声检查可以显示胎儿数目、胎产式、胎先露、胎方位、有无胎心搏动及胎盘位置,同时能测量胎儿多条径线。18~24周时,可采用彩色多普勒超声筛查胎儿结构畸形,妊娠中期超声测子宫动脉血流波动指数(PI)和阻力指数(RI)可以评估子痫前期的风险。

第3节 胎产式、胎先露、胎方位

于妊娠28周以前,由于羊水较多、胎体较小,胎儿在子宫内的活动范围大,胎儿的位置和姿势容易改变。于妊娠32周以后,胎儿生长迅速、羊水相对减少,胎儿与子宫壁贴近,胎儿的位置和姿势相对恒定,但有极少数胎儿的姿势和位置在妊娠晚期发生改变。

 胎儿姿势

胎儿在子宫内的姿势称为胎儿姿势(简称胎势)。正常情况下为:胎头俯屈,颏部贴近胸壁,脊柱略前弯,四肢屈曲交叉于胸腹前,其体积和体表面积均明显缩小,整个胎体成为头端小、臀端大的椭圆体,以适应妊娠晚期椭圆形宫腔的形状。

 胎产式

胎体纵轴与母体纵轴的关系称胎产式。两纵轴平行者称纵产式,占足月妊娠分娩总数的99.75%;两纵轴垂直者称横产式,仅占足月妊娠分娩总数的0.25%。两纵轴交叉呈锐角者称斜产式,属暂时性胎产式,在分娩过程中多数可转为纵产式,偶尔转成横产式(图4-2)。

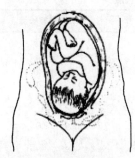 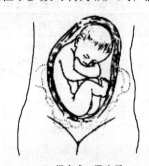 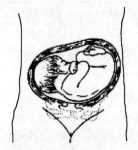

A. 纵产式—头先露　　　　　B. 纵产式—臀先露　　　　　C. 横产式—肩先露
图4-2　胎产式和胎先露

 胎先露

最先进入骨盆入口的胎儿部分称胎先露。纵产式有头先露和臀先露,横产式为肩先露。头先露因胎头屈伸程度不同又分为枕先露、前囟先露、额先露和面先露(图4-3)。臀先露分为混合臀先露、单臀先露、单足先露和双足先露(图4-4)。偶见头先露和臀先露与胎手或胎足同时入盆,称复合先露(图4-5)。

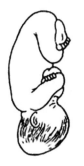 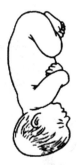 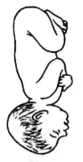 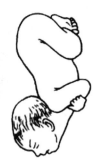

A. 枕先露　　　　　B. 前囟先露　　　　　C. 额先露　　　　　D. 面先露

图 4-3　头先露的种类

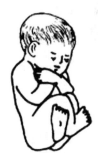 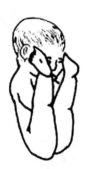 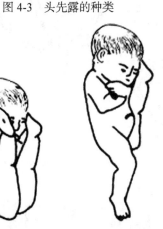 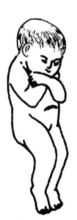

A. 混合臀先露　　　B. 单臀先露　　　　C. 单足先露　　　　D. 双足先露

图 4-4　臀先露的种类

四　胎方位

胎儿先露部的指示点与母体骨盆的关系，称胎方位（简称胎位）。根据指示点人为地将母体骨盆腔分为左前、右前、左后、右后、左横及右横6个方向。枕先露以枕骨（O）、面先露以颏骨（M）、臀先露以骶骨（S）、肩先露以肩胛骨（Sc）为指示点。例如：枕先露时，若胎先露的指示点位于母体骨盆左前方，应为枕左前，余类推（表4-2，图4-6）。

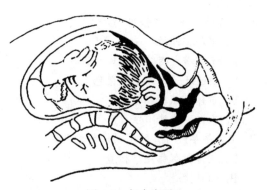

图 4-5　复合先露

表 4-2　各种胎产式、胎先露和胎方位

胎产式	胎先露		胎方位		
纵产式（99%）	头先露（95.5%～96%）	枕先露95%	枕左前（LOA）	枕左横（LOT）	枕左后（LOP）
			枕右前（ROA）	枕右横（ROT）	枕右后（ROP）
		面先露（1%）	颏左前（LMA）	颏左横（LMT）	颏左后（LMP）
			颏右前（RMA）	颏右横（RMT）	颏右后（RMP）
	臀先露（3%～4%）		骶左前（LSA）	骶左横（LST）	骶左后（LSP）
			骶右前（RSA）	骶右横（RST）	骶右后（RSP）
横产式（0.25%）	肩先露（0.25%）		肩左前（LScA）		肩左后（LScP）
			肩右前（RScA）		肩右后（RScP）

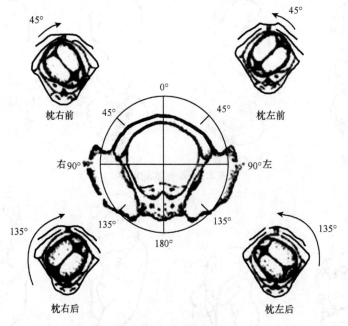

图 4-6　枕先露胎方位

自 测 题

选择题

A₁/A₂型题

1. 早孕诊断中，不恰当的是（　　）
   - A. 黑加征阳性
   - B. 子宫增大变软，呈球形
   - C. 阴道及子宫颈呈蓝紫色
   - D. 黄体酮试验阳性
   - E. 尿妊娠试验阳性

2. 确定早孕最可靠的辅助诊断方法是（　　）
   - A. 阴道脱落细胞学检查
   - B. 妇科检查
   - C. B超检查
   - D. 妊娠免疫试验
   - E. 测定尿中雌激素

3. 经阴道B超，胎儿胎心搏动应出现在妊娠（　　）
   - A. 4～5 周
   - B. 6～7 周
   - C. 7～8 周
   - D. 9～11 周
   - E. 10～11 周

4. 正常胎动次数每小时为（　　）
   - A. 10～12 次
   - B. 3～5 次
   - C. 15～20 次
   - D. 8～10 次
   - E. 1～3 次

5. 同胎心率相一致的是（　　）
   - A. 脐带杂音
   - B. 胎盘杂音
   - C. 胎动音
   - D. 子宫杂音
   - E. 肠蠕动音

6. 27 岁，女。婚后 2 年未孕，月经规律，现停经 43 日，近 5 日来觉乳房胀痛，尿妊娠试验阳性，基础体温曲线提示高温相达 29 日。最可能的诊断是（　　）
   - A. 卵巢早衰
   - B. 早期妊娠
   - C. 月经前期
   - D. 子宫性闭经
   - E. 垂体性闭经

7. 27 岁初产妇，停经 18 周，无自觉胎动。产科检查：宫高位于脐耻之间，胎方位及胎心不清。监测宫内胎儿情况的首选方法是（　　）
   - A. 腹部 X 线摄片
   - B. 胎儿心电图检查
   - C. B超阴道超声检查
   - D. 测定羊水甲胎蛋白值
   - E. 多普勒超声检查

8. 妊娠 28 周末的子宫底高度约为（　　）

A. 脐下 2 横指　　B. 脐下 1 横指

C. 脐下 3 横指　　D. 脐上 2 横指

E. 脐上 3 横指

9. 25 岁，初产妇，末次月经不清。产科检查：腹围 94cm，宫高 33cm，子宫底在脐与剑突之间，胎头入盆，胎心位于脐左下方。其孕周最可能为（　　）

A. 28 周　　　B. 30 周　　　C. 32 周

D. 36 周　　　E. 40 周

10. 胎先露的指示点，错误的是（　　）

A. 肩先露—肩胛骨　B. 臀先露—骶骨

C. 枕先露—枕骨　　D. 面先露—额骨

E. 额先露—额部

11. 某女，妊娠 36 周。产前检查：胎背位于母体腹部左侧，胎心位于左上腹，子宫底可触及浮球感。胎方位为（　　）

A. 枕左前　　　B. 枕左横

C. 骶左前　　　D. 骶右前

E. 枕左后

（夏小艳）

第5章 孕前检查、孕期监护及保健

第1节 孕前检查

● 案例 5-1 ···

张女士，26岁，新婚。平素月经规律，月经周期为28~30日，经期为4~5日。准备半年后怀孕。

问题： 请问妊娠前需做哪些准备才能达到优生优育？

孕前检查（备孕）是指夫妻双方在准备妊娠前到医院进行身体检查，充分了解各自的身体状况，以便尽早发现不宜妊娠的疾病或者会影响胎儿的一些其他因素等，并能及时进行治疗和矫正。孕前检查项目是优生优育的关键，它不同于常规体检，主要是针对生殖系统和遗传因素所做的检查。孕前检查一般建议在妊娠前 3~6 个月开始做检查。女方的孕前检查最好是在月经干净后 3~7 日进行，注意检查前避免性生活。夫妻双方孕前检查各项指标全部合格时，才考虑怀孕。

 评估孕前高危因素、常规检查及保健

（一）评估孕前高危因素

应详细询问夫妻双方的健康状况，包括既往慢性疾病史、家族和遗传病史，如结核等；不良孕产史（如流产、早产、死胎、死产史、生殖道手术史，有无胎儿畸形或幼儿智力低下）；生活方式、饮食营养、职业状况及工作环境、运动（劳动）情况、家庭暴力、人际关系等。

（二）常规检查及保健

1. 全身检查　全身检查按一般体格检查要求进行。测量血压、体重，计算体重指数（BMI）[BMI=体重/身高^2（体重以千克计，身高以米计）]；口腔检查时，如果牙齿损坏严重，就必须治疗，因为孕期牙痛，治疗很棘手。检查乳房时，若有乳头过于扁平或内陷，需做乳头伸展和牵拉练习进行纠正。

2. 常规妇科检查　若有女性生殖系统方面的畸形或炎症，妊娠前应进行矫治。1 年内未做宫颈细胞学检查者，应做宫颈细胞学检查。

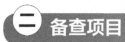 备查项目

（一）女性孕前检查的主要项目

1. 血常规（血型）、珠蛋白生成障碍性贫血的筛查　及早发现贫血等血液系统疾病。因为当母亲贫血时，不仅会引起产后出血、产褥感染等并发症，还会导致胎儿生长发育受限等。ABO溶血包括血型和ABO溶血滴度，其目的是避免婴儿发生溶血症。

2. 尿常规　有助于肾脏疾病早期的诊断。孕期对于母亲的肾脏系统是一个巨大的考验，身体代谢增加，会使肾脏负担加重。

3. 粪常规　消化系统疾病、寄生虫感染诊断，例如弓形虫感染，如果不及早发现，会造成流产、胎儿畸形等严重后果。

4. 肝功能、肾功能。

5. 空腹血糖测定，必要时行口服葡萄糖耐量试验（OGTT）。

6. 血脂检查。

7. 甲、乙、丙、丁、戊型肝炎病毒检测，梅毒螺旋体（RPR）测定，HIV筛查。

8. 性激素六项检查　月经失调等卵巢疾病的诊断，例如患卵巢肿瘤的女性，即使肿瘤为良性，妊娠后常常也会因为子宫的增大，影响对肿瘤的观察，甚至导致流产、早产等。

9. 甲状腺功能检测。

10. 白带常规　筛查滴虫、真菌、细菌等感染。如果患有性传播疾病，最好是先彻底治疗，然后再妊娠。否则会引起流产、早产、胎膜早破等。

11. 宫颈细胞学检查（1年内未检查者）。

12. ECG检查。

13. 妇科超声检查。

14. 胸部X线检查（胸透）　用于结核病等肺部疾病的诊断。患有结核的女性怀孕后，会使治疗用药受到限制，影响结核病的治疗。而且，活动性结核常会因为产后劳累而加重病情，并有传染给下一代的危险。

15. 检查遗传性疾病　有遗传病家族史的育龄夫妇需做此项检查。

（二）男性孕前检查的主要项目

1. 血常规　检查男性是否患有白血病、病毒感染、糖尿病、肝炎、败血症、黄疸、肾炎、尿毒症等影响生育的疾病。

2. 肝功能　肝功能除了乙肝全套外，还包括血糖、胆汁酸等项目，是否有肝炎、肝脏损伤等。

3. 男性泌尿生殖系统检查　检查男性外生殖器官是否有畸形，是否存在影响生育的生殖系统疾病，如是否存在有隐睾、睾丸炎；是否患有梅毒、艾滋病等影响生育的一系列疾病。

4. 精液检查　检查精子一般性状、精子存活率、精子活动力、精子计数、精子形态等。正常精液量为 $2\sim6ml$，一般为 $3\sim4ml$，pH为 $7.5\sim7.8$，在室温中放置20分钟完全液化，精子数 $>6000\times10^4/ml$，活动率 $>60\%$，异常精子 $<20\%$ 者被认为有正常生育能力。若精子数为 $(2000\sim6000)\times10^4/ml$，则生育力差；若少于 $2000\times10^4/ml$，则生育力极差。

5. 检查遗传性疾病。

三 健康教育及指导

为了妇婴安全健康，夫妻双方准备妊娠前都应做孕前检查，确保自己的身体健康，适合妊娠。女性应避免高龄妊娠，合理营养，控制体重增加；妊娠之前 3～6 个月起应补充叶酸 0.4～0.8mg/d，既往发生过神经管缺陷（NTD）的妇女，则需每天补充叶酸 4mg；对准备妊娠的有遗传病、慢性疾病和传染病的妇女，予以评估和指导，避免使用可能影响胎儿正常发育的药物；避免接触生活及职业环境中的有毒有害物质（如放射线、高温、铅、汞、苯、砷、农药等）；避免亲密接触宠物；改变不良生活习惯（如吸烟、酗酒、吸毒等）及生活方式；保持心理健康，解除精神压力，预防孕期及产后心理问题的发生；合理选择运动方式。

第2节 产前检查

妊娠是生理过程，然而在胎儿生长发育过程中，孕妇各系统相应发生一系列变化。这些变化一旦超出生理范畴或孕妇患病不适应妊娠的变化，则孕妇和胎儿均可出现病理情况成为高危妊娠。

围生医学对降低围生期（指产前、产时和产后的一段时期）母儿死亡率和病残儿发生率、保障母儿健康具有重要意义。产前检查是监测胎儿发育及宫内生长情况，监护孕妇各系统变化，促进健康教育与咨询，降低出生缺陷的重要措施。为了孕妇及胎儿平安度过孕育阶段，孕期监护和保健是很有必要的。规范和系统地进行产前检查是确保孕妇及胎儿健康、安全分娩的必要措施。

一 产前检查的时间及次数

产前检查应从确定早期妊娠开始。其目的是：①确定受孕时间，并了解健康状况，是否适合妊娠；②估计和核对孕周或胎龄；③制订产前检查计划。根据我国《孕前和孕期保健指南（2018）》目前推荐的产前检查孕周分别是妊娠 6～13^{+6} 周、14～19^{+6} 周、20～24 周、25～28 周、29～32 周、33～36 周、37～41 周（每周 1 次）按时进行孕检（表 5-1），凡有高危因素者可酌情增加次数。

表 5-1　孕期指南

内容	常规保健	必查项目	备查项目	健康教育
第 1 次检查（6～13^{+6} 周）	1. 建立孕期保健手册 2. 确定孕周，推算预产期 3. 评估孕期高危因素 4. 血压、体重、胎心率测定 5. 妇科检查 6. 胎心率（妊娠 12 周左右）	1. 血常规 2. 尿常规 3. 血型（ABO 和 Rh） 4. 肝、肾功能 5. 空腹血糖 6. HBsAg、HIV、梅毒螺旋体 7. 珠蛋白生成障碍性贫血筛查 8. 早期超声检查（确定宫内妊娠和孕周）	1. HCV 筛查 2. 抗 D 滴度检查（Rh 阴性者） 3. 75gOGTT（高危妇女） 4. 甲状腺功能检测 5. 血清铁蛋白（Hb） 6. 宫颈细胞学检查 7. 宫颈分泌物检测淋球菌、沙眼衣原体 8. 细菌性阴道病（BV）的检测 9. 妊娠早期非整倍体母体血清学筛查 10. 在妊娠 11～13^{+6} 周超声检查测量胎儿颈项透明带厚度（NT）厚度 11. 妊娠 10～13^{+6} 周绒毛活检 12. 心电图	1. 流产的认识和预防 2. 营养和生活方式的指导 3. 继续补充叶酸 0.4～0.8mg/d 至妊娠 3 个月，有条件者可继续服用含叶酸的复合维生素 4. 避免接触有毒有害物质和宠物 5. 慎用药物和疫苗 6. 改变不良的生活习惯及生活方式 7. 避免高强度的工作、高噪声环境和家庭暴力

内容	常规保健	必查项目	备查项目	健康教育
第 2 次检查（14~19^{+6} 周）	1.分析首次检查的结果 2.血压、体重 3.宫高、腹围 4.胎心率测定	无	1.无创产前检（NIPT）（12~22^{+6} 周） 2.妊娠中期非整倍体母体血清学筛查（最佳检测孕周为15~20 周） 3.羊膜腔穿刺检查（妊娠16~22 周）	1.妊娠中期筛查的意义 2.非贫血者，血清铁蛋白<30μg/L，补充元素铁60mg/d；诊断明确的缺铁贫血孕妇补充 100~200mg/d 3.开始补充钙剂，0.6~1.5g/d
第 3 次检查（20~24 周）	1.血压、体重 2.宫高、腹围 3.胎心率测定	1.妊娠 20~24 周行胎儿系统超声筛查 2.血常规 3.尿常规	阴道超声测量宫颈长度	1.早产的认识和预防 2.营养和生活方式的指导 3.胎儿系统超声筛查的意义（筛查胎儿的严重畸形）
第 4 次检查（25~28 周）	1.血压、体重 2.宫高、腹围 3.胎心率测定	1.75gOGTT 2.血常规 3.尿常规	1.Rh 阴性者：抗 D 滴度检查 2.早产高危者：宫颈阴道分泌物检测胎儿纤维连接蛋白（fFN）水平	1.早产的认识和预防 2.营养和生活方式的指导 3.妊娠期糖尿病（GDM）筛查的意义
第 5 次检查（29~32 周）	1.血压、体重 2.宫高、腹围 3.胎心率测定 4.胎位	1.超声检查：胎儿生长发育情况、羊水量、胎位、胎盘 2.血常规 3.尿常规	无	1.分娩方式指导 2.开始注意胎动 3.母乳喂养指导 4.新生儿护理指导
第 6 次检查（33~36 周）	1.血压、体重 2.宫高、腹围 3.胎心率测定 4.胎位	尿常规	1.B 族链球菌（GBS）筛查（妊娠35~37 周） 2.肝功能、血清胆汁酸检测（妊娠32~34 周） 3.NST（妊娠34 周开始）	1.分娩前生活方式的指导 2.分娩相关知识 3.新生儿疾病筛查 4.抑郁症的预防
第 7 次检查（37~41 周）	1.血压、体重 2.宫高、腹围 3.胎心率测定 4.胎位	1.超声检查：评估胎儿大小、羊水量、胎盘成熟度、胎位和 S/D 比值等 2.每周 1 次 NST 检查	宫颈检查 Bishop 评分	1.分娩相关知识 2.新生儿免疫接种指导 3.产褥期指导 4.胎儿宫内情况的监护 5.妊娠≥41 周，住院并引产

 首次产前检查

（一）询问病史

1. 年龄　年龄过小易发生难产；年龄过大，35 岁以上初产妇，妊娠期高血压疾病、产力异常、产道异常、遗传病儿及先天缺陷儿的发病率较高，应予以重视。

2. 职业　接触有毒物质的孕妇应注意检查血常规及肝功能。高温作业的孕妇在妊娠后期应调换工作。

3. 本次妊娠过程　妊娠早期有无恶心、呕吐、心悸、气短、水肿、头晕、阴道出血等症状及饮食、睡眠、大小便和劳动情况；有无胎动，胎动开始的时间；有无病毒感染及孕期用药、接触射线史。

4. 推算预产期（expected date of confinement，EDC）　问清末次月经日期（last menstrual period，LMP），从末次月经第 1 日算起，月份减 3 或加 9，日数加 7，即为预产期。例如：末次月经第 1 日为 2017 年 2 月 2 日，预产期为 2017 年 11 月 9 日；末次月经第 1 日为 2017 年 6 月 4 日，则预产期应为 2018 年 3 月 11 日。若孕妇仅记住农历末次月经第 1 日，应由医生为其换算成公历，再推算预产期。由于月经周期的不同，受精时间不同，实际分娩日期与推算的预产期可以相差 1～2 周。若孕妇记不清末次月经，或在哺乳期月经未复潮而受孕者，可根据早孕反应开始出现的时间、妊娠早期 B 超示孕囊大小、胎动开始时间及手测子宫底高度或尺测耻上子宫长度估计。

5. 月经史及既往孕产史　询问初潮年龄、月经周期，有助于更准确地推算预产期。若为经产妇，应了解有无流产、死产、难产、急产及产前产后出血史，并问明末次分娩或流产的日期及处理情况；还应了解新生儿情况。

6. 既往史及手术史　着重了解与本次妊娠有关的疾病，如高血压、心脏病、肺结核、血液病、肝肾疾病、骨软化病等；了解其发病时间及治疗情况；曾否做过手术，如子宫肌瘤切除术、剖宫产术等，以便在妊娠和分娩过程中，适时地进行处理。

7. 家族史　询问家族中有无结核病、高血压、糖尿病、双胎及其他与遗传有关的疾病。

8. 丈夫情况　着重询问健康状况及有无遗传性疾病等。

（二）全身检查

通过全身检查，了解孕妇发育、营养、身长、步态、有无水肿、心肺有无病变、乳房发育情况、乳头有无凹陷；测量血压，孕妇血压正常时不应超过 140/90mmHg，或与基础血压相比不超过 30/15mmHg，超过者属病理状态；注意有无水肿，孕妇仅膝以下或踝部水肿经休息后消退，不属于异常；测体重，妊娠晚期体重增加每周不应超过 500g，超过者多有水肿或隐性水肿，应做进一步检查。

（三）实验室检查及辅助检查

根据孕期指南要求，结合孕妇情况做相关的检查。

（四）健康教育

在不同的孕期阶段，参照表 5-1 进行相应的健康教育。预约复诊时间，特别是要提醒孕妇注意不能错过一些有时限要求的检查，如唐氏筛查。

三　复诊

（一）询问孕妇

复诊时应询问前次检查后有何自觉症状，有无水肿、头痛、眼花、阴道出血、胎动出现特殊变化等；询问并了解前阶段已做的实验室检查和辅助检查的结果。

（二）全身检查

测量体重、血压，评估孕妇体重增加是否合理；检查是否有水肿及其他异常。

（三）产科检查

产科检查包括腹部检查、骨盆测量、阴道检查及胎儿情况。

1. 腹部检查　通过腹部检查了解胎儿大小、胎产式、胎先露、胎方位及胎心音。

（1）视诊：排空膀胱后，孕妇双腿屈曲仰卧于检查床上，检查者站在孕妇右侧进行检查，注意腹形及大小，腹部有无妊娠纹、手术瘢痕及水肿等，注意有无悬垂腹。

（2）触诊：注意腹部肌肉的紧张度，有无腹直肌分离。然后测量宫底高度及腹围：嘱孕妇平卧位，双腿放直，从耻骨联合上缘沿腹白线至宫底的距离为宫高（cm），绕脐部一周为腹围，可估计胎儿大小及羊水多少等。再嘱孕妇双腿屈曲，运用腹部四步触诊法确定胎产式、胎先露、胎方位及胎先露部是否衔接（图 5-1）。

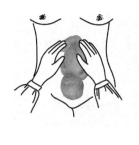 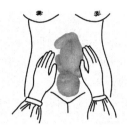 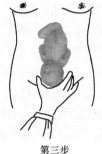 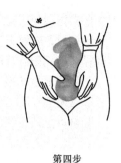

第一步 第二步 第三步 第四步

图 5-1 腹部四步触诊法

第一步手法：检查者两手置于子宫底部，了解子宫外形并测得子宫底高度，估计胎儿大小与妊娠周期是否相符，然后两手相对，以指腹轻轻揉摸，仔细分辨占据子宫底的胎儿部分。如为胎头则圆而硬且有浮球感，若为胎臀则软而宽且形状略不规则。如在宫底部未触及较大的部分而有空虚感，应想到可能为横产式。

第二步手法：检查者两手分别置于腹部左右侧，一手固定，另一手轻轻深按检查。两手交替，从上到下仔细分辨胎背及胎儿四肢的位置。平坦而硬的部分为胎背，高低不平可变形的部分为胎儿肢体。同时应注意胎背向何方。

第三步手法：检查者右手拇指与其余四指分开，置于耻骨联合上方握住胎先露部，进一步查清是胎头或胎臀。左右推动以确定先露是否衔接。若已衔接，则先露部较固定，不易推动。

第四步手法：检查者面向孕妇足端，两手分别置于先露两侧，轻轻深按，复核先露部的诊断是否正确，并确定先露入盆的程度。

通过四步触诊法，绝大多数能判定胎头、胎臀及胎儿四肢的位置。若胎先露部是胎头或胎臀难以确定时，可行阴道检查或 B 超检查协助诊断。

（3）听诊：胎儿取正常姿势时，可在胎儿背部近胎头处的孕妇腹壁上，清楚地听到胎心（图5-2）。早期（24 周以前）听诊部位在脐部下方；中期听诊部位在脐部下方或平脐部一侧；妊娠32 周以后听诊时，头先露时在脐部下方左（右）方，臀先露者，胎心在脐上右（左）侧，横位者则在脐部周围听得最清楚。应注意其速率，与吹风样脐带杂音相鉴别。当腹壁紧、子宫较敏感、确定胎儿方位有困难时，可借助胎心音及胎先露综合分析判定。

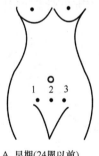 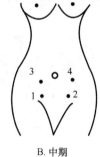 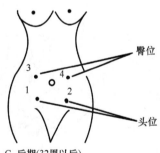

A. 早期(24周以前) B. 中期 C. 后期(32周以后)

图 5-2 胎心听诊

2. 骨盆测量 骨盆的大小和形状关系到分娩难易，是决定胎儿能否经阴道分娩的重要因素，故临床上常借助骨盆测量来了解骨产道情况。临床测量骨盆的方法有骨盆外测量和骨盆内测量两种。

（1）骨盆外测量：外测量虽不能测出内径，但能间接推断内径的大小，此法虽不十分精确，但由于操作简便，临床至今仍广泛应用。

测量时，先效正骨盆测量器的准确度。然后让孕妇取伸腿仰卧位，测量髂前上棘间径、髂峰间径；孕妇侧卧背向检查者，将左腿屈曲，右腿伸直，测量骶耻外径。

①髂前上棘间径（IS）：为两髂前上棘外缘的距离（图 5-3），正常值为 23～26cm。

②髂峰间径（IC）：为两髂峰外缘间最宽的距离（图 5-4），正常值为 25～28cm。

测量以上两径线可间接推测骨盆入口横径的长度。

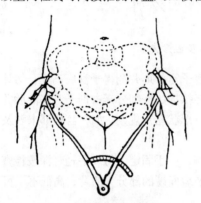 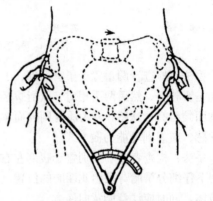

图 5-3　测量髂前上棘间径　　　　　图 5-4　测量髂峰间径

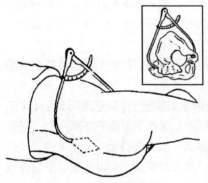

图 5-5　测量骶耻外径

③骶耻外径（EC）：为耻骨联合上缘中点至第 5 腰椎棘突下的距离（图 5-5），正常值为 18～20cm。第 5 腰椎棘突下相当于米氏菱形窝的上角，或相当于髂峰后联线中点下 1.5cm 处，可间接推测骨盆入口前后径的长度，它是骨盆外测量重要径线。

④坐骨结节间径或称出口横径（TO）：孕妇取仰卧位，两腿弯曲，双手紧抱双膝，使髋关节和膝关节全屈。测量两坐骨结节内侧缘的距离（图 5-6），正常值为 8.5～9.5cm。也可用检查者的拳头测量，若其间能容纳成人拳头，则其值大于 8.5cm，属正常。此径线可直接测出骨盆出口横径长度。若此径值小于 8cm 时，应加测骨盆出口后矢状径。

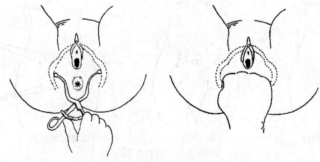

图 5-6　测量坐骨结节间径

⑤出口后矢状径：为坐骨结节间径中点至骶尾关节的距离。孕妇取左侧卧位，检查者将戴有指套的右手示指伸入肛门，指腹向骶骨方向，拇指置于孕妇体外骶尾部，两指共同找到骶尾关节，并予以标记。若骶尾关节已固定，则应以尾骨尖为标记。测量所定标记与出口横径中点

的距离，正常值为 8～9cm。若出口后矢状径不小，可以弥补坐骨结节间径值稍小。出口后矢状径与坐骨结节间径值之和＞15cm 时，表示骨盆出口狭窄不明显。

⑥耻骨弓角度：用双手拇指指尖斜着对拢，放置在耻骨联合下缘（图 5-7），以估计耻骨弓角度，正常值为 90°，小于 80°为不正常。此角度反映骨盆出口横径的宽度。

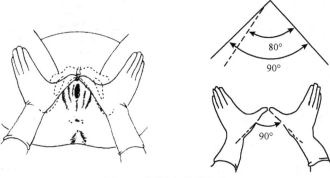

图 5-7 测量耻骨弓角度

（2）骨盆内测量：当外测量值异常时，应行内测量。骨盆内径能较准确地测知骨盆大小，适用于骨盆外测量有狭窄者。测量一般于临产时进行。测量时，孕妇取膀胱截石位，严格外阴消毒，检查者戴无菌手套，并涂以润滑油，动作要轻柔，依次进行检查。主要测量的径线有以下几种。

①骶耻内径(对角径, DC)：为耻骨联合下缘至骶岬上缘中点的距离，正常值为 12.5～13cm，此值减去 1.5～2cm，即为骨盆入口前后径的长度，又称真结合径。方法是检查者将一手的示指与中指放入阴道，用中指指尖触到骶岬上缘中点，示指上缘紧贴耻骨联合下缘，用另一手示指正确固定此接触点，抽出阴道内的手指，测量中指指尖与示指上接触点的距离，即为对角径（图 5-8）。真结合径正常值约为 11cm。若测量时中指指尖触不到骶骨岬，表示对角径值不小于 12cm。

②坐骨棘间径：测量两侧坐骨棘间的距离，正常值约为 10cm。测量时用一手的示指和中两指分别触诊两侧坐骨棘，估计其间的距离（图 5-9）。

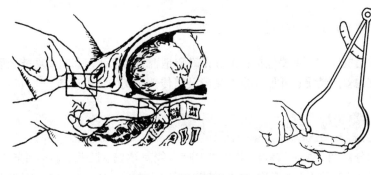

图 5-8 测量骶耻内径

③坐骨切迹宽度：代表中骨盆后矢状径，其宽度为坐骨棘与骶骨下部间的距离，即骶棘韧带长度。检查时，将阴道内的示指置于韧带之上以估计其宽度，正常值为 5～5.5cm，约 3 横指宽，否则属中骨盆狭窄，将有 90%产妇发生难产（图 5-10）。

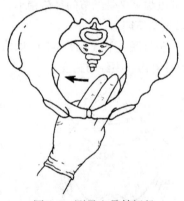
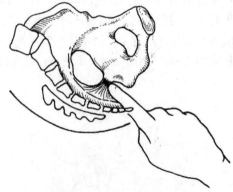

图 5-9　测量坐骨棘间径　　　　　　图 5-10　测量坐骨切迹宽度

3. 阴道检查或肛门检查　孕期一般情况下应避免行阴道检查，有临产先兆或临产后才可以进行阴道检查，以了解胎先露、胎方位、产程进展情况及产道有无异常，评估经阴道分娩的可能性。肛门检查现在基本被阴道检查所取代。

4. 胎儿情况　了解胎儿大小是否与妊娠月份相符，了解胎产式、胎先露、胎方位、胎心率、胎动及羊水量、胎儿发育的情况及胎儿宫内安危情况等，根据孕期指南要求进行检查与咨询。

（四）辅助检查

根据孕期指南，不同的孕期阶段进行相应的实验室检查及相关辅助检查。

（五）孕期健康宣教

可通过孕妇学校授课，进行健康宣教，并预约下次复诊时间。

第3节　胎儿监护技术

 案例 5-2

林女士，22 岁。G_1P_0，妊娠 39 周，在门诊检查时主诉自觉胎动减少一天，查胎心率 143 次/分。

问题：为了解胎儿的宫内情况，首先应做什么检查？

胎儿宫内状态的监护，主要包括：①首先确定是否为高危儿；②胎盘功能及胎儿成熟度的检查；③胎儿宫内安危情况；④胎儿发育畸形及遗传性疾病的宫内诊断。

一 高危妊娠、高危儿

在妊娠期和分娩期，某种致病因素和并发症可能对孕妇、胎儿、新生儿产生影响，增加孕妇和围生儿的发病率和死亡率者称为高危妊娠。高危儿包括：①高危孕产妇的胎儿；②孕龄 < 37 周或 ≥ 42 周；③出生体重 < 2500g 或 > 4000g；④出生后 1 分钟 Apgar 评分 ≤ 4 分；⑤手术产儿；⑥产伤；⑦产时感染；⑧先天畸形；⑨双胎或多胎儿；⑩新生儿的兄姐有新生儿期死亡。

二 胎儿宫内监护内容

（一）妊娠早期监护内容

早期监护应从确诊为妊娠时开始：确定子宫大小与妊娠周数是否相符；对月经周期规律者常按末次月经来推算预产期；胎囊最早可在妊娠第 5 周时可在超声下显示为圆形，妊娠第 7 周可测出胎芽及胎心搏动，妊娠 9～13^{+6} 周 B 超测量胎儿颈项透明带厚度（NT）和胎儿发育情况。

（二）妊娠中、晚期监护内容

妊娠满 20 周后，可通过腹部检查以了解胎儿的大小、胎先露、胎方位、胎心率及胎动等，通过测量耻上子宫长度及腹围或 B 超检查测量胎头双顶径，协助判断胎儿大小与妊娠周数是否相符；通过辅助检查了解胎盘位置及胎盘成熟度；了解胎儿发育情况及胎儿成熟度；一般在妊娠 34 周后，通过胎儿电子监护了解胎儿宫内安危情况。

1. 胎盘功能检查　能间接判断胎儿在宫内的状态，早期发现胎儿窘迫有助于及时采取处理措施。

（1）胎动：胎盘功能减退时，胎动会较前期有所减少。

（2）孕妇尿中雌三醇（E$_3$）测定：主要由孕妇体内的胆固醇经胎儿肾上腺、肝及胎盘共同合成。需收集 24 小时尿测定，其结果受饮食、休息等诸多因素的影响，因测定方法不同，正常值变异较大。正常足月时，尿中 E$_3$＞15mg/24h 为正常值，10～15mg/24h 为警戒值，＜10mg/24h 为危险值，＜8mg/24h 为胎儿频危值。当测出异常值时应动态监测，并结合胎动及其他检测方法综合考虑胎儿的宫内状况。

（3）孕妇血清胎盘催乳素（HPL）值测定：妊娠 30 周后血浆平均值为 4～11mg/L，足月时若＜4mg/L 或突然降低 50%，提示胎盘功能低下。

（4）B 超检查：胎盘成熟度，根据绒毛膜板、基底板、胎盘光点加以判定。三级胎盘（绒毛膜板与基底相连，形成明显胎盘小叶），为成熟胎盘。若足月胎盘有增强光点或羊水量过少，提示胎盘功能减退。

（5）催产素激惹试验（OCT）：OCT 阳性提示胎盘功能减退。

2. 胎儿成熟度检查

（1）推算妊娠周数：通过末次月经或其他妊娠征象加以推算，但要问清月经周期是否正常，有无延长或缩短。同时测量孕妇耻上子宫底长度及腹围，估计胎儿的大小与孕周是否相符。估算方法为：胎儿体重（g）=宫高（cm）×腹围（cm）+200。

（2）B 超检查：测量胎头双顶径、胸腹围及股骨长径。胎头双顶径＞8.5cm 提示胎儿成熟；三级胎盘出现的平均孕周为 38.6 周，提示胎儿成熟。

（3）羊水检查：羊水卵磷脂/鞘磷脂（L/S）比值＞2，提示胎儿肺成熟；肌酐值≥176.8μmol/L 提示胎儿肾成熟；胆红素类物质值＜0.02 提示胎儿肝成熟；淀粉酶值≥450U/L 提示胎儿唾液腺成熟；脂肪细胞出现率达 20%提示胎儿皮肤成熟。

3. 产前诊断（prenatal diagnosis）　又称宫内诊断（intrauterine diagnosis），是对胎儿进行先天性缺陷和遗传性疾病进行诊断或筛查，对降低出生缺陷有一定的指导意义。

（1）孕妇外周血检查：主要对唐氏综合征进行筛查。

①筛查标志物：产前筛查孕妇血清甲胎蛋白（AFP）、人绒毛膜性腺激素（hCG）、游离雌三醇（uE$_3$）、抑制素 A、妊娠相关性血浆蛋白（PAPP-A）等。高危孕妇应在知情选择的基础上进一步进行羊水或脐带血染色体核型分析，以明确诊断。

②妊娠早期检测结果应结合超声测量胎儿颈项透明带厚度（NT）；中晚期（15～22 周）应

将化验结果与实际孕龄，孕妇的年龄、体重、孕产次、有无吸烟史等信息综合进行分析，计算胎儿患唐氏综合征的危险度。

（2）介入性宫内取材检查：这项检查应在知情选择的基础上进行，有一定的创伤性。主要是对胎儿染色体进行核型分析，以判断胎儿性别、胎儿有无遗传性疾病等。

①妊娠早期绒毛活检：B 超指示下经颈管针吸绒毛后培养，行核型分析，协助诊断。

②羊水细胞培养做染色体核型分析：妊娠 16～20 周抽取羊水培养，行核型分析，了解染色体数目与结构改变。一旦染色体数目结构异常即终止妊娠。

③羊水中酶、蛋白测定：测定羊水中酶诊断代谢缺陷病，通过羊水中酶的含量诊断代谢缺陷病；测羊水甲胎蛋白（AFP）诊断胎儿开放性神经管缺陷。若胎儿患脊柱裂、无脑儿、脑脊膜膨出则 AFP 值异常增高，多胎妊娠、胎儿上消化道闭锁、死胎等也伴有 AFP 值升高。

（3）超声检查：超声检查能动态观察胎儿的发育情况及有无先天畸形。

（4）羊膜腔内胎儿造影或胎儿镜检查：用造影剂注入羊膜腔内，可诊断胎儿泌尿系统、消化系统畸形及体表畸形。胎儿镜可直接窥视胎儿体表有无畸形，同时可抽取胎儿血液，检查有无血液病等。

4. 胎儿宫内安危情况的监护方法

（1）胎动计数：监测胎动是判断胎盘功能及胎儿安危的主要临床标志，是孕妇进行自我监护的基本方法之一。正常情况下孕妇于妊娠 18～20 周开始感觉到胎动，以后逐渐增加，28～32 周达高峰，38 周以后逐渐减少，一昼夜间胎动次数亦明显变化，根据测胎动次数了解胎盘功能是否正常。具体方法：让孕妇自己每天早、中、晚固定时间各测 1 小时，将 3 次胎动次数相加乘以 4，即得 12 小时胎动数。正常胎动平均 3～5 次/小时。多数学者建议 12 小时不少 30 次为正常，如 12 小时少于 10 次或逐日下降超过 50%，提示胎儿宫内缺氧。从胎动减少到胎动消失往往历时数日至 1 周；从胎动消失到胎儿死亡，短者数小时，长者 1～2 日，因此胎动异常时完全有时间进一步监测以挽救胎儿。

（2）胎心听诊：胎心率<110 次/分或>160 次/分时应考虑胎儿缺氧的可能，应进一步进行胎心电子监护。

（3）胎儿电子监护：应用胎儿电子监护仪可以连续观察并记录胎心率的动态变化，同时可以记录胎动和宫缩。根据连续记录胎心率及子宫收缩的图形，结合临床情况，评估胎儿宫内安危情况。监护可从妊娠 34 周开始，高危孕妇可提前至妊娠 32 周开始监护。

1）胎心率的监测：胎儿监护仪记录的胎心率有两种变化，即胎心率基线（FHR-baseline）及一过性胎心率变化。

①胎心率基线：胎心率基线是指在无宫缩或宫缩间歇期记录的胎心率。正常胎心率基线在110～160 次/分，当胎动时有加速反应，是胎儿健康状况良好的表现（图 5-11）。正常胎心率基线变异为 5～25 次/分，说明胎儿有一定的储备能力。若基线变异<5 次/分，表示胎心率基线摆动消失，储备能力差；若基线变异>25 次/分为变异度增加，基线呈跳跃型。其分类意义见表 5-2 和图 5-11。若胎心率基线<110 次/分或>160 次/分持续达 10 分钟，为胎儿心动过缓或胎儿心动过速。

表 5-2　基线变异分类

分型	基线摆动幅度	临床意义	对应图 5-11
无变异（0）	<5	①胎儿应激力差，已有代谢性酸中毒；②镇静药应用	A　B
一般变异（Ⅰ）	5～10	①生理性睡眠；②潜在性代谢性酸中毒；③中枢神经系统潜在抑制	C

分型	基线摆动幅度	临床意义	对应图 5-11
中等变异（Ⅱ）	11～25	①有一定储备力；②无中枢神经系统及心肌缺氧；③有较好的交感、副交感神经调节；④胎儿酸碱平衡正常	D
显著变异（Ⅲ）	≥25	①脐带受压；②胎儿胎盘循环紊乱、缺氧	E

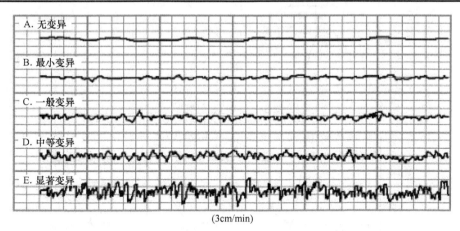

(3cm/min)

图 5-11　胎心率基线变异

②一过性胎心率：是指与子宫收缩有关的胎心率变化，有两种。加速型：指子宫收缩后胎心率基线暂时增加 15～20 次/分，持续时间>15 秒，这是胎儿良好的表现，一般认为与胎体局部或脐静脉暂时受压有关。减速型：指当子宫收缩时胎心率减慢，可分以下 3 种类型。

早期减速型（ED，图 5-12）：其特点是宫缩开始，胎心率变慢，宫缩停止，胎心率恢复正常，胎心率一般不低于 100 次/分。

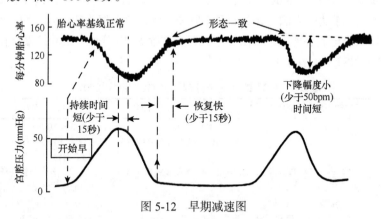

图 5-12　早期减速图

晚期减速型（LD，图 5-13）：其特点为宫缩高峰时，胎心率开始减慢，宫缩消失后，胎心率并不立即恢复，而是一般后延 30～60 秒才恢复。晚期减速一般认为是胎儿缺氧的表现，提示对胎儿安危应予以高度重视。

变异减速型（VD，图 5-14）：胎心率减慢与宫缩关系并不恒定，但一旦出现，下降迅速且下降幅度大，持续时间长短不一，恢复也迅速，图形常呈"V"形或"W"形。

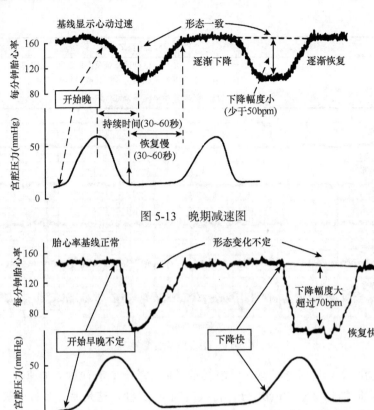

图 5-13　晚期减速图

图 5-14　变异减速图

2）胎儿电子监护的临床应用

①无应激试验（NST）：本试验是在无宫缩情况下观察胎心率基线，以及胎动、胎心的关系，了解胎儿的储备能力。方法：让孕妇取半卧位，将多普勒探头涂以耦合剂，孕妇自觉有胎动时，手按机钮在描记胎心率纸上做出标记，至少连续做 20 分钟。试验结果有正常 NST、不典型 NST 和异常 NST，见表 5-3。

表 5-3　NST 的评估及处理（SOGC 指南，2007）

参数	正常（反应型）NST	不典型（可疑型）NST	异常（无反应型）NST
基线	110~160 次/分	100~110 次/分 或 >160 次/分（30 分钟内） 基线上升	胎心过缓 <100 次/分 胎心过速 >160 次/分 超过 30 分钟
变异	6~25 次/分（中等变异） ≤5 次/分(无变异及最小变异)持续短于 40 分钟	≤5 次/分，持续 40~80 分钟	≤5 次/分（持续 ≥80 分钟） ≥25 次/分（持续 10 分钟以上） 正弦型
减速	无减速或者偶发变异减速 持续短于 30 秒	变异减速持续 30~60 秒	变异减速时间 ≥60 秒 晚期减速
加速			
≥32 周	40 分钟内 ≥2 次加速超过 15 次/分，持续 15 秒	40~80 分钟内小于 2 次加速 超过 15 次/分，持续 15 秒	>80 分钟内 2 次以下加速超过 15 次/分， 持续 15 秒
<32 周	40 分钟内 ≥2 次加速超过 10 次/分，持续 10 秒	40~80 分钟内小于 2 次加速 超过 10 次/分，持续 10 秒	>80 分钟内 2 次以下加速超过 10 次/分， 持续 10 秒
处理	继续随访或者进一步评估	需要进一步评估（复查 NST）	复查：全面评估胎儿状况 生物物理评分 及时终止妊娠

②催产素激惹试验（OCT）：又称宫缩应激试验（CST），其原理为诱发宫缩并用胎儿监护仪记录胎心率的变化。有两种方法可以诱导宫缩产生：静脉滴注催产素和牵拉乳头法。用于产前监护及引产时胎盘功能的评价。CST/OCT 的判读及处理（美国妇产科医师学会，2009）见表 5-4。

表 5-4　CST/OCT 的判读及处理（美国妇产科医师学会，2009）

Ⅰ类　满足下列条件：
　　　　胎心率基线 110～160 次/分；基线变异为中度变异
　　　　没有晚期减速及变异减速；存在或者缺乏早期减速、加速
　　处理：提示观察时胎儿酸碱平衡正常，可以常规监护，不需采取特殊措施

Ⅱ类　除了第Ⅰ类和第Ⅲ类胎心监护的其他情况均划为第Ⅱ类
　　处理：尚不能说明存在胎儿酸碱平衡紊乱，但是应综合考虑临床情况、持续胎儿监护、采取其他评估方法来判定胎儿
　　　　　有无缺氧，可能需要宫内复苏来改善胎儿状况

Ⅲ类　有两种情况：
　　　　胎心率基线无变异且存在下列之一：复发性晚期减速、复发性变异减速
　　　　胎心过缓（胎心率基线＜110 次/分）
　　　　正弦波型
　　处理：提示在观察时胎儿存在配套平衡失调即胎儿缺氧，应立即采取相应措施纠正胎儿缺氧，包括改变孕妇体位、给孕
　　　　　妇吸氧、停止使用催产素、抑制宫缩、纠正孕妇低血压等措施。如果这些措施均不奏效，应立即终止妊娠

③胎儿生物物理监测：B 超与胎儿电子监护联合检测胎儿宫内缺氧和酸中毒情况。Manning 评分法，见表 5-5。满分为 10 分，10～8 分无急、慢性缺氧，8～6 分可能有急或慢性缺氧，6～4 分有急或慢性缺氧，4～2 分有急性缺氧伴慢性缺氧，0 分有急、慢性缺氧。

表 5-5　Manning 评分法

项目	2 分（正常）	0 分（异常）
应激试验（20 分钟）	有反应型	无反应型
呼吸样运动（30 分钟）	≥1 次，持续≥30 秒	无或持续时间＜30 秒
胎动（30 分钟）	躯干和肢体活动≥3 次/30 分（连续出现计 1 次）	躯干和肢体活动≤2 次/30 分
肌张力	每 30 分钟至少有 1 次躯体、四肢屈曲或伸展	无活动，四肢或躯体完全伸展，胎动后不呈屈曲状态
羊水量（AFV）	最大羊水池垂直深度≥2cm	最大羊水池垂直深度＜2cm

第4节　孕期指导

妇女怀孕后，胎儿在体内发育，使孕妇生理上产生一系列变化。为了保护孕妇及胎儿健康，应对孕妇进行卫生指导。

 饮食及营养指导

孕期由于需要供给胎儿足够的营养，以保证其正常生长发育，应增加孕妇营养，以足够贮存供产后哺乳之用。

（一）热量

妊娠期为满足胎儿、胎盘、母体组织增长，一定数量的蛋白质和脂肪贮存及代谢增加需要，孕妇对热量的需要量增加，但以妊娠中后期需求更多。热能来源于膳食中的蛋白质、脂肪、糖

类三大产热营养素，因此应增加膳食以保持热能平衡。

（二）蛋白质

蛋白质是人体所需的重要营养素，不仅是构成组织细胞的成分，也是各种重要物质，如血红蛋白、酶、激素和抗体的构成成分，并参与供给热量。孕妇对蛋白质需要量增加，妊娠中后期需摄入 80～90g/d。膳食中的蛋白质，主要来自豆类、蛋、瘦肉、禽肉和鱼肉等。

（三）无机盐和微量元素

无机盐在体内含量较多，微量元素在体内含量较少，其他主要是构成机体组织，维持组织渗透压，调节体内酸碱平衡，构成体内一些生理活性物质等。妊娠期对其需要量增加，膳食中易缺乏的是钙、铁和锌。

成年妇女体内含钙 75mmol/L，为满足胎儿生长需要，妊娠后期每日需摄入钙 1000～1500mg。含钙丰富的食物有牛奶、虾皮、海带、小鱼干、豆制品和绿叶蔬菜等。

铁是人体所需的重要微量元素，是构成血红蛋白的重要原料，参与体内氧的运输和利用，在组织呼吸、生物氧化过程中起重要作用。缺铁引起贫血是普遍存在的营养问题，是孕妇最常见的营养缺乏病。妊娠期为满足胎儿、胎盘和母体红细胞增加的需要，估计需补铁 1000mg 左右以补充铁的不足。膳食中铁的来源以猪肝和猪血等动物性食物为最多。

（四）维生素

维生素是维持身体健康、促进生长发育和调节生育功能必需营养素。孕期如维生素 A、维生素 B、维生素 C、维生素 D、维生素 E 和叶酸等摄入不足或缺乏可导致流产、畸形和死胎。这些维生素来源的膳食有蔬菜、水果、谷豆类、肉类、酵母和麦芽等。

总之为保证孕妇、胎儿健康，饮食要均衡，适量增加副食的种类和数量。每天要有足够的蛋、豆类、蔬菜、维生素、钙、铁的补充，虽不限食盐，但妊娠后期不宜吃过咸食物；多晒太阳利于维生素 D 的获得。

 孕期卫生

（一）劳动与休息

健康孕妇，仍可参加工作；但接触有毒气体或化学物品的妇女尽可能调离岗位；避免重体力工作；保证足够睡眠，要保持每天 8～9 小时睡眠。

（二）清洁卫生

1. 口腔卫生　孕期应做好口腔的全面保健，不仅有利于准妈妈自身的健康，更有利于胎儿的健康发育。孕妇在孕期体内的雌激素水平明显上升，尤其是黄体酮水平上升很高，会使牙龈中血管增生，血管通透性增强，从而诱发牙龈炎，容易出现牙龈红肿、出血等症状，甚至会发生骨质疏松等问题。所以孕妇除了正常的一天三次用含氟牙膏刷牙外，还要保证每次进食后，都用医生专门指定的漱口水漱口。还可以吃些含氟食物，如海鱼和茶水含氟量很高。并且适量进行户外活动，保证拥有强健的体格。

2. 身体卫生　孕妇的汗腺和皮脂腺分泌增加，应经常洗澡，勤洗外阴，勤换内衣。妊娠 7 个月后采用淋浴，不宜盆浴，以免污水进入阴道引起感染。

（三）乳房乳头的护理

孕期乳头护理对产后泌乳、哺乳有重要作用。可以使乳头皮肤变得坚韧，避免产后哺乳时发生破损，导致乳腺炎。

1. 清洁卫生 妊娠5~6个月起用肥皂和水每日擦洗乳头一次,擦洗乳头上积聚的分泌物、干痂,然后涂一层油脂,以避免哺乳期发生乳头皲裂。

2. 选择内衣 孕妇应选择让乳房舒服的纯棉质内衣,一般不宜穿得过紧,要能完全包住乳房、不挤压乳头,并能有效支撑乳房底部及侧边。由于整个孕期大部分孕妇的胸部尺寸会增加15~20cm以上,所以内衣要随着胸部的改变适时更换。

3. 按摩乳房乳头 经常进行乳头按摩使乳头能够适应外部的刺激,可以预防因哺乳而造成的乳头皲裂。如果乳头有凹陷,可每天用拇指和示指在乳晕上沿着正上、正下的方向,轻柔地按压乳房,使乳头尽量凸出。注意一定不要捏乳头,这样会使它更加凹陷。可以在每天沐浴或睡觉前按摩2~3分钟。按摩时力度要尽量轻柔,按摩过程中如果有下腹部疼痛,应立刻停止。

（四）性生活

妊娠早期3个月以内及妊娠晚期均应避免性生活,以免流产、早产或感染。

（五）排泄

孕妇应重视自己的生活起居,预防便秘的发生。孕期应保持愉快的心情;合理搭配饮食,多吃水果蔬菜,多喝水,少吃油腻食品,不暴饮暴食;养成每天清晨排便的好习惯;适量运动,如散步、做些比较轻松的家务活等,可促进肠胃蠕动和增加排便的动力;服用泻药要遵医嘱,以免流产或早产。

（六）孕期用药

孕期用药,药物在影响母体的同时,也间接影响胚胎或胎儿,很多药物还可通过胎盘屏障,直接影响胚胎或胎儿。特别是在妊娠早期,药物可能影响胚胎的分化和发育,但受精后2周,用药对胚胎的影响不大。计划怀孕的妇女在月经的后半期仍应慎重用药。

1. 孕产妇用药原则

（1）必须有明确指征,避免不必要的用药。

（2）必须在医生指导下用药,不要擅自用药。

（3）能用一种药物者,避免联合用药。

（4）能用疗效肯定的药物者,避免用尚难确定对胎儿有无不良影响的新药。

（5）能用小剂量药物者,避免用大剂量药物。

（6）严格掌握药物剂量和用药持续时间,注意及时停药。

（7）妊娠早期者若病情允许,尽量推迟到妊娠中晚期再用药。

（8）若病情必须在妊娠早期应用对胚胎、胎儿有害的致畸药物,应先终止妊娠,然后再用药。

2. 药物对胎儿的危害性等级 美国药物和食品管理局（FDA）颁布的对妊娠的危险性等级标准分为A、B、C、D、X 5类。A类：药物对胎儿无不良影响,无致畸作用,如适量维生素；B类：动物实验对胎畜有害,未见对人类胎儿有害的药物,如青霉素、红霉素、胰岛素等；C类：动物实验表明,对胎儿有不良影响的药物,如四环素、氯霉素、异丙嗪、异烟肼等；D类：有足够证据证明对胎儿有危害的药物,如卡硫酸链霉素等；X类：会导致胎儿畸形的药物,如抗肿瘤类药物、性激素等。

妊娠早期用药时要注意选择,C、D、X类药物应禁用。

（七）心理咨询

孕期妇女保持心情舒畅、愉快,注意饮食,不宜激动、恼怒,这样有利于胎儿的生长发育。妇产科医生应协助孕妇解决思想上及精神上的压力和不愉快,为胎儿及新生儿提供良好生长发育的客观条件。

（八）胎教

研究发现胎儿在母体内有进行交流的能力，可以通过胎教形式促使胎儿宫内智力的发育。胎教有很多种类和途径，包括听音乐和语言等方式。

 ## 三 孕期常见的症状及处理

（一）消化系统症状

孕妇于妊娠早期可出现胃灼热感、恶心、呕吐，可给维生素 B_6 10～20mg，每日 3 次口服；消化不良者可给维生素 B_1 20mg，酵母片 3 片及胃蛋白酶 0.3g，饭前服用，每日 3 次，也可给予健脾开胃中药汤剂。

（二）下肢肌肉痉挛

常发生在小腿腓肠肌部，夜间发作较多，发作时可给予局部按摩，小腿弯曲放松，症状即可缓解。也可用乳酸钙 1g，每日 3 次，鱼肝油丸 1～2 丸，每日 3 次；维生素 E 50～100mg，每日 1 次。根据具体情况应用。

（三）贫血

妊娠后半期，孕妇对铁需要量增加，单靠日常饮食不够，故在妊娠期要给一些铁剂补充，以防贫血。已贫血要找出原因，并予以纠正。妊娠期大多是缺铁性贫血，可给予硫酸亚铁 0.3～0.6g 或富马酸亚铁 0.2g，每日 3 次。维生素 C 100mg、乳酸钙 1g，每日 3 次口服。

（四）腰背痛

妊娠期子宫增大，为了保持身体平衡，重心后移，脊柱前凸，保持背伸肌紧张，再加上妊娠期关节韧带松弛，造成腰背部疼痛，休息后症状可减轻。腰背部痛明显者，应及时查找原因，按病因进行治疗。

（五）下肢或外阴部静脉曲张

妊娠期子宫增大，盆腔血管增多及血管平滑肌张力减低，随着妊娠进展，子宫压迫下腔静脉，导致下肢及盆腔静脉压增高，下肢静脉曲张加重，下午为重，卧床后或抬高患肢可缓解。外阴静脉曲张在妊娠晚期或产时也偶有发生破裂出血，产前检查时要特别注意这种情况。

（六）痔

妊娠后期，腹压增高，子宫增大压迫使痔静脉回流受阻，导致痔静脉曲张，加速痔疮的发生和发展。另外，由于妊娠期常有便秘，加剧了痔疮的程度。因此，应纠正便秘，多吃蔬菜，禁吃辛辣食物。分娩后则痔疮多减轻或自行消失。

（七）外阴阴道假丝酵母菌病

妊娠期间，雌激素水平升高，约30%的孕妇患有外阴阴道假丝酵母菌病。表现为白带增多，呈豆腐渣样或凝乳样，部分孕妇感外阴瘙痒伴疼痛和红肿。可给予阴道内放置抗真菌栓剂，同时保持外阴的清洁、干燥和透气。

（八）仰卧位低血压综合征

妊娠后期，孕妇较长时间取仰卧位时，巨大的子宫压迫下腔静脉，使回心血量及每搏输出量减少，出现低血压。此时改为侧卧位后，血压随之恢复正常。

（九）下肢水肿

孕妇在妊娠后期常有踝部及小腿下半部轻度水肿，经抬高患肢或休息后消退，属正常现象。

孕妇可取左侧卧位，抬高下肢改善血液回流，使水肿减退。如休息后不消退，应想到妊娠期高血压疾病、肾炎或低蛋白血症等，查明原因，及时治疗。

自 测 题

一、选择题

A₁/A₂型题

1. 仅就精子数量而言，下列哪一项具备正常生育能力（ ）
   A. 精子数为（1500～2500）×10⁴/ml
   B. 精子数为（2500～3500）×10⁴/ml
   C. 精子数为（3500～4500）×10⁴/ml
   D. 精子数为（4500～6000）×10⁴/ml
   E. 精子数超过6000×10⁴/ml

2. 妊娠期母体血清学筛查的最佳检测孕周为（ ）
   A. 14～16周
   B. 16～18周
   C. 18～20周
   D. 20～24周
   E. 24～28周

3. 抽羊水细胞做染色体检查的时间选择在（ ）
   A. 妊娠24周后
   B. 妊娠36周后
   C. 妊娠24～36周后
   D. 妊娠30周后
   E. 妊娠16～20周后

4. 可疑神经管缺陷的羊水过多孕妇，最常应用的检测方法是（ ）
   A. 血hCG值测定
   B. 血清胎盘催乳素值测定
   C. 血雌三醇值测定
   D. 血甲胎蛋白值测定
   E. 羊水卵磷脂/鞘磷脂比值测定

5. 某孕妇，孕前月经规律，末次月经为2015年2月10日，其预产期应为（ ）
   A. 2015年12月10日
   B. 2016年2月10日
   C. 2015年5月17日
   D. 2016年11月17日
   E. 2015年11月17日

6. 下列哪项是产科四步触诊不能了解的内容（ ）
   A. 子宫底高度及子宫形态是否正常
   B. 胎背及四肢位置
   C. 先露如何，是否已入盆
   D. 胎心率
   E. 胎方位

7. 腹壁听诊，与胎心率相同的音响是（ ）

8. 下列骨盆测量径线，错误的是（ ）
   A. 髂棘间径正常值21～24cm
   B. 髂嵴间径正常值25～28cm
   C. 骶耻外径正常值18～20cm
   D. 坐骨结节间径正常值8.5～9.5cm
   E. 坐骨棘间径正常值10cm

A. 脐带杂音
B. 腹主动脉音
C. 子宫杂音
D. 胎动杂音
E. 胎盘血流杂音

9. 下列哪一项检查结果提示胎儿的肺已发育成熟（ ）
   A. 羊水中卵磷脂/鞘磷脂比值＞2
   B. 羊水中肌酐值≥2mg
   C. 羊水中胆红素类物质值＜0.02
   D. 羊水中脂肪细胞出现率15%
   E. 羊水淀粉酶值≥450U／L

10. 关于胎动，不正确的是（ ）
    A. 12小时胎动计数如小于10次，提示胎儿宫内缺氧
    B. 胎动消失提示胎儿濒临死亡
    C. 胎儿频繁挣扎，提示胎儿宫内急性缺氧
    D. 观察20分钟无胎动，提示胎儿储备能力下降
    E. 胎动可受声光等影响

11. 胎盘功能检查方法不包括（ ）
    A. 尿雌三醇测定
    B. 尿雌激素/肌酐（E/C）比值
    C. 血清胎盘泌乳素值
    D. 羊水脂肪细胞出现率
    E. 催产素激惹试验

12. 下述哪项说明胎盘功能低下（ ）
    A. NST试验有反应型
    B. OCT试验（－）
    C. 妊娠35周后血清PHL＜4mg/ml
    D. 尿雌激素/肌酐比值＞15
    E. 妊娠32周后，尿雌三醇连续多次均＞10mg/24h

13. 关于胎儿电子监测，提示脐带受压的是

（　　　）

A. NST 试验无反应型　B. 胎心率加速

C. 早期减速　　　　　D. 变异减速

E. 晚期减速

14. 读下图，正确的是（　　　）

A. 心动过速　　　　　B. 心动过缓

C. 晚期减速　　　　　D. 变异减速

E. 早期减速

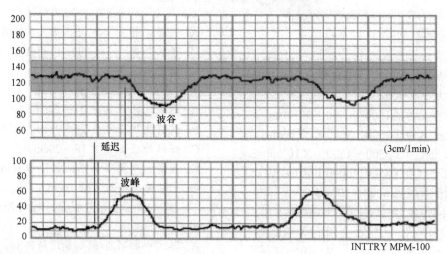

(3cm/1min)

波谷

延迟

波峰

INTTRY MPM-100

15. 某孕妇，25 岁，G_1P_0。妊娠 36 周合并重度子痫前期，需终止妊娠。下列哪项提示胎儿未成熟（　　　）

A. 卵磷脂/鞘磷脂（L/S）比值＞2

B. 羊水中肌酐值≥2mg

C. B 超检查测胎头双顶径值＞8.5cm

D. 羊水中脂肪细胞出现率达 20%

E. 羊水中胆红素类物质用 ΔOD_{450} 测值＞0.02

16. 某孕妇，25 岁，G_1P_0，妊娠 36 周，自觉胎动消失一天就诊。检查：血压正常，宫高 29cm，LOA，胎头浮，胎心率 128 次/分。孕妇应做哪项辅助检查最适宜（　　　）

A. 催产素激惹试验（OCT）

B. 胎儿生物物理评分

C. 宫缩激惹试验（CST）

D. 腹部 B 超检查

E. 羊膜镜检查

17. 某孕妇，第一胎，妊娠 43 周无产兆。检查：宫高 32cm，胎位 LOA，胎头入盆，胎心率 138 次/分，两周前尿雌三醇测定为 18mg/24h，今日测为 8mg/24h，应考虑为（　　　）

A. 胎儿窘迫　　　　　B. 胎头受压

C. 脐带受压　　　　　D. 胎儿过度成熟

E. 胎盘功能低下

18. 某孕妇，30 岁，G_2P_0。因妊娠过期入院待产。检查：血压 120/80mmHg，宫高 35cm，

胎位 LOA，胎心率 132 次/分。下列哪项检查表示胎盘功能减退（　　　）

A. 12 小时胎动次数≥20 次

B. B 超示羊水池最大直径≥3cm

C. 血清胎盘泌乳素≥4mg/ml

D. NST 试验有反应型

E. OCT 试验胎心率出现连续晚期减速

二、思考题

1. 产科检查包括哪些项目？

2. 胎儿的监测技术包括哪些项目？

3. 什么是反应型 NST？

4. 什么是仰卧位低血压综合征？

三、案例分析题

张女士，现妊娠 34 周，来医院进行产前检查，诉长时间仰卧后出现头晕、视物模糊、乏力、心悸等症状，双下肢小腿下半部水肿，经休息后可减轻。查体：血压 145/90mmHg，宫高 29cm，腹围 89cm。四步触诊：于子宫底部触及较软而宽且不规则的胎臀，耻骨联合上方触到圆而硬的胎头，胎背位于母体腹部左前方。胎心音于脐左下方听到，胎心率 135 次/分，规则。

问题：1. 以上检查结果，哪些提示是异常的？

2. 常规的保健及备查项目有哪些？

3. 如何给孕妇进行健康教育？

（熊立新）

第6章 正常分娩

分娩是指妊娠满 28 周及以上的胎儿及其附属物，从临产发动至从母体全部娩出的过程。妊娠满 28 周至不满 37 周的分娩称早产，妊娠满 37 周至不满 42 周的分娩称足月产，妊娠满 42 周及其以上的分娩称过期产。

第1节 影响分娩的因素

影响分娩的四个因素是产力、产道、胎儿及精神心理因素。若这四个因素均正常并能相互适应，则胎儿可经阴道顺利自然娩出，为正常分娩。临床上把正常分娩又称为平产或顺产。

 产力

将胎儿及其附属物从子宫内逼出的力量，称产力。产力包括子宫收缩力（简称宫缩）、腹肌及膈肌收缩力（统称腹压）和肛提肌收缩力。其中子宫收缩力在整个分娩过程中是主力，其他则为辅助力。

（一）子宫收缩力

子宫收缩力是子宫肌肉规律性的不随意收缩（俗称阵痛），是临产后的主要产力，贯穿于整个分娩过程。其作用是使宫颈管消失、宫口扩张、胎先露下降及胎儿胎盘娩出。正常宫缩具有节律性、对称性和极性及缩复作用的特点。

1. 节律性　宫缩具有节律性是临产的重要标志。每次阵缩总是由弱渐强（进行期），维持一定时间（极期），随后再由强渐弱（退行期），直至消失进入间歇期（图 6-1）。宫缩时子宫壁血管受压，间歇期子宫肌肉放松，胎盘血液循环恢复。阵缩如此反复出现，直至分娩全过程结束。临产开始时，宫缩间隔 5～6 分钟，持续约 30 秒。随着产程进展，宫缩持续时间逐渐延长，间歇时间逐渐缩短。当宫口开全（10cm）后，宫缩时间长达 60 秒，间歇 1～2 分钟。宫缩时宫内压力升高，临产初期可升高至 25～30mmHg，于第一产程末可增至 40～60mmHg，于第二产程期间可达 100～150mmHg；而间歇期宫腔压力则为 6～12mmHg。宫缩的节律性对胎儿有利。

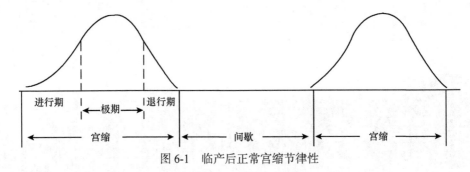

图 6-1 临产后正常宫缩节律性

2. 对称性和极性 正常宫缩起自两侧子宫角部，迅速向子宫底中线集中，左右对称，然后向子宫下段扩散，约在 15 秒内扩散到整个子宫，此为子宫收缩的对称性。宫缩以子宫底部最强最持久，在向下传导的过程中逐渐减弱，此为子宫收缩的极性（图 6-2）。

3. 缩复作用 宫缩时子宫体部肌纤维缩短变宽，间歇期肌纤维松弛，但不能完全恢复到原来的长度，经过反复的收缩，子宫体部的肌纤维越来越短，这种现象称为缩复作用。随着产程不断进展，子宫上段进行性增厚，而子宫下段肌纤维逐渐被拉长变薄，在子宫上下段交界处由于肌壁厚薄不同，形成一个环状沟，称生理性缩复环，一般从腹壁不易检出（图 6-3）。

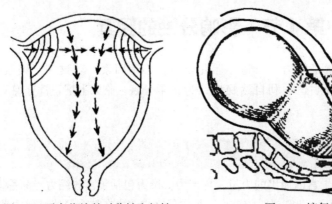

图 6-2 子宫收缩的对称性和极性　　　　　图 6-3 缩复作用

（二）腹肌及膈肌收缩力

腹肌及膈肌收缩力是第二产程时娩出胎儿的主要力量，当宫口开全后，胎先露下降压迫盆底组织及直肠，反射性地引起排便动作，产妇主动屏气用力，使腹内压力增高，促使胎儿娩出。

（三）肛提肌收缩力

肛提肌收缩力有协助胎先露部在骨盆腔进行内旋转的作用。当胎头枕部露于耻骨弓下时，还能协助胎头仰伸及娩出。

 产道

产道是胎儿娩出的通道，分骨产道与软产道两部分。

（一）骨产道

骨产道是指真骨盆，是产道的重要部分，其大小、形状与分娩关系密切。产科学上把骨盆腔分为 3 个假想平面（详见第 1 章），各个平面的大小及形态不同，分娩时胎儿只有适应骨盆各个平面的形态特点，才能经阴道顺利娩出，否则，将使产程进展受阻而致难产。妊娠后在激素的影响下，孕妇骨盆韧带变柔软，关节稍松弛，使骨盆线略有增加。

（二）软产道

软产道是由子宫下段、子宫颈、阴道及骨盆底软组织构成的弯曲管道。

1. 子宫下段的形成　由非妊娠时的子宫峡部（约 1cm）逐渐伸展形成，至妊娠末期子宫峡部逐渐被拉长、扩张形成子宫下段。临产后进一步伸展可达 7～10cm，肌壁变薄成为软产道的一部分。

2. 子宫颈变化　临产前子宫颈管长 2～3cm，初产妇较经产妇稍长，临产后由宫缩牵拉宫颈内口的子宫肌纤维，宫腔内压升高，前羊水囊的楔状支撑，胎先露下降，致使子宫颈内口向上向外扩张，宫颈管形成漏斗状，此时宫口变化不大，随后宫颈管逐渐缩短直至消失。临产前，初产妇宫颈外口仅容一指尖，经产妇能容一指。临产后，初产妇多是宫颈管先短缩消失，继之宫口扩张；经产妇通常是宫颈管消失与宫口扩张同时进行（图 6-4）。随着产程的进展，胎先露部衔接使前羊水于宫缩时不能回流，子宫下段的胎膜与该处蜕膜分离而向宫颈管突出形成前羊水囊，协助宫口扩张。胎膜多在宫口近开全时自然破裂，破膜后，胎先露部直接压迫宫颈，扩张宫口的作用更明显。

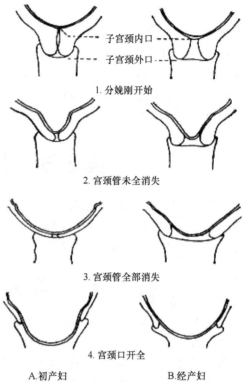

- 子宫颈内口
- 子宫颈外口

1. 分娩刚开始

2. 宫颈管未全消失

3. 宫颈管全部消失

4. 宫颈口开全

A. 初产妇　　　　B. 经产妇

图 6-4　宫颈管消失与宫口扩张步骤

3. 骨盆底、阴道及会阴的变化　前羊水囊及胎先露部直接压迫骨盆底，使软产道形成一个向前弯曲的长筒形管道，前壁短后壁长，阴道黏膜皱襞展平使腔道加宽。肛提肌高度伸展，肌纤维伸长，肌束分开，会阴由原来 4～5cm 厚度扩展至 2～4mm 薄的组织，极易破裂，应注意保护。正常情况下阴道及会阴体伸展性好，常不会影响分娩。若会阴保护不当可造成裂伤。

三　胎儿

胎儿能否顺利通过产道娩出，除取决于产力、产道的因素外，还取决于胎位、胎儿大小及发育情况。常见的胎位有三大类，即头位、臀位和横位。因产道是一纵形管道，故纵产式时，胎体纵轴与骨盆轴相一致，较易通过产道。头先露时，矢状缝及囟门是确定胎位的重要标志。临床上以枕前位为正常胎位，如胎位、胎儿大小及发育正常，胎头俯屈良好以最小径线通过正常产道，则可顺利分娩；臀位可能会出现后出头困难而难产；横位时，足月活胎不能通过产道。胎儿过大及畸形（脑积水、联体双胎等），即使产力及产道因素均正常，也可能发生难产。

四　精神心理因素

分娩虽是生理现象，但分娩对于产妇确实是一种持久而强烈的应激源。由于产妇对分娩有恐惧心理，精神过度紧张，特别是初产妇从亲友或其他产妇处收到有关分娩的负面信息，常常处于焦虑不安、害怕的心理状态，对分娩都会有这样或那样的担忧，比如能否正常分娩，分娩过程中的疼痛能否承受，害怕胎儿畸形，害怕胎儿性别不理想等。产妇常表现为听不进医护人员的解释，不配合相关的分娩动作。产妇的这种情绪改变会使机体产生一系列变化，如心率加快、呼吸急促、肺内气体交换不足，致使宫缩乏力、宫口扩张缓慢、胎先露下降受阻，产程延长，胎儿缺氧而出现胎儿窘迫、产后出血等。产妇体力消耗过多，出现肠胀气、尿潴留、酸中毒。因此，在分娩过程中，产科医护人员应安慰产妇，耐心讲解分娩的生理过程，尽可能消除产妇焦虑和恐慌心情；鼓励产妇进食及正常排便，保持体力；指导产妇相应的放松技巧，开展导乐陪伴分娩，使产妇顺利度过分娩全过程。

第2节 枕先露的分娩机制

分娩机制（mechanism of labor）是指胎儿先露部在产力作用下通过产道时，为适应骨盆各平面的不同形态而被动地进行一系列适应性转动，以其最小径线通过产道的全过程。临床上头先露占 95.55%～97.55%，而头先露中以枕左前位最常见，故以枕左前位为例来说明。

 衔接

胎头双顶径进入骨盆入口平面，胎头颅骨的最低点接近或达到坐骨棘水平，称衔接。胎头以半俯屈状态进入骨盆入口，以枕额径衔接，由于枕额径大于骨盆入口前后径，枕左前位时，胎头矢状缝坐落于骨盆入口右斜径上，枕骨在骨盆的左前方。部分初产妇可在预产期前 1～2 周胎头衔接，经产妇多在临产后开始胎头衔接（图 6-5）。若初产妇临产后胎头仍未衔接，应警惕头盆不称。

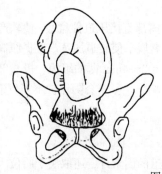
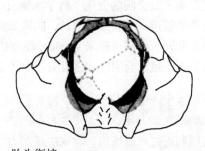

图 6-5　胎头衔接

 下降

胎头沿骨盆轴前进的动作称下降。下降始终间歇性地贯穿于分娩的全过程。宫缩是胎头下降的主要动力，初产妇胎头下降速度因宫口扩张缓慢和软组织阻力大较经产妇慢。胎头在下降过程中受骨盆底的阻力发生俯屈、内旋转、仰伸、复位及外旋转等动作。胎头下降的程度是临床上判断产程进展的重要标志之一。

 俯屈

当胎头继续下降至骨盆底时遇到肛提肌阻力，借杠杆作用，使原处于半俯屈状态的胎头枕部进一步俯屈,胎头由原来衔接时的枕额径(11.3cm)变为枕下前囟径(9.5cm),以此径线适应产道继续下降(图6-6)。

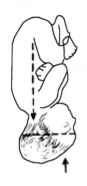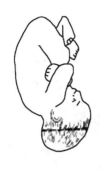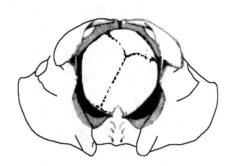

图6-6 胎头俯屈

四 内旋转

胎头到达中骨盆平面及出口平面时,为适应中骨盆平面的特点而发生内旋转,枕左前位的胎头枕部向母体前方旋转45°,使胎头矢状缝与中骨盆及骨盆出口前后径相一致,后囟转至耻骨弓下方,有利于胎头下降。此时胎头的枕下前囟径与中骨盆平面的最大径线(前后径)相一致,但胎肩并未转动。胎头于第一产程末完成内旋转动作(图6-7)。

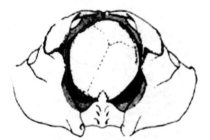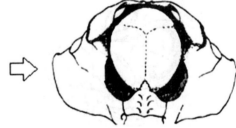

图6-7 胎头内旋转

五 仰伸

当胎头完成内旋转后,胎头在宫缩和腹压作用下继续下降,到达阴道外口时,肛提肌的收缩又将胎头向前推进,在两者的共同作用下,胎头枕骨下部达到耻骨联合下缘时,以耻骨弓为支点,逐渐仰伸,胎头的顶、额、鼻、口、颏相继娩出(图6-8)。胎头仰伸时,胎肩已进入骨盆,并落在骨盆入口的左斜径上。

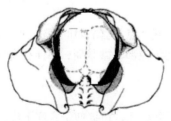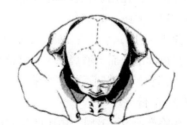

A. 仰伸开始　　　　　　　　　　B. 仰伸结束

图6-8 胎头仰伸

六 复位和外旋转

胎头娩出时,胎儿双肩径沿骨盆入口左斜径下降。胎头娩出后,胎头枕部向原方向回转45°,使胎头与胎肩恢复正常关系,称复位。胎肩在盆腔内继续下降,前(右)肩向前向中线旋转45°时,胎儿双肩径转成与出口前后径一致的方向,胎肩内旋转带动胎头枕部在母体外继续向同一方向旋转45°,以保持胎头矢状缝与胎儿双肩径的垂直关系,称外旋转(图6-9)。

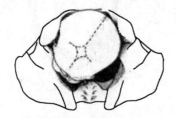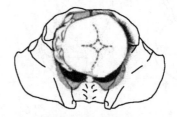

A. 复位:枕前到左枕前(OA-LOA)　　　　　B. 外旋转:左枕前到左枕横(LOA-LOT)

图6-9　复位和外旋转

七 胎儿娩出

胎头完成外旋转后,胎儿前肩在耻骨弓下先娩出,胎体侧弯,随即后肩从会阴前缘娩出,最后胎体及胎儿下肢随之顺利娩出(图6-10)。

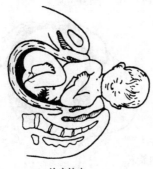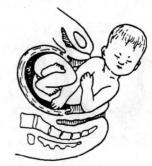

A. 前肩娩出　　　　　　　　　　　B. 后肩娩出

图6-10　胎肩娩出

第3节　先兆临产、临产诊断与产程分期

一 先兆临产

分娩发生之前,往往出现一些预示孕妇不久将要临产的征兆,称先兆临产。

(一)不规则宫缩

分娩发动前1~2周,孕妇常出现"假临产"。其特点是宫缩时间短、力量弱、间歇时间长且不规律,常在夜间出现而于清晨消失。宫缩引起下腹部轻微胀痛,不伴有宫颈管缩短、宫颈口扩张等。给予镇静药能抑制不规律宫缩。

(二)胎儿下降感

初产妇多在临产前2~3周,由于胎先露部下降、入盆衔接使子宫底下降,多感到上腹部较前舒适,进食量增多,呼吸较轻松,但因胎先露入盆腔压迫膀胱,常伴有尿频症状。

（三）见红

在分娩发动前 24～48 小时，宫颈内口附近的胎膜与该处的子宫壁分离，毛细血管破裂而经阴道排出少量血性黏液，称见红，是分娩即将开始的比较可靠的征象。阴道出血量不多，不会超出平时月经量。若阴道出血量较多，超过平时月经量，属于异常现象。

 临产的诊断

临产开始的重要标志为有规律且逐渐增强的子宫收缩，持续 30 秒或以上，间歇 5～6 分钟，同时伴随宫颈管消失，宫颈口扩张和胎先露部下降。

 总产程及产程分期

分娩的全过程是指从规律宫缩到胎儿、胎盘全部娩出为止，称总产程。临床上分为 3 个产程。

（一）第一产程（宫颈扩张期）

从规律宫缩到宫口开全为第一产程。第一产程又分为潜伏期和活跃期两个阶段。潜伏期为宫口扩张的缓慢阶段，初产妇一般不超过 20 小时，经产妇不超过 14 小时。活跃期为宫口扩张的加速阶段，大多产妇在宫口开至 4～5cm 进入活跃期，最迟至 6cm 才进入活跃期，直到至宫口开全（10cm）。此期宫口扩张速度应≥0.5cm/h。

（二）第二产程（胎儿娩出期）

从宫口开全到胎儿娩出为第二产程，此产程未实施麻醉镇痛者，初产妇一般在 3 小时内结束分娩，经产妇一般在 2 小时内结束分娩；如果实施了麻醉镇痛，初产妇一般 4 小时内结束分娩，经产妇一般 3 小时内结束分娩。初产妇第二产程超过 1 小时即应关注产程进展，超过 2 小时必须由有经验的医师对母胎情况进行全面评估，并决定下一步处理方案。

（三）第三产程（胎盘娩出期）

从胎儿娩出到胎盘娩出为第三产程。初产妇与经产妇无区别，一般需 5～15 分钟，不超过 30 分钟。

第4节　分娩的临床经过及处理

 第一产程的临床经过及处理

（一）第一产程的临床经过

1. 宫缩规律　产程开始时，宫缩持续时间较短（约 30 秒）且弱，间歇期较长（5～6 分钟）。随着产程进展，宫缩持续时间渐长，且强度不断增加，间歇期渐短。当宫口接近开全时，宫缩持续时间可长达约 1 分钟或更长，间歇期仅 1～2 分钟。

2. 宫口扩张　宫口扩张是临产后规律宫缩的结果，通过肛门检查或阴道检查可以确定宫口扩张程度。宫口扩张在潜伏期较慢，进入活跃期后加快。当宫口开全时，宫口边缘消失，子宫下段及阴道形成宽阔的管腔。

3. 胎头下降　胎头下降程度是决定胎儿能否经阴道分娩的重要观察指标。为准确判断胎头下降程度，应定时行肛门检查或阴道检查，以明确胎头颅骨最低点的位置，并能协助判断胎方位。

4. 胎膜破裂　胎膜破裂简称破膜。宫缩时，子宫羊膜腔内压力升高，胎先露部下降，将羊水阻断为前、后两部分，在胎先露部前方的羊水不多，约 100ml，称前羊水，形成的前羊水囊称胎胞，它有助于扩张宫口。宫缩逐渐增强，子宫羊膜腔内压力逐渐增加，当羊膜腔内压力增加达到一定程度时自然破膜，前羊水流出。正常破膜多发生在宫口近开全时。

（二）第一产程的观察及处理

1. 询问病史及检查

（1）病史：对有过产前检查者，对其现病史、既往史做认真分析。还应了解规律宫缩何时开始，有无见红和阴道流水。

（2）检查：测量血压、脉搏、体温，做一般体格检查及产科检查，了解宫缩是否规律，胎位、胎心是否正常，测量骨盆，注意有无头盆不称。阴道检查了解宫口开大及胎先露下降程度等（有阴道出血者禁止肛门检查）。

2. 一般处理

（1）精神安慰：产妇的精神状态能影响宫缩及产程进展。特别是初产妇，容易产生焦虑、紧张和急躁情绪，不能按时进食和很好地休息。助产人员要关心体贴产妇，耐心讲解分娩是正常生理过程，使产妇与助产人员密切合作，以便顺利分娩。

（2）活动与休息：临产后，若宫缩不强，胎头已衔接，可在室内活动；若胎膜已破、胎头未衔接者，应卧床休息。取头低足高位，以免脐带脱垂。对精神紧张、宫缩过频者可遵医嘱给予少量镇静药，有利于分娩的顺利进行。

（3）饮食：鼓励产妇少量多次进食，食物应高热量易消化，此外应摄入足够的水分，以保证充沛的精力和体力。

（4）排尿与排便：临产后，应鼓励产妇每 2～4 小时排尿一次，以免膀胱过度膨胀而影响宫缩及胎头下降。因胎头压迫使排尿困难者，应警惕头盆不称，必要时导尿。一般不主张灌肠等干预产程进展。

（5）其他：用肥皂水和温开水清洗外阴；初产妇、有难产史的经产妇应再次评估产道情况。

3. 观察产程　临产后，医务人员要耐心细致地观察产程，认真检查记录，发现异常及时处理。

（1）监测生命体征：每隔 4～6 小时测量一次生命体征并记录。第一产程期间，宫缩时血压升高 5～10mmHg，间歇时复原。如发现异常可酌情增加测量次数。产妇有循环、呼吸等其他系统合并症或并发症时，还应监测呼吸、氧饱和度、尿量等。

（2）子宫收缩：包括宫缩强度、频率和每次宫缩持续时间、间歇时间、子宫放松情况。腹部触诊是最简单最重要的方法：助产者将一手置于产妇腹壁，当宫缩时感觉宫体隆起变硬，宫缩间歇期宫体松弛变软的情况。也可用胎儿监护仪描记宫缩曲线，1～2 小时观察一次，每次至少连续观察 3 次。若 10 分钟内有 3～5 次宫缩即为有效产力；若 10 分钟内超过 5 次以上宫缩即为宫缩过频。

（3）听胎心：潜伏期时，在宫缩间歇时每隔 1～2 小时听胎心一次，进行记录。进入活跃期，宫缩频繁时应每 15～30 分钟听胎心一次，每次听 1 分钟。此法简便，但仅能获得每分钟的胎心率，不能分辨瞬间变化。采用胎心监护仪，监测胎心率的变异及其与宫缩、胎动的关系。此法能判断胎儿在宫内的状态，如宫缩后胎心率变慢不能立即恢复或每分钟少于 110 次，或胎心快慢不一，每分钟多于 160 次，或由强转弱，均提示胎儿窘迫，应边找原因一边嘱其左侧卧位、立即吸氧。

（4）观察宫颈口扩张及先露部下降程度：经阴道检查宫颈扩张和胎头下降情况。消毒外阴，用示指和中指直接触摸了解骨盆、产道情况，了解宫颈口消退和宫口扩张情况、胎先露下降程度、胎方位、是否脐带先露或脱垂，并进行 Bishop 宫颈成熟度评分。

胎头下降以胎头颅骨最低点与坐骨棘的关系标明。潜伏期时，胎头下降不明显，活跃期平均每小时下降 0.86cm。临床上以坐骨棘水平（S）为判断胎先露下降的标志。胎头颅骨最低点平坐骨棘水平时，用"0"表示。在坐骨棘连线以上 1cm 时用"-1"表示，在坐骨棘连线以下 1cm 时用"+1"表示，以此类推（图 6-11）。

宫颈扩张及胎头下降的程度和速度是产程进展的重要标志，也是指导产程处理的主要依据。初产妇在潜伏期一般

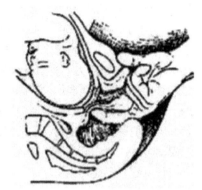

图 6-11 胎头高低的判定

2～3 小时检查一次，活跃期每小时 1～2 小时检查一次，可根据产妇的产次、宫缩强度、产程进展情况增减检查次数。如产妇过早开始屏气用力，或胎心有异常时，应行阴道检查。

（5）注意破膜时间：破膜时应立即听取胎心，观察羊水的性质、颜色及流出量，有无宫缩，记录破膜时间。已破膜的产妇如胎头未入盆者应使其臀部抬高，注意外阴清洁，预防脐带脱垂。破膜超过 12 小时，应给予产妇抗感染药物并引产。

 第二产程的临床经过及处理

（一）第二产程的临床经过

第二产程宫缩更强、更频，迫使胎先露下降，当胎头降至骨盆下口压迫骨盆底组织时，产妇有排便感，不自主地向下屏气用力。随着产程进展，会阴渐渐膨隆变薄，肛门括约肌松弛。宫缩时在阴道可露出胎头，露出部分逐渐增大。宫缩间歇时胎头又缩回阴道内，称为拨露（图 6-12）；经多次拨露后，当宫缩间歇时亦不再缩回阴道，称胎头着冠（图 6-13）。此时会阴极度扩张，胎头枕骨于耻骨联合下露出，出现仰伸动作，胎肩、胎体随之娩出。胎儿娩出后，羊水即冲出，子宫底下降与脐平。

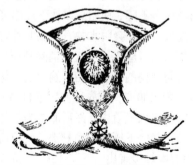
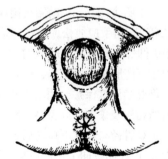

图 6-12 胎头拨露　　　　图 6-13 胎头着冠

（二）第二产程的观察及处理

1. 监测胎心　第二产程宫缩频而强，胎盘血液循环受到影响，密切观察胎儿有无急性缺氧，

应勤听胎心，通常 5～10 分钟听一次，最好持续用胎儿监护仪监测。若胎心异常，应立即行阴道检查，尽快结束分娩。

2. 监测宫缩　第二产程宫缩持续时间 40～60 秒，间隔时间 1～2 分钟。宫缩的强度和频率与第二产程时限密切相关，必要时可给予催产素加强宫缩。

3. 阴道检查　每隔 1 小时或有异常情况时行阴道检查，评估羊水性状、胎方位、胎头下降、胎头产瘤及胎头变形情况。结合腹部检查情况，判断是否存在难产因素。

4. 指导产妇用力　宫口开全后，告知产妇可按照自己的意愿来决定用力时间和用力方式（产妇自主用力），在产妇没有感觉想用力时，不必指导产妇用力。不宜指导产妇在宫缩时用长力。若产妇感觉用力没有效果时，助产士可做适当的引导。方法：产妇两足蹬在产床上，两手紧握床沿把手，手往上提，宫缩时深吸气，向下屏气用力，如排便样向下用力以增加腹压。宫缩间歇时，让产妇全身肌肉放松，安静休息。如此反复，以促使产程进展。当胎头仰伸时，嘱产妇张口哈气不能用力。

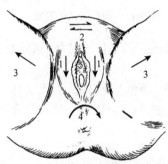

图 6-14　外阴消毒顺序

5. 准备接产　初产妇宫口开全、经产妇宫口开大 6cm 以上且宫缩规律有力时，将产妇送上分娩床，提前打开新生儿辐射台预热。宫缩时，阴道外口可见到胎头，头皮直径 4cm 左右，开始进行消毒外阴。方法：产妇仰卧位，两腿屈曲分开暴露外阴，在臀下铺护理垫，用 0.5%碘伏溶液进行消毒（图 6-14），遵循从上到下、从内到外的顺序进行消毒：大小阴唇、阴阜、两腿内侧及肛门周围，连续消毒 3 遍。接产人员按无菌操作要求常规刷手消毒后戴无菌手套及穿手术衣，打开产包，铺消毒单，准备接产。

6. 接产

（1）接产要领：向产妇做好分娩解释，取得产妇配合。接产者在产妇分娩时协助胎头俯屈，控制胎头娩出速度，适度保护会阴，让胎头以最小径线缓慢通过阴道口。接产者在接产前应评估产妇产道情况、胎儿的大小及胎儿娩出的速度，估计分娩时会阴裂伤不可避免者，应先行会阴切开术。

（2）方法与步骤：接产者站在产妇右侧，胎头娩出前如胎膜未破，则可行人工破膜。当胎头拨露使后联合饱满紧张时，应开始保护会阴。在会阴部垫上一块消毒巾，接产者右肘支在产床上，右手拇指与其余四指分开，利用手掌鱼际肌顶住会阴部，每当宫缩时应向上内方托压，同时左手应轻轻下压胎头枕部，协助胎头俯屈及缓慢下降，使胎头以枕下前囟径通过骨盆出口（图 6-15A）。宫缩间歇时手应放松，以免压迫过久，引起会阴水肿。当胎儿枕骨降至耻骨弓下露出时，协助胎头仰伸（图 6-15B）。此时如宫缩过强，应张口哈气以消除腹压作用，宫缩间歇时让产妇增加腹压，使胎头缓慢娩出，可减少会阴裂伤的机会。胎头娩出后，保护会阴的右手不得离开会阴，仍继续注意保护会阴。不必急于娩出胎肩，应先以左手掌自鼻根向下颏挤压，挤出胎儿口鼻内的黏液及羊水，以免第一次呼吸时吸入气管内。然后胎头自然复位，再协助胎头外旋转，使胎儿双肩径与骨盆下口前后径一致，轻轻下压胎儿颈颏部，使前肩从耻骨联合下娩出（图 6-15C），再托胎颈向上使后肩从会阴前缘缓慢娩出（图 6-15D）。待双肩径娩出后，保护会阴的右手方可离开，双手协助胎体及下肢娩出。记录胎儿娩出时间。胎儿娩出后 1～3 分钟（脐带搏动消失后），在距脐根 10～15cm 处，用两把血管钳钳夹，在两钳之间剪断脐带。胎儿娩出后用器皿置于产妇臀部计量产后出血量。若胎头娩出后，脐带绕颈 1 周且较松时，将其顺胎肩或从头部滑下；若绕颈 2 周或以上者，应立即用两把止血钳钳夹脐带任何一段，在两钳间剪断，松解脐带，然后将胎肩及胎身娩出。

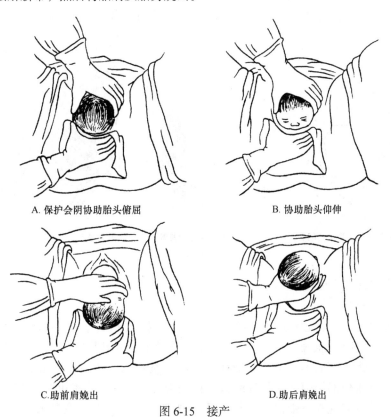

A.保护会阴协助胎头俯屈　　　　　　B.协助胎头仰伸

C.助前肩娩出　　　　　　D.助后肩娩出

图 6-15　接产

知识链接

无保护会阴接产技术

　　无保护或适度保护会阴法，即不保护会阴或必要时托起会阴后联合，按照分娩的自然过程，接产者用单手控制胎头娩出的速度，帮助产妇在宫缩间歇期缓缓娩出胎儿。无保护会阴接产的方法与步骤：接产者正位站位，在产妇阴道口处女膜环及胎先露部涂适量润滑剂（消毒的液体石蜡或橄榄油），指导产妇用力至胎头着冠 1/3 时，助产士将右手五指分开置于胎头上，但并不用力，只是为了防止胎头过快窜出。指导产妇在宫缩期张口快节奏地哈气，宫缩间歇缓缓屏气用力至胎头着冠 2/3 时，再次涂润滑剂，要求产妇在宫缩期继续快节奏地哈气，间歇期停止用力，放松休息。在娩胎肩时也不保护会阴，而是慢慢地顺势旋转胎儿躯体直至背朝下娩出双脚。成功的关键是指导产妇密切配合接产者，利用哈气运动所产生的腹肌力量将胎儿缓慢从阴道滑出。此项技术要求接产者有丰富熟练的接产经验，能够准确把握产程变化，并且要求产妇与接产者共同配合完成。

三　第三产程的临床经过及处理

（一）第三产程的临床经过

　　胎儿娩出后，由于宫腔容积明显缩小，胎盘不能相应缩小，因而子宫壁与胎盘附着面发生错位而剥离。胎盘剥离征象：①宫体变硬呈球形，剥离的胎盘降至子宫下段，宫体呈狭长形被推向上，宫底升高达脐上；②阴道有少量出血；③外露脐带延长，用手掌在耻骨联合上方轻压子宫下段时，子宫体上升而外露脐带不再回缩（图 6-16）。胎盘剥离及排出方式有母体面娩出式和胎儿面娩出式。胎儿面娩出式多见，出血少；母体面娩出少见，出血稍多。

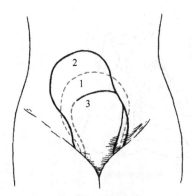 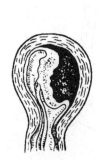 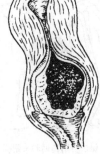 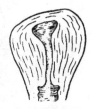

A. 胎盘娩出期子宫的变化　　　B. 胎盘开始剥离　　　C. 胎盘降至子宫下段　　D. 胎盘完全娩出

图 6-16　胎盘娩出过程

（二）第三产程的处理

1. 新生儿的处理

（1）清理呼吸道：胎儿娩出后，立即吸除其口鼻部黏液及羊水，保持呼吸道通畅，以免发生吸入性肺炎。当呼吸道黏液确认已吸净而新生儿仍无哭声时，可用手拍打新生儿足底，使其啼哭。

（2）脐带的处理：目前常用气门芯法结扎脐带。先将两个气门芯套在血管钳上，用 0.5% 碘伏溶液消毒脐带根部周围，在距脐根 2cm 处用带气门芯的血管钳钳夹，切除多余的脐带，将两个气门芯分别套扎在脐带根部，断面用 0.5% 碘伏溶液消毒。检查无出血，用无菌纱布包好，再用脐带布包扎。其他还有脐带夹法、线扎法等方法结扎脐带。断面注意避免与母体体液接触。

（3）新生儿阿普加评分（Apgar score）及其意义：新生儿 Apgar 评分法可准确判断新生儿有无窒息及窒息程度，它以出生 1 分钟内的心率、呼吸、肌张力、喉反射及皮肤颜色 5 项体征为依据，每项 0～2 分，满分为 10 分（表 6-1）。

表 6-1　新生儿 Apgar 评分法

体征	出生后 1 分钟内应得分数		
	0 分	1 分	2 分
心率	无	<少于 100 次/分	≥多于 100 次/分
呼吸	无	浅慢且不规则	佳，哭声响
肌张力	软瘫	四肢稍屈曲	四肢屈曲，活动好
喉反射	无反应	有些动作	咳嗽、恶心
皮肤颜色	全身苍白	躯干红润、四肢发绀	全身红润

评分标准：8～10 分，属正常新生儿；4～7 分，为轻度窒息（发绀型），需行新生儿复苏才能恢复；0～3 分，为重度窒息（苍白型），需要气管插管及给氧等紧急抢救。对有缺氧的新生儿，在出生后 5 分钟、10 分钟应分别再次评分。临床恶化顺序为：皮肤颜色→呼吸→肌张力→反射→心率。新生儿复苏有效顺序为：心率→反射→皮肤颜色→呼吸→肌张力。肌张力恢复越快，则预后越好。

（4）标记和体格检查：查看新生儿性别，称体重，将新生儿左足底及母亲右手拇指印于新生儿病历上。详细检查新生儿：心肺听诊，注意有无外伤，有无发育畸形，外生殖器有无异常；将标有母亲姓名、床号，新生儿性别、体重、出生时间的手腕带系于腕上，包被外系上同样的标记牌；将新生儿抱给母亲，并让其首次吸吮乳头。

2. 协助胎盘娩出　胎儿娩出后，正确处理胎盘娩出可减少产后出血的发生。禁止在胎盘尚未完全剥离时用手按摩或用力挤压子宫底，牵拉脐带，以免造成胎盘剥离不全。观察并确认胎盘已完全剥离后，接产者于宫缩时以左手握住子宫底按压，右手轻拉脐带，协助胎盘娩出。当胎盘娩至阴道口时，接产者用双手捧住胎盘向一个方向旋转，并向外牵拉，使胎膜完整剥离排出。在排出过程中发现胎膜部分断裂，用止血钳夹住断裂上端的胎膜，再继续向一个方向旋转，直到胎膜完整排出。胎盘娩出后可按摩子宫刺激收缩减少出血，如宫缩不良可用催产素，同时注意测量出血量（图 6-17）。

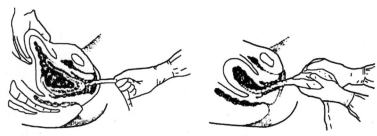

图 6-17　协助娩出胎盘

3. 检查胎盘、胎膜　胎盘娩出后，先将胎盘铺平，查看胎盘母体面小叶有无缺损，然后将胎盘提起，检查胎膜是否完整，胎儿面血管有无断裂，及时发现是否有副胎盘残留在宫腔内。如有副胎盘，部分胎盘残盘，在严格无菌操作下用手进入宫腔取出残留组织；如确认是小部分胎膜残留，产后用子宫收缩剂，待其自然排出，在分娩记录上必须记清楚，以便产后观察。

4. 检查软产道　胎盘娩出后，要仔细检查软产道有无裂伤，如有裂伤，立即缝合。

5. 预防产后出血　正常分娩出血量多不超过 300ml。若产妇有产后出血高危因素：如有产后出血史、分娩次数≥5 次、多胎妊娠、羊水过多、巨大儿或宫缩乏力等，可在胎肩娩出后，立即给予静脉滴注催产素 10～20U，以加强宫缩，促使胎盘迅速剥离减少出血。若胎盘未完全剥离而出血多时，应行徒手剥离胎盘术。

6. 产后观察　产后应在产房观察产妇 2 小时，注意宫缩情况，阴道出血量及膀胱充盈程度，测血压、脉搏，全面观察产妇产后情况后，无异常将产妇送回病房。回病房后，仍应勤巡视，并督促产妇在产后 2 小时内自行排尿。产后 4 小时仍不能排尿者，应予针刺阴陵泉穴、中极穴促其排尿。必要时给予导尿。给予抗生素预防泌尿系统感染。

第 5 节　爱母分娩行动及导乐陪伴分娩

一　爱母分娩行动

新生命的诞生，在给人类带来了新的希望和喜悦的同时，也带给了母亲艰难。分娩中的母亲安全问题越来越得到世界卫生组织（WHO）的重视。1996 年国际卫生组织提出"爱母分娩行动"。倡议加强产时保健，提倡自然分娩，呼吁人们在关爱新生儿的同时，也要给予产妇足够的关怀。产时服务模式以产妇为中心，在母亲分娩过程中加强陪护，给予其生理、心理和情感上的持续支持，增强产妇分娩的信心和力量，顺利完成自然分娩的过程，避免不必要的医疗干预和手术给母婴造成的伤害。

（一）"爱母分娩行动"的理论基础

自然分娩是人类的一种本能行为，健康的产妇与婴儿都有能力参与并完成分娩过程。产妇对分娩的信心和能力受到周围人群和外界环境的影响。产妇有权选择安全、满意的分娩场所、得到有关分娩的知识及产时各种医疗干预措施、用药的最新信息，并有选择和拒绝的权利。

（二）"爱母分娩行动"的实施

1. 为产妇提供导乐陪伴　陪伴分娩是坚持以产妇为中心的产时服务模式，可有效地促进和支持自然分娩，有利于提高产时服务质量，降低剖宫产率和产后出血。

2. 为公众提供和普及产时服务的操作等知识　通过讲座、培训班、健康教育等形式为公众提供和普及分娩知识。

3. 为临产产妇提供自由活动场所　提倡产妇自由选择分娩体位。在第一产程中产妇可自由走动，采取直立位、半蹲位或跪位以缓解疼痛，避免仰卧位。提倡慢临盆、晚断脐。

4. 不宜常规使用医疗干预　医疗干预如剃毛、灌肠、催产素静脉滴注、禁食、早期人工破膜等。其他干预措施应有一定限制，如会阴切开率≤20%，争取≤5%；为引产或催产使用的催产素静脉滴注率≤10%；剖宫产率≤15%，争取≤10%；剖宫产史后阴道分娩率≥60%，争取≥75%。

5. 分娩镇痛　在自然分娩中，疼痛是最主要的问题，而因疼痛出现产程延长导致的各种分娩问题层出不穷。减轻分娩疼痛是促进自然分娩的关键。

（1）WHO 提倡非药物性镇痛：主要方法有提供舒适温馨的分娩环境；产时播放音乐，分散和转移产妇的注意力，增加对不适的耐受力；按摩和深呼吸，在宫缩间歇期有意识地放松身体；采取自由体位，以产妇舒适、缓解疼痛为准；热敷、温水浴及水中分娩等。

（2）药物性镇痛：可达到镇静、镇眠、减轻恐惧及焦虑心理的作用。产妇进入临床至第二产程均可用药。常用药物有地西泮、哌替啶、布比卡因、芬太尼等。上述麻醉药可影响宫缩及通过胎盘进入胎儿体内，抑制新生儿呼吸，应避免在胎儿娩出前 4 小时内使用。

硬膜外麻醉镇痛技术是近年来产科应用较广泛的方法之一。药物镇痛的必备条件有：①药物起效快，作用可靠，便于给药；②对产妇及胎儿不良作用小，母婴安全；③无运动神经阻滞，不影响宫缩频率及强度；④产妇清醒，能参与和配合分娩过程；⑤必要时可满足手术要求。

在分娩的过程中，只要产妇提出要求，排除分娩镇痛禁忌，均可镇痛。分娩镇痛的适应证：①无剖宫产适应证；②无硬膜外麻醉禁忌证；③产妇有意愿。

分娩镇痛的禁忌证：①产妇拒绝；②凝血功能障碍、接受抗凝治疗期间；③局部皮肤感染和全身感染未控制；④产妇患有难治性低血压及低血容量、显性或隐性大出血；⑤原发性或继发性宫缩乏力和产程进展缓慢；⑥对所使用的药物过敏；⑦已经过度镇静；⑧伴严重的基础疾病，包括神经系统严重病变引起的颅内压增高、严重主动脉瓣狭窄和肺动脉高压、上呼吸道水肿等。

分娩镇痛不等于无痛分娩，只是设法减轻疼痛，让疼痛变得容易忍受，随着我国生活水平的提高，分娩镇痛具有广泛的应用前景。

二　导乐陪伴分娩

（一）导乐陪伴分娩的定义

"导乐"一词出自希腊文"Doula"。导乐陪伴分娩是指一位有分娩经验或助产经验的女性，在产前、产时及产后的一段时间内陪伴产妇，给予产妇生理上、心理上、情感上的持续支持，帮助和鼓励产妇建立起自然分娩的信心。

美国的"导乐分娩"是世界上开展最早的，开始于1996年。导乐陪伴分娩是一种以产妇为中心的"一对一"的服务模式，能给予产妇安全和依赖感，是减轻产妇分娩疼痛和消除产时紧张情绪的一种很好的方法。几乎100%的产妇都期望能够有人陪伴，专业、和蔼的导乐陪伴让产妇很安心。

（二）导乐陪伴分娩的要求

为了确保专业性，国内绝大多数"导乐"都是有经验的产房助产士、助产小组的组长和产科医师，医院在选择"导乐"陪产人员时要求很严格，必须有生育经历，有爱心、耐心和责任心，能够全身心地投入到助产工作；善于与不同类型的人沟通交流；熟悉医院常用医疗程序；熟悉分娩过程相关知识，及时提供产程进展情况；及时提供各种分娩镇痛术，供产妇知情选择；具有临危不乱的能力，并需要经过特殊的课程训练后才能上岗。

（三）导乐陪伴分娩的工作内容

导乐陪伴分娩是在产妇宫口开至2cm时导乐就来到产妇身边，从此刻开始导乐就一刻不离地陪伴在产妇身旁，直到产后2小时。导乐陪伴分娩的时间长短不一，有的长达七八个小时。

1. 产前访视 导乐来到产妇身边要向待产妇进行自我介绍，了解她的心理状态，向她介绍分娩知识，介绍临产及产程进展的相关信息；了解产妇的一般情况及心理状态，回答产妇及其家属提出的问题，与产妇建立情感交流，消除顾虑及紧张、焦虑情绪；陪伴产妇及其家属熟悉医院环境。

2. 产时 向产妇讲解分娩的生理过程，为产妇进行心理疏导，让她对分娩树立信心，消除顾虑及恐惧，减轻分娩疼痛；细心观察产妇的各种情况，以便及时通知医生及时处理；同时要回答产妇及其家属提出的各种各样的问题。

（1）第一产程：向医生介绍产妇的基本情况，协导医生做好各项准备工作。让产妇尽可能放松，自由走动，避免仰卧位，宫缩间歇期鼓励产妇进食、饮水，每小时排尿一次，使产力加强，避免使用腹压，有利于正常产程的进展。

（2）第二产程：向产妇多解释产程进展，多鼓励，并给予体力上的支持照顾，指导和帮助产妇在宫缩时进行非药物镇痛：如深呼吸，或按摩子宫、腰骶部等。减轻痛苦，间歇期全身放松。并对产妇进行生活护理，如喂饭、喂水、擦汗等。

3. 产后 胎儿娩出后，与产妇共同分享喜悦，鼓励产妇配合医生完成胎盘娩出、缝合会阴伤口。让新生儿与产妇早接触、早吸吮。对新生儿进行协助护理；避免膀胱充盈；注意子宫收缩情况，防止产后出血。

（四）导乐陪伴分娩的优点

国内外研究表明，由导乐陪伴的产妇由于有了安全感、自信心及得到科学指导，使产程缩短25%；催产素滴注减少40%；镇痛药应用减少30%；剖宫产率下降50%。而且产后母亲恢复快，产后抑郁减少，对婴儿关心照顾多，母乳喂养多而使婴儿发病减少。导乐陪伴分娩能帮助产妇顺利完成分娩，降低剖宫产和难产率，体现了WHO倡导的"爱母分娩行动"的实质，使分娩回归自然。

自 测 题

一、选择题

A_1/A_2型题

1. 分娩时最主要的产力是（　　　）

A. 子宫收缩力　　　B. 腹肌收缩力
C. 腹腔压力　　　　D. 膈肌收缩力
E. 肛提肌收缩力

2. 分娩中协助胎先露在骨盆中进行内旋转的力是（　　　　）
    A. 子宫肌收缩力　　B. 肛提肌收缩力
    C. 膈肌收缩力　　　D. 腹肌收缩力
    E. 骨骼肌收缩力

3. 正常产程进展的评价指标是（　　　　）
    A. 规律宫缩强度
    B. 胎头下降程度及宫口扩张
    C. 胎心率变化
    D. 规律宫缩频度
    E. 产妇一般状况

4. 胎膜自然破裂的时间大多是在（　　　　）
    A. 规律宫缩开始时
    B. 宫颈管消失时
    C. 宫颈口近开全时
    D. 宫颈口扩大到 2cm 时
    E. 宫颈口扩大到 3cm 时

5. 假临产宫缩的特点是（　　　　）
    A. 间歇时间长且不规律
    B. 伴有宫颈管缩短
    C. 伴有胎先露下降
    D. 伴有宫口扩张
    E. 持续时间长且恒定

6. 下列关于正常枕先露分娩机转顺序，正确的是（　　　　）
    A. 衔接—下降—俯屈—内旋转—仰伸—复位及外旋转
    B. 衔接—俯屈—下降—内旋转—仰伸—复位及外旋转
    C. 衔接—下降—内旋转—俯屈—仰伸—复位及外旋转
    D. 下降—俯屈—衔接—内旋转—仰伸—复位及外旋转
    E. 下降—衔接—俯屈—内旋转—仰伸—复位及外旋转

7. 做接产准备时，对外阴部消毒的顺序应是（　　　　）
    A. 肛门周围→阴阜→大腿内上 1/3→大、小阴唇
    B. 阴阜→大、小阴唇→肛门周围→大肠内上 1/3
    C. 大腿内上 1/3→肛门周围→大、小阴唇→阴阜

    D. 大、小阴唇→阴阜→大腿内上 1/3→肛门周围
    E. 大、小阴唇→大腿内上 1/3→阴阜→肛门周围

8. 新生儿娩出时，首先应行的处理（　　　　）
    A. 结扎脐带　　　　B. 清理呼吸道
    C. 清洁保暖　　　　D. 出生记录
    E. Apgar 评分

9. 宫口扩张活跃期是指（　　　　）
    A. 宫口扩张 2cm 到宫口开全
    B. 宫口扩张 4cm 到宫口近开全
    C. 宫口扩张 4cm 到宫口开全
    D. 宫口扩张 3cm 到宫口开全
    E. 宫口扩张 3cm 到宫口近开全

10. 在第三产程中，胎盘剥离的征象不包括（　　　　）
    A. 再次出现明显腹痛
    B. 子宫体变硬呈球形
    C. 阴道少量出血
    D. 阴道外露的一段脐带自行延长
    E. 手掌尺侧压耻骨联合上方子宫体上升而脐带不再回缩

11. 胎头下降程度的标志是（　　　　）
    A. 骶骨岬　　　　　B. 坐骨棘
    C. 坐骨结节　　　　D. 耻骨联合
    E. 骶尾关节

12. 属于第一产程临床表现的是（　　　　）
    A. 宫口扩张　　　　B. 破膜
    C. 见红　　　　　　D. 拨露
    E. 着冠

13. 不属于产妇产后在产房观察 2 小时的内容是（　　　　）
    A. 血压、脉搏　　　B. 乳房有无泌乳
    C. 宫缩情况　　　　D. 阴道出血量
    E. 膀胱是否充盈

14. 进入第二产程最重要的表现为（　　　　）
    A. 胎膜已破　　　　B. 宫缩频而强
    C. 肛门稍松弛　　　D. 产妇屏气用力
    E. 肛门检查：宫口开全

15. 某新生儿出生时，全身发绀，呼吸不规律，心率 90 次/分，四肢稍曲，吸痰时稍有反应。请问 Apgar 评分是（　　　　）
    A. 2 分　　　　　　B. 3 分

C. 4 分   D. 5 分

E. 6 分

16. 初产妇，23 岁。妊娠 38 周临产，规律宫缩 10 小时，破膜 9 小时。胎心率 140 次/分。阴道检查宫口开大 4cm，S^{+1}。本例应诊断为（   ）

     A. 胎膜早破   B. 潜伏期延长

     C. 正常潜伏期   D. 正常活跃期

     E. 第一产程延长

17. 初孕妇，23 岁。妊娠 38 周，规律宫缩 10 小时就诊。胎心率 136 次/分，宫口开大 8cm，S^{-2}，胎膜未破。正确的处理措施是（   ）

     A. 静脉滴注 5U 催产素

     B. 继续观察产程

     C. 静脉注射 100mg 哌替啶

     D. 人工破膜并静脉注射催产素

     E. 立刻行剖宫产术

18. 初产妇，29 岁。胎儿娩出 30 分钟后，阴道出血 200ml，用手在产妇耻骨联合上方轻压子宫下段时，外露脐带回缩。此时正确的处理措施是（   ）

     A. 等待胎盘剥离

     B. 按压子宫底，牵拉脐带

     C. 立即输血

     D. 徒手剥离胎盘

     E. 子宫体注射麦角新碱

A_3/A_4 型题

（19、20 题共用题干）

李某，28 岁。初产妇，宫内孕 39 周，于昨天晚上感觉腹部一阵阵发紧，每 30 分钟一次，每次持续 3~5 秒。今天早上孕妇感觉腹部疼痛，每 5~6 分钟一次，每次持续 35 秒左右。

19. 昨天晚上孕妇的情况属于（   ）

     A. 出现规律宫缩

     B. 属于孕妇紧张造成的宫缩，尚未临产

     C. 属于先兆临产

     D. 进入第一产程

     E. 进入第二产程

20. 今天早上孕妇的情况属于（   ）

     A. 出现规律宫缩

     B. 属于孕妇紧张造成的宫缩，尚未临产

     C. 属于先兆临产

     D. 进入第二产程

     E. 进入第三产程

二、思考题

1. 试述分娩、足月产、早产及过期产的概念。
2. 什么是临产？影响分娩的因素有哪些？
3. 试述分娩机制的概念。以枕左前位为例简述分娩的步骤。
4. 第一产程的观察内容有哪些？
5. 胎盘剥离的征象是什么？
6. 试述产后 2 小时内的观察内容及观察的意义。

（熊立新）

第7章 异常分娩

影响分娩的因素有产力、产道、胎儿和精神心理因素,其中任何一个或一个以上因素发生异常以及4个因素之间不能相互适应,使分娩进展受到阻碍,称为异常分娩(abnormal labor),俗称难产(dystocia)。难产与顺产之间在一定条件下可以相互转化。难产处理得当可转为顺产,顺产处理不当会造成难产。因此,当出现异常分娩时,应给予及时准确的处理,保障母儿安全。

● 案例7-1 --------------------------------

初产妇,足月妊娠临产8小时,产妇烦躁不安,疼痛难忍。检查:子宫收缩弱,宫缩间歇时不放松,子宫底高度33cm,腹围102cm,胎心率140次/分,宫口开大3cm,胎头最低点平坐骨棘,骨盆测量正常。

问题:1. 该产妇出现了什么情况?
2. 对该产妇实施的处理原则是什么?

第1节 产力异常

产力异常(abnormal uterine action)主要是子宫收缩力异常,指分娩过程中子宫收缩的节律性、对称性、极性不正常,或强度、频率有改变,称为子宫收缩力异常,简称产力异常。子宫收缩力异常临床上分为子宫收缩乏力和子宫收缩过强两类,根据宫缩情况每类又分为协调性子宫收缩和不协调性子宫收缩。

子宫收缩乏力

(一)病因

1. 头盆不称或胎位异常　由于胎儿下降受阻,胎先露不能紧贴子宫下段及子宫颈内口,不能刺激局部神经节引起反射性子宫收缩,导致继发性子宫收缩乏力。

2. 子宫因素　子宫壁过度膨胀、多次妊娠分娩、子宫急慢性炎症、子宫肌瘤、子宫发育不良、子宫畸形(如双角子宫)等均能引起子宫的收缩乏力。

3. 精神因素　多见于初产妇(尤其是35岁以上),因恐惧分娩,精神过度紧张、过度兴奋及对胎儿安危等的过分担忧,均可导致原发性子宫收缩乏力。

4. 内分泌因素　临产后,产妇体内激素分泌紊乱,电解质失衡影响子宫肌纤维收缩能力。

5. 药物影响 临产后不适当地使用大剂量解痉、镇静、镇痛药,如吗啡、哌替啶、氯丙嗪、硫酸镁、巴比妥等可以使子宫收缩受到抑制。

6. 其他 营养不良、贫血和一些慢性疾病所致体质虚弱,临产后进食与睡眠不足、过多的体力消耗、水及电解质紊乱、产妇过度疲劳等,均可导致宫缩乏力。

（二）分类与临床表现

1. 协调性子宫收缩乏力（低张性子宫收缩乏力） 多属继发性宫缩乏力,其特点是宫缩的节律性、对称性和极性均正常,但收缩力弱,持续时间短、间歇期长且不规律（宫缩<2次/10分钟）。宫缩高峰时,手指压宫底部,肌壁出现凹陷。临产早期子宫收缩正常,于第一产程活跃期后期或第二产程时宫缩减弱,常见于中骨盆狭窄及出口平面狭窄、持续性枕横位或枕后位等头盆不称时。由于宫腔压力低,对胎儿影响不大。

2. 不协调性子宫收缩乏力（高张性子宫收缩乏力） 多属原发性宫缩乏力,其特点是宫缩极性倒置,宫缩波幅小、不规律、频率高、节律不协调;宫缩间歇期子宫肌不能完全松弛,属无效宫缩。临床表现为产妇自觉下腹部持续疼痛、拒按,紧张,烦躁不安,甚至脱水、电解质紊乱、肠胀气、尿潴留;胎心率发生改变,出现胎儿窘迫。产科检查时下腹部有压痛,宫缩间歇期不明显,胎位触不清,胎心不规则,宫口扩张早期缓慢或停滞,胎先露部下降延缓或停滞,潜伏期延长。

3. 产程异常

（1）潜伏期延长:从临产规律宫缩开始至活跃期起点（4～6cm）称为潜伏期。初产妇>20小时,经产妇>14小时。

（2）活跃期异常:包括活跃期延长、活跃期停滞。

1）活跃期延长:从活跃期起点（4～6cm）到宫颈口开全为活跃期。此期宫颈口扩张速度<0.5cm/h为活跃期延长。

2）活跃期停滞:当破膜且宫颈口扩张≥6cm后,若宫缩正常,宫颈口停止扩张≥4小时;若宫缩欠佳,宫颈口停止扩张≥6小时称为活跃期停滞。

（3）第二产程异常:包括胎头下降延缓、胎头下降停滞、第二产程延长。

1）胎头下降延缓:第二产程胎头下降速度初产妇<1cm/h、经产妇<2cm/h,称为胎头下降延缓。

2）胎头下降停滞:第二产程胎头停留在原处不下降>1小时,称为胎头下降停滞。

3）第二产程延长:初产妇第二产程>3小时,经产妇>2小时（硬膜外麻醉镇痛分娩时,初产妇>4小时,经产妇>3小时）,产程无进展（包括胎头下降、旋转）,称为第二产程延长。

（三）对母儿的影响

1. 对产妇的影响 由于产程延长,产妇休息不好,进食少,体力消耗大,精神疲惫,可出现肠胀气、尿潴留等,严重时可引起脱水、酸中毒、低钾血症;第二产程延长,对盆底组织持续压迫,可导致局部组织缺血、水肿和坏死,形成膀胱阴道瘘或尿道阴道瘘;多次阴道检查及胎膜早破易导致宫内感染。宫缩乏力使手术产、产后出血、产后感染的机会增加。

2. 对胎儿的影响 由于产程延长,胎头与脐带受压过久,导致胎儿窘迫甚至胎死宫内;由于产程异常,增加了手术产的机会,新生儿产伤概率增加,对胎儿不利。

（四）预防

加强产前教育,让孕妇及其家属了解分娩过程。开展陪伴分娩,预防精神紧张所致的宫缩乏力。目前国内外均设康乐待产室和家庭化病房,有助于消除产妇的紧张情绪,预防和减轻子宫收缩乏力。

（五）处理

严密监测，及时发现异常宫缩，确定其类型并给予纠正。

1. 协调性子宫收缩乏力

（1）第一产程处理

1）一般处理：指导产妇休息，消除精神紧张，保存体力；鼓励产妇进食进水，必要时静脉补充液体和能量。及时解大、小便。必要时行分娩镇痛。产妇如出现精神不安或过度疲劳，可肌内注射镇静药，如地西泮 10mg，使其充分休息，以恢复体力和正常的子宫收缩。经上述处理后大部分产妇宫缩能好转。

2）加强子宫收缩：协调性子宫收缩乏力经上述一般处理，宫缩无改善时应加强子宫收缩，方法包括：①刺激乳头；②针刺合谷、三阴交、关元等穴位；③人工破膜，宫颈口扩张 3cm 或 3cm 以上、无头盆不称，胎头已衔接者，可行人工破膜，使先露部紧贴子宫下段及宫颈内口，反射性加强子宫收缩；④静脉滴注催产素，适用于协调性宫缩乏力、宫口开 3cm、胎心好、胎位正常、头盆相称者。催产素切忌一次大剂量使用，以免引起强直性宫缩，导致胎儿窒息、死亡，或造成子宫破裂。头盆不称、骨盆狭窄、胎儿窘迫、胎位不正、宫缩过强、瘢痕子宫、胎头高浮者、早产等忌用。用法：催产素 2.5U 加于 5%葡萄糖溶液 500ml 内静脉滴注。从 1～2mU/min 开始，如不见宫缩加强，可渐加快，每 15～30 分钟调整一次，每次增加 1～2mU/min 为宜，最大剂量不超过 20mU/min。维持宫缩时宫内压力达 50～60mmHg，宫缩持续 40～45 秒，间歇期 2～3 分钟为好。使用催产素需签知情同意书；滴入时必须有专人监护，严密观察宫缩、胎心及血压，若出现痉挛性宫缩或胎心率异常，应立即停止使用，防止子宫破裂及胎儿窘迫。在胎儿娩出前禁止产妇肌内注射催产素。

加强宫缩前需评价宫缩的频率、持续时间及强度，了解宫颈成熟度。临床上根据 Bishop 宫颈成熟度评分法估计加强宫缩措施的效果（表 7-1）。若产妇得分在 3 分及 3 分以下均为失败，4～6 分的成功率约为 50%，7～9 分的成功率约为 80%，9 分以上均成功。

表 7-1　Bishop 宫颈成熟度评分法

指标	分数			
	0	1	2	3
宫口开大（cm）	0	1～2	3～4	5～6
宫颈管消退%（未消退为2cm）	0～30%	40%～50%	60%～70%	80%～100%
先露位置（坐骨棘水平=0）	−3	−2	−1～0	+1～+2
宫颈硬度	硬	中	软	
宫口位置	后	中	前	

（2）第二产程处理：枕先露者，若胎头双顶径已通过坐骨棘平面，可等待自然分娩，或行胎头吸引术或产钳术结束分娩；若双顶径在坐骨棘水平以上者，或伴有胎儿窘迫征象者应行剖宫产。

（3）第三产程处理：胎肩娩出后立即静脉推注催产素 10～20U，并给予催产素 10～20U 静脉滴注，预防产后出血。若产程延长、破膜时间长，应给予抗生素预防感染。

2. 不协调性子宫收缩乏力　处理原则是恢复子宫收缩的节律性、极性和对称性。遵医嘱给予镇静药，如哌替啶 100mg。产妇经充分休息后可恢复为协调性宫缩乏力，在宫缩未恢复协调之前，严禁用催产素。

二 子宫收缩过强

（一）病因

子宫收缩过强的病因不清，但主要与以下因素有关：①急产，大多发生于经产妇，主要原因是软产道阻力小；②催产素使用不当；③产妇精神过度紧张、产程延长、极度疲劳及粗暴、多次宫内操作等。

（二）临床表现

1. 协调性子宫收缩过强　子宫收缩的节律性、对称性、极性正常，但子宫收缩过强、过频，如产道梗阻，产程进展很快，宫口在短时间内迅速开全，分娩在短时间内结束，造成急产（即总产程不足3小时），多见于经产妇。产妇往往有痛苦面容，大声喊叫。由于子宫收缩过强，产程过快，可导致产妇软产道裂伤，产褥感染的机会增加；子宫收缩过强易引起胎儿窘迫和新生儿窒息；胎儿娩出过快易引起新生儿颅内出血或产伤。若有梗阻，处理不及时可引起子宫破裂。

2. 不协调性子宫收缩过强

（1）强直性子宫收缩：外界因素引起宫颈内口以上子宫肌层强直性痉挛性收缩，间歇期短或无间歇期。产妇烦躁不安，持续性腹痛，胎心、胎位不清。有时子宫下段被拉长，形成一明显环状凹陷，子宫收缩上升达脐部或脐部以上，称为病理性缩复环，使腹部呈葫芦状，子宫下段明显压痛，并伴有血尿。

（2）子宫痉挛性狭窄环：子宫壁某部肌肉呈痉挛性不协调收缩引起的环状狭窄，持续不放松，称子宫痉挛性狭窄环。子宫痉挛性狭窄环可发生在宫颈、宫体的任何部位，多在子宫上、下段交界处，也可在环绕胎体某一狭窄部，以颈部、腰部常见（图7-1）。产妇出现持续性腹痛、烦躁，宫颈扩张缓慢，胎先露下降停滞，胎心不规则。此环与病理性缩复环的不同之处是不随宫缩上升。

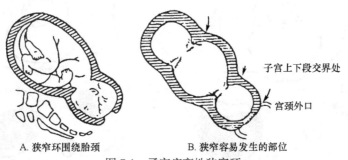

A. 狭窄环围绕胎颈　　　　B. 狭窄容易发生的部位

子宫上下段交界处
宫颈外口

图7-1　子宫痉挛性狭窄环

（三）对母儿的影响

1. 对产妇的影响　急产可致宫颈、阴道及会阴裂伤。宫缩过强使宫腔内压力增高，易发生羊水栓塞。消毒不及时可引起产褥感染。胎先露下降受阻可发生子宫破裂。

2. 对胎儿、新生儿的影响　子宫收缩过强、过频影响子宫胎盘血液循环，易引起胎儿窘迫、新生儿窒息，严重者可引起胎死宫内或死产。胎儿娩出过快，胎头在产道内受到的压力突然解除可致胎儿颅内出血。如无接产准备，来不及消毒，新生儿易发生感染。如新生儿坠地可发生骨折、外伤。

（四）预防和处理

凡有急产史的产妇应在预产期前1～2周提前住院待产。识别发生急产的高危人群和急产征兆，正确处理急产，预防并发症。

第2节 产道异常

 案例 7-2

某孕妇，G_1P_0，妊娠 37 周。骨盆外测量：骶耻外径 18.5cm，髂嵴间径 23cm，坐骨结节间径 7.5cm，坐骨结节间径+出口后矢状径为 14cm；肛门检查：骶骨弯曲度好、骨盆内聚、坐骨棘间径为 9cm，坐骨切迹可容一指松，估计胎儿体重约 3000g，胎头浮，胎心率 140 次/分，规则。

问题： 该孕妇的骨盆是否正常？

产道异常包括骨产道异常及软产道异常，临床上以骨产道异常多见。产道异常可使胎儿娩出受阻。

一 骨产道异常

（一）狭窄骨盆的分类

骨盆径线过短或形态异常，使骨盆腔小于胎先露可通过的限度，阻碍胎先露下降，影响产程进展，称狭窄骨盆。狭窄骨盆是造成难产的重要因素。

1. **骨盆入口平面狭窄** 骨盆入口呈横扁圆型或横的肾型。我国妇女常见的是单纯扁平骨盆（图7-2）和佝偻病性扁平骨盆（图 7-3）两种。根据狭窄程度将骨盆入口平面狭窄分为 3 级（表 7-2）。

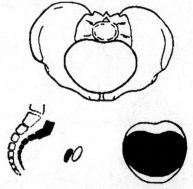

图 7-2 单纯扁平骨盆

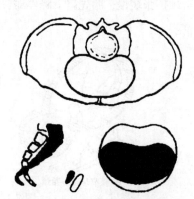

图 7-3 佝偻病性扁平骨盆

表 7-2 骨盆入口平面狭窄分级

分级	对角径（cm）	入口前后径（cm）	对分娩的影响
Ⅰ级（临界性狭窄）	11.5	10.0	大多数可自然分娩
Ⅱ级（相对性狭窄）	10.0~11.0	8.5~9.5	需试产确定能否经阴道分娩
Ⅲ级（绝对性狭窄）	≤9.5	≤8.0	需剖宫产

2. **中骨盆平面狭窄** 中骨盆平面狭窄较入口平面狭窄更常见，主要见于男型骨盆（图 7-4）及横径狭窄骨盆（图 7-5）。根据狭窄程度将中骨盆平面狭窄分为 3 级（表 7-3）。

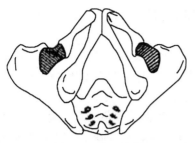

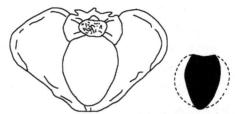

图 7-4 男型骨盆　　　　　　　图 7-5 横径狭窄骨盆

表 7-3 中骨盆平面狭窄分级

分级	坐骨棘间径（cm）	坐骨棘间径加中骨盆后矢状径（cm）
Ⅰ级（临界性狭窄）	10.0	13.5
Ⅱ级（相对性狭窄）	8.5～9.5	12.0～13.0
Ⅲ级（绝对性狭窄）	≤8.0	≤11.5

（1）男型骨盆：骨盆入口各径线尚正常，仅中段和出口径线狭小，骨盆壁向内倾斜，坐骨切迹宽度＜2横指，耻骨弓角度＜90°，坐骨结节间径加出口后矢状径＜15cm，骨盆呈漏斗状。

（2）横径狭窄骨盆：其特点是骨盆入口、中骨盆及骨盆出口的横径均缩短，前后径稍长，坐骨切迹宽，骶耻外径正常，髂棘间径及髂嵴间径均缩短。横径狭窄骨盆与类人猿骨盆相似，故又称类人猿型骨盆。

3. 骨盆出口平面狭窄　常与中骨盆平面狭窄相伴行，主要见于男型骨盆，以坐骨结节间径及骨盆出口后矢状径狭窄为主。根据狭窄程度将骨盆出口平面狭窄分为3级（表7-4）。

表 7-4 骨盆出口平面狭窄分级

分级	坐骨结节间径（cm）	坐骨结节间径加骨盆出口后矢状径（cm）
Ⅰ级（临界性狭窄）	7.5	15.0
Ⅱ级（相对性狭窄）	6.0～7.0	12.0～14.0
Ⅲ级（绝对性狭窄）	≤5.5	≤11.0

4. 骨盆3个平面均狭窄　骨盆外形属于女性骨盆，但各个平面径线均小于正常值2cm或以上，称为均小骨盆（图7-6），见于身材矮小匀称的妇女。

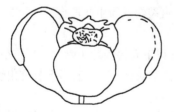

图 7-6 均小骨盆

5. 畸形骨盆　较少见。骨盆失去正常形态及对称性称畸形骨盆，如跛行及脊柱侧突所致的偏斜骨盆和骨盆骨折所致的畸形骨盆。

（二）狭窄骨盆的临床表现

1. 骨盆入口平面狭窄的临床表现

（1）胎头衔接受阻：一般初产妇在预产期前1～2周胎头已衔接，若骨盆入口平面狭窄会影响胎头入盆或衔接，初产妇腹部多为尖腹，经产妇多为悬垂腹，经检查跨耻征阳性。胎头衔接受阻易导致臀位、面先露等胎位异常。

（2）临产后，根据骨盆狭窄程度、产力强弱、胎儿大小及胎位情况不同，临床表现也不尽相同。①骨盆临界性狭窄：若胎位、胎儿大小及产力正常，胎头常以矢状缝在骨盆入口横径衔接，若胎头两顶骨先后依次入盆，呈不均倾式嵌入骨盆入口，称头盆均倾与不均倾（图7-7）。多取后不均倾势，即后顶骨先嵌入骨盆，矢状缝偏前，只要胎头双顶径达骨盆入口平面或入盆，可经阴道分娩；若前顶骨先嵌入骨盆，矢状缝偏后，称前不均倾，前不均倾位很难从阴道分娩。临床表现为潜伏期及活跃期早期延长，活跃晚期产程进展顺利。若胎头迟迟不入盆，此时常出现胎膜早破，其发生率为正常骨盆的4～6倍，并可造成脐带脱垂。容易引起继发性子宫收缩乏力，宫口扩张缓慢，产程延长或停滞。②骨盆绝对性狭窄：可引起梗阻性难产，或因宫缩过强出现病理性缩复环，导致子宫破裂。如果先露部嵌入骨盆入口时间较长，血液循环障碍，组织坏死，可形成泌尿生殖道瘘，胎头在强大的宫缩压力下，颅骨重叠，严重时可导致颅骨骨折及颅内出血。

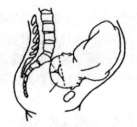 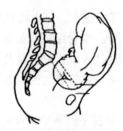 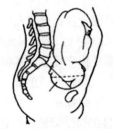

A. 前顶骨先露（前不均倾）　　　　B. 头盆均倾　　　　C. 后顶先露（后不均倾）

图7-7　头盆均倾与不均倾

2. 中骨盆平面狭窄的临床表现　胎头能正常衔接，潜伏期及活跃早期产程进展顺利，当胎头下降至中骨盆平面时，不能完成内旋转，易发生持续性枕横位或枕后位。多数表现为继发性宫缩乏力，活跃晚期及第二产程延长甚至第二产程停滞。若宫缩较强，则可能发生先兆子宫破裂及子宫破裂。强行阴道助产，可导致软产道裂伤及新生儿产伤。由于产程受阻，胎头受阻于中骨盆，易发生头皮水肿，严重的可发生颅内出血及胎儿窘迫。

3. 骨盆出口平面狭窄的临床表现　一般骨盆出口平面狭窄与中骨盆平面狭窄是伴行的。单纯骨盆出口平面狭窄者，第一产程进展顺利，第二产程停滞，继发宫缩乏力，胎头双顶径无法通过出口横径。强行阴道助产，可导致严重软产道裂伤及新生儿产伤。

（三）诊断

1. 一般检查　测量身高，若孕妇身高在145cm以下者警惕均小骨盆；观察孕妇有无跛足、脊柱及髋关节畸形可伴有偏斜骨盆畸形；米氏菱形窝不对称、一侧髂后上棘突出者则偏斜骨盆的可能性大。

2. 腹部检查　①观察腹形，有无尖腹及悬垂腹等，测量宫高、腹围，预测胎儿大小，明确胎方位。②跨耻征检查：估计头盆是否相称。产妇排空膀胱后仰卧，两腿伸直，检查者将手放在耻骨联合上方，向骨盆腔方向推压浮动的胎头。如胎头低于耻骨联合平面，为跨耻征阴性，表示头盆相称；若胎头与耻骨联合在同一个平面，为跨耻征可疑阳性，表示头盆可能不称；若胎头高于耻骨联合平面，为跨耻征阳性，表示头盆明显不称（图7-8）。初产妇预产期前两周，经产妇临产后胎头尚未入盆时做此项检查有一定的临床意义。

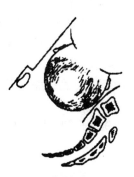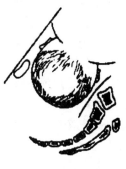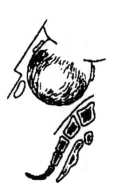

A. 头盆相称　　　　　　　　B. 头盆可疑相称　　　　　　C. 头盆不称

图 7-8　检查头盆相称程度

（四）对母儿及产程的影响

1. 对产妇的影响　骨盆入口平面狭窄，影响胎先露的衔接，引起胎位异常及继发性宫缩乏力，导致产程延长、停滞；中骨盆平面狭窄，影响内旋转，容易发生持续性枕后位和枕横位；胎头嵌顿于产道内，膀胱等局部软组织因受压过久易形成生殖道瘘；产程长、阴道检查和手术机会增多，使感染发生率增高。梗阻性难产若处理不及时，可导致先兆子宫破裂、子宫破裂，危及产妇生命。

2. 对胎儿及新生儿的影响　产道异常易导致胎膜早破、脐带脱垂，导致胎儿窘迫；因胎头受压过久或手术助产，新生儿颅内出血、产伤及感染的概率增加。

3. 对产程的影响　狭窄骨盆易致产程延长及停滞。骨盆入口狭窄可使潜伏期及活跃期延长或停滞，中骨盆狭窄可使胎头下降延缓、胎头下降停滞。活跃期及第二产程延长，骨盆出口狭窄可致第二产程延长及胎头下降停滞。

（五）分娩时处理

明确狭窄骨盆的类别和程度，了解胎位、胎儿大小、胎心、宫缩强度、宫口扩张程度、是否破膜，结合年龄、产次、既往史综合判断，选择合理的分娩方式。

1. 明显头盆不称、出口平面狭窄或出现胎儿窘迫者，应尽早行剖宫产术结束分娩。

2. 均小骨盆或骨盆入口平面相对性狭窄，估计胎儿体重<3000g、胎位正常、宫缩好，无胎儿窘迫者，可以试产 2～4 小时。骨盆入口平面狭窄的试产应使宫口扩张至 3～4cm 以上。胎膜未破者可在宫口扩张≥3cm 时行人工破膜。若破膜后宫缩较强，产程进展顺利，多数可经阴道分娩。试产中如果出现宫缩乏力，可用催产素静脉滴注加强宫缩。试产 2～4 小时，胎头仍迟迟不能入盆，宫口扩张缓慢，或出现胎儿窘迫征象，应及时行剖宫产术结束分娩。

3. 中骨盆平面狭窄者，若宫口开全，头先露，胎头的双顶径达到或低于坐骨棘水平，无胎儿窘迫，可经阴道徒手旋转胎头至枕前位，待其自然分娩，或行阴道助娩结束分娩。若胎头双顶径未达坐骨棘水平，或出现胎儿窘迫征象，应行剖宫产术结束分娩。

4. 畸形骨盆的处理　根据畸形骨盆种类、狭窄程度、胎儿大小、产力等情况具体分析。如果畸形严重，明显头盆不称者，应行剖宫产术。

二 软产道异常

软产道由子宫下段、宫颈、阴道及盆底组织构成。妊娠早期应进行妇科检查以了解软产道有无异常。

1. 外阴异常　包括会阴坚韧、外阴水肿、外阴瘢痕等。由于会阴坚韧使会阴伸展性差，重度外阴水肿、外伤或炎症后瘢痕挛缩，影响胎先露下降，并可于胎头娩出时造成会阴严重裂伤。

2. 阴道异常　包括阴道横隔、阴道尖锐湿疣、阴道囊肿及肿瘤等。阴道横隔可阻碍胎先露下降。阴道尖锐湿疣在妊娠期迅速生长，分娩时易发生阴道裂伤、血肿和感染。

3. 宫颈异常　宫颈外口粘连、宫颈水肿、宫颈坚韧、宫颈瘢痕、宫颈癌及宫颈肌瘤等均可阻碍胎先露下降，影响宫颈口扩张，造成难产。

4. 子宫异常　子宫畸形包括中隔子宫、双子宫、双角子宫等，子宫畸形时难产率明显增加，临产后应严密观察，适当放宽手术指征。

第3节　胎位异常

胎位异常是造成难产的常见原因之一，分娩时枕前位是正常胎位，其他均为异常胎位。临床常见的异常胎位是持续性枕后位或枕横位及臀位。

　案例7-3

李某，30岁。G_1P_0，孕足月临产16小时，宫口开全，胎头下降无进展，胎心率140次/分。阴道检查：胎头矢状缝与坐骨棘间径一致，枕骨在母体骨盆右侧，S^{+1}。

问题：1. 该产妇的正确诊断是什么？

2. 此时首选的处理是什么？

一　持续性枕后位或枕横位

分娩过程中胎头以枕后位或枕横位衔接，在下降过程中，胎头枕骨仍然不能转向前方，使分娩发生困难者，称为持续性枕后位或持续性枕横位。

（一）原因

1. 骨盆异常　骨盆异常常发生于男型骨盆或横径狭窄骨盆。这两类骨盆的特点是骨盆入口平面前半部较狭窄，不适合胎头枕部衔接，后半部较宽，胎头容易以枕后位或枕横位衔接。这类骨盆常伴有中骨盆平面及骨盆出口平面狭窄，影响胎头在中骨盆平面向前旋转。为适应骨盆形态而成为持续性枕后位或持续性枕横位。

2. 胎头俯屈不良　若以枕后位衔接，胎儿脊柱与母体脊柱接近，不利于胎头俯屈。胎头前囟成为胎头下降的最低部位，而最低点又常转向骨盆前方，当前囟转至前方或侧方时，胎头枕部转至后方或侧方，形成持续性枕后位或持续性枕横位。

3. 子宫收缩乏力　子宫收缩乏力影响胎头下降、俯屈及内旋转，容易造成持续性枕后位或枕横位。

4. 头盆不称　头盆不称使内旋转受阻，而呈持续性枕后位或枕横位。

（二）诊断

1. 临床表现　临产后胎头衔接较晚及俯屈不良，由于枕后位的胎先露部不易紧贴子宫下段及宫颈内口，常导致协调性宫缩乏力及宫口扩张缓慢。因枕骨持续位于骨盆后方压迫直肠，产妇自觉肛门坠胀及排便感，致使宫口尚未开全时过早使用腹压，容易导致宫颈前后水肿和产妇疲劳，影响产程进展。持续性枕后位常致活跃期晚期及第二产程延长。若在阴道口虽已见到胎发，历经多次宫缩时屏气却不见胎头继续顺利下降时，应想到可能是持续性枕后位。

2. 腹部检查　在宫底部触及胎臀，胎背偏向母体后方或侧方，在对侧明显触及胎儿肢体。若胎头已衔接，有时可在胎儿肢体侧耻骨联合上方打到胎儿额部。胎心在脐下一侧偏外方听得最响亮，枕后位时因胎背伸直，前胸贴近母体腹壁，胎心在胎儿肢体侧的胎胸部位也能听到。

3. 阴道检查　若为枕后位，感到盆腔后部空虚，查明胎头矢状缝位于骨盆斜径上，前囟在骨盆右前方，后囟（枕部）在骨盆左后方为枕左后位，反之为枕右后位。查明胎头矢状缝位于骨盆横径上，后囟在骨盆左侧方，为枕左横位，反之为枕右横位。当出现胎头水肿、颅骨重叠、囟门触不清时，需借助胎儿耳郭、耳屏位置及方向判定胎位。若耳郭朝向骨盆后方，诊断为枕后位；若耳郭朝向骨盆侧方，诊断为枕横位。

4. B超检查　根据胎头颜面及枕部位置，能准确探清胎头位置以明确诊断。

（三）分娩机制

胎头多以枕横位或枕后位衔接，在分娩过程中，若不能转成枕前位时，其分娩机制有以下几种。

1. 枕左（右）后位　胎头枕部到达中骨盆向后行45°内旋转，使矢状缝与骨盆前后径一致。胎儿枕部朝向骶骨呈正枕后位。其分娩方式有以下几种。

（1）胎头俯屈较好（图7-9）：胎头继续下降，前囟先露抵达耻骨联合下时，以前囟为支点，胎头继续俯屈使顶部及枕部自会阴前缘娩出。继之胎头仰伸，相继自耻骨联合下娩出额、鼻、口、颏。此种分娩方式为枕后位经阴道助娩最常见的方式。

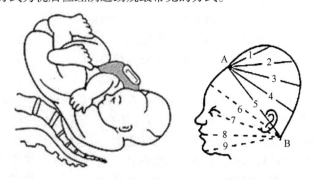

图 7-9　枕后位以前囟为支点娩出（胎头俯屈较好）

（2）胎头俯屈不良（图 7-10）：当鼻根出现在耻骨联合下缘时，以鼻根为支点，胎头先俯屈，从会阴前缘娩出前囟、顶部及枕部，然后胎头仰伸，使鼻、口、颏部相继由耻骨联合下娩出。因胎头以较大的枕额周径旋转，胎儿娩出更加困难，因此枕后位分娩方式多需手术助产。

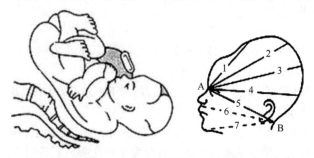

图 7-10　枕后位以鼻根为支点娩出（胎头俯屈不良）

2. 枕横位　部分枕横位于下降过程中无内旋转动作，或枕后位的胎头枕部仅向前旋转45°

称持续性枕横位。持续性枕横位虽能经阴道分娩，但多数需用手或行胎头吸引术将胎头转成枕前位娩出。

（四）对母儿的影响

1. 对产妇的影响　胎位异常导致继发性宫缩乏力，使产程延长，常需手术助产，容易发生软产道损伤，增加产后出血及感染机会。若胎头长时间压迫软产道，可发生缺血坏死脱落，形成生殖道瘘。

2. 对胎儿的影响　第二产程延长和手术助产机会增多，常出现胎儿窘迫和新生儿窒息，使围生儿死亡率增高。

（五）处理

持续性枕后位、枕横位在骨盆无异常、胎儿不大时，可以试产。试产时应严密观察产程，注意胎头下降、宫口扩张程度、宫缩强弱及胎心有无改变。

1. 第一产程

（1）潜伏期：需保证产妇饮食和充分休息。若有情绪紧张，睡眠不好可给予哌替啶或地西泮。让产妇向胎背的对侧方向侧卧，以利胎头枕部转向前方。若宫缩欠佳，应尽早静脉滴注催产素。

（2）活跃期：宫口开大 3～4cm 产程停滞，排除头盆不称者可行人工破膜，若产力欠佳，静脉滴注催产素。在试产过程中，出现胎儿窘迫征象，应行剖宫产术结束分娩。若经过上述处理效果不佳，宫口开大 $<0.5cm/h$ 或无进展时，则应行剖宫产结束分娩。宫口开全之前，嘱产妇不要过早屏气用力，以免引起宫颈前唇水肿，影响产程进展。

2. 第二产程　若第二产程进展缓慢，初产妇已近 2 小时，经产妇已近 1 小时，应行阴道检查。当胎头双顶径已达坐骨棘平面或更低时，可先行徒手将胎头枕部转向前方，使矢状缝与骨盆出口前后径一致，或自然分娩，或阴道助产（低位产钳术或胎头吸引术）。若转成枕前位有困难时，也可向后转成正枕后位，再以产钳助产。若以枕后位娩出时，需做较大的会阴后斜切开，以免造成会阴裂伤。若胎头位置较高，疑有头盆不称，需行刮宫产术，中位产钳禁止使用。

3. 第三产程　因产程延长，容易发生产后宫缩乏力，胎盘娩出后应立即静脉注射或肌内注射子宫收缩药，以防发生产后出血。有软产道裂伤者，应及时修补。新生儿应重点监护。凡行手术助产及有软产道裂伤者。产后应给予抗生素预防感染。

二　臀先露

臀先露是最常见的异常胎位。臀先露以骶骨为指示点，有骶左（右）前、骶左（右）横、骶左（右）后 6 种胎位。

（一）原因

妊娠 30 周前，臀先露较多见，妊娠 30 周以后多自然转成头先露。临产后持续为臀先露的原因尚不十分明确，可能的因素有以下几种。

1. 胎儿在宫腔内活动范围过大　羊水过多、经产妇腹壁松弛及早产儿羊水相对偏多，胎儿易在宫腔内自由活动形成臀先露。

2. 胎儿在宫腔内活动范围受限　子宫畸形（如单角子宫、双角子宫等）、胎儿畸形（如无脑儿、脑积水等）、双胎妊娠及羊水过少等，容易发生臀先露。胎盘附着在宫底、宫角部易发生臀先露，占 73%；而头先露仅占 5%。

3. 胎头衔接受阻　狭窄骨盆、前置胎盘、肿瘤阻塞骨盆腔及巨大胎儿等，也易发生臀先露。

（二）临床分类

根据胎儿两下肢所取的姿势分为以下 3 类。

1. 单臀先露或腿直臀先露　胎儿双髋关节屈曲，双膝关节直伸，以臀部为先露，最多见。

2. 完全臀先露或混合臀先露　胎儿双髋关节及双膝关节均屈曲，有如盘膝坐，以臀部和双足为先露，较多见。

3. 不完全臀先露　以一足或双足、一膝或双膝，或一足一膝为先露。膝先露是暂时的，开始后转为足先露。

（三）诊断

1. 肛门检查及阴道检查　肛门检查时，触及软而不规则的胎臀或触到胎足、胎膝。若胎臀位置高，肛门检查不能确定时，需行阴道检查。阴道检查时，了解宫口扩张程度及有无脐带脱垂。若胎膜已破，能直接触到胎臀、外生殖器及肛门，此时应注意与颜面相鉴别。若为胎臀，可触及肛门与两坐骨结节连在一条直线上，手指放入肛门内有环状括约肌收缩感，取出手指可见胎粪。若为颜面，口与两颧骨突出点呈三角形，手指放入口内可触及牙龈和弓状的下颌骨。若触及胎足时，应与胎手相鉴别。

2. B超检查　B超能准确探查臀先露类型及胎儿大小、胎头姿势等。

（四）分娩机制

以骶右前位分娩为例加以阐述（图 7-11）。

1. 胎臀娩出　临产后，胎臀以粗隆间径衔接于骨盆入口右斜径，骶骨位于右前方。胎臀逐渐下降，前髋下降稍快故位置较低，抵达骨盆底遇到阻力后，前髋向母体右侧 45° 旋转，使前髋位于耻骨联合后方，此时粗隆间径与母体骨盆出口前后径一致。胎臀继续下降，胎体稍侧屈以适应产道弯曲度，后髋先从会阴前缘娩出，随即胎体稍伸直，使前髋从耻骨弓下娩出。继之双腿、双足娩出。当胎臀及两下肢娩出后，胎体行外旋转，使胎背转向前方或右前方。

2. 胎肩娩出　当胎体行外旋转的同时，胎儿双肩径衔接于骨盆入口右斜径或横径，并沿此径线逐渐下降，当双肩达骨盆底时，前肩向右旋转 45° 至耻骨弓下，使双肩径与骨盆出口前后径一致，同时胎体侧屈使后肩及后上肢从会阴前缘娩出，继之前肩及前上肢从耻骨弓下娩出。

3. 胎头娩出　当胎肩通过会阴时，胎头矢状缝衔接于骨盆入口左斜径或横径，并沿此径线逐渐下降，同时胎头俯屈。当枕骨达骨盆底时，胎头向母体左前方旋转，使枕骨朝向耻骨联合。胎头继续下降，当枕骨下凹到达耻骨弓下时，以此处为支点，胎头继续俯屈，使颏、面及额部相继自会阴前缘娩出，随后枕部自耻骨弓下娩出。

（五）臀先露对母儿的影响

1. 对产妇的影响　胎臀形状不规则，不能紧贴子宫下段及宫颈内口，容易发生胎膜早破或继发性宫缩乏力，使产后出血与产褥感染的机会增多；若宫口未开全而强行牵拉，容易造成宫颈撕裂甚至延及子宫下段。

2. 对胎儿及新生儿的影响　胎臀高低不平，对前羊膜囊压力不均匀，常致胎膜早破，脐带脱垂发生率是头先露的 10 倍，脐带受压可致胎儿窘迫甚至死亡；胎膜早破，使早产儿及低体重儿增多。后出胎头牵出困难，常发生新生儿窒息、臂丛神经损伤及颅内出血，颅内出血的发病率是头先露的 10 倍。臀先露导致围生儿的发病率与死亡率均增高。

（六）处理

1. 妊娠期　于妊娠 30 周前，臀先露多能自行转为头先露。若妊娠 30 周后仍为臀先露应给予矫正。最佳矫正胎位的时间为 30~32 周。常用的矫正方法有以下几种。

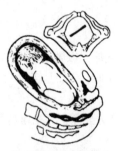
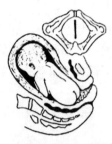
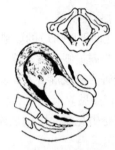

(1) 胎臀粗隆间径衔接于　　　(2) 胎臀经内旋转后，粗隆间径　　(3) 前髋自耻骨弓下娩，臀部娩出时
骨盆入口右斜径上　　　　　与母体骨盆出口前后一致　　　粗隆间径与骨盆出口前后径一致

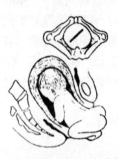
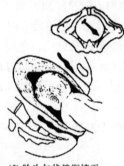
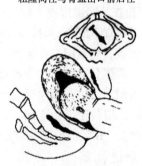

(4) 胎臀娩出后顺时针方向　　　(5) 胎头矢状缝衔接于　　　　　(6) 胎头入盆后矢状缝
旋转，胎臀转向前方　　　　骨盆入口的左斜径上　　　　　沿骨盆左斜径下降

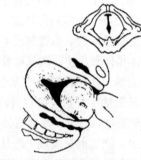
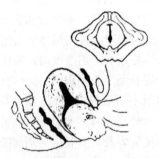

(7) 枕骨经内旋转达耻骨联合下方时，　　　(8) 枕骨下凹达耻骨弓下时，胎头俯屈娩出，
矢状缝与骨盆出口前后径一致　　　　　此时胎头矢状缝仍与骨盆出口前后径一致

图 7-11　骶右前位分娩机制

（1）胸膝卧位：让孕妇排空膀胱，松解裤带，做胸膝卧位姿势。每日 2 次。每次 15 分钟，连续做 1 周后复查（图 7-12）。

（2）激光照射或艾灸至阴穴：近年多用激光照射两侧至阴穴（足小趾外侧趾甲角旁 0.1 寸），也可用艾条灸，每日 1 次，每次 15～20 分钟，5 次为一个疗程。

（3）外转胎位术：应用上述矫正方法无效者。于妊娠 32～34 周时，可行外转胎位术，因有发生胎盘早剥、脐带缠绕等严重并发症的可能，应用时要慎重。

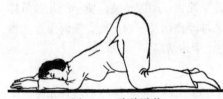

图 7-12　胸膝卧位

2. 分娩期　应根据产妇年龄、胎产次、骨盆类型、胎儿大小、胎儿是否存活、臀先露类型及有无合并症，于临产初期做出正确判断，以决定分娩方式。

（1）择期剖宫产术的指征：狭窄骨盆、软产道异常、胎儿体重大于 3500g 且存活、胎儿窘迫、高龄初产、有难产史、不完全臀先露等，均应行剖宫产术结束分娩。

（2）决定经阴道分娩的处理

第一产程：产妇应侧卧，不宜站立走动。少做肛门检查，尽量避免胎膜破裂。一旦破膜，应立即听胎心。若胎心变慢或变快，应行阴道检查，了解有无脐带脱垂。若有脐带脱垂，胎心尚好，宫口未开全，为抢救胎儿，需立即行剖宫产术。若无脐带脱垂，可严密观察胎心及产程进展。若出现协调性宫缩乏力，应设法加强宫缩。当宫口开大 4～5cm 时，胎足即可经宫口脱出至阴道。为了使宫颈和阴道充分扩张，消毒外阴之后，使用"堵"外阴方法。当宫缩时用无菌巾以手掌堵住阴道口，让胎臀下降，避免胎足先下降，待宫口及阴道充分扩张后才让胎臀娩出。

第二产程：接产前，应导尿排空膀胱。初产妇应做会阴后-斜切开术。有 3 种分娩方式。①自然分娩：胎儿自然娩出，不作任何牵拉。极少见，仅见于经产妇、胎儿小、宫缩强、骨盆腔宽大者。②臀助产术：当胎臀自然娩出至脐部后，胎肩及后出胎头由接产者协助娩出。脐部娩出后，一般应在 2～3 分钟娩出胎头。时长不能超过 8 分钟。后出胎头协助娩出方法，有接产者主张用单叶产钳，效果佳。③臀牵引术：胎儿全部由接产者牵拉娩出。此种手术对胎儿损伤较大，一般情况下禁止使用。

第三产程：产程延长易并发子宫收缩乏力性出血。胎盘娩出后，应肌内注射催产素或麦角新碱，防止产后出血。行阴道助娩术致软产道损伤者，应及时检查并缝合，给予抗生素预防感染。

 三 肩先露

当胎儿横卧在骨盆入口之上，胎体纵轴与母体纵轴相垂直，先露部为肩时，称肩先露。肩先露占分娩总数的 0.25%。肩先露以肩胛骨为指示点，有肩左（右）前、肩左（右）后 4 种胎位，是对母儿最不利的胎位，除死胎及早产儿胎体折叠娩出外，足月活胎不能经阴道娩出。若处理不及时，可造成子宫破裂。

（一）原因

常见原因有早产儿、羊水过多、前置胎盘、骨盆狭窄、子宫畸形、腹壁松弛等。

（二）诊断

1. 腹部检查　子宫呈横椭圆形，子宫横径宽。宫底部及耻骨联合上方空虚，在母体腹部一侧触到胎头，另一侧触到胎臀。胎心在脐周两侧最清楚。

2. 肛门检查及阴道检查　胎膜未破者，肛门检查不易触及胎先露部。胎膜已破、宫口已扩张者，阴道检查可触到肩胛骨或肩峰、肋骨及腋窝。腋窝尖端指向胎儿头端，据此决定胎头在母体左（右）侧。肩胛骨朝向母体前（后）方决定肩前（后）位。如胎头在母体右侧，肩胛骨朝向后方，则为肩右后位。胎手若脱出阴道口外，可用握手法，检查者只能与胎儿同侧手相握。例如肩右前位时左手脱出，检查者用左手与胎儿左手相握。

3. B超检查　能确定肩先露具体胎位。

（三）对母儿的影响

先露部胎肩不能紧贴子宫下段及宫颈，易发生宫缩乏力和胎膜早破。破膜后羊水外流，胎儿上肢或脐带容易脱出，导致胎儿窘迫甚至死亡。随着宫缩加强，胎肩及胸廓一部分挤入盆腔内，胎体折叠弯曲，胎颈拉长，上肢脱出于阴道口外，胎头和胎臀仍被阻于骨盆入口上方，形成嵌顿性（或称忽略性）肩先露（图 7-13）。若不及时处理，将发生子宫破裂。

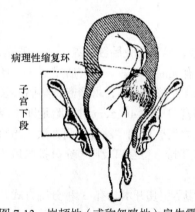

病理性缩复环

子宫下段

图 7-13　嵌顿性（或称忽略性）肩先露

（四）处理

1. 妊娠期处理　妊娠后期发现肩先露应及时矫正。可采用胸膝卧位、激光照射至阴穴。若上述矫正方法无效，应提前住院决定分娩方式。

2. 分娩期处理　根据胎产次、胎儿大小、是否存活、有无并发症等综合判断，决定分娩方式。

（1）足月活胎伴产科指征应于临产前剖宫产。

（2）初产妇应剖宫产，经产妇首选剖宫产。

（3）双胎中第二胎儿为肩先露时，可行内倒转术。

（4）出现先兆子宫破裂或子宫破裂征象，无论胎儿死活，均应立即剖宫产。

（5）胎儿已死，无先兆子宫破裂征象，宫口近开全，在全身麻醉下行断头术或碎胎术。术后应常规检查子宫下段、宫颈及阴道有无裂伤。有裂伤应及时缝合。预防产后出血，给抗生素预防感染。

附：肩难产

胎头娩出后，胎儿前肩被嵌顿在母体的耻骨联合上，常规助产方法不能娩出胎儿双肩，称肩难产。其在临床医学和法医学上越来越重要。

（一）病因

产前易感因素有：①巨大儿；②既往肩难产史；③妊娠糖尿病；④过期妊娠；⑤孕妇骨盆解剖结构异常。

然而，大多数肩难产发生于胎儿体重<4000g 的正常分娩过程中，这就意味着大多数肩难产可能是由胎儿肩部的下降与骨盆不称所引起的，胎儿与骨盆都不存在显著的解剖异常。在产程中出现以下情况，则出现肩难产的可能性会增加：①活跃期延长或停滞；②第二产程胎头下降延长或停滞；③中位助产。目前还缺乏准确预测和预防肩难产发生的条件，多因素分析，巨大儿且第一产程活跃期延长和第二产程胎头下降缓慢，实施剖宫产分娩更为谨慎安全。

（二）临床表现及诊断

分娩时主要表现为：①第一产程活跃期延长；②第二产程延长伴"乌龟征"（胎头娩出后未发生外旋转而又回缩至阴道）；③使用胎头吸引器或产钳助产。

当较大胎头娩出后，胎颈回缩，使胎儿颏紧紧压向会阴部，胎肩娩出受阻，用常规方法无法使胎肩娩出，除外胎儿畸形，即可诊断为肩难产。

（三）处理

缩短胎头到胎肩娩出的间隔，是新生儿存活的关键。应做好新生儿复苏抢救准备。

1. 请求援助和会阴切开　一旦诊断肩难产，立即召集有经验的产科医师、麻醉师、助产士和儿科医师到场援助。进行会阴切开或加大切口，以增加阴道内操作空间。

2. 屈大腿法　让产妇双腿极度屈曲贴近腹部，双手抱膝，减小骨盆倾斜度，使腰骶部前凹变直，骶骨位置相对后移，骶尾关节稍增宽，骨盆入口径因此增大，使嵌顿在耻骨联合上方的前肩自然松解，同时适当用力向下牵引胎头而娩出前肩。

3. 耻骨上加压法　助手在产妇耻骨联合上方加压触到胎儿前肩部位并向下加压，使胎肩内收，双肩径缩小，同时助产者牵拉胎头，两者相互配持续加压与牵引，注意不要用暴力。经过以上操作方法，超过50%的肩难产得以成功解决。

4. Woods旋肩法 助产者以示、中指伸入阴道，紧贴胎儿后肩的前面，将后肩向侧上方旋转，助手协助胎头向同方向旋转，当后肩逐渐旋转到前肩时娩出。操作时，若胎儿右肩嵌顿在耻骨联合上方，助产者用左手逆时针旋转180°；若胎儿左肩嵌顿在耻骨联合上方，助产者则用右手顺时针旋转180°，使后肩转为前肩达骨盆斜径上，在旋转中先娩出后肩。

5. 牵引后臂娩肩法 助产者的手沿骶骨伸入阴道，握住胎儿后上肢，使其肘关节屈曲于胸前，以洗脸的方式娩出臂，从而协助后肩娩出。切忌抓胎儿的上臂，以免造成肱骨骨折。

6. 手膝位 产妇翻转至双手和双膝着地,重力作用或这种方法产生的骨盆径线的改变可能会解除胎肩嵌顿状态,是处理肩难产的一种安全、快速而又有效的操作方法。在使用以上操作方法时,也可考虑使用此体位。

7. 其他 如耻骨联合切开术、锁骨切断术（适用于死胎或畸形儿）等。

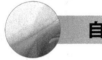 自测题

一、选择题

A₁/A₂型题

1. 协调性宫缩乏力，宫口开大5cm，无头盆不称，最佳处理是（   ）
   A. 人工破膜后静脉滴注催产素
   B. 催产素静脉滴注
   C. 等待产程自然进展
   D. 剖宫产
   E. 镇静药

2. 关于协调性宫缩乏力，正确的是（   ）
   A. 子宫收缩具有正常的节律性、对称性和极性，仅收缩力弱
   B. 宫缩间歇时，子宫壁不完全放松
   C. 宫缩时，子宫壁坚硬
   D. 产妇持续性腹痛，产程延长
   E. 最容易发生胎儿窘迫

3. 初孕妇临产后胎头未入盆，首先应考虑（   ）
   A. 羊水过多
   B. 腹壁松弛
   C. 脑积水
   D. 头盆不称
   E. 宫缩乏力

4. 出现宫缩乏力，行人工破膜加速产程进展适用于（   ）
   A. 臀位，宫口开大3cm以上
   B. 横位，宫口开大2cm
   C. 头先露，已衔接，宫口开大4cm
   D. 头盆不称
   E. 以上均不适用

5. 不协调性子宫收缩乏力，为使其恢复极性，应给予（   ）
   A. 剖宫产
   B. 静脉滴注催产素
   C. 肌内注射哌替啶
   D. 人工破膜
   E. 以上都不是

6. 治疗宫缩乏力，正确应用催产素的是（   ）
   A. 常用于穴位注射
   B. 出现胎儿窘迫立即停药
   C. 用药后宫缩越强，效果越佳
   D. 适用于不协调宫缩
   E. 适用于骨盆下口狭窄，产程延长者

7. 胎头跨耻征阳性的初产妇于临产后检查，不可能出现的是（   ）
   A. 子宫收缩力异常
   B. 病理性缩复环
   C. 胎头衔接
   D. 胎膜早破
   E. 胎位异常

8. 妊娠末期发现跨耻征阳性，最大可能为（   ）
   A. 中骨盆狭窄
   B. 骨盆下口狭窄
   C. 扁平骨盆
   D. 漏斗型骨盆
   E. 妇女型骨盆

9. 关于不协调性宫缩乏力，正确的是（   ）
   A. 子宫收缩有正常节律性，宫缩强而频
   B. 子宫收缩极性倒置，子宫底部下段弱
   C. 宫缩间歇时间长，子宫壁完全放松
   D. 子宫收缩极性倒置，子宫底部弱下段强
   E. 不会对胎儿产生影响

10. 骨盆外测量坐骨结节间径＜8cm，应进一步测量哪一条径线（　　）

    A. 骶耻外径

    B. 骨盆口前后矢状径

    C. 骨盆下口后矢状径

    D. 粗隆间径

    E. 骶耻内径

11. 下列可以试产的是（　　）

    A. 头位，骶耻外径 17cm，骨盆上口前后径 8.5cm

    B. 头位，骶耻外径 15cm，骨盆上口前后径 8cm

    C. 坐骨棘间径 9cm，坐骨切迹＜2 横指

    D. 坐骨结节间径与后矢状径之和＜15cm

    E. 均小骨盆，估计胎儿重 3500g

12. 坐骨结节间径 7cm，后矢状径 7cm，足月妊娠应采取的分娩方式是（　　）

    A. 自然分娩　　　B. 会阴侧切

    C. 胎头吸引　　　D. 产钳术

    E. 剖宫产

13. 关于持续性枕后位的描述，正确的是（　　）

    A. 多见男型骨盆或类人猿型骨盆

    B. 凡枕后位均需剖宫产

    C. 阴道口可见胎头，提示宫口开全

    D. 产妇向下屏气，提示宫口开全

    E. 阴道检查前囟位于骨盆右后方，矢状缝在右斜径上，提示枕后位

14. 对母体最不利的胎位是（　　）

    A. 枕后位　　　　B. 枕前位

    C. 单臀先露　　　D. 横位

    E. 枕横位

15. 最易发生脐带脱垂的是（　　）

    A. 足先露，胎膜早破

    B. 部分性前置胎盘

    C. 脐带过长

    D. 双胎

    E. 枕后位

16. 持续性枕横位、枕后位第一产程处理，正确的是（　　）

    A. 偶尔能转成枕前位自然分娩

    B. 及早剖宫产

    C. 让产妇朝向胎背的方向侧卧

    D. 指导产妇及早屏气用力

    E. 应给予充分的试产机会

17. 临产后胎头迟迟不入盆，应首先做哪项检查（　　）

    A. 耻骨弓角度

    B. 坐骨棘间径

    C. 坐骨棘突出程度

    D. 坐骨切迹宽度

    E. 对角径

18. 产程中，产妇子宫出现病理性缩复环提示（　　）

    A. 子宫发育畸形

    B. 不协调性子宫收缩

    C. 先兆子宫破裂

    D. 子宫破裂

    E. 软产道异常

19. 臀位分娩时，当脐部娩出后，一般在多长时间内结束分娩（　　）

    A. 8 分钟内　　　　B. 8～10 分钟

    C. 10～15 分钟　　D. 15～20 分钟

    E. 20～30 分钟

20. 关于妊娠 28 周前臀位处理，最好的是（　　）

    A. 胸膝卧位　　　　B. 艾灸至阴穴

    C. 中药转胎　　　　D. 等待自动转为头位

    E. 外倒转术

21. 经产妇，26 岁。妊娠 38 周，凌晨 4 时出现规律宫缩，19 时宫口开大 3cm，此时的诊断是（　　）

    A. 潜伏期延长　　　B. 正常产程

    C. 胎头下降延缓　　D. 活跃期停滞

    E. 活跃期延长

22. 初产妇，28 岁。妊娠 40 周，8 时开始规律宫缩，15 时宫口开大 4cm，S^{-3}，18 时口开大 9cm，S^{+2}。此时首先考虑的诊断是（　　）

    A. 潜伏期延长　　　B. 活跃期停滞

    C. 胎头下降延缓　　D. 正常产程

    E. 活跃期延长

23. 29 岁初产妇，妊娠 39 周。于凌晨 4 时临产，10 时宫口开大 4cm，20 时宫口开大 7cm，应诊断为（　　）

    A. 第二产程停滞　　B. 第二产程延长

C. 潜伏期延长　　D. 活跃期停滞

E. 活跃期延长

24. 初产妇, 26 岁。妊娠 38 周, 不完全臀先露, 胎心良好, 胎膜未破, 估计胎儿体重 3800g。最恰当的处理方法是 (　　)

A. 等待自然分娩　B. 阴道镜检查

C. 催产素静脉滴注 D. 人工破膜

E. 行剖宫术

25. 李某, 30 岁。G_1P_0, 停经 39 周, 阵发性腹痛 14 小时, 宫缩每 6～7 分钟一次, 每次持续约 30 秒, 宫口开大 6cm, 无头盆不称。最佳处理是 (　　)

A. 立即做好剖宫产的准备

B. 给予高蛋白饮食, 让产妇充分休息

C. 给予催产素静脉滴注

D. 阴道分娩

E. 等待自然分娩

26. 初产妇, 足月妊娠, 临产 12 小时, 产妇烦躁不安, 呼痛不已, 查体: 子宫收缩强, 间歇期不放松, 宫底高度 32cm, 腹围 100cm, 胎心率 140 次/分, 宫口开大 1cm, 先露平坐骨棘。首选处理方法是 (　　)

A. 肥皂水灌肠

B. 人工破膜

C. 静脉滴注小剂量催产素

D. 肌内注射哌替啶

E. 立即剖宫产

27. 足月妊娠临产 30 小时, 横位右手脱出, 胎心率 150 次/分, 宫口开大 8cm, 破膜 24 小时, 平脐处有环状凹陷。正确的处理是 (　　)

A. 消毒后将胎手还纳

B. 剖宫产

C. 待宫口开全后做内倒转术

D. 深麻醉下做内倒转术

E. 断头术

28. 王女士, 30 岁。G_1P_0, 骨盆测量骶耻外径 20cm, 坐骨棘间径 <10cm, 坐骨结节间径 <8cm, 耻骨弓角度 <90°, 应考虑为 (　　)

A. 正常骨盆　　　　B. 扁平骨盆

C. 均小骨盆　　　　D. 漏斗骨盆

E. 畸形骨盆

29. 初产妇, 23 岁。妊娠 39 周。血压 130/80mmHg, 枕右前位, 估计胎儿体重 2800g, 临产后 10 小时, 宫缩逐渐减弱, 胎膜已破, 宫口开大 7cm, 胎头 S^{+2}, 胎心率 140 次/分。此时恰当的处理措施是 (　　)

A. 静脉注射地西泮

B. 肌内注射催产素

C. 静脉滴注催产素

D. 静脉注射麦角新碱

E. 立即行剖宫术

30. 初产妇, 25 岁, 妊娠 39 周。骶耻外径 19.5cm, 髂棘间径 25cm, 坐骨结节间径 7cm, 出口后矢状径 7cm, 胎儿体重估计 3000g, 胎头高浮, 胎心率 136 次/分。根据上述检查结果, 本例最可能的诊断是 (　　)

A. 中骨盆狭窄　　B. 骨盆入口狭窄

C. 骨盆出口狭窄　D. 均小骨盆

E. 偏斜骨盆

二、思考题

1. 加强子宫收缩的方法有哪些?

2. 产程中出现宫缩乏力时, 应用催产素加强宫缩, 有哪些注意事项?

3. 狭窄骨盆分娩试产的原则是什么?

4. 持续性枕后位、枕横位对母儿有何影响?

5. 试述臀先露的临床分类, 在妊娠期与分娩期如何处理?

(熊立新　刘雪飞)

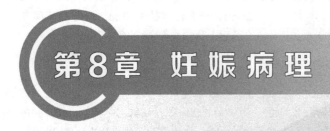

第8章 妊娠病理

第1节 妊娠剧吐

妊娠剧吐（hypertensives gravid）指发生在妊娠5～10周，恶心、呕吐频繁，不能进食，体重较妊娠前下降≥5%，体液电解质失衡及新陈代谢障碍，孕妇需住院输液治疗者。

病因

迄今病因尚不明确。由于孕妇早孕反应的出现及消失与体内血 hCG 值的上升与下降的时间相一致，患有多胎妊娠或葡萄胎的孕妇血 hCG 值明显上升，更易导致妊娠剧吐，故目前多认为妊娠剧吐与孕妇血 hCG 水平增高有关。雌激素也与妊娠剧吐的关系较为密切，随着孕妇雌二醇水平的增高，孕妇的恶心、呕吐情况也逐渐加重；临床观察还提示此病可能与精神及社会因素相关，孕妇精神过度紧张、焦虑、生活环境和经济状况较差均更易导致妊娠剧吐；此外感染幽门螺旋杆菌与妊娠剧吐可能也有一定的相关性。

临床表现

（一）症状

一般停经6周左右，孕妇出现晨起呕吐、厌食、择食等早孕反应，以后逐渐加重直至呕吐频繁，甚至不能进食，以年轻初孕妇多见。呕吐物除食物和黏液外，常有咖啡样物质或胆汁。

（二）体征

患者精神萎靡，口唇干裂，皮肤干燥，脉细数，尿量减少，严重者可导致血压下降、意识模糊、急性肾衰竭、肝功能短暂异常等；严重呕吐导致失水及电解质紊乱，机体脂肪的动用更引发脂肪代谢中间产物酮体的积聚，导致代谢性酸中毒。患者消瘦明显，体重较妊娠前减轻≥5%。还有研究表明，此类患者常存在促甲状腺素的抑制状态。

三 诊断及鉴别诊断

根据病史及临床表现，有助于确诊。诊断妊娠剧吐至少应包括呕吐≥3次/日，体重较妊娠前减轻≥5%，尿酮体阳性。为进一步了解、判断病情还应行以下检查。

1. 尿液检查　测定尿量、尿比重、酮体，注意有无蛋白尿和管型尿。

2. 血液检查 测定红细胞数、血红蛋白含量、红细胞压积、全血及血浆浓度以了解有无血液浓缩。动脉血气分析测定血液 pH，血二氧化碳结合力等测定了解有无酸碱失衡情况，一般呈现酸中毒。还应检测血钾、钠、氯含量，肝、肾功能及甲状腺功能。

3. 必要时应行眼底检查及神经系统检查。

妊娠剧吐应与葡萄胎、多胎妊娠及肝炎、胃炎等可能导致呕吐的疾病相鉴别。

四 治疗

多种维生素可减轻孕妇的恶心、呕吐，精神情绪不稳定的孕妇应予以心理治疗以解除其顾虑。

确诊妊娠剧吐后患者应住院治疗，禁食 24 小时，根据失水量及电解质紊乱情况补充液体量应≥3000ml/d，尿量应维持在 1000ml 以上。输液中应加入维生素 B_6（为止吐药中的一线用药）、维生素 C、氯化钾等，并予以维生素 B_1 肌内注射。合并代谢性酸中毒者可予以碳酸氢钠纠正；营养不良者，可静脉补充必需氨基酸或脂肪乳。多数妊娠剧吐的孕妇经上述治疗 2～3 天后病情可改善，则继续妊娠。少数病例经非手术治疗无效时，可加用肾上腺皮质激素，如氢化可的松 200～300mg 加入 5%葡萄糖溶液 500ml 内静脉缓慢滴注。如体重明显下降>5%～10%，不能进食，可选择鼻饲管或肠外营养。

下列情况危及孕妇生命者应考虑终止妊娠：①体温持续>38℃，心率≥120 次/分；②持续黄疸或蛋白尿；③顽固性呕吐经治疗无效；④合并视神经炎、视网膜出血；⑤伴发 Wernicke 综合征等。

┤知识链接├

Wernicke 综合征（韦尼克脑病）

主要临床表现为眼球震颤、共济失调、视力障碍，急性期多表现为言语增多，逐渐转化为精神迟钝、嗜睡，甚至木僵或昏迷，是维生素 B_1 缺乏导致的中枢神经系统疾病。约 10% 严重剧吐患者可并发该症。如未及时治疗，病死率可达 50%，一旦确诊，应立即终止妊娠。

第2节 流 产

● 案例 8-1

患者，女性，24 岁。停经 50 日，下腹隐痛伴阴道少量血性分泌物 3 日。检查：子宫如妊娠 7 周大小，宫颈口闭合，hCG（+）。

问题：1. 该患者最可能的诊断是什么？

2. 为了明确诊断，还应该做哪些检查？

3. 对于该患者主要应采取哪些治疗方法？

流产（abortion）是指妊娠不满 28 周，胎儿体重不足 1000g 而终止者。妊娠不满 12 周而终止者为早期流产，妊娠满 12 周而不满 28 周者称晚期流产。流产按原因可分为自然流产和人工流产。自然流产的发生率占全部妊娠的 31%左右，多数为早期流产。本节介绍自然流产。

病因

（一）胚胎因素

胚胎或胎儿染色体数目或结构异常是早期流产最常见的原因，占 50%～60%。除遗传因素外，感染、药物等因素也可能导致胚胎染色体异常而诱发流产。流产者多为空孕囊或已退化胚胎。少数未流产者可能发育成畸形或有缺陷的胎儿。

（二）母体方面

1. 生殖器官异常　子宫畸形（如双子宫、子宫中隔、子宫发育不良及双角子宫等）、子宫肌瘤（尤其是黏膜下肌瘤）、宫腔粘连等均可妨碍胚胎着床导致流产。宫颈重度裂伤、部分或全部切除、宫颈内口松弛等可导致胎膜早破引发晚期流产。

2. 全身性疾病　孕妇患有心力衰竭或严重贫血等可导致胎儿严重缺氧而流产；患有慢性肝肾疾病或高血压等可导致胎盘梗死而晚期流产；患有高热疾病可导致宫缩而流产；患有严重感染时细菌毒素或病毒可经胎盘进入胎儿循环，导致胎儿死亡而流产；此外 TORCH 感染也可导致流产。

3. 内分泌功能失调　孕妇患有黄体功能不足可导致孕激素不足，影响胚泡的植入与发育而流产；患有甲状腺功能减低可导致胚胎发育不良而流产；糖尿病患者血糖控制不良者也可导致流产。

4. 免疫因素　妊娠犹如同种异体移植，孕妇对胎儿免疫耐受使胎儿在母体内生存。但父系人白细胞抗原（HLA）过多可导致孕妇产生的抗 HLA 不足而流产；母体抗磷脂抗体过多、抗精子抗体存在、母胎血型抗原不合、狼疮抗凝血因子阳性等孕妇自身免疫功能异常也可导致流产。

5. 创伤刺激及其他　孕妇严重的躯体（如手术尤其是腹部手术、腹部受到撞击、妊娠期性生活频繁等）或心理（过度焦虑、恐惧、忧伤等）不良刺激可导致流产；孕妇过量吸烟、酗酒和吸毒等也可导致流产。

（三）环境因素

过多接触砷、铅、苯、放射线、高温等有害化学物质或物理因素，也可导致流产。

 病理

流产发生的时间不同，病理过程亦不尽相同。

妊娠 8 周前，流产多表现为胚胎先死亡，随后底蜕膜出血导致绒毛与蜕膜层分离，已分离的胚胎组织形同异物，可导致宫缩而被排出。此时胎盘绒毛发育尚未成熟，与子宫蜕膜联系欠牢固，整个胎囊及绒毛多从子宫壁完全剥离而排出，出血不多。

妊娠 8～12 周，胎盘绒毛发育繁盛，虽未形成完整的胎盘，但深植蜕膜中与蜕膜层联系牢固，流产时胎儿及其附属物很难完整剥离排出，部分妊娠组织易残留宫内，影响子宫收缩，出血较多。

妊娠 12 周后，胎盘已完全形成，流产时多先有腹痛，之后相继娩出胎儿、胎盘，与足月分娩相似。胎儿一般死亡后两周左右可自然排出，若滞留于宫腔，母体会出血不止。

 临床表现

流产的主要症状是停经、腹痛和阴道出血。

早期流产多表现为先阴道出血后腹痛。开始时绒毛与蜕膜分离，导致血窦开放阴道出血。剥离的胚胎和血液刺激宫缩使胚胎及其他妊娠物排出，导致阵发性下腹疼痛，妊娠物完全排出，子宫收缩，出血停止。晚期流产多表现为腹痛后阴道出血，其过程与早产相似，胎盘在胎儿娩出后排出，一般出血不多。

四 临床类型

按自然流产发展的不同阶段，可分为如下临床类型。

1. **先兆流产** 停经后阴道少量出血，伴或不伴轻微下腹痛、腹坠。阴道出血常为深褐色或血性分泌物，无妊娠物排出。妇科检查：宫颈口闭合，胎膜未破，子宫大小与妊娠月份相符。尿妊娠试验阳性。如胚胎正常，经休息及治疗后，临床症状消失可继续妊娠。如阴道出血增多及下腹痛加剧可发展为难免流产。

2. **难免流产** 由先兆流产发展而来，流产已难以避免。阴道出血量较先兆流产明显增多，阵发性下腹痛加剧，或出现胎膜早破（阴道流液）。妇科检查：宫颈口扩张，有时胚胎组织或胎囊可堵塞宫颈口，子宫大小与停经月份基本相符或稍小。

3. **不全流产** 难免流产继续发展，妊娠物部分排出体外，部分残留于宫腔或嵌顿于宫颈口，子宫收缩不良，导致大量阴道出血甚至休克，可危及孕妇及胎儿的生命。妇科检查：宫颈口扩张，子宫小于停经月份。

4. **完全流产** 妊娠产物全部排出，阴道出血及腹痛逐渐消失。妇科检查：宫颈口闭合，子宫正常大小或略大。

上述流产的临床类型及流产的发展过程，见图8-1。此外，流产还有3种特殊情况。

1. **稽留流产** 也称过期流产，指胚胎或胎儿已死亡但滞留宫腔未能自然排出者。早孕反应消失。子宫缩小不再增大。若孕妇已达妊娠中期，则腹部不再增大，胎动消失。妇科检查：宫颈口闭合，子宫小于妊娠月份，质地不软，胎动、胎心消失。尿妊娠试验阴性，有时坏死胎盘蜕变组织释放的凝血活酶可进入孕妇血内，导致弥散性血管内凝血（DIC）。

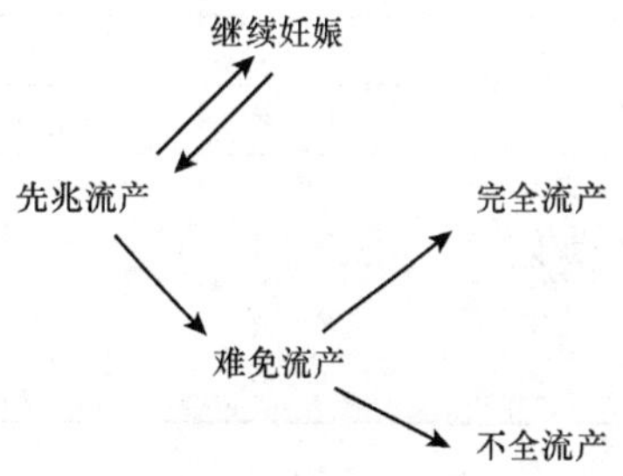

2. **复发性流产** 也称习惯性流产，指同一性伴侣连续发生3次及3次以上的自然流产。由于连续2次流产后再次流产的风险与3次流产者相近，也应重视并予以评估。复发性流产多为早期流产，每次流产多发生在妊娠同一月份，临床过程与一般流产相同。早期习惯性流产主要原因为胚胎染色体异常、免疫因素异常、黄体功能不足、甲状腺功能减退，晚期习惯性流产主要原因为子宫解剖异常等。

3. **流产合并感染** 流产过程中，若宫腔内妊娠组织残留、阴道出血时间过长，可导致宫腔内感染，表现为发热、白细胞增高，严重时感染扩散可并发盆腔炎、腹膜炎、败血症和感染性休克等。

图 8-1 流产的发展过程

五 诊断

根据病史及临床表现自然流产不难确诊，确诊后还需确定流产类型以便做相应处理。

（一）病史

应询问有无停经史和反复流产史，有无早孕反应、阴道出血和腹痛的情况，有无妊娠物排出。了解阴道分泌物及发热情况。

（二）体格检查

测量生命体征，有无贫血及感染征象。妇科检查应注意宫口是闭合还是扩张、子宫大小与妊娠月份是否相符、有无妊娠物排出或堵塞宫口；双附件有无压痛、增厚或包块。

（三）辅助检查

1. B超检查　可检查妊娠囊形态，有无胎心搏动，确定胎儿是否存活。

2. 妊娠试验　多采用检测尿hCG，有诊断价值，为进一步了解流产的预后，多采取连续测定血hCG的水平，正常妊娠6~8周时，其值每日以66%的速度增长，若48小时增长速度<66%，提示妊娠预后不良。

3. 孕激素的测定　血黄体酮水平可协助判断先兆流产预后。

4. 宫颈功能不全的诊断　不明原因的晚期流产和早产史，分娩前或破膜前无明显宫缩，胎儿存活而未足月胎膜早破史；非孕期行妇科检查宫颈内口松弛可顺利通过8号扩张器；孕期无明显腹痛宫颈管缩短并软化，B超测量宫颈内口宽度大于15mm均有助于诊断。

六　鉴别诊断

应鉴别流产的类型，鉴别要点见表8-1。此外，还应与异位妊娠、葡萄胎、功能失调性子宫出血及子宫肌瘤等相鉴别。

表8-1　一般类型流产的诊断

类型	病史			妇科检查	
	出血量	下腹痛	组织物排出	宫颈口	子宫大小
先兆流产	少或无	无或轻	无	闭合	与妊娠月份相符
难免流产	少→多	加剧	无	扩张	基本相符或略小
不全流产	少→多	减轻	部分排出	扩张或有组织物堵塞	小于妊娠月份
完全流产	少或无	轻或无	完全排出	闭合	正常或略大

七　治疗

根据流产的不同类型，及时进行恰当的处理。

1. 先兆流产　需卧床休息，减少刺激，禁止性生活及不必要的阴道检查。给予孕妇心理安慰，必要时可用对胎儿危害小的镇静药物，如苯巴比妥0.03~0.06g，每日2~3次。黄体功能不足的孕妇，黄体酮注射液20mg，肌内注射，每日或隔日一次，维生素E 10~20mg口服，每日3次。经2周积极治疗后阴道出血停止、B超提示胚胎存活者，可继续妊娠。如临床症状不见好转甚至加重，B超提示胚胎发育异常者，hCG水平不升或反降，则流产不可避免，需终止妊娠。

2. 难免流产　一经确诊，尽早清除胚胎和胎盘组织，以防出血和感染。早期流产应及时进行清宫术，仔细检查妊娠物，并送病理检查。晚期流产子宫较大行清宫术有困难，于5%葡萄糖溶液500ml中加入催产素10~20U静脉滴注，促进子宫收缩，排出胎儿、胎盘，并检查是否完全，必要时刮宫以清除宫腔内残留组织，给予抗生素预防感染。

3. 不全流产　一经确诊，应尽早清除宫腔内残留组织。阴道出血时间较长甚至伴休克者，应在输血、输液的同时给予抗生素预防感染。

4. 完全流产　一经确诊，如无感染，无须处理。

5. 稽留流产　一经确诊，也应尽早清除宫腔内组织，以防凝血功能障碍导致 DIC。处理前应进行血常规、凝血功能等检查，并做好输血准备。但有时胎盘组织在宫内稽留时间过长而机化，与子宫壁粘连紧密，可造成清宫困难。若凝血功能正常，为提高子宫肌对催产素敏感性可口服炔雌醇 1mg，每日 2 次，连用 5 日。子宫小于 12 孕周者，可行刮宫术。术时可注射催产素以减少出血，操作务必轻柔小心，以防子宫穿孔。一次不必刮净，一周后再次刮宫；子宫大于 12 孕周者，可给予催产素 5～10U 加入 5% 葡萄糖溶液静脉滴注，或米非司酮配伍米索前列醇。具体用法：米非司酮 150mg 分 2 日服完，第 3 日米索前列醇 600μg 一次口服，促进胎儿、胎盘娩出，必要时行刮宫术。若凝血功能异常，应尽早应用肝素、纤维蛋白原及新鲜血液等，凝血功能好转后，再行刮宫。

6. 复发性流产　染色体异常的夫妇，应在孕前进行遗传咨询，妊娠中期进行产前诊断；抗磷脂抗体阳性患者在确定妊娠后应用小剂量阿司匹林口服，50～75mg/d；黄体功能不足者应肌内注射或口服黄体酮 20～40mg/d，应治疗至妊娠 12 周或超过以往发生流产的月份，嘱其卧床休息，禁止性生活，予以心理安慰，必要时给予镇静药；黏膜下肌瘤及影响妊娠的肌壁间肌瘤应在孕前手术剔除；子宫粘连、子宫中隔等应于孕前手术松解粘连或切除中隔；宫颈内口松弛者应在孕前行宫颈内口修补术，或于妊娠 14～18 周行宫颈环扎术，定期随诊，提前住院，待分娩发动前拆除缝线，若术后有流产征象应及时拆线以免撕裂宫颈；甲状腺功能减退者应于孕前及整个孕期补充甲状腺素。

7. 流产合并感染　积极控制感染的同时尽快清除宫腔内残留组织。若阴道出血不多，先应用广谱抗生素 2～3 日控制感染后再行清宫术；若阴道出血量多，感染难以控制，静脉滴注广谱抗生素的同时，应用卵圆钳尽量夹取宫腔内残留组织以减少出血，切忌用刮匙全面搔刮宫腔以防感染扩散，术后继续应用广谱抗生素，控制感染后再行刮宫术；若已合并感染性休克，应积极抢救休克，待病情稳定后刮宫；若感染严重或已形成盆腔脓肿，需手术引流，必要时切除子宫。

第 3 节　早　产

● 案例 8-2

患者，女性，28 岁。妊娠 32^{+2} 周，不规律宫缩 2 小时，伴少量阴道出血。检查：宫缩每 10 分钟一次，宫颈口闭合。

问题：1. 该患者最可能的诊断是什么？
　　　2. 是否可以保胎？
　　　3. 如果保胎应如何处理？

早产（premature delivery）指妊娠满 28 周而不满 37 周间分娩者。此时娩出的新生儿为早产儿（premature infant），出生体重 1000～2499g。早产儿各器官发育尚未成熟，出生孕周越小，体重越轻，预后越差。国内早产发生率为 5%～15%。新生儿期死亡者约 15% 是早产儿。由于治疗技术的提高，早产儿生存率明显提高。

病因

1. 自发性早产 自发性早产最常见，约占 45%，其高危因素包括宫内感染、下生殖道及泌尿道感染、细菌性阴道病、牙周病、子宫膨胀过度（如羊水过多、多胎妊娠）、胎盘因素（如前置胎盘和胎盘早剥等）、孕期过度劳动、不良行为（如酗酒、吸烟≥10 支/日、吸毒）等。

2. 未足月胎膜早破早产 与未足月胎膜早破早产史、宫内感染、子宫畸形、宫颈功能不全、子宫过度膨胀、辅助生殖技术受孕等密切相关。

3. 治疗性早产 孕妇因患妊娠期高血压疾病、胎盘早剥、心脏病、肾炎等因母亲或胎儿健康原因在未满妊娠 37 周终止妊娠。

 预测

对有自发性早产高危因素的孕妇在 24 周后、对宫缩异常频繁的孕妇在 20 周后定期预测，有助于评估早产的风险，避免过度用药。

1. 阴道超声宫颈长度的测定 宫颈长度<25mm，或宫颈缩短伴宫颈内口漏斗形成，提示早产风险增加。

2. 胎儿纤维连接蛋白（fFN）检测 阴道后穹窿分泌物 fFN>50ng/ml 是阳性，提示早产风险增加。

> | 知识链接 |
>
> **胎儿纤维连接蛋白**
>
> 胎儿纤维连接蛋白是一种胎膜分泌的糖蛋白，起黏附蜕膜与绒毛间隙的作用，存在于妊娠 16～18 周前正常宫颈阴道分泌物中，妊娠末期再次出现。子宫下段绒毛与蜕膜发生分离会导致 fFN 释放，对其进行检测可有利于早产的预测。fFN 阴性，一周内不分娩阴性预测值达 97%，两周内不分娩阴性预测值达 95%，可见其阴性预测值的意义。

 临床表现及诊断

子宫收缩是早产最常见的临床症状，最初表现为不规律宫缩，之后可发展为规律宫缩，常伴有血性分泌物或少量阴道出血，一般宫颈管先逐渐消退，之后扩张，过程相似于足月临产，但胎膜早破多于足月临产。妊娠满 28 周不满 37 周出现规律或不规律宫缩，同时伴宫颈管进行性缩短，即可诊断先兆早产。出现 20 分钟≥4 次，或 60 分钟≥8 次的规律宫缩，伴宫颈管扩张 1cm 以上，宫颈缩短≥80%，则可诊断为早产临产。

早产的诊断并不困难，但应与妊娠晚期出现的生理性宫缩相鉴别。生理性宫缩一般不规律、无痛感，且不伴有宫颈管消退等改变。

四 预防

积极预防早产可有效降低围生儿的死亡率：①定期产检，积极治疗泌尿生殖道感染，加强高危孕妇的管理。②已明确宫颈功能不全者，于妊娠 14～18 周行宫颈结扎术；怀疑宫颈功能不全的，妊娠 20～34 周，应用黄体酮阴道制剂 100～200mg，每晚置入阴道内，可减少 34 周前的早产率。曾有≥2 次的晚期流产或早产史者，可行预防性环扎术。妊娠中期超声提示宫颈管<25mm，可行应激性宫颈环扎术；妊娠中期后宫口已扩张，甚至宫颈外口可见羊膜囊脱出，可采用紧急宫颈环扎术补救。

五 治疗

治疗原则：在母胎情况允许时，胎膜完整者可尽量保胎延长孕周至孕足月。若胎膜已破，早产难以避免，尽力设法提高早产儿的存活率。

（一）卧床休息

阴道分泌物 fFN 阴性，宫缩频繁但宫颈无改变减少活动强度、避免长时间站立即可，不必住院和卧床休息；宫颈已改变的先兆早产者需住院并左侧卧位休息；已早产临产者需绝对卧床休息。

（二）促胎肺成熟

妊娠<34 周，一周内有可能早产的孕妇，应用糖皮质激素可促胎肺成熟。如地塞米松 6mg 肌内注射，每 12 小时一次，共 4 次。

（三）抑制宫缩治疗

应用宫缩抑制剂可延长孕龄，为促胎肺成熟赢得时间。

1. β-肾上腺素受体激动药　能抑制子宫平滑肌收缩，效果肯定，但也可导致母儿心率增快、心肌耗氧量增加、肺水肿，血糖升高及血钾降低等。合并心脏病、高血压、未控制的糖尿病、重度子痫前期、明显产前出血的孕妇慎用或禁用。目前常用药物是利托君。方法：100mg 利托君加于 5% 葡萄糖溶液 500ml，开始以 5 滴/分静脉滴注，根据宫缩情况每 10～15 分钟增加 5 滴，不超过 35 滴/分，宫缩抑制后持续滴注 12 小时改为 10mg 口服，每日 4 次。如患者心率>120 次/分，应减少滴数；如心率>140 次/分，应停药。

2. 硫酸镁　镁离子可拮抗钙离子对子宫收缩的活性，从而抑制宫缩。常用方法：25%硫酸镁 16ml，加于 5%葡萄糖溶液 100ml 中，缓慢静脉滴注 30～60 分钟，之后以 1～2g/h 静脉滴注，每日总量 30g。用药过程中监测镁离子浓度，注意必须保证呼吸≥16 次/分，膝反射存在，尿量≥17ml/h，否则应停药，并给予钙拮抗药加入 10%葡萄糖酸钙溶液 10ml 中解救。肾功能不全、肌无力、心肌病患者禁用。

3. 钙拮抗药　也可抑制宫缩。常用硝苯地平 5～10mg 口服，6～8 小时一次，为防止血压急剧下降，已用硫酸镁者慎用钙拮抗药，并密切监测孕妇心率及血压的变化。

（四）抗感染

感染为早产的重要诱因。对先兆早产和早产临产孕妇做阴道分泌物细菌学检查，尤其是 B 族链球菌的培养。阳性者应根据药敏试验选用对胎儿安全的抗生素。对未足月胎膜早破者，必须预防性使用抗生素。

（五）终止早产治疗的指征

下列情况可终止早产治疗：①妊娠已达 34 周无母胎并发症者；②宫内感染者；③继续妊娠对母胎危害大于促胎肺成熟者；④宫缩进行性增强经多种药物治疗无效者。

（六）分娩期处理

大部分早产儿可经阴道分娩，吗啡、哌替啶等抑制新生儿呼吸中枢的药物临产后应慎用。监测胎心情况，缩短第二产程，为预防早产儿颅内出血可做会阴侧切。有产科指征者，权衡新生儿存活利弊，可考虑行剖宫产术。

第4节 过期妊娠

 案例 8-3

孕妇，28 岁，妊娠 42 周，胎动 8 次/12 小时。平素月经规律，月经周期 28 天。B 超检查：双顶径 10.3cm，羊水指数 3.2cm。

问题： 1. 该孕妇最可能的诊断是什么？

2. 目前最适当的处理是什么？

过期妊娠（postterm pregnancy）指平素月经规律，妊娠达到或超过 42 周尚未分娩者。其发生率为 3%～15%。

 病因

病因目前尚不明确，可能与下列因素有关：妊娠末期雌、孕激素比例失调，前列腺素和雌二醇水平较低而孕激素水平增高，可抑制前列腺素和催产素的作用导致分娩发动延迟；胎儿畸形，如无脑儿、脑积水和重度肾上腺发育不全等导致肾上腺皮质发育不良，减少雌激素的分泌影响分娩发动。胎盘硫酸酯酶缺乏、遗传因素、头盆不称等也可导致过期妊娠的发生。

> **知识链接**
>
> **胎盘硫酸酯酶缺乏症**
>
> 胎盘硫酸酯酶缺乏症是一种罕见的 X 性连锁遗传病，均见于男性胎儿。胎盘缺乏硫酸酯酶，不能使胎儿肾上腺与肝脏产生的 16α-羟脱氢表雄酮硫酸酯脱去硫酸根转化为雌二醇、雌三醇，从而导致雌二醇、雌三醇明显减少，降低子宫对催产素的敏感性，影响分娩启动。

病理

（一）胎盘

过期妊娠胎盘分为两种类型。①胎盘功能正常：除胎盘重量略有增加外，外观和镜检均相似于妊娠足月胎盘。②胎盘功能减退：胎盘母体面呈片状或多灶性梗死和钙化，胎盘老化，导致绒毛内血管床减少，间质纤维化增加，合体细胞小结增加等，降低了胎盘物质交换与转运能力。

（二）羊水

妊娠晚期羊水量明显减少，妊娠 42 周后甚至减少到 300ml 以下。如胎儿缺氧，肛门括约肌松弛可导致羊水粪染。

（三）胎儿

胎儿宫内生长模式有以下 3 种。

1. **正常生长和巨大儿** 见于胎盘功能正常者，胎儿可继续生长，约 25% 可生长为巨大儿，阴道分娩困难。

2. **胎儿过熟综合征** 多见于胎盘功能减退者，胎儿表现为过熟综合征外貌，似"小老人"，表现为胎脂消失、皮肤干燥松弛、皮下脂肪减少、头发浓密、指（趾）甲长、身体瘦长、新生儿睁眼且异常警觉等。胎儿缺氧，可导致肛门括约肌松弛，排出胎粪，造成羊水及胎儿皮肤粪染。

3. 胎儿生长受限　可见于过期妊娠，胎儿的危险性增加，约 1/3 过期妊娠死产儿为生长受限小样儿。

 对母儿的影响

过期妊娠可导致胎儿窘迫、胎粪吸入综合征、过熟综合征、新生儿窒息、围生儿病死、巨大儿及难产等不良结局，并随孕周数的延长而增加发病概率。胎儿窘迫、头盆不称、巨大儿等更导致了手术产率和产伤的增加。

 诊断

（一）核实孕周

过期妊娠的诊断必须核实后确定孕周。如孕妇月经周期 28～30 日且规律，此次妊娠超过预产期 2 周以上者，应考虑为过期妊娠。如月经周期 >30 日则应顺延。如月经周期不规律、哺乳期受孕或末次月经记不清，难以计算预产期，则可根据早孕反应出现的时间、子宫底高度、孕妇首次感到胎动时间、胎儿大小、B 超（妊娠 20 周内，B 超对确定孕周有重要意义。妊娠 12 周内测量胎儿顶臀径可较准确推算孕周，妊娠 15～20 周以测量胎儿双顶径、股骨长度推算预产期较好）等进行判断。如子宫已达足月妊娠大小，胎头入盆，宫颈已成熟，羊水越来越少，孕妇体重不增反减，则支持过期妊娠的诊断。

（二）辅助检查

1. 胎动情况　胎动自我监测是判断胎儿安危简单安全的方法，如胎动明显减少，<10 次/12 小时或逐日下降 50% 并不恢复，提示胎盘功能减退，胎儿缺氧。

2. B 超检查　观察胎动、胎儿呼吸运动、胎盘成熟度及羊水量，检查胎儿脐动脉血流 S/D 比值，有助于判断胎儿安危。

3. 电子胎儿监护　如无应激试验（NST）为有反应型配合 B 超胎儿一周内在宫内安全，如为无反应型需进一步行催产素激惹试验（OCT），若反复多次出现胎心晚期减速，提示胎盘功能减退，胎儿缺氧。

4. 测定尿雌三醇、尿雌三醇与肌酐（E/C）比值　了解胎盘老化情况。

5. 羊膜镜检查　了解羊水量及胎粪污染程度。

 治疗

妊娠 40 周后胎盘功能开始下降，42 周以后下降明显，目前一般在妊娠 41 周时，为预防胎儿窘迫及其他并发症，应考虑终止妊娠。一旦诊断为过期妊娠应及时处理。

1. 促宫颈成熟　宫颈未成熟而直接引产会增加阴道分娩失败率。Bishop 评分可有效评价宫颈成熟度。Bishop 评分 ≥7 则直接引产，如 <7 分，先促宫颈成熟再引产。目前常用的促宫颈成熟方法主要有前列腺素和宫颈扩张球囊。

2. 引产术　宫颈已成熟者可直接静脉滴注催产素引产，未成熟者在促宫颈成熟后引产。胎头已衔接者，先行人工破膜，1 小时后静脉滴注催产素引产。

临产后应密切观察产程进展情况，注意监测胎心和羊水性状，及早发现胎儿窘迫，并及时处理。

3. 剖宫产 具有以下情况者均应采取剖宫产：①引产失败；②巨大儿；③胎儿储备能力差不能阴道分娩者；④合并胎位异常者；⑤伴妊娠合并症或并发症者等。

过期妊娠时，常伴胎儿窘迫、羊水粪染，分娩时要做好抢救新生儿的准备。

第5节 异位妊娠

● 案例 8-4 ----------------------------------

患者，女性，30 岁。停经 42 日，不规则出血 6 日，左下腹剧烈撕裂样疼痛 1 日。检查：体温 37.5℃，脉搏 112 次/分，血压 80/50mmHg，阴道可见少量暗红色血液，宫颈举痛、摇摆痛，子宫较正常略大，左附件区可触及一个直径约 3cm 大小包块，边界不清，有触痛。

问题：1. 该患者最可能的诊断是什么？

2. 为了明确诊断，还应该做哪些检查？

3. 对于该患者主要应采取的治疗方法是什么？

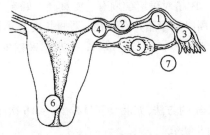

图 8-2 常见异位妊娠发生的部位
①输卵管壶腹部妊娠；②输卵管峡部妊娠；③输卵管伞妊娠；④输卵管间质部妊娠；⑤卵巢妊娠；⑥宫颈妊娠；⑦腹腔妊娠

异位妊娠（ectopic pregnancy）指受精卵在子宫腔外着床发育者，习称宫外孕，发病率约为 2%，是妇产科常见急腹症，可危及孕产妇生命。根据受精卵在子宫腔外种植部位不同异位妊娠分为输卵管妊娠、卵巢妊娠、腹腔妊娠、阔韧带妊娠、宫颈妊娠等（图 8-2），其中以输卵管妊娠最为常见，约占 95%。此外，近年来剖宫产术后瘢痕妊娠在国内明显增多，也应引起足够重视。本节主要以输卵管妊娠为例进行介绍。

输卵管妊娠又以壶腹部妊娠最为常见，约占 78%。其次为较少见的峡部、伞部、间质部妊娠。

一 病因

1. 输卵管炎症 是输卵管妊娠的主要病因。输卵管黏膜炎可导致管腔黏膜皱襞粘连、管腔变窄、纤毛功能受损，从而引发受精卵在输卵管内运行受阻而着床于该处；输卵管周围炎可导致输卵管周围粘连，输卵管扭曲、管腔狭窄、蠕动减弱，从而阻碍受精卵运行。淋菌及沙眼衣原体感染常导致输卵管黏膜炎，而流产和分娩后感染则往往引发输卵管周围炎。结核性输卵管峡部炎为输卵管炎特殊类型，可使黏膜上皮向肌层伸展，致使肌层肥厚、蠕动差，影响受精卵运行而造成输卵管妊娠。

2. 输卵管手术或妊娠史 输卵管绝育术（尤其是腹腔镜下电凝输卵管及硅胶环套术绝育）、输卵管粘连分离术及输卵管成形术等均可导致输卵管妊娠。有输卵管妊娠史者，再次发生输卵管妊娠的概率可达 10%～20%。

3. 输卵管先天发育不良或功能异常 输卵管过长过细、肌层发育差、黏膜纤毛缺乏等先天发育不良可导致输卵管妊娠。输卵管痉挛和异常蠕动也干扰受精卵运送。

4. 其他 辅助生殖技术、避孕失败（宫内节育器避孕失败、口服紧急避孕药避孕失败）、卵巢子宫内膜异位症都可导致输卵管妊娠发生概率增加。子宫肌瘤或卵巢肿瘤压迫输卵管，影响其管腔通畅性，导致受精卵运行受阻。

 病理

（一）输卵管妊娠的结局

输卵管管腔狭小，管壁黏膜下组织缺乏且薄，肌层远不如子宫肌壁坚韧与厚，不能形成完整的蜕膜组织，不适合受精卵发育，可发生以下结局。

1. 输卵管妊娠流产　以妊娠 8～12 周的输卵管壶腹部妊娠多见。由于蜕膜形成不完整，受精卵种植在输卵管黏膜皱襞后，发育中的囊胚常突出管腔，最终突破包膜出血，与管壁剥离形成输卵管妊娠流产（图 8-3）。如囊胚与管壁完全剥离落入管腔，随输卵管逆蠕动由伞端排入腹腔，则为输卵管妊娠完全流产，出血往往不多。如囊胚剥离不完整，妊娠产物部分排出到腹腔，部分尚附着于输卵管壁，则为输卵管妊娠不全流产，导致反复出血，可形成输卵管血肿或输卵管周围血肿。如血液积聚在子宫直肠陷凹，可形成盆腔血肿，甚至流入腹腔。

2. 输卵管妊娠破裂　以妊娠 6 周左右的输卵管峡部妊娠多见，受精卵着床后囊胚发育时绒毛向管壁方向侵蚀输卵管肌层及浆膜，可穿破管壁形成输卵管妊娠破裂（图 8-4）。由于输卵管肌层血管丰富，短期内大量血液流入腹腔，可导致休克，腹痛剧烈，也可反复出血形成血肿。孕囊可自裂口排出腹腔。输卵管间质部妊娠以妊娠 12～16 周多见，由于输卵管间质部肌层较厚，血供丰富，破裂后短时间即可出现失血性休克，虽然临床少见，但是后果严重。

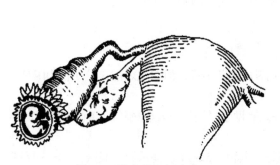

图 8-3　输卵管妊娠流产

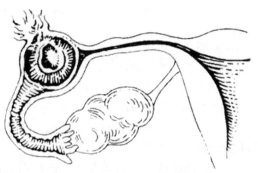

图 8-4　输卵管妊娠破裂

3. 陈旧性异位妊娠　输卵管妊娠流产或破裂后，未能及时诊治，长期反复出血形成盆腔血肿，血肿机化变硬，与周围组织粘连，可存在多年甚至钙化成石胎。

4. 继发性腹腔妊娠　输卵管妊娠破裂或流产后胚胎排入腹腔，多数死亡，少数存活者附着于原位或种植于腹腔脏器，继续发育，称为继发性腹腔妊娠。

（二）子宫的变化

与正常妊娠一样，滋养细胞可产生 hCG 维持黄体生长，增加甾体激素分泌，导致月经停止来潮，子宫增大变软，子宫内膜出现蜕膜反应。当胚胎受损或死亡后，蜕膜与子宫壁剥离发生阴道流血。如蜕膜剥离完整排出三角形蜕膜管型，有时呈碎片排出，排出的组织无绒毛。

 临床表现

临床表现与受精卵着床部位、有无输卵管妊娠流产或破裂，出血多少和持续时间长短有关。在流产或破裂之前多无明显症状，有与早孕或先兆流产相似的表现。

（一）症状

典型症状为停经、腹痛与阴道出血。

1. 停经　仅间质部妊娠停经时间稍长，其余大多停经 6~8 周。另有 20%~30% 的患者月经过期仅数日或由于激素不足阴道不规则出血而误认为无停经史。

2. 腹痛　占 95%，为患者最主要的症状。输卵管妊娠流产或破裂前多为下腹一侧隐痛，流产或破裂后患者突感下腹一侧撕裂样疼痛，多伴恶心、呕吐。血液积聚子宫直肠陷凹，可导致肛门坠胀。血液流向全腹，疼痛可由下腹部扩散至全腹，刺激膈肌时导致肩胛部及胸部疼痛。

3. 阴道出血　胚胎死亡后，常有少量暗红色点滴状不规则阴道出血，多数少于月经量，少数可表现为阴道出血量较多，似月经量。偶有蜕膜随阴道出血排出。

4. 晕厥或休克　急性大量内出血及剧烈腹痛，可导致晕厥或休克，出血越多、越快，症状也越严重，但其严重程度与阴道出血量不成正比。

（二）体征

1. 一般情况　内出血少时血压可代偿性略高；内出血多时，患者面色苍白，贫血貌，脉快而细弱，血压下降，体温正常或略低，内出血吸收时体温可升高，一般不超过 38℃。

2. 腹部检查　下腹明显压痛、反跳痛，患侧较重，但腹肌紧张不显著，内出血多时叩诊可有移动性浊音，有时下腹部可触及包块。

3. 盆腔检查　未流产或破裂时，下腹可触及输卵管胀大及轻压痛。流产或破裂后，阴道可有少量血液，阴道后穹隆饱满，触痛，宫颈举痛或摇摆痛明显（为输卵管妊娠的主要体征之一），子宫稍大且软，有漂浮感，子宫一侧或后方触及边界不清、触痛明显的包块。

四　诊断

根据上述症状和体征，输卵管妊娠流产或破裂后诊断不难，但在此之前，诊断较为困难，可采取下列辅助检查协助诊断。

1. 妊娠试验　血或尿 hCG 水平低于正常妊娠有助于早期异位妊娠的诊断，血 hCG 测定连续倍增时间大于 7 日，有异位妊娠的可能。

2. 黄体酮的测定　黄体酮水平低于正常妊娠，其值 <5mg/L，提示异位妊娠。

3. B 超检查　阴道超声准确性更高，有助于明确异位妊娠的部位和大小，在异位妊娠检查中必不可少。宫腔内无妊娠声像特征，若宫旁探及轮廓不清的低回声区，且可观察到妊娠囊和胎心搏动，可明确诊断。

4. 阴道后穹隆穿刺术　适用于疑有腹腔内出血的患者，简单可靠。抽出暗红色不凝血可确诊，但未能抽出血液也不能除外异位妊娠。

5. 腹腔镜检查　是异位妊娠诊断的金标准，适用于异位妊娠早期未出现腹腔大出血和休克者，可在确诊的同时进行腹腔镜手术治疗。

6. 诊断性刮宫　现已少用，仅适用于阴道出血量较多的患者，目的在于排除宫内妊娠。将宫腔排出物或刮出物做病理检查，仅见蜕膜，未见绒毛有助于诊断。

五　鉴别诊断

异位妊娠应与流产、黄体破裂、卵巢囊肿蒂扭转、急性输卵管炎、急性阑尾炎等相鉴别（表 8-2）。

表 8-2　异位妊娠的鉴别诊断

项目	输卵管妊娠	流产	黄体破裂	卵巢囊肿蒂扭转	急性输卵管炎	急性阑尾炎
停经	多有	有	无	无	无	无
腹痛	突感下腹一侧撕裂样疼痛，且可扩散至全腹	下腹中央阵发性坠痛	下腹一侧突发性疼痛	下腹一侧突发性疼痛	下腹两侧持续性疼痛	持续性、转移性右下腹痛
阴道出血	暗红色，量少，可有蜕膜排出	鲜红色先少后多，有小血块或绒毛排出	无或量如月经	无	无	无
休克	程度与外出血不成正比	程度与外出血成正比	无或轻度休克	无	无	无
体温	正常或略低	正常	正常	稍高于正常	高于正常	高于正常
盆腔检查	宫颈举痛或摇摆痛明显，子宫一侧或后方触及边界不清触痛明显的包块	宫口扩张，子宫变软增大	一侧附件压痛	宫颈举痛，卵巢肿块边缘清晰，蒂部触痛明显	举宫颈时下腹两侧疼痛	直肠指检右侧高位压痛
hCG 检测	多阳性	多阳性	阴性	阴性	阴性	阴性
阴道后穹隆穿刺	可抽出不凝血	阴性	可抽出血液	阴性	可抽出渗液或脓液	阴性
B 超	一侧附件区低回声，其内有妊娠囊	宫腔内可见妊娠囊	一侧附件区低回声	一侧附件区低回声，有条索状蒂，边缘清晰	两侧附件低回声	子宫附件区未见异常
白细胞	正常或略高	正常	正常或略高	略高	升高	升高
血红蛋白	下降	正常或略低	正常	下降	正常	正常

六 治疗

治疗分为药物治疗与手术治疗。

（一）药物治疗

临床常用化学药物治疗，主要适用于早期输卵管妊娠、年轻要求保留生育能力的患者。采用此法需符合以下条件：①无药物禁忌；②输卵管妊娠破裂或流产前；③输卵管妊娠包块直径≤4cm；④血 hCG＜2000U/L；⑤无明显内出血。

常用化疗药物为氨甲蝶呤（MTX）。①全身性用药：常用剂量为 0.4mg/（kg·d），肌内注射，5 日为一疗程。②局部用药：腹腔镜下将 MTX 50mg 直接注入病变部位，或在 B 超引导下经宫颈、输卵管插管注药。治疗期间严密监测 hCG 的变化，治疗第 4 日和第 7 日各监测 hCG 一次，之后每周一次，直至降至 5U/L，一般需 3~4 周，若治疗后 4~7 日下降小于 15%，应重复治疗。同时应用 B 超进行监护，若病情无改善，甚至发生急性腹痛或输卵管破裂症状，应立即手术治疗。

（二）手术治疗

手术治疗主要适用于严重内出血并发休克者，应在抢救休克的同时积极手术。有下列情况者应予手术治疗：①内出血并发休克的急性患者；②输卵管间质部妊娠者；③血 hCG 持续升高或＞3000U/L、异位妊娠附件区大包块等；④诊断不明确或随诊不可靠者；⑤药物治疗无效或禁忌者。手术治疗可经腹或腹腔镜完成，可分为保守性手术和根治性手术。

1. 保守性手术　即保留输卵管的手术，适用于年轻有生育要求的妇女。可根据受精卵着床部位和输卵管病变情况选择术式，如为壶腹部妊娠可将输卵管切开取出胚胎后再缝合；峡部妊娠则切除病变节段后行断端吻合；伞部妊娠将妊娠产物挤出即可。术后应密切监测血 hCG 水平，若术后血 hCG 升高，术后第 1 日下降小于 50%，术后 12 日下降 10%，怀疑残余滋养细胞继续生长导致了持续性异位妊娠，应及时药物治疗，必要时再次手术。

2. 根治性手术　即输卵管切除术，适用于无生育要求的妇女、内出血并发休克的急症患者。有绝育要求者，可同时结扎对侧输卵管。

附：剖宫产瘢痕部位妊娠

剖宫产瘢痕部位妊娠，指有剖宫产史的孕妇，胚胎在子宫下段剖宫产切口瘢痕处着床发育，属于剖宫产远期并发症之一。近年来随着剖宫产率的居高难下，此病的发生率呈增高趋势。

病因不明确，可能是剖宫产术后子宫切口愈合不良，瘢痕宽大，或炎症导致瘢痕部位有微小裂孔，当受精卵运行过快或者发育迟缓，抵达瘢痕处时刚好着床。

临床表现为既往有子宫下段剖宫产病史，此次停经后出现不规则阴道出血。妊娠早期诊断较难，在妊娠过程中或行刮宫术时，由于子宫下段薄弱且切口瘢痕组织缺乏收缩能力，可导致大出血或子宫破裂等严重并发症。因此，应及早诊治。

主要诊断手段是经阴道 B 超检查，超声显示妊娠囊位于子宫峡部前壁，超声下可见原始心搏或者仅见混合性回声包块，膀胱壁和妊娠囊之间无正常肌层。三维超声及 MRI 检查可增加诊断的准确性。

治疗原则是尽早终止妊娠，减少出血量，尽可能保留患者的生育功能。一旦确诊应立即住院治疗。早期患者如无腹痛，阴道出血不多，妊娠包块未破裂可保守性治疗，或先行子宫动脉栓塞，血 hCG 明显下降且包块周围血供减少后在 B 超引导下再行清宫术；晚期患者胎盘多已植入瘢痕处，分娩前需做好充分手术准备，必要时行子宫切除术。

第 6 节　妊娠期高血压疾病

 案例 8-5

初孕妇，30 岁，妊娠 33 周，既往无高血压史，产前检查发现血压 160/110mmHg，尿蛋白（+++），无明显自觉症状。

问题： 1. 该患者最可能的诊断是什么？

　　　　2. 应如何处理？

妊娠期高血压疾病（hypertensive disorder in pregnancy）是妊娠期特有的疾病，在我国的发病率是 5%～12%；多发生在妊娠 20 周以后，主要表现为高血压，较重时出现蛋白尿，严重时出现抽搐、昏迷、心肾衰竭，甚至母儿死亡；是孕产妇和围生儿病死率升高的主要原因之一。

妊娠期高血压疾病可分为妊娠期高血压、子痫前期、子痫、妊娠合并慢性高血压和慢性高血压并发子痫前期，本节主要介绍前三类。

一　高危因素与病因

（一）高危因素

根据流行病学调查发现，可能与以下因素密切相关：①精神过度紧张者；②年龄≥40 岁的高龄孕妇；③有慢性高血压、慢性肾炎、糖尿病、子痫前期病史及家族史的孕妇；④营养不良

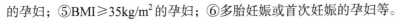

的孕妇；⑤BMI≥35kg/m² 的孕妇；⑥多胎妊娠或首次妊娠的孕妇等。

（二）病因

至今病因尚不明确，关于病因有以下学说。

1. **子宫螺旋小动脉重铸不足** 正常妊娠时，子宫螺旋小动脉的滋养细胞浸润深达子宫壁的浅肌层，能更好地供给胎儿营养。但妊娠期高血压疾病患者的滋养细胞浸润只达蜕膜层，俗称"胎盘浅着床"，不能有效地使血管腔扩大并形成胎盘低阻力循环，导致胎盘血供减少，引发子痫前期的临床表现。

2. **血管内皮细胞受损** 血管内皮细胞受损是子痫前期的基本病理变化。当血管内皮细胞受损时，导致血管收缩因子和舒张因子比例失调，收缩因子血栓素 A_2、内皮素（ET）合成增加，舒张因子一氧化氮（NO）、前列环素（PGI_2）等合成减少，使血管痉挛，血压升高，从而引起一系列病理变化。

3. **免疫学说** 胚胎对母体来说是一种同种半异体移植，妊娠被认为是成功的自然同种异体移植。正常妊娠的维持，有赖于胎儿和母体间免疫平衡的建立与稳定。这种免疫平衡一旦失调，即可导致一系列血管内皮细胞病变，从而发生妊娠期高血压疾病。有研究显示子痫前期患者出现母胎界面局部和全身炎症免疫反应过度激活现象，引发子痫前期。

4. **遗传学说** 妊娠期高血压疾病具有家族倾向性，提示遗传因素可能与本病发生有关，但遗传方式不明确。

5. **胰岛素抵抗** 妊娠期高血压疾病患者存在胰岛素抵抗，高胰岛素血症可导致 NO 合成下降，减少前列腺素 E_2 的合成，使外周血管阻力增加，血压升高。

6. **营养缺乏** 已发现钙、镁、锌、硒等多种营养物质缺乏及低蛋白血症均与子痫前期发生发展有关。

二 病理生理及对母儿的影响

全身小动脉痉挛是本病的基本病理变化。全身小动脉痉挛，可导致外周阻力增加，引发高血压，同时，引起各器官供血不足，产生一系列症状和体征，对母儿造成危害。全身各主要器官的病理变化如下。

1. **脑** 脑部小动脉痉挛，脑组织缺血、缺氧，可导致脑水肿、脑血栓、脑出血，大范围严重脑水肿、脑出血等可诱发头痛、抽搐、昏迷、视力下降和失明等。

2. **肾** 肾小血管痉挛使肾血流量减少，肾小球滤过率下降。肾小球毛细血管痉挛缺氧、通透性增加，可导致蛋白尿。蛋白尿的量与妊娠期高血压疾病的严重程度相关。肾血流量减少，尿酸浓度升高，肌酐上升，肾功能损害严重时可出现少尿，甚至肾衰竭。

3. **心脏** 血管痉挛，血压升高，外周阻力增加，心血管系统处于高阻低排状态，心肌缺血、间质水肿、点状出血及坏死，严重者可诱发心力衰竭。

4. **肝** 病情严重时，转氨酶水平升高，门静脉周围出血甚至坏死，肝包膜下血肿形成，偶可发生肝破裂出血危及母儿生命。

5. **子宫胎盘血流灌注** 子宫螺旋小动脉重铸不足导致胎盘血流灌注下降，加之伴有胎盘血管内皮损害及血管急性动脉粥样硬化，使胎盘功能下降，导致胎儿宫内生长受限、胎儿窘迫，甚至胎死宫内；严重时螺旋动脉栓塞，蜕膜坏死出血，可导致胎盘早剥。

6. **血液**

（1）血容量：全身小动脉痉挛，血液浓缩，在妊娠晚期大部分患者的血容量不能像正常孕妇一样增加到 5000ml，血细胞比容上升。血细胞比容下降时患者多合并贫血或红细胞受损或溶血。

（2）凝血：妊娠期高血压疾病常伴有一定的凝血因子缺乏或变异，导致患者血液呈高凝状态，重症者可引微血管病性溶血（HELLP 综合征），主要表现为血小板减少（$<100×10^9$/L）、肝酶升高、溶血。

7. 内分泌及代谢　血浆孕激素转化酶、妊娠晚期盐皮质激素、去氧皮质酮升高均可导致钠潴留、胶体渗透压降低，导致水肿。但水肿与疾病的预后关系不大。子痫抽搐后患者可导致酸中毒。

 分类与临床表现

妊娠期高血压疾病的分类和临床表现见表 8-3。重度子痫前期的诊断标准参照表 8-4。

表 8-3　妊娠期高血压疾病的分类与临床表现

分类	临床表现
妊娠期高血压	妊娠期血压升高，收缩压≥140mmHg 和（或）舒张压≥90mmHg，产后 12 周可恢复正常。尿蛋白（－），一般无水肿。少数患者可伴有上腹部不适或血小板减少，产后方可确诊
子痫前期	妊娠 20 周以后出现 BP≥140/90mmHg；尿蛋白≥0.3g/24h 或随机尿蛋白（＋）；或虽无尿蛋白，但符合下列任何一项者： 血小板<$100×10^9$/L； 肝功能损害：血清 ALT 或 AST 升高，超过正常值的 2 倍； 肾功能损害：血肌酐＞1.1mg/dl，或为正常值的 2 倍； 肺水肿； 新发生的中枢神经系统异常或视力障碍
子痫	在子痫前期基础上发生抽搐，不能用其他原因解释 子痫分为产前子痫、产时子痫和产后子痫，以产前子痫最常见。子痫前驱症状短暂，进展迅速。抽搐时先是眼球固定，瞳孔放大，头迅速扭向一侧，牙关紧咬，继而口角及颜面肌肉开始颤动，全身、四肢肌肉强直，双臂伸直，双手紧握，强烈抽动。抽动时呼吸暂停，面部充血、口吐白沫。持续 1.0～1.5 分钟。抽搐停止后，呼吸恢复，但患者仍昏迷，虽恢复意识，但困惑、烦躁、易激惹
慢性高血压并发子痫前期	慢性高血压患者妊娠前蛋白尿（－），妊娠后出现蛋白尿≥0.3g/24h；或妊娠前虽有蛋白尿，妊娠后蛋白尿明显增加或血压明显升高或出现血小板<$100×10^9$/L
妊娠合并慢性高血压	妊娠 20 周前收缩压≥140mmHg 和（或）舒张压≥90mmHg（除外滋养细胞疾病），妊娠期加重不明显；或妊娠 20 周后高血压首次诊断并持续至产后 12 周以后

表 8-4　重度子痫前期的诊断标准

子痫前期伴有以下任何一种表现：

收缩压≥160mmHg 或舒张压≥110mmHg；

血小板<$100×10^9$/L；

肝细胞功能障碍，肝细胞损伤：血清转氨酶至少升高 2 倍，上腹部或右上象限痛，不能用其他疾病解释，或两者均存在；

肾功能损害：血肌酐＞1.1mg/dl，或为正常值的 2 倍；

肺水肿；

新发生的中枢神经系统异常或视力障碍

四 诊断

根据病史、临床表现及辅助检查即可诊断，应注意有无凝血功能障碍或并发症的发生。

（一）病史

存在本病的高危因素和临床表现，并注意上腹不适、头痛、视觉改变等。

（二）临床表现

1. 高血压　同一手臂至少2次测量，收缩压≥140mmHg和（或）舒张压≥90mmHg。对首次发现血压升高者，应间隔4小时或4小时以上复查血压。若血压较基础血压高30/15mmHg，并且<140/90mmHg，虽不能诊断此病但须严密观察。舒张压的变化比收缩压更重要。

2. 蛋白尿　每次产检均应留取中段尿检测尿蛋白，可疑子痫前期者测24小时尿蛋白定量。随机尿蛋白定性≥0.3g/L[或定性为（+）]或尿蛋白≥0.3g/24h可定义为蛋白尿。避免阴道分泌物和羊水污染尿液。需注意泌尿系统感染、严重贫血、心力衰竭和难产均可导致蛋白尿。

3. 水肿　本病患者为凹陷性水肿，多从踝部开始，休息后不消退。水肿延及小腿以下为（+），大腿以下为（++），腹壁以下（包括外阴）为（+++），有腹水或全身水肿为（++++）。妊娠期高血压疾病无特异性，因此不能作为诊断及分类的标准。

（三）辅助检查

1. 血液检查　测定血细胞计数、血红蛋白、血细胞比容、血黏滞度等。

2. 尿液检查　测尿常规、尿比重。当尿蛋白≥2.0g/24h提示病情加重，尿比重≥1.020g，尿液有浓缩。

3. 肝、肾功能检查　肝功能受损时，ALT或AST水平升高，还可出现低蛋白血症，白/球蛋白比值倒置。肾功能受损时，血清尿素氮、肌酐、尿酸升高。

4. 电解质测定和动脉血气分析　重度子痫前期和子痫患者需测定。

5. 凝血功能测定　测定血小板计数，出凝血时间，必要时测定凝血酶原时间、部分活化凝血活酶时间、血浆纤维蛋白原、纤维蛋白降解产物、D-二聚体、抗凝血酶Ⅲ（ATⅢ）、3P试验等。

6. 眼底检查　视网膜小动脉可以反映全身小动脉痉挛的程度，严重时眼底检查可见视网膜动、静脉管径的比例由正常的2∶3，变为1∶2或1∶4，出现视网膜水肿、视网膜脱离或出血，甚至导致失明。

7. 其他　包括：①B超检查，检查肝、胆、胰、脾、肾等脏器；②心功能测定及心脏彩超；③心电图；④胎心监测；⑤B超检查胎儿、胎盘、羊水，脐动脉血流指数等；⑥疑有脑出血患者可做头颅CT或MRI检查。

五 鉴别诊断

子痫前期需与妊娠合并慢性肾炎相鉴别，子痫应与癫痫、癔症、脑炎、脑膜炎、脑血管畸形破裂出血、脑肿瘤及糖尿病导致的昏迷相鉴别。

六 治疗

应根据病情严重程度分类进行个体化治疗。治疗目的主要是控制病情，延长孕周，保证母儿安全。

（一）妊娠期高血压的治疗

可门诊或住院治疗，治疗原则以休息、镇静和监测母胎情况为主，酌情降压。

1. 一般处理　适当减轻工作量，左侧卧位休息，予以心理安慰；饮食应富含蛋白质、维生素，补足铁和钙剂。不必严格限制钠盐摄入。

2. 药物治疗　对精神紧张、夜间睡眠欠佳者，适当给予镇静药，如地西泮 2.5～5.0mg，睡前口服。

3. 监测母胎情况　注意孕妇是否出现头痛、视物模糊、上腹不适等症状。定期监测血压、体重、尿蛋白、胎盘功能和胎儿发育状况。必要时可间断吸氧。

4. 终止妊娠　病情未进展，胎儿已成熟，可在 37 周后考虑终止妊娠。

（二）子痫前期的治疗

子痫前期患者门诊治疗，重度子痫前期患者应住院治疗。治疗原则为休息、镇静、解痉，有指征地降压、利尿，监测母胎情况，适时终止妊娠。

1. 一般处理　基本同妊娠高血压，必要时限制钠盐的摄入。密切监测血压和尿蛋白，持续到产后 3～6 日。

2. 镇静　为消除患者的焦虑和精神紧张，达到缓解症状、控制病情、预防子痫发作的目的，可适当使用对胎儿和新生儿影响较小的镇静药。①地西泮：2.5～5.0mg 睡前口服，或 10.0mg 静脉缓慢推注（时间不少于 2 分钟）。②冬眠合剂：哌替啶 100mg、异丙嗪 50mg、氯丙嗪 100mg，可将 1/3 量或 1/2 量肌内注射，间隔 12 小时可重复使用。情况紧急时可将 1/3 量加入 25%葡萄糖溶液 20～40ml 中静脉缓慢推注，2/3 量加入 5%葡萄糖溶液 250ml 静脉滴注。仅用于硫酸镁治疗效果不佳者，血压≤130/90mmHg 需停药。③苯巴比妥钠：0.1g 肌内注射可用于子痫发作，30mg，口服，每日 3 次，可预防子痫发作。冬眠合剂及苯巴比妥钠在估计 6 小时内分娩者慎用。

3. 解痉　首选药物为硫酸镁，也可作为子痫的预防用药。

（1）作用机制：①镁离子可抑制运动神经末梢对乙酰胆碱的释放，从而阻断神经肌肉间的传导，使骨骼肌松弛；②镁离子还可通过刺激血管内皮诱发前列环素的合成、抑制内皮素合成或通过阻止钙离子内流，缓解小动脉痉挛；③镁离子可提高母胎血红蛋白的亲和力，改善氧代谢。

（2）用药指征：①控制子痫抽搐和防止再抽搐；②预防重度子痫前期发展为子痫；③子痫前期临产前用药预防抽搐。

（3）用药方案：通常采用静脉给药。首次负荷量为硫酸镁 2.5～5g 加入 10%葡萄糖溶液 20ml 中缓慢静推（15～20 分钟）或加入 5%葡萄糖溶液 100ml 快速静脉滴注，继而以硫酸镁 1～2g/h 静脉滴注维持。或 25%硫酸镁溶液 20ml 加 2%利多卡因溶液 2ml 臀部深部肌内注射。24 小时总量 25～30g，疗程 24～48 小时。用药期间每日评估病情变化以判断是否继续用药。重度子痫前期的患者为预防产后子痫发作应继续使用 24～48 小时硫酸镁。

（4）注意事项：正常孕妇血清中镁离子浓度是 0.7～1.2mmol/L，治疗浓度是 1.8～3.0mmol/L，一旦超过 3.5mmol/L，患者会出现中毒现象，首先表现为膝反射消失。因此应用硫酸镁应遵循以下条件：①用药期间膝反射必须存在；②呼吸≥16 次/分；③尿量≥400ml/24h 或≥17ml/h；④备有 10%葡萄糖酸钙溶液 10ml，一旦出现中毒征兆，5～10 分钟缓慢静脉推注以解毒。

4. 降压　主要用于预防子痫、胎盘早剥和脑血管意外等严重并发症。收缩压≥160mmHg 和（或）舒张压≥110mmHg 的患者必须使用抗高血压药物。孕妇无并发器官功能损伤者，血压应控制在 130～155/80～105mmHg；孕妇并发器官功能损伤者，血压应控制在 130～139/80～

89mmHg。降压过程应平稳，不可过于波动。常用药物有拉贝洛尔、肼屈嗪（肼苯哒嗪）、硝苯地平、硝普钠等。

（1）拉贝洛尔：为肾上腺素能 α、β 受体阻滞药，直接作用于血管，降压快且不至于血压过低，不影响子宫胎盘及肾血流量，还可促胎肺成熟。可用 50mg 加于 5%葡萄糖溶液 250ml 静脉滴注或 50～150mg 口服，每日 3～4 次。

（2）肼屈嗪：作用于中枢或小动脉平滑肌，扩张周围血管导致血压下降。有利于增加心排血量、肾血流量和子宫胎盘血流量。可将肼屈嗪 25～40mg 溶解于 5%葡萄糖溶液 500ml 静脉滴注，使舒张压维持在 90～100mmHg 为宜。

（3）硝苯地平：为钙拮抗药，可松弛血管平滑肌，使血压下降。硝苯地平 10mg 口服，每日 3 次，紧急时咬碎舌下含服，见效快。

（4）硝普钠：为强效血管扩张药，用于分娩或产后血压过高难以控制时，妊娠期不宜使用（其代谢产物氰化物对胎儿有毒性作用）。硝普钠 50mg 加入 5%葡萄糖溶液 500ml 中，0.5～0.8μg/（kg·min），缓慢静脉滴注。

5. 利尿药　因可导致血液浓缩及电解质紊乱，不常规应用，仅用于全身水肿、肺水肿、脑水肿、急性心力衰竭、肾功能不全者。必要时可用呋塞米等快速利尿，甘露醇仅用于脑水肿。

6. 适时终止妊娠

（1）终止妊娠的时机：①妊娠期高血压和轻度子痫前期的患者可期待至孕足月。②重度子痫前期的患者，妊娠<26 周经治疗不满意病情不稳定者建议终止妊娠；妊娠 26～28 周根据母儿情况判断是否期待治疗；妊娠 28～34 周经积极治疗 24～48 小时病情不稳，无明显好转，促胎肺成熟后终止妊娠，如病情稳定期待至孕足月；妊娠≥34 周，胎儿成熟后可考虑终止妊娠；妊娠 37 周后的重度子痫前期应终止妊娠。③子痫患者，抽搐控制 2 小时后可终止妊娠。

（2）终止妊娠的方式：如无产科剖宫产术指征应考虑经阴道试产；如短时间内不能经阴道分娩，病情有加重可能的，考虑放宽剖宫产术指征。

（三）子痫的治疗

子痫是妊娠期高血压疾病最严重的阶段，严重威胁母胎生命，应积极处理。治疗原则是控制抽搐，控制血压，纠正缺氧和酸中毒，控制抽搐后终止妊娠。

1. 一般急诊处理　保持患者呼吸道通畅，给氧；避免一切声光刺激；迅速建立静脉通道；专人监护，密切观察生命体征；留置导尿管、监测尿量；注意药物的治疗效果及不良反应。所有医疗操作应集中、轻柔，防止唇舌咬伤或坠地外伤。昏迷患者禁食、水，嘱头偏向一侧，以免发生窒息和吸入性肺炎。及早发现肺水肿、脑出血、心力衰竭、肾衰竭等并发症，并积极处理。

2. 控制抽搐　首选药物为硫酸镁，硫酸镁应用禁忌或无效时，可用苯妥英钠或冬眠合剂。硫酸镁的应用同子痫前期，并用 20%甘露醇溶液 250ml 快速静滴降低颅内压。产后继续应用硫酸镁 24～48 小时，至少住院密切观察 4 日。

3. 控制血压　收缩压≥160mmHg 和（或）舒张压≥110mmHg 应积极降低患者血压以避免心脑血管意外的发生。脑血管意外是子痫最常见的死亡原因。

4. 纠正缺氧和酸中毒　间断吸氧（面罩或气囊），结合二氧化碳结合力和尿素氮值，适量给予 4%碳酸氢钠溶液纠正酸中毒。

5. 终止妊娠　抽搐控制 2 小时后可终止妊娠。

附：HELLP 综合征

HELLP 综合征（hemolysis, elevated liver enzymes, and low platelets syndrome, HELLP syndrome）是妊娠期高血压疾病的严重并发症，以血小板减少、肝酶升高、溶血为特点。目前具体发病机制不清，可能与自身免疫机制相关。70%发生于产前，多器官功能衰竭和弥散性血管内凝血是本病最主要的死亡原因。

1. 临床表现　多数患者有重度子痫前期的明显特征，20%的患者血压正常或仅轻度升高。无特异性症状，主要表现为右上腹或上腹疼痛、恶心、呕吐等，少数患者可有轻度黄疸。查体：右上腹或上腹肌紧张、水肿、体重增加明显。如严重凝血功能障碍可表现为血尿、消化道出血。

2. 对母儿的影响　对孕妇，可并发肺水肿、胎盘早剥、产后出血、弥散性血管内凝血（DIC）、肝破裂、肾衰竭、胸腔积液、腹水等，剖宫产率高，死亡率明显增高；对胎儿，可导致胎儿生长受限、早产、死胎、死产。

3. 诊断与鉴别诊断　诊断主要依靠实验室检查。

（1）血小板减少：血小板$<100\times10^9$/L。根据血小板减少程度，将 HELLP 综合征分为 3 级：Ⅰ级，血小板$\leq50\times10^9$/L；Ⅱ级，血小板$（50\sim100）\times10^9$/L；Ⅲ级，血小板$（100\sim150）\times10^9$/L。

（2）肝酶升高：乳酸脱氢酶（LDH）水平升高，谷草转氨酶（AST）≥70U/L 或谷丙转氨酶（ALT）≥40U/L。

（3）血管内溶血：血清总胆红素$\geq20\mu$mol/L，血清结合珠蛋白<250mg/L。外周血涂片可见球形红细胞或破碎红细胞。

应与溶血性尿毒症综合征、血栓性血小板减少性紫癜、妊娠脂肪肝等相鉴别。

4. 治疗　在重度子痫前期的基础上进行以下治疗。

（1）输注血小板：凝血功能障碍或血小板$<50\times10^9$/L 且继续迅速下降应备血和血小板；剖宫产、出血时，血小板$<20\times10^9$/L 应输新鲜冷冻血浆、血小板。

（2）肾上腺皮质激素：可改善血小板计数、LDH 和肝功能，并能促胎肺成熟，血小板$<50\times10^9$/L 时应用。妊娠期静脉滴注地塞米松 10mg，12 小时一次，产后继续使用 3 次。

（3）产科处理

1）终止妊娠的时机和方式：妊娠<32周如病情稳定、胎儿情况良好应待治疗 4 日内终止妊娠；妊娠≥32周或胎肺已成熟、胎儿窘迫及病情恶化者，立即终止妊娠。HELLP 综合征不是剖宫产术指征，分娩方式因产科因素而定。

2）麻醉选择：因血小板减少可导致局部出血，阴道分娩应采用局部浸润麻醉，剖宫产术应采用局部浸润麻醉或全身麻醉。阴部阻滞和硬膜外麻醉禁用。

第7节　前置胎盘

● 案例 8-6

孕妇，25 岁。妊娠 34 周，无痛性阴道出血 3 小时，量多于月经量。既往体健。检查：血压 80/50mmHg，脉搏 115 次/分，脉搏细数，面色苍白，腹膨隆，腹软无压痛，左枕前位，胎心率 136 次/分。

问题：1. 该孕妇最可能的诊断是什么？

2. 为了明确诊断，还应该做哪些检查？

3. 应如何治疗？

正常妊娠时,胎盘附着于子宫体的前壁、后壁或侧壁。妊娠28周后,胎盘附着于子宫下段、胎盘下缘部分或全部覆盖子宫颈内口,位置低于胎儿先露部者,称为前置胎盘。前置胎盘是妊娠晚期严重并发症之一,也是妊娠晚期阴道出血最常见的原因,严重威胁母儿生命,本病发病率在国内为0.24%～1.57%。

 病因

病因尚不清楚,可能与下列因素有关。

1. 子宫内膜病变与损伤 多产、多次流产和刮宫术、放置宫内节育器、剖宫产术、感染等均可导致子宫内膜炎和子宫内膜损伤,再次妊娠时子宫蜕膜血管形成不良,胎盘供血不足,为得到足够的营养,胎盘面积扩大可延伸至子宫下段。前次剖宫产手术瘢痕可妨碍胎盘在妊娠晚期向上迁移,增加前置胎盘的可能性;辅助生殖技术药物的影响会导致子宫内膜和胚胎发育不同步,也可诱发前置胎盘。

2. 胎盘异常 双胎引起的胎盘面积过大、副胎盘、膜状胎盘等均可使胎盘下缘伸展至子宫下段,形成前置胎盘。

3. 受精卵滋养层发育迟缓 受精卵到达宫腔后,其滋养层发育缓慢还未达到着床阶段,只能继续下移并植入子宫下段。

 分类

根据胎盘下缘与宫颈内口的关系,将前置胎盘分为3种类型(图8-5)。

1. 完全性前置胎盘 又称中央型前置胎盘,胎盘下缘覆盖全部宫颈内口。

2. 部分性前置胎盘 胎盘下缘覆盖部分宫颈内口。

3. 边缘性前置胎盘 胎盘附着于子宫下段,边缘未超越宫颈内口。

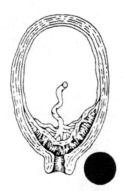 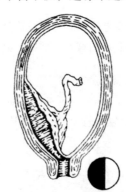 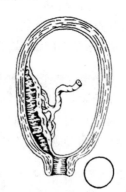

A. 完全性前置胎盘　　　　　B. 部分性前置胎盘　　　　　C. 边缘性前置胎盘

图8-5 完全性、部分性、边缘性前置胎盘

此外,胎盘位于子宫下段,胎盘边缘极为接近但未达子宫颈内口,称为低置胎盘。由于胎盘下缘与宫颈内口的关系可因子宫下段伸展、颈管消失、颈口扩张而改变。因此前置胎盘的类型可因诊断时期不同而各异。临床上常以处理前最后一次检查结果决定分类。

根据疾病的凶险程度,前置胎盘又可分为凶险性和非凶险性。凶险性前置胎盘指前次有剖宫产史,本次妊娠胎盘覆盖了原剖宫产切口的前置胎盘,其发生胎盘植入的危险为50%左右。

三 临床表现

（一）症状

妊娠晚期或临产时无诱因、无痛性反复性阴道出血是前置胎盘的典型症状。初次阴道出血发生时间、反复发作次数、出血量多少与前置胎盘的类型关系密切。完全性前置胎盘初次出血时间较早，多在妊娠 28 周左右，称为"警惕性出血"，反复出血次数频繁，量较多；边缘性前置胎盘初次出血时间较晚，多在妊娠 37～40 周或临产时，反复出血次数较少，量也较少；部分性前置胎盘介于两者之间。

（二）体征

反复少量出血可诱发贫血，贫血程度与外出血量不成正比。大量出血患者出现面色苍白、脉搏细弱、血压下降甚至休克。腹部检查：子宫大小与孕周数相符，软、无压痛，临产时检查宫缩间歇期子宫完全放松。位于子宫下段的胎盘影响胎先露入盆，可致先露部高浮、胎位异常（臀位常见）。前置胎盘位于子宫前壁时可于耻骨联合上方听到胎盘杂音。反复出血或一次出血量过多可导致胎心异常甚至消失。

四 诊断

根据病史和临床表现可对前置胎盘的类型做出初步诊断，还可进行以下辅助检查。

（一）B 超检查

准确率高达 95%，是前置胎盘安全、首选的检查方法。超声检查可清楚显示子宫壁、胎盘、子宫颈的位置，从而明确前置胎盘的类型。阴道 B 超检查更加准确，但对已有阴道出血者慎用。

（二）产后检查胎盘及胎膜

胎盘母体面附着黑紫色陈旧性凝血块或胎膜破口到胎盘边缘距离<7cm 即可诊断。

（三）阴道检查

阴道检查虽可明确诊断，决定分娩方式，但有导致致命性大出血的危险，故严禁阴道检查或肛门检查。必须检查时应做好输液、输血及剖宫术的准备，最好在手术室由有经验的医师做检查。

五 鉴别诊断

前置胎盘应与Ⅱ度胎盘早剥、前置血管破裂、胎盘边缘血窦破裂、脐带附着及宫颈病变（如息肉、糜烂及宫颈癌）相鉴别。

六 对母儿的影响

1. 早产及围生儿死亡率高　前置胎盘出血多时易发生胎儿窘迫或胎死宫内；为挽救孕产妇或胎儿生命而提前终止妊娠，早产率增加，新生儿死亡率增加。

2. 产后出血　子宫下段肌层菲薄且收缩力较差，附着于此处的胎盘剥离困难，开放的血窦一时不易关闭，故常导致产后出血。

3. 产褥感染　前置胎盘剥离面与宫颈外口接近，细菌易从阴道侵入，再者患者因反复出血和分娩，贫血、体质虚弱，故易导致产褥感染。

4. 植入性胎盘　子宫下段蜕膜发育不良，约 15%的患者胎盘绒毛可侵入子宫下段肌层，形成植入性前置胎盘。如为部分性前置胎盘，产后胎盘剥离不全可导致产后出血。

 治疗

治疗原则为抑制宫缩、止血、纠正贫血和预防感染。根据阴道出血量、有无休克、前置胎盘类型、妊娠周数、产次、胎位、胎儿情况等综合分析，决定治疗方案。

（一）期待疗法

期待疗法适用于阴道出血量不多、全身情况良好、妊娠<34周或胎儿体重小于2000g、胎儿存活的患者。在保证母亲安全的前提下，尽量维持妊娠至足月。

1. **一般处理** 左侧卧位，绝对卧床休息，间断吸氧，每日1次，每次20分钟。给予患者心理安慰，必要时给予镇静药。禁止性生活、阴道检查及肛门检查。

2. **药物治疗** ①应用抑制宫缩的药物；②应用广谱抗生素预防感染；③应用止血及纠正贫血药物；④应用促胎肺成熟的药物。

3. **密切观察病情及胎儿情况** 密切观察患者的生命体征、阴道出血量，行B超检查和胎儿电子监护仪以监测胎儿宫内情况。如病情加重或药物治疗无效应及时终止妊娠。

（二）终止妊娠

1. **终止妊娠的指征** ①胎龄<34周，无论胎儿成熟与否，患者反复多次大量出血甚至休克者，为了保证母亲安全均应终止妊娠；②胎龄34～36周，胎儿窘迫或胎儿电子监护仪显示胎心异常，如胎肺已成熟应终止妊娠，如胎肺未成熟，促胎肺成熟后终止妊娠；③胎龄>36周者；④胎儿已死亡或严重畸形者。

2. **剖宫产术** 是目前处理前置胎盘的主要手段。适用于完全性前置胎盘，持续性大量阴道出血者；部分性和边缘性前置胎盘出血量较多，先露高浮，胎龄>36周短时间不能结束分娩者；有胎心、胎位异常者。剖宫产术应注意：①术前应积极纠正贫血、预防感染，备血，做好处理产后出血和抢救新生儿的准备。②切口的选择：原则上必须避开胎盘，根据产前B超胎盘定位。胎盘附着于后壁，选子宫下段横切口；附着于前壁，根据胎盘边缘所在选子宫下段纵切口或体部切口；胎盘附着于侧壁，需选择偏向对侧的子宫下段切口。如可疑植入性胎盘选子宫体部切口。③胎儿娩出后，子宫肌壁立即注射催产素10～20U，或麦角新碱0.2～0.4mg，加强宫缩后徒手将胎盘剥离。亦可在出血处放置加有凝血酶的吸收性明胶海绵，用可吸收性线局部"8"字缝合开放血窦止血。子宫腔及子宫下段填塞纱条，24～48小时后经阴道取出。必要时可结扎子宫动脉或行子宫动脉栓塞术甚至子宫切除术。

3. **阴道分娩** 适用于边缘性前置胎盘、阴道出血量不多、无头盆不称或胎位异常，估计胎儿在短时间内可结束分娩者。在备血、输液的条件下人工破膜，破膜后胎头下降可压迫胎盘前置部位止血，并促进宫缩、加快产程。如胎头下降不理想，分娩进展不顺利或仍有出血，应立即改行剖宫产术结束分娩。

附：胎盘的前置状态

胎盘前置状态是指妊娠28周前胎盘附着于子宫下段，位置低于胎先露部者。

1. **胎盘前置状态的自然转归** 妊娠早期胎盘附着于子宫下段比较常见，妊娠晚期明显减少。有研究发现在妊娠11～14周时胎盘下缘达到或覆盖宫颈内口的发生率为42%，妊娠20～24周时降至3.9%，至足月时降至1.9%，这说明大多数胎盘前置状态属一过性。由于附着于宫体部的绒毛膜血供丰富、生长迅速，子宫下段或宫颈内口的蜕膜血管形成不良，绒毛膜逐渐退化，使胎盘上移。随着妊娠周数的增加，生理性宫缩使子宫下段延伸，这也使胎盘远离宫颈内口。

胎盘前置状态是否消失，取决于胎盘的位置。在妊娠 18～23 周时，如果胎盘位置刚达到宫颈内口但未覆盖宫颈内口，那么足月时诊断为前置胎盘的可能性为 0；如果胎盘覆盖宫颈内口≥15mm，到足月时就有可能为前置胎盘。随着孕周的增加，胎盘的位置有可能发生变化，患有此症的孕妇应定期随访胎盘的位置，临床上以处理前的最后一次检查结果决定其分类。

2. 胎盘前置状态的诊断　胎盘前置状态最常见的症状是妊娠中期无诱因、无痛性反复阴道出血，明确诊断需要做影像学检查。也有部分胎盘前置状态没有阴道出血，它们是在常规超声检查中偶然发现的。

3. 胎盘前置状态的治疗　如出现阴道出血应绝对卧床休息，禁忌性生活。如有宫缩，可应用宫缩抑制剂治疗。阴道出血量多，出现休克症状，应积极输血输液，纠正休克，终止妊娠。

终止妊娠的方法：完全性胎盘前置状态，应行剖宫取胎术；部分性或边缘性胎盘前置状态可采用中期引产术，术中出血多者改行剖宫取胎术。

第8节　胎盘早剥

● 案例 8-7

女性，24 岁。妊娠 31 周，血压≥160/100mmHg。突然出现剧烈腹痛伴阴道少量出血。检查：血压 80/50mmHg，心率 130 次/分，子宫硬如板状，胎位不清，胎心消失。

问题：1. 该孕妇最可能的诊断是什么？诊断依据是什么？

2. 为了明确诊断，还应该做哪些检查？

胎盘早剥（placental abruption）是胎盘早期剥离的简称，指正常位置的胎盘在妊娠 20 周后至分娩期，胎儿娩出前部分或全部从子宫壁剥离。作为妊娠晚期的严重并发症，通常病情急，发展快，处理不及时可威胁母儿生命，发病率为 0.46%～2.10%。

 病因

病因目前尚未清楚，可能与下列因素有关。

1. 血管病变　重度子痫前期、慢性高血压和慢性肾脏疾病或全身血管病变的孕妇，胎盘早剥发生率高。这些病变均可使底蜕膜层的螺旋小动脉痉挛或硬化，引发远端毛细血管缺血坏死，以致破裂出血，血液流到底蜕膜层和胎盘之间形成血肿，导致胎盘自子宫壁剥离。

2. 子宫静脉压突然升高　妊娠晚期或临产后孕妇长期仰卧，下腔静脉受到妊娠子宫压迫可致子宫静脉淤血，静脉压突然升高致使蜕膜静脉床淤血或破裂，形成胎盘后血肿，导致胎盘早剥。

3. 宫腔内压力骤减　双胎第一胎娩出过快，胎膜早破、羊水过多破膜时羊水流出过快，均可使宫腔内压力骤然减少，子宫突然收缩，导致胎盘与子宫错位而剥离。

4. 机械因素　外伤尤其是腹部受到撞击或挤压，脐带过短及相对过短（脐带绕颈、绕体所致）分娩时胎儿下降牵拉脐带，羊膜腔穿刺刺破前壁胎盘血管引发胎盘后血肿均可导致胎盘早剥。

5. 其他　如吸烟、经产妇、高龄孕妇、孕妇代谢异常或有血栓形成倾向、子宫肌瘤等均是胎盘早剥的高危因素。有胎盘早剥史的孕妇再次发生胎盘早剥的风险增加。

二 病理及类型

主要病理变化是底蜕膜出血，底蜕膜层和胎盘之间形成血肿，血肿导致胎盘从附着处分离。

胎盘早剥分为显性剥离、隐性剥离和混合型剥离 3 种类型（图 8-6）。①显性剥离：又称外出血，如剥离面小，血液多很快凝固，临床无明显症状，仅在分娩后可见胎盘母体面有陈旧性压迹或凝血块；如剥离面大，出血较多，血液经胎盘边缘由子宫颈管流出，导致阴道出血。②隐性剥离：又称内出血，胎盘剥离时其边缘仍附着在宫壁或胎先露部固定在骨盆入口，血液积聚在胎盘和宫壁之间形成胎盘后血肿，无阴道出血。③混合型剥离：又称混合型出血，胎盘后血肿越来越大，子宫底随之升高，当出血达到一定程度时部分血液可冲开胎盘边缘经阴道流出。

胎盘隐性剥离，胎盘后血肿压力升高，逐渐向子宫肌层内浸润，导致肌纤维分离、断裂、变性，浸润到浆膜层时子宫表面出现紫蓝色瘀斑，称为子宫胎盘卒中。由于此时肌纤维分离、断裂甚至变性，子宫无法收缩，可导致产后出血。

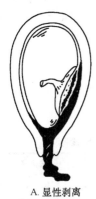
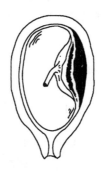
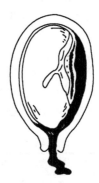

A. 显性剥离　　　　　　　　　B. 隐性剥离　　　　　　　　　C. 混合型剥离

图 8-6　胎盘早期剥离的类型

严重的胎盘早剥时，剥离的胎盘绒毛和蜕膜中可释放大量的组织凝血活酶，进入母体循环内，激活凝血系统导致凝血因子大量消耗，最终导致凝血功能障碍（如 DIC），危及母儿生命。

三 临床表现

主要表现为妊娠晚期突发性腹部持续性疼痛，伴有或不伴有阴道出血。根据病情严重程度胎盘早剥可分为 3 度。

Ⅰ度：分娩期多见，主要为外出血，胎盘剥离面积小，常无腹痛或腹痛轻微。贫血体征不明显。腹部检查见子宫软，大小与妊娠周数相符，胎位清楚，胎心率正常。产后检查胎盘母体面可有凝血块及压迹。

Ⅱ度：多见于妊娠晚期，主要为内出血，胎盘剥离面占整个胎盘面积 1/3 左右，多表现为突发性持续性腹痛、腰酸或腰背痛，疼痛程度与胎盘后积血量成正比，可无阴道出血或出血量不多。贫血程度与阴道出血量不符。腹部检查见子宫大于妊娠周数，子宫底随胎盘后血肿增大而升高。胎盘附着处压痛明显（胎盘位于后壁则不明显），宫缩有间歇，胎位可扪及，胎儿存活。

Ⅲ度：胎盘剥离面超过胎盘面积 1/2，症状较Ⅱ度加重。可出现面色苍白、四肢湿冷、脉搏细数、血压下降等休克症状，休克程度大多与母血丢失成比例。腹部检查：子宫硬如板状，子宫强直性收缩，间歇时不能松弛，胎位扪不清，胎心消失。

四 诊断

（一）症状与体征

Ⅰ度胎盘早剥病例症状与体征不典型，诊断较困难，主要与前置胎盘相鉴别。Ⅱ度胎盘早剥、Ⅲ度胎盘早剥症状与体征典型，诊断多无困难，主要与先兆子宫破裂相鉴别。

（二）辅助检查

1. B超检查　可明确胎盘位置、胎盘早剥的类型及胎儿情况。典型图像可见胎盘与宫壁之间有边界不清的液性暗区。但检查结果阴性不能完全排除胎盘早剥，需结合临床表现动态观察。

2. 实验室检查　主要了解患者贫血程度及凝血功能情况。应进行全血细胞计数及凝血功能检查（筛选项目：血小板计数、凝血酶时间、血纤维蛋白原测定；纤溶确诊试验：凝血酶时间、优球蛋白溶解时间和鱼精蛋白副凝试验）。血纤维蛋白原 $<1.5g/L$ 对诊断凝血功能障碍有意义。Ⅱ度和Ⅲ度胎盘早剥患者应监测肾功能及二氧化碳结合力，有条件者进行血气分析。

五 鉴别诊断

应注意与前置胎盘、先兆子宫破裂相鉴别（表8-5）。

表8-5　胎盘早剥、前置胎盘、先兆子宫破裂的鉴别诊断

	胎盘早剥（Ⅲ度）	前置胎盘	先兆子宫破裂
病史	常有妊娠期高血压疾病或外伤史	无诱因	有梗阻性难产或剖宫产史
腹痛	突发性持续性剧烈腹痛	发病慢，无腹痛	强烈子宫收缩，烦躁不安
出血	以内出血为主，阴道出血量与全身症状不一致	外出血，阴道出血与全身症状一致	少量阴道出血，可有血尿
子宫	大于孕周数，宫底升高，子宫硬如板状，压痛	与孕周数相符，子宫软，无压痛	可见病理性缩复环，子宫下段压痛
胎儿	胎位不清，胎心多消失	胎位清楚，胎心正常	胎儿窘迫或胎心消失
B超	胎盘位置正常，宫壁之间有边界不清的液性暗区	胎盘于子宫下段或覆盖宫颈内口	无特殊变化
胎盘	早剥部分有凝血块压迹	胎膜破口距胎盘边缘在7cm以内	无变化

六 并发症

1. 产后出血　胎盘早剥发生子宫胎盘卒中时，子宫肌层收缩受影响致产后出血。若发生弥散性血管内凝血（DIC），产后出血是极其严重的。

2. DIC　患者出现皮下、黏膜或注射部位出血，切口渗血、阴道出血不凝。有时可出现血尿、咯血、呕血和便血。

3. 急性肾衰竭　大量出血使肾灌注严重受损，导致肾皮质或肾小管缺血坏死，出现急性肾衰竭。

4. 胎儿宫内死亡　如早剥面积大，出血量多，胎儿可因缺血缺氧而死亡。

5. 羊水栓塞　羊水经过胎盘剥离面进入母体血循环，形成肺栓塞，引起肺动脉高压。

七 预防

加强产前检查，预防并及时治疗妊娠期高血压疾病、肾炎等，避免仰卧及腹部外伤；施行外倒转时动作要轻柔，对高危患者不主张行外倒转术；处理羊水过多和双胎时，避免子宫腔压力下降过快；人工破膜应在宫缩间歇期进行；羊膜腔穿刺应在B超引导下进行。

八 治疗

胎盘早剥严重威胁母儿生命，处理是否及时、恰当直接影响母儿预后。治疗原则是早期诊断、积极处理休克和终止妊娠、控制DIC的发生、减少并发症。

（一）纠正休克

积极开放静脉通道，补充血容量，改善血循环。为了同时补充血容量和凝血因子最好输新鲜血，应使血细胞比容＞0.3，尿量＞30ml/h。

（二）终止妊娠

一旦确诊，尤其是Ⅱ度胎盘早剥和Ⅲ度胎盘早剥，必须及时终止妊娠。

1. 阴道分娩　适用于Ⅰ度胎盘早剥患者。一般情况良好、宫口已扩张、估计短时间内可结束分娩者。先行人工破膜缩小子宫容积，后用腹带包裹腹部避免胎盘继续剥离，密切观察患者血压、心率、宫底高度、阴道出血量及胎儿情况，一旦异常及时行剖宫产术结束妊娠。必要时催产素静脉滴注，以缩短第二产程。

2. 剖宫产　轻型初产妇，胎儿存活，但不具备短时间内阴道分娩的条件；重型无论胎儿是否存活，均宜剖宫产术结束分娩。术中娩出胎儿、胎盘后，立即子宫壁注射宫缩剂，以促进子宫收缩。

（三）并发症处理

1. 产后出血　胎儿娩出后立即给予催产素，胎儿娩出后行人工剥离胎盘、持续按摩子宫等。若子宫出血仍不能控制，或出血不凝，按凝血功能障碍处理。

2. 凝血功能障碍治疗　立即终止妊娠、阻断凝血物质进入母血循环，纠正凝血机制障碍。

（1）应用肝素：在DIC早期高凝阶段应用肝素，可阻断DIC的发展。

（2）补充凝血因子和血容量：输新鲜血或冰冻血浆，1L冰冻血浆含纤维蛋白原3g，如无新鲜血，可选冰冻血浆应急。也可直接输入凝血因子如纤维蛋白原3～6g，或补充血小板悬液。

（3）抗纤溶治疗：当DIC处于血液不凝固而出血不止的纤溶阶段时，可在肝素化与补充凝血因子的基础上应用抗纤溶药物。

3. 急性肾衰竭　治疗过程中密切监测尿量，如血容量不足，尿量＜30ml/h，应及时补充血容量；如尿量少于17ml/h，可用20%甘露醇250ml快速滴注，或呋塞米40mg静脉推注，必要时重复应用；如血清尿素氮、肌酐及血钾进行性升高，二氧化碳结合力下降，且尿量短期内不增，提示肾衰竭；如尿毒症应进行血液透析治疗。

第9节　羊水量异常

● 案例8-8

某孕妇，32岁。妊娠26周后腹部迅速膨大、胀痛，出现呼吸困难和下肢水肿，妊娠29周来院就诊。检查：宫底剑突下2横指，腹围100cm，胎位触及不清，胎心遥远，可隐约触及胎动。

问题：1. 该孕妇最可能的诊断是什么？
　　　2. 为了明确诊断，还需做哪些检查？

 羊水过多

羊水过多是指妊娠任何时期羊水量超过 2000ml 者，可分为急性羊水过多和慢性羊水过多，发病率为 0.5%～1.0%。正常妊娠时羊水量随孕周增加而增多，最后 2～4 周逐渐减少，妊娠足月时羊水量为 800～1000ml。

（一）病因

1. 特发性羊水过多　原因不明，约占羊水过多患者的 1/3。

2. 胎儿畸形　最常见于中枢神经系统和消化道畸形。中枢神经系统畸形多见于无脑儿、脊柱裂等，由于脑脊膜裸露，脉络膜组织增殖，渗出液增加，且吞咽功能差，又缺乏抗利尿激素，致使羊水形成过多而吸收减少。消化道畸形多见于食管或十二指肠闭锁等，由于胎儿无法吞食或吸入羊水，使羊水聚积，导致羊水过多。染色体异常如 13-三体、18-三体、21-三体胎儿，吞咽羊水有障碍，也可引起羊水过多。

3. 多胎妊娠　多胎妊娠羊水过多的发生率是单胎妊娠的 10 倍，多见于单卵双胎。由于两个胎儿血液循环相通，受血胎儿循环血量增多，尿量增加所致。

4. 胎盘脐带病变　如巨大胎盘、胎盘血管瘤、脐带帆状附着等。

5. 妊娠合并症　妊娠糖尿病患者可导致胎儿高血糖引发羊水过多。重度贫血、妊娠期高血压疾病、母儿 Rh 血型不合等也可导致羊水过多。

（二）临床表现

1. 急性羊水过多　较少见，多发生于妊娠 20～24 周。羊水量在数日内急剧增多，子宫迅速增大，出现一系列压迫症状。孕妇表情痛苦，自觉腹部胀痛、呼吸困难，行动不便，甚至不能平卧。查体：宫高、腹围均明显大于同期孕周数，腹壁紧张，皮肤发亮，下肢及外阴部可见水肿。胎位不清，胎心遥远或听不清。

2. 慢性羊水过多　多数发生于妊娠晚期。羊水量在数周内缓慢增多，多无明显压迫症状，孕妇仅感腹部增大较快，多能适应。查体：宫高、腹围均大于同期孕周数。腹部皮肤发亮，变薄，触诊时子宫张力大，有液体震颤感，胎位不清，听诊时胎心遥远。

（三）诊断和鉴别诊断

根据症状和体征，不难做出诊断，还可进行以下辅助检查明确诊断。

1. B 超检查　是羊水过多重要的检查手段，可监测羊水量和胎儿情况。诊断标准如下：①最大羊水暗区垂直深度（AFV），AFV≥8cm 诊断羊水过多；②羊水指数（AFI），AFI≥25cm 诊断羊水过多。

2. 甲胎蛋白（AFP）测定　羊水中 AFP 超过正常同期妊娠平均值 3 个标准差，母血 AFP 值超过同期正常妊娠平均值 3 个标准差，有助于胎儿中枢神经系统和消化道畸形的诊断。

3. 其他　母体血糖耐量试验检查，可排除妊娠糖尿病引起的羊水过多；Rh 血型不合时，应行母体抗滴度定度；疑有胎儿染色体异常时，应行染色体核型分析。

（四）对母儿的影响

羊水过多、子宫张力过高可导致孕妇并发妊娠期高血压疾病、早产、胎膜早破。子宫过于

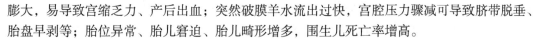

膨大，易导致宫缩乏力、产后出血；突然破膜羊水流出过快，宫腔压力骤减可导致脐带脱垂、胎盘早剥等；胎位异常、胎儿窘迫、胎儿畸形增多，围生儿死亡率增高。

（五）治疗

根据胎儿有无畸形、孕周大小及孕妇症状的严重程度决定处理方案。

1. 羊水过多伴胎儿畸形　处理原则为及时终止妊娠。

（1）人工破膜引产：宫颈 Bishop 评分＞7 分者，破膜后多可自然临产，如 12 小时仍未临产可采用催产素静脉滴注诱发宫缩。破膜应行高位人工破膜，使羊水缓慢流出，避免宫腔内压力骤减导致胎盘早剥、休克等，期间密切注意血压、脉搏。

（2）经羊膜腔穿刺适量放羊水后，应用依沙吖啶 50～100mg 引产。

2. 羊水过多合并正常胎儿　应寻找病因，积极治疗原发病，根据羊水过多的程度与胎龄决定处理方法。

（1）症状较轻者，尤其胎肺不成熟的可继续妊娠，尽量延长孕周，注意休息，低盐饮食，适当予以镇静药、利尿药。常用吲哚美辛利尿，可通过抑制胎儿排尿减少羊水，但由于可能导致胎儿动脉导管闭合，妊娠 34 周后不宜使用。具体用量为吲哚美辛 2.2～2.4mg/（kg·d），分 3 次口服，1 周为 1 个疗程，可重复使用。用药期间，应每周做一次 B 超监测羊水量。

（2）症状严重但胎肺不成熟者，可行经腹羊膜腔穿刺放羊水缓解压迫症状。应注意：①应在 B 超监测下以 15～18 号腰椎穿刺针穿刺，避开胎盘部位以免损伤胎盘或胎儿；②放水时注意严格无菌操作，速度应缓慢，以 500ml/h 为宜，一次放羊水不超过 1500ml；③密切观察患者血压、心率及胎心变化等，酌情予以镇静药以防早产；④为缓解症状必要时 3～4 周后可再次放羊水。

（3）症状严重且羊水反复增加者，妊娠≥34 周，胎肺已成熟则终止妊娠；胎肺未成熟，于羊膜腔内注入地塞米松 10mg 促胎肺成熟，24～48 小时后再考虑引产。

3. 病因治疗　积极治疗糖尿病和妊娠期高血压疾病；母儿血型不合者，可行宫内输血治疗。

4. 分娩期处理　分娩期注意羊水流出过快，有导致脐带脱垂和胎盘早剥的风险。胎儿娩出后应注意预防宫缩乏力引起的产后出血。

二 羊水过少

羊水过少是指妊娠晚期羊水量少于 300ml 者，严重影响围生儿的预后，发生率为 0.4%～4.0%。若羊水量少于 50ml，胎儿窘迫发生率达 50% 以上，围生儿死亡率达 88%。

（一）病因

1. 胎儿畸形　最常见于泌尿系统畸形，如胎儿先天肾缺如、肾小管发育不全、输尿管或尿道梗阻等。

2. 胎盘因素　胎盘退行性变、胎儿生长受限、过期妊娠均可导致胎盘功能减退、胎儿慢性缺氧，为保障胎儿脑和心脏的血供，肾血流量减少导致羊水过少。

3. 羊膜病变　如胎膜早破时羊水外漏过多可致羊水过少。羊膜炎、羊膜通透性改变和宫内感染等也可引起羊水过少。

4. 母体因素　妊娠期高血压疾病时胎盘血流量减少可导致羊水过少。孕妇血容量不足、脱水可导致胎儿血浆渗透压增高、尿液形成减少。孕妇长期服用有抗利尿作用的药物也可发生。

（二）临床表现和辅助检查

1. 临床表现　多无典型临床症状，孕妇可在胎动时自觉腹痛，胎盘功能减退时自觉胎动减少。查体：宫高、腹围均小于同期孕周数，且有子宫紧裹胎儿之感，尤以合并胎儿生长受限明显。由于胎儿在宫内活动受限以臀先露多见。子宫敏感性高，轻微刺激即可诱发宫缩。破膜时羊水量很少，多为黄绿色浑浊黏稠液体。临产后阵痛剧烈、宫缩不协调，易发生胎儿窘迫、新生儿窒息。阴道检查时胎膜紧贴胎儿先露部，无明显前羊膜囊。

2. 辅助检查

（1）B超检查：是妊娠晚期最重要的辅助检查。诊断标准如下：①羊水最大羊水暗区垂直深度（AFV），AFV≤2cm为羊水过少，AFV≤1cm为严重羊水过少。②羊水指数（AFI），AFI≤5cm为羊水过少，AFI≤8cm为羊水偏少。B超还能及时发现胎儿泌尿系统畸形。

（2）直接测量羊水量：自然分娩时用容器于外阴收集，剖宫产时用吸引器收集，如羊水少于300ml即可诊断。

（3）胎儿电子监护：无应激试验（NST）可于胎盘功能减退时呈无反应型。分娩时可见胎心变异减速或晚期减速。

（4）胎儿染色体检查：羊水细胞培养，做染色体核型分析。

（三）对母儿的影响

羊水过少可因胎儿缺氧和胎儿畸形，导致围生儿死亡率明显增高。如发生在妊娠早期，胎膜与胎体粘连可导致胎儿畸形；如发生在妊娠中晚期，由于羊水过少外力直接作用于子宫可导致胎儿肌肉骨骼畸形；先天性无肾造成的羊水过少可引起Potter综合征（肺发育不全、扁平鼻、铲形手和弓形腿等），预后极差，多数患儿娩出后即死亡。这些也直接导致患者手术分娩率和引产率增加。

（四）治疗

处理原则：根据胎儿有无畸形、孕周大小及孕妇症状的严重程度决定处理方案。

1. 羊水过少伴胎儿畸形　应尽快终止妊娠。可在B超引导下行依沙吖啶引产。

2. 羊水过少伴胎儿正常　积极去除病因，增加补液量，改善胎盘功能，抗感染。严密监测胎儿宫内情况。可嘱患者自数胎动，B超监测或胎儿电子监护等。

（1）终止妊娠：若妊娠足月、胎儿宫外可存活则立即终止妊娠。①阴道分娩：适用于无明显胎儿窘迫、胎儿储备功能好，人工破膜后羊水清亮者。应密切观察产程进展和胎心变化。②剖宫产：适用于胎儿窘迫、胎盘功能不良或破膜时羊水少且胎粪污染严重，且估计短时间内不能阴道分娩者。

（2）期待疗法：对妊娠未足月、胎肺不成熟者，可增加羊水量，延长妊娠期。可用羊膜腔灌注液体法来增加羊水量，以便降低胎心变异减速率、羊水粪染率和剖宫产率，提高围生儿存活率。同时可用宫缩抑制剂预防早产。

第 10 节　多 胎 妊 娠

● 案例 8-9

孕妇，31岁。妊娠36周，双胎，胎位：第一个胎儿为RSA，第二个胎儿为LOA。自觉下腹部阵发性疼痛，阴道有少量血性分泌物流出。检查：血压120/80mmHg，心、肺未及异常。宫口开大2cm，未破膜，宫缩规律。

问题：1. 该孕妇最可能的诊断是什么？

2. 应如何处理？

3. 双胎临产如何处理？

多胎妊娠指一次妊娠宫腔内同时有两个或两个以上的胎儿，以双胎妊娠最常见。由于辅助生殖技术近年来的开展，多胎发生率也有所增高。多胎妊娠可引起妊娠期高血压疾病、贫血、胎膜早破、早产及胎儿发育异常等妊娠并发症，属高危妊娠。本节仅讨论双胎妊娠。

双胎妊娠的分类及特点

双胎妊娠可分为双卵双胎和单卵双胎，以前者多见。

1. 双卵双胎 指两个卵子分别受精形成的双胎，与促排卵药物的应用、遗传因素、产妇的种族、年龄、产次及多胚胎宫腔内移植相关，约占双胎妊娠的70%。两个受精卵着床后形成各自的胎盘、羊膜和绒毛膜，两个胎盘也可融合成一个，但各自有独立的血液循环。胎儿性别和血型可以相同或不同，指纹、容貌等表型不同（图8-7）。

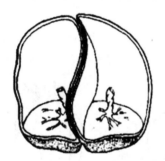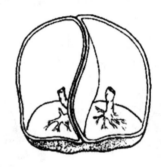

图 8-7 双卵双胎的胎盘及胎膜

2. 单卵双胎 指一个受精卵分裂而成的双胎妊娠，形成原因不明，不受遗传、种族、年龄、胎次和医源的影响，约占双胎妊娠的30%。由于是一个受精卵分裂形成的两个胎儿，其遗传基因相同，两个胎儿具有相同的性别、血型及外貌。由于受精卵在早期发育阶段发生分裂的时间不同，从而分成以下4个类型（图8-8）。

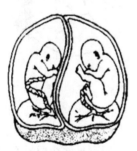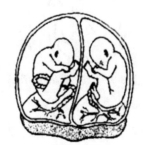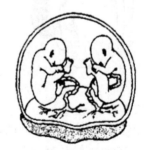

A. 发生在桑葚期　　　　　　　　B. 发生在囊胚期　　　　　　　　C. 发生在羊膜囊形成后

图 8-8 单卵双胎不同分裂时期

（1）双羊膜囊双绒毛膜单卵双胎：分裂发生在受精后3日内（桑葚期），约占单卵双胎的30%。两个或一个胎盘，胎盘胎儿面有两个羊膜囊，中间间隔两层羊膜及两层绒毛膜。

（2）双羊膜囊单绒毛膜单卵双胎：分裂发生在受精后 4～8 日（囊胚期），约占单卵双胎的 68%。此时已分化出滋养细胞，但羊膜囊尚未形成，两个胎儿有一个共同的胎盘，但有各自的羊膜囊，中间间隔两层羊膜。

（3）单羊膜囊单绒毛膜单卵双胎：分裂发生在受精后 9～13 日（羊膜囊已形成），占单卵双胎的 1%～2%。两个胎儿共同拥有一个胎盘和一个羊膜囊。

（4）联体双胎：分裂发生在受精后 13 日以后，约占单卵双胎的 1/1500。此时原始胚盘已形成，机体无法完全分裂成两个，导致不同形式联体双胎的形成。如两个胎儿共同拥有一个头部或胸腔等。

二 诊断和鉴别诊断

（一）病史及临床表现

双卵双胎的孕妇多有促排卵药物的应用史、遗传因素、多胚胎宫腔内移植史，恶心、呕吐等早孕反应较正常单胎孕妇重；妊娠中期体重增加迅速，宫高、腹围增长明显，多较早出现下肢水肿、静脉曲张等压迫症状；妊娠晚期常表现为呼吸困难、行动不便。

（二）产科检查

子宫大于孕周数，妊娠中晚期腹部可触及 3 个以上胎极和多个小肢体；不同部位可听到两个相差 10 次以上的胎心音。胎位多为纵产式，多见于两个头位或一头一臀（图 8-9）。

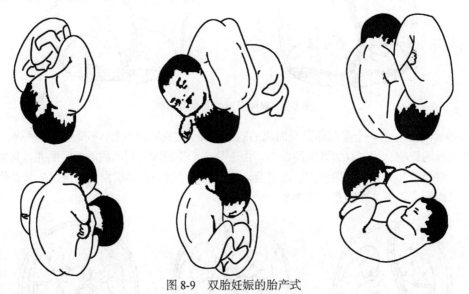

图 8-9 双胎妊娠的胎产式

（三）B 超检查

B 超可有效诊断和监护双胎妊娠，如筛查胎儿畸形，确定胎儿胎位，对中晚期的双胎诊断率几乎达 100%。妊娠 35 日后即可见宫腔内两个妊娠囊，妊娠 6 周后可见两个原始心管搏动，可见到两个妊娠囊，妊娠 13 周后可见到两个胎头和躯干等。妊娠 12 周后多普勒胎心仪可听到两个频率不同的胎心音。

双胎妊娠应与羊水过多、葡萄胎、巨大儿、妊娠合并卵巢肿瘤等相鉴别。

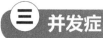 **并发症**

（一）孕妇并发症

1. 妊娠期高血压疾病　比单胎妊娠发病早且严重，发生率是单胎妊娠的4～5倍。

2. 妊娠期肝内胆汁淤积症　临床特征为皮肤瘙痒和黄疸，发生率是单胎的2倍，可导致早产、胎儿窘迫、死胎、死产，致使围生儿死亡率增高。

3. 羊水过多　多见于单卵双胎，发生率为12%左右。

4. 贫血　与铁和叶酸缺乏有关，发生率可达单胎的2～4倍。

5. 胎膜早破　宫腔压力增高所致，发生率为14%左右。

6. 宫缩乏力、产后出血　子宫肌纤维过度伸展所致。

7. 胎盘早剥　可能是妊娠期高血压疾病发生率增高所致。宫腔在第一个胎儿娩出后骤然缩小也可引发胎盘早剥。

8. 流产　与胚胎畸形、胎盘异常等有关。

（二）围生儿并发症

1. 早产　多见于胎膜早破、宫腔压力过高及严重母儿并发症等，约50%的双胎可造成早产。

2. 双胎输血综合征　多见于双羊膜囊单绒毛膜单卵双胎，如不经治疗，其死亡率高达90%。血液通过胎盘间动-静脉吻合支，从动脉向静脉单向分流，致使一个胎儿成为供血儿，而另一个胎儿成为受血儿。供血儿贫血、血容量减少，导致生长受限、肾灌注减少、羊水过少，甚至因营养不良致死；受血儿血容量增加、动脉压升高、各器官体积增大、胎儿体重增加，可导致充血性心力衰竭、胎儿水肿、羊水过多。心功能较强的胎儿发育较好，另一个胎儿发育较差，发育较差的胎儿甚至可因营养缺乏而死亡；若死亡时间过久，可被压成薄片，称纸样胎儿。双胎输血综合征的诊断标准：①单绒毛膜性双胎；②双胎羊水量改变，一胎羊水池最大深度（AFV）＞8cm，另一胎的AFV＜2cm；③产后检查新生儿，如两个胎儿体重相差≥20%、血红蛋白相差＞50g/L。

3. 选择性胎儿生长受限　由于存在胎盘分配不均，胎儿生长受限（FGR）胎儿常存在脐带边缘附着或帆状插入。目前诊断仍存争议，主要是根据FGR胎儿体重估测位于该孕周第10百分位以下，两胎儿体重相差25%以上。

4. 脐带异常　如脐带缠绕、扭转和脐带脱垂等。

5. 胎儿畸形　发生率是单胎的2倍。

6. 胎头交锁与嵌顿　第一个胎儿臀先露，第二个胎儿头先露，第二个胎头在第一个胎头尚未娩出前已入盆，两个胎头交锁，导致难产；两个胎儿均头位，分娩时两个胎头同时入盆，可发生嵌顿，导致难产。

四 治疗

（一）妊娠期处理

1. 注意营养饮食　进食高蛋白、高维生素饮食，补充必需脂肪酸、铁剂、叶酸、钙剂等。

2. 定期产检，预防早产　密切监护胎儿生长发育情况及胎位变化，减少活动量，增加每日卧床休息时间，预防早产发生。如妊娠34周前发生产兆予以宫缩抑制剂。发现胎儿畸形，及时终止妊娠。

3. 及时防治并发症 及早发现妊娠期高血压疾病、妊娠期肝内胆汁淤积症等并发症。

（二）终止妊娠指征

1. 合并急性羊水过多，孕妇压迫症状明显，腹部过度膨胀，呼吸困难，严重不适。

2. 孕妇患有不允许继续妊娠的严重并发症，如子痫前期或子痫。

3. 发现胎儿畸形。

4. 预产期已到，尚未临产，胎盘功能减退者。

（三）分娩期处理

多数能经阴道分娩。产程中注意以下几点。

1. 第一产程 应密切观察宫缩及胎心率的变化，做好输血、输液及抢救新生儿的准备。如子宫收缩乏力或产程延长，可用催产素静脉滴注。

2. 第二产程 第一个胎儿娩出后立即断脐，扎紧胎盘侧脐带，以防第二个胎儿失血。助手以手在腹部固定第二个胎儿为纵产式。如无异常可等待第二个胎儿在20～30分钟自然娩出。如超过15分钟仍无宫缩，予以人工破膜或催产素静脉滴注促进宫缩。期间应密切观察胎心、宫缩、阴道出血等情况，及早发现胎盘早剥和脐带脱垂，一旦发生，及时用产钳助产或臀位牵引术娩出第二个胎儿。如第二个胎儿为横位，可试行外转胎位术，不成功则改行联合转胎位术娩出胎儿。

3. 第三产程 为预防产后出血，第二个胎儿前肩娩出时，静脉或肌内注射催产素或麦角新碱，并持续按摩子宫。第二个胎儿娩出后，立即腹部放置沙袋，以防腹压骤降而发生休克。仔细检查胎盘、胎膜是否完整。若有感染可能给予抗生素预防感染。

有下列情况之一，行剖宫产术：①第一个胎儿肩先露或臀先露；②宫缩乏力非手术治疗效果不佳者；③联体双胎；④短时间内不能经阴道分娩的胎儿窘迫；⑤需尽快终止妊娠的严重妊娠并发症，如重度子痫前期、胎盘早剥等。

第11节 死 胎

● 案例8-10

某孕妇，27岁。妊娠29周，孕期未见异常。两日前外出不慎摔倒，当时感轻微腹痛，后胎动频繁，未予注意。今日腹痛突然加重，阴道流血，胎动不明显。检查：血压80/55mmHg，持续宫缩，胎位不清，未及胎心。

　　问题：1. 该孕妇最可能的诊断是什么？

　　　　　2. 还应该做哪些检查来确诊？

死胎（fetal death）是指妊娠20周后胎儿在宫内死亡者。而胎儿在分娩过程中死亡，称死产（stillbirth），为死胎的一种。死胎如在宫腔内滞留过久，可导致母体凝血功能障碍，应引起足够的重视。

 病因

（一）孕妇因素

子宫局部因素，如子宫收缩力过强或张力过大、子宫畸形、子宫破裂等。严重的妊娠合并症、并发症，如妊娠期高血压疾病、糖尿病、心血管疾病、全身和腹腔感染、各种原因引起的休克等。

（二）胎儿因素

如胎儿严重畸形、胎儿生长受限、胎儿宫内感染、严重的遗传性疾病、母儿血型不合等。

（三）胎盘及脐带因素

如前置胎盘、胎盘早剥、脐带脱垂、脐带打结、脐带扭转、脐带绕颈缠体、脐带帆状附着、血管前置、急性绒毛膜羊膜炎等。

临床表现

孕妇自觉胎动停止，检查胎心消失，子宫不再继续增大，与妊娠周数不符，体重不增或下降。多数死胎在胎儿死亡 2～3 周自然娩出，若胎儿未及时娩出，退行性变的胎盘组织可释放凝血活酶进入母血循环，导致弥散性血管内凝血（DIC）。如死胎 4 周以上尚未娩出，发生 DIC 的机会明显增多，分娩时可引起严重出血。

诊断

根据胎动、胎心音消失，子宫不继续增大，检查胎心消失，子宫与孕周数不符等症状体征诊断不难，B 超检查可确诊。

治疗

死胎一经确诊，应尽早引产，并积极明确胎儿死亡原因，做好产后咨询。引产原则是尽量经阴道分娩，根据孕妇具体情况（如孕周、是否瘢痕子宫等），在知情同意下选择。可经腹羊膜腔内注入依沙吖啶引产、催产素引产或米索前列醇引产。

胎儿死亡超过 4 周尚未娩出者，应予以相关凝血功能检查。若血纤维蛋白原含量<1.5g/L，血小板<$100×10^9$/L 时，应给予肝素治疗，剂量为每次 0.5mg/kg，6 小时一次。用药 24～48 小时后，纤维蛋白原和血小板多可恢复到有效止血水平，此后再行引产。备新鲜血，以防产后出血和感染。

第 12 节 妊娠合并心脏病

● 案例 8-11

患者，28 岁。第二胎，妊娠 22 周，主诉家务劳动后感胸闷气短，近一周夜间经常咳嗽咳痰，不能平卧。检查：心率 120 次/分，心界向左扩大，心尖区可闻及Ⅲ级收缩期杂音，双肺底闻及小水泡音，双下肢水肿（＋）。

问题： 1. 该患者初步诊断是什么疾病？

2. 最适宜的处理是什么？

妊娠合并心脏病是产科严重合并症，是导致孕产妇死亡的重要原因之一，在我国孕产妇死因中高居第二位，为非直接产科死因的第一位。若处理不当，可对母儿造成严重危害。

妇娠期、分娩期和产褥期对心脏病的影响

1. 妊娠期　自妊娠 6 周起,母体血容量开始增多,至妊娠 32～34 周达最高峰,血液总量增加 30%～45%。血容量增加引起心排血量增加和心率加快,增加心脏负担;妊娠晚期子宫明显增大,致膈抬高,心脏呈横位,心底血管扭曲,机械性地加重了心脏负担。因此,心脏病孕妇易发生心力衰竭。

2. 分娩期　分娩期为心脏负担最重的时期。第一产程:由于每次宫缩,250～500ml 血液从子宫中被挤入体循环,因此全身血容量增加。第二产程:除子宫收缩外,骨骼肌都参与活动,使外周阻力更加增加,又因屏气用力,动、静脉压同时增加,尤其是肺循环压力极度增高,加之腹压加大,使内脏血液涌向心脏。因此,在第二产程时心脏负担特别重。第三产程:胎儿娩出后,子宫缩小,胎盘循环停止,子宫血窦内有 500ml 血液突然进入体循环,另外腹腔内压力骤减,血液向内脏灌注,回心血量急剧减少,造成血流动力学急剧变化。因此,患心脏病的产妇极易发生心力衰竭。

3. 产褥期　产后 3 日内,子宫的复旧及机体组织内潴留的水分进入血循环,致体循环血量再度短暂增加,此时仍有可能发生心力衰竭。

综上所述,妊娠合并心脏病孕妇在妊娠 32～34 周、分娩期及产后 3 日内心脏负担最重,是心脏病孕产妇的危险时期,极易发生心力衰竭。

 妊娠合并心脏病的种类和对妊娠的影响

近年来,随着心血管外科的发展,使得越来越多的先天性心脏病女性患者能够获得妊娠和分娩机会。因此,目前妊娠合并心脏病患者中,以先天性心脏病占 35%～50%,位居第一。其次为风湿性心脏病、妊娠期高血压心脏病、围生期心肌病、心肌炎等。

（一）先天性心脏病

根据血流动力学变化将先天性心脏病分为 3 型。

1. 无分流型　即心脏左右两侧或动、静脉之间无异常通路和分流,不产生发绀。包括主动脉缩窄、肺动脉瓣狭窄、马方综合征。动脉瓣狭窄者,不宜妊娠。

2. 左向右分流型　此型心脏左右两侧血流之间有异常通路。包括房间隔缺损、室间隔缺损、动脉导管未闭。最好于妊娠前手术矫治后再妊娠。

3. 右向左分流型　大量静脉血注入体循环,出现持续性发绀。临床上以法洛四联症和艾森曼格综合征最常见。此类妇女不宜妊娠,若已妊娠也应尽早终止。

（二）风湿性心脏病

风湿性心脏病以二尖瓣狭窄最多见。轻度二尖瓣狭窄者,可以耐受妊娠;严重狭窄者,不宜妊娠,已妊娠者宜于妊娠早期终止。二尖瓣关闭不全者,一般情况下,能较好耐受妊娠。主动脉瓣狭窄及关闭不全多可以耐受妊娠;主动脉瓣狭窄者,应手术矫正后再考虑妊娠。

（三）妊娠期高血压心脏病

妊娠期出现高血压心脏病,若诊断及时、治疗得当,能度过妊娠期及分娩期。

（四）围生期心肌病

围生期心肌病是指妊娠晚期至产后 6 个月首次发生的扩张型心肌病者。此病的特征是出现心肌收缩功能障碍和充血性心力衰竭。围生期心肌病患者可因心力衰竭、肺梗死或心律失常而死亡,不宜再次妊娠。

（五）心肌炎

心肌炎可发生在妊娠任何阶段。病因主要是病毒感染。若病情控制良好者，可在密切监护下妊娠。心功能严重受累者，妊娠期发生心力衰竭的危险性很大。

三 心脏病对胎儿的影响

病情较轻、代偿功能良好者，对胎儿影响不大；病情重，则因长期慢性缺氧，可致胎儿宫内发育受限和胎儿窘迫，若发生心力衰竭，可引起流产、早产或死产。围生儿死亡率是正常妊娠的 2～3 倍。

四 诊断

（一）妊娠合并心脏病的诊断依据

1. 病史　详细询问妊娠前有无心脏病病史及风湿热病史，有无心力衰竭等。

2. 体格检查　①发绀，杵状指，持续颈静脉怒张；②心脏听诊，有舒张期杂音或Ⅲ级及Ⅲ级以上收缩期杂音；③严重的心律失常，如心房扑动、心房颤动、房室传导阻滞、舒张期奔马律。

3. 辅助检查　心电图有严重心律失常，如心房颤动、心房扑动、三度房室传导阻滞、ST段及 T 波异常改变等；X 线检查显示心界扩大，尤其个别心腔扩大；超声心动图示心肌肥厚、瓣膜运动异常、心内结构畸形。

（二）心功能的分级

以孕妇日常体力活动耐受能力为依据，将心脏功能分为 4 级，适用于各种类型心脏病。

Ⅰ级：一般体力活动不受限制。

Ⅱ级：一般体力活动略受限制，日常劳动后有疲劳、心悸、气短或胸闷等不适，休息后恢复如常。

Ⅲ级：一般体力活动显著受到限制，轻微活动量少于一般体力活动即有疲劳、心悸、气短或心绞痛等不适，休息时无症状。

Ⅳ级：休息时即有心功能不全症状，任何轻微体力活动即可致不适或加重不适，有明显心力衰竭现象。

（三）心力衰竭的诊断

1. 早期心力衰竭的诊断　①轻微活动即有心悸、胸闷、气短；②夜间常因胸闷而坐起呼吸，或到窗口呼吸新鲜空气；③休息时，心率＞110 次/分，呼吸＞24 次/分；④肺底部可听到少量持续性湿啰音等，咳嗽后不消失。

2. 心力衰竭的诊断　临床表现为气急、发绀、端坐呼吸、咳嗽、咯血及咳粉红色泡沫痰（其内可找到心衰细胞），检查有心动过速、肺底部有持续性湿啰音、颈静脉怒张、下肢明显水肿、肝脾大、压痛等。

五 防治

（一）孕前咨询

心脏病患者进行孕前咨询十分必要。根据心脏病种类、病变程度、是否需手术矫治、心功能级别及医疗条件等，综合判断耐受妊娠的能力。

1. 可以妊娠　心功能Ⅰ～Ⅱ级，心脏病变较轻，既往无心力衰竭史，也无其他并发症者可以妊娠。

2. 不宜妊娠　心功能Ⅲ～Ⅳ级，心脏病变较重，既往有心力衰竭史或妊娠早期即发生心力衰竭者、有肺动脉高压、发绀型先天性心脏病及心肌炎、活动性风湿热、亚急性细菌性心内膜炎及有严重心律失常者。

（二）妊娠期处理

1. 终止妊娠　凡不宜妊娠的心脏病孕妇，须在妊娠12周前终止妊娠。妊娠超过12周时，终止妊娠需行比较复杂的手术，其危险性不亚于继续妊娠和分娩。因此应密切监护，积极防治心力衰竭，使其度过妊娠期与分娩期。对顽固性心力衰竭的患者，为减轻心脏负荷，应与内科医师配合，严密监护下行剖宫取胎术。

2. 继续妊娠　①定期产前检查：定期产前检查能及早发现早期心力衰竭的征象。在妊娠20周前，应每2周行产前检查1次。在妊娠20周后，尤其是32周后，发生心力衰竭的概率增加，产前检查应每周1次。②休息：患者应有足够的休息，每日至少10小时睡眠，避免过度劳累及情绪激动。③饮食：加强营养，防止贫血，控制体重，低盐饮食，每日摄盐4～5g。④防治并发症，如上呼吸道感染、妊娠期高血压疾病等。⑤发现早期心力衰竭征象，应立即住院。孕期经过顺利者，亦应在36～38周提前住院待产。

（三）分娩期处理

心脏病孕妇的分娩方式，主要取决于心功能状态及产科情况。

1. 剖宫产术　适于胎儿偏大、产道条件不佳及心功能Ⅲ级及Ⅲ级以上者。剖宫产术可在较短时间内结束分娩，手术过程中，孕妇血压、平均动脉压及心率的变化均较经阴道分娩为小，故应放宽剖宫产指征。

2. 经阴道分娩　心功能好，又无手术指征的心脏病孕妇，可在严密监护下经阴道分娩。①第一产程：安慰和鼓励产妇，稳定其情绪。适当应用镇静药，给氧。严密监测血压、脉搏、呼吸，持续进行胎儿电子监护。发现早期心力衰竭，取半坐卧位，用强心药，如毒毛花苷K或毛花苷C。临产后给予抗生素预防感染。②第二产程：宫口开全后，要避免产妇屏气用力，行阴道助娩术，尽可能缩短第二产程。③第三产程：胎儿娩出后，腹部立即置放1kg重的沙袋（或用手按压），以防因腹压骤减致大量血液倾注到内脏血管引起周围循环衰竭。注意防治产后出血，禁止使用麦角新碱。产后2小时密切观察血压、脉搏及子宫收缩情况。

（四）产褥期处理

产后3日内，尤其产后24小时内仍是发生心力衰竭的危险时期。产妇应取半卧位，充分休息，吸氧，并密切监护以预防心力衰竭、产后出血、感染和血栓栓塞等并发症。心功能Ⅲ级以上的产妇，一般以不哺乳为宜，无心力衰竭者，可酌情哺乳。产后至少住院观察2周，待心功能好转后方可出院。出院后仍需充分休息，限制活动量。不宜再妊娠者，可在产后1周左右行绝育术。

第13节　妊娠合并糖尿病

案例8-12

张女士，31岁。G₂P₁，因停经38周，阴道流水3小时入院。入院时查体：宫高36cm，腹围 112cm，腹软无宫缩，胎心率 140 次/分，规律，头先露，未衔接。内诊：外阴经产型，阴道通畅，宫颈管未消，宫口开大 1cm，枕右前位，S^{-4}。辅助检查：B 超检查示双顶径 9.9cm。空腹血糖 8.5 mmol/L。既往有产巨大儿史。

  问题：1. 该患者初步诊断是什么疾病？

     2. 最适宜的分娩方式是什么？

     3. 新生儿如何处理？

  妊娠合并糖尿病有两种类型：一种为孕前糖尿病（PGDM）的基础上合并妊娠，称为糖尿病合并妊娠；另一种为妊娠前糖代谢正常，妊娠期才出现的糖尿病，称为妊娠糖尿病（gestational diabetes mellitus，GDM）。妊娠合并糖尿病孕妇中 90%以上为 GDM。GDM 患者分娩后多数恢复正常，部分患者将来患糖尿病的机会增加。妊娠合并糖尿病是高危妊娠，它严重危害母儿的健康。妊娠期进行糖尿病筛查有很重要的意义。

 妊娠对糖尿病的影响

（一）妊娠期

1. 妊娠早中期 胎儿对营养物质需求量随孕周增加，胎儿从母体获取葡萄糖，因此孕妇空腹血糖水平随妊娠进展而降低。孕妇长时间空腹易发生低血糖及酮症酸中毒。

2. 妊娠中晚期 孕妇体内各种内分泌激素的分泌量增加，而这些激素具有抗胰岛素样作用，如胎盘催乳素、雌激素、黄体酮、皮质醇和胎盘胰岛素酶等使孕妇对胰岛素的敏感性随孕周增加而下降，为维持正常糖代谢水平，胰岛素用量需要不断增加。对于胰岛素分泌受限的孕妇，妊娠期不能正常代偿这一生理变化而使血糖升高，使原有糖尿病加重或出现 GDM。

（二）分娩期

产妇在分娩的过程中，体力消耗大，临产后进食又少，脂肪酸的氧化分解增强，若没有及时减少胰岛素的用量，易导致低血糖。

（三）产褥期

产后随着胎盘的娩出，全身内分泌激素逐渐恢复到非妊娠时期的水平，胎盘分泌的抗胰岛素物质迅速减少，胰岛素的需要量应及时减少。

 糖尿病对孕妇、胎儿及新生儿的影响

（一）糖尿病对孕妇的影响

1. 高血糖 可致胚胎发育异常甚至死亡，流产发生率 15%～30%。

2. 妊娠期高血压疾病 糖尿病孕妇妊娠期高血压疾病的发病率比正常孕妇高 2～4 倍。GDM 并发妊娠高血压及子痫前期可能与存在严重胰岛素抵抗状态及高胰岛素血症有关。糖尿病引起小血管内皮细胞的增厚及管腔狭窄，组织供血不足。糖尿病孕妇一旦并发高血压，病情较难控制，母儿并发症明显增加。

3. 感染 糖尿病孕妇抵抗力下降，易合并感染，以泌尿系统感染最常见。

4. 羊水过多 发生率较非糖尿病孕妇高 10 倍。原因可能与胎儿高血糖、高渗性利尿致胎尿排出增多有关。越晚发现糖尿病，羊水过多越常见。

5. 巨大儿　导致难产发生率增高，软产道损伤，手术产率升高，产程延长易发生产后出血。

6. 糖尿病酮症酸中毒　由于妊娠期复杂的代谢变化，高血糖及胰岛素的不足，可进一步发展到脂肪分解，血清酮体急剧上升。在妊娠早期没有及时减量，也可引起饥饿性酮症。糖尿病酮症酸中毒是导致孕妇死亡的主要原因。若发生在妊娠早期还有导致胎儿畸形作用，发生在妊娠中晚期可导致胎儿窘迫及胎死宫内。

7. GDM复发率高　孕妇再次妊娠时复发率高达33%～69%，远期患2型糖尿病概率增加。

（二）糖尿病对胎儿的影响

1. 巨大胎儿　发生率高达25%～42%。其原因是葡萄糖通过胎盘进入胎儿血循环，而胰岛素却不能通过胎盘，使胎儿长期处于高血糖状态，刺激胰岛B细胞增生，产生大量胰岛素，活化氨基酸转移系统，促进蛋白、脂肪合成和抑制脂解作用。

2. 胎儿生长受限（FGR）　发生率21%。妊娠早期高血糖有抑制胚胎发育的作用，导致胚胎发育落后。

3. 流产和早产　妊娠早期高血糖可使胚胎发育异常，最终导致胚胎死亡而流产。因子痫前期、胎儿窘迫及胎膜早破等因素，提前终止妊娠导致早产，发生率为10%～25%。

4. 胎儿畸形　其发生严重畸形的发生率为正常妊娠的7～10倍，以心血管畸形和神经系统畸形最常见，是构成围生儿死亡的重要原因。

（三）糖尿病对新生儿的影响

1. 新生儿呼吸窘迫综合征　高血糖刺激胎儿胰岛素分泌增加，形成高胰岛素血症，胰岛素拮抗糖皮质激素促进肺泡Ⅱ型细胞表面活性物质合成及释放的作用，致胎肺成熟延迟，出生后易发生新生儿窒息。

2. 新生儿低血糖　新生儿离开母体高血糖环境后，高胰岛素血症仍存在，若不及时补充糖分，易发生低血糖，增加新生儿的死亡率。

三　临床表现与诊断

既往有巨大儿分娩史、不良孕产史；糖尿病家族史；高龄、肥胖、糖耐量异常史、多囊卵巢综合征；出现"三多一少"（多食、多饮、多尿和体重减轻）症状；发复发作的外阴阴道假丝酵母菌病；本次妊娠胎儿偏大或羊水过多，应想到糖尿病的可能。

（一）糖尿病合并妊娠的诊断

1. 妊娠前已确诊为糖尿病患者。

2. 妊娠前未进行过血糖检查但存在糖尿病高危因素者，首次检查明确是否存在妊娠前糖尿病，达到以下任何一项标准应诊断为糖尿病合并妊娠：①空腹血糖（FPG）≥7.0mmol/L；②糖化血红蛋白（HbAlc）≥6.5%，但不推荐妊娠期常规查HbAlc；③伴有典型的高血糖或高血糖危象症状，同时任意血糖≥11.1mmol/L。如果没有明确的高血糖症状，任意血糖≥11.1mmol/L，需要次日复测①或②确诊。不建议妊娠早期做葡萄糖耐量试验（OGTT）。

（二）妊娠糖尿病（GDM）的诊断

1. 有条件的医疗机构，在妊娠24～28周及以后，孕妇应进行75g OGTT。

OGTT的方法：OGTT前1日晚餐后至少禁食8小时至次晨9时前，试验前3日正常体力活动、正常饮食，检查期间静坐、禁烟。检查时，于5分钟内口服含75g葡萄糖的液体300ml。分别抽取服糖前、服糖后1小时、2小时的静脉血，测取血糖值。

OGTT的诊断标准：空腹及服糖后1小时、2小时的血糖值分别是5.1mmol/L、10.0mmol/L、

8.5mmol/L，如果任何一点达到或超过上述标准即可诊断为 GDM。

2. 医疗资源缺乏的地区，建议妊娠 24～28 周首先检查 FPG。FPG≥5.1mmol/L，可以直接诊断为 GDM，不必再做 75g OGTT；而 4.4mmol/L≤FPG＜5.1mmol/L 者，应尽早做 75g OGTT；FPG＜4.4mmol/L，可暂时不做 75g OGTT。

3. 孕妇存在 GDM 高危因素，首次 OGTT 正常者，必要时在妊娠晚期重复做 75g OGTT。

四 妊娠合并糖尿病的分期

依据患者发生糖尿病的年龄、病程及是否存在血管并发症等进行分期（White 分类法），有助于判断病情的严重程度及预后。

A 级：妊娠期出现或发现的糖尿病。

A1 级：经饮食控制，空腹血糖＜5.3mmol/L，餐后 2 小时血糖＜6.7mmol/L。

A2 级：经饮食控制，空腹血糖≥5.3mmol/L，餐后 2 小时血糖≥6.7mmol/L。

B 级：显性糖尿病，20 岁以后发病，病程＜10 年。

C 级：发病年龄在 10～19 岁，或病程达 10～19 年。

D 级：10 岁以前发病，或病程≥20 年，或合并单纯性视网膜病变。

F 级：糖尿病肾病。

R 级：眼底有增生性视网膜病变或玻璃体积血。

H 级：冠状动脉粥样硬化性心脏病。

T 级：有肾移植史。

五 治疗

（一）孕前咨询

糖尿病患者于孕前应确定糖尿病严重程度。未经治疗的 D、F、R 级不宜妊娠，若已妊娠应在早期行人工流产术终止妊娠。器质性病变轻者，如血糖控制较好，可以继续妊娠。

（二）妊娠期处理

1. 糖尿病孕妇应严格控制血糖值，确保妊娠前、妊娠期及分娩期血糖在正常范围。妊娠期血糖控制满意标准：空腹血糖控制在 3.3～5.3mmol/L；餐前 30 分钟，3.3～5.3mmol/L；餐后 2 小时，4.4～6.7mmol/L；夜间，4.4～6.7mmol/L。

2. 饮食治疗 饮食控制十分重要。理想的饮食控制目标是：既能保证和提供妊娠期间热量和营养需要，又能避免餐后高血糖或饥饿性酮症出现，保证胎儿正常生长发育。多数 GDM 患者经合理饮食控制和适当运动治疗后，均能控制血糖在满意范围。妊娠早期糖类尿病孕妇需要热量与孕前相同。妊娠中期以后，每日热量增加 200kcal，其中糖类占总热量的 50%～60%，蛋白质占 20%～25%，脂肪占 25%～30%，然后将上述热量及营养成分转化为食谱，三餐热量分布为 1/5、2/5、2/5，并补充维生素、钙及铁剂。如果饮食能控制血糖，孕妇又无饥饿感，则不需药物治疗。

3. 药物治疗 大多数 GDM 孕妇通过生活方式的干预即可使血糖达标，不能达标的 GDM 首先推荐使用胰岛素控制血糖。目前口服降血糖药二甲双胍和格列苯脲治疗 GDM 的安全性和有效性不断得到证实，但两者在我国均未获得妊娠期治疗 GDM 的注册适应证。

胰岛素用量个体差异较大。孕妇一般从小剂量开始，并根据病情、妊娠期进展及血糖值加以调整，以控制血糖在正常水平。妊娠不同时期机体对胰岛素需求不同。

（1）妊娠早期：孕前应用胰岛素控制血糖的患者，妊娠早期因早孕反应进食量减少，需要根据血糖监测情况及时减少胰岛素用量。

（2）妊娠中后期：由于抗胰岛素激素分泌逐渐增多，胰岛素需要量常有不同程度增加。妊娠 32~36 周胰岛素用量达最高峰，妊娠 36 周后胰岛素用量稍下降，特别是在夜间。

4. 妊娠糖尿病酮症酸中毒的治疗　在监测血气、血糖、电解质并给予相应治疗的同时，主张应用小剂量胰岛素 0.1U/（kg·h）静脉滴注。每 1~2 小时监测血糖一次。血糖＞13.9mmol/L，应将胰岛素加入 0.9%氯化钠注射液静脉滴注。血糖≤13.9mmol/L，开始将胰岛素加入 5%葡萄糖氯化钠注射液中静脉滴注，酮体转阴后可改为皮下注射。

（三）妊娠期母儿监护

早期妊娠的妊娠反应可能给血糖控制带来困难，应密切监测血糖变化，及时调整胰岛素用量，以防发生低血糖。每周检查一次，直至妊娠第 10 周。中期妊娠应每两周检查一次，一般妊娠 20 周时胰岛素需要量开始增加，需及时进行调整。每月测定肾功能及糖化血红蛋白含量，同时进行眼底检查。妊娠 32 周以后应每周检查一次。注意血压、水肿、尿蛋白情况。注意对胎儿发育、胎儿成熟度、胎儿胎盘功能等监测，必要时及早住院。

（四）产科处理

1. 分娩时机　应尽量推迟终止妊娠的时间。血糖得到控制，妊娠晚期无合并症，胎盘功能良好，胎儿不过大，则可妊娠至足月。血糖控制不满意，伴血管病变、合并重度子痫前期、严重感染、胎儿生长受限、胎儿窘迫，应及早抽取羊水，了解胎肺成熟情况，同时羊膜腔内注入地塞米松 10mg，促胎肺成熟，减少新生儿呼吸窘迫综合征的发生。

2. 分娩方式的选择　妊娠合并糖尿病本身不是剖宫产指征，有巨大胎儿、胎盘功能不良、胎位异常或其他产科指征者，应行剖宫产。对糖尿病病程＞10 年，伴有视网膜病变及肾功能损害、重度子痫前期、有死胎及死产史的孕妇，应放宽剖宫产指征。

3. 分娩期处理

（1）一般处理：注意休息、镇静，给予适当饮食，严密观察血糖、尿糖及酮体变化，及时调整胰岛素用量，加强胎儿监护。

（2）阴道分娩：经阴道分娩过程中，应密切监测产妇血糖、宫缩、胎心变化，避免产程过长，应在 12 小时内结束分娩，超过 16 小时酮症酸中毒、胎儿缺氧和感染危险增加。临产时情绪紧张及疼痛可使血糖波动，产程中一般应停用胰岛素皮下注射，改成静脉滴注 0.9%氯化钠注射液加胰岛素，根据产程中测得的血糖值调整静脉输液速度。同时复查血糖，血糖异常者继续调整。

（3）剖宫产：在手术前 1 日停止应用晚餐前精蛋白锌胰岛素，手术日停止皮下注射胰岛素。一般在早上监测血糖、尿糖及尿酮体。根据其空腹血糖水平及每日胰岛素用量，改为小剂量胰岛素持续静脉滴注。尽量使术中血糖控制在 6.67~10.0mmol/L。术后每 2~4 小时测一次血糖，直到饮食恢复。

（4）产后处理：分娩后体内抗胰岛素物质迅速下降，胰岛素用量应减少至分娩前的 1/3~1/2，并根据产后空腹血糖值调整用量。大部分 GDM 患者在分娩后即不再需要使用胰岛素，仅少数患者仍需胰岛素治疗。产妇于产后 6~12 周行 OGTT 检查，若仍异常，可能为产前漏诊的糖尿病患者。

（5）新生儿出生时处理：新生儿出生时应留脐血，进行血糖、胰岛素、胆红素、血细胞比容、血红蛋白、钙、磷、镁的测定。无论婴儿出生时状况如何，均应视为高危新生儿，注意保暖和吸氧，重点防止新生儿低血糖（足月新生儿血糖<2.2mmol/L，可诊断为新生儿低血糖）。新生儿出生后 30 分钟开始定时滴服葡萄糖溶液，多数新生儿在出生后 6 小时内血糖恢复到正常值。产后 24 小时可开始哺乳。

自 测 题

一、选择题

A_1/A_2型题

1. 下列对妊娠剧吐的描述不正确的是（　　）
   - A. 呕吐频繁
   - B. 体重较妊娠前减轻≥5%
   - C. 尿酮体阳性
   - D. 严重呕吐导致失水和电解质紊乱
   - E. 可门诊或住院治疗

2. 以下哪项是自然流产最常见的原因（　　）
   - A. 孕妇甲状腺功能减退
   - B. 孕妇接触放射性物质
   - C. 孕妇生殖器官疾病
   - D. 母儿血型不合
   - E. 胚胎或胎儿染色体异常

3. 异位妊娠最常见的着床部位是（　　）
   - A. 卵巢
   - B. 输卵管
   - C. 子宫颈
   - D. 腹腔妊娠
   - E. 子宫残角

4. 对于输卵管妊娠破裂患者，抢救的关键是（　　）
   - A. 输血
   - B. 大量输液、观察生命体征
   - C. 尽快确诊，尽快手术
   - D. 保守治疗，继续观察
   - E. 吸氧

5. 导致输卵管妊娠的常见原因是（　　）
   - A. 输卵管发育不良
   - B. 内分泌失调
   - C. 慢性输卵管炎
   - D. 输卵管功能异常
   - E. 孕卵游走

6. 过期妊娠指平素月经规律的妇女，妊娠达到或超过（　　）
   - A. 40 周
   - B. 41 周
   - C. 42 周
   - D. 43 周
   - E. 44 周

7. 妊娠期高血压疾病的基本病理变化为（　　）
   - A. 血容量减少
   - B. 小动脉硬化
   - C. 全身小动脉痉挛
   - D. 水钠潴留
   - E. 肾血流量减少

8. 重度子痫前期的孕妇于妊娠晚期出现腹痛伴阴道出血，最可能的疾病是（　　）
   - A. 胎盘早剥
   - B. 边缘性前置胎盘
   - C. 宫颈癌
   - D. 子宫破裂
   - E. 早产

9. 治疗妊娠期高血压疾病，首选药物应是（　　）
   - A. 抗高血压药
   - B. 强镇静药
   - C. 解痉药
   - D. 利尿药
   - E. 扩容药

10. 用硫酸镁治疗妊娠期高血压疾病时，不良反应最早出现的是（　　）
    - A. 心率减慢
    - B. 呼吸次数减少
    - C. 尿量减少
    - D. 膝反射消失
    - E. 肌张力下降

11. 前置胎盘的主要症状是（　　）
    - A. 妊娠早期的腹痛性阴道出血
    - B. 妊娠晚期的腹痛性阴道出血
    - C. 妊娠早期的无痛性阴道出血
    - D. 妊娠晚期的无痛性阴道出血
    - E. 分娩开始的有痛性阴道出血

12. 诊断前置胎盘较安全可靠的方法是（　　）
    - A. 阴道检查
    - B. 肛门检查
    - C. 放射线检查
    - D. B 超检查
    - E. 产后检查胎盘及胎膜

13. 胎盘早剥的主要病理变化是（　　）
    - A. 包蜕膜出血
    - B. 胎盘血管痉挛
    - C. 底蜕膜出血
    - D. 真蜕膜出血
    - E. 胎盘边缘血窦出血

14. 为促进胎肺成熟，可选择的药物是（　　）
    - A. 沙丁胺醇
    - B. 硫酸镁
    - C. 地塞米松
    - D. 保泰松
    - E. 洛贝林

15. 早产的概念,正确的是( )

   A. 妊娠满 20 周至不满 37 周之间分娩者

   B. 妊娠满 24 周至不满 37 周之间分娩者

   C. 妊娠满 28 周至不满 37 周之间分娩者

   D. 妊娠满 28 周至不满 40 周之间分娩者

   E. 妊娠满 30 周至不满 40 周之间分娩者

16. 下列不符合急性羊水过多临床表现的是( )

   A. 短期内羊水急剧增加

   B. 压迫症状明显

   C. 子宫增大迅速

   D. 多发生在近分娩期

   E. 胎心遥远

17. 对急性羊水过多的处理,错误的是( )

   A. 可行人工破膜引产

   B. 破膜时抬高臀部行高位小孔破膜

   C. 破膜后尽量使羊水快速流出,以缓解压迫症状

   D. 放水后腹部放沙袋加压以防发生休克

   E. 破膜前做好输血输液准备

18. 关于双胎妊娠,下列不正确的是( )

   A. 易并发妊娠期高血压疾病

   B. 易导致前置胎盘

   C. 易导致胎盘早剥

   D. 易导致过期妊娠

   E. 易导致贫血

19. 下列哪种疾病一般不会导致 DIC 的发生( )

   A. 稽留流产   B. 重度子痫前期

   C. 胎盘早剥   D. 死胎

   E. 异位妊娠

20. 心脏病孕妇妊娠期间,最危险的时期是( )

   A. 妊娠 35~38 周

   B. 妊娠 32~34 周

   C. 妊娠 24~27 周

   D. 妊娠 28~31 周

   E. 产褥期 7 日之后

21. 糖尿病对孕妇的影响,不正确的是( )

   A. 白细胞吞噬作用增强

   B. 易发生真菌性阴道炎

   C. 羊水过多发生率较非糖尿病孕妇增加 10 倍

D. 手术产发生率高于正常孕妇

   E. 妊娠期高血压疾病发病率高于普通孕妇

22. 王女士,初产妇,停经 50 日出现阴道少量出血,伴轻微下腹痛。妇科检查发现:该产妇宫颈口关闭,子宫增大,约妊娠 50 日大小,妊娠试验阳性。该孕妇最可能的诊断是( )

   A. 难免流产   B. 不全流产

   C. 先兆流产   D. 完全流产

   E. 稽留流产

23. 33 岁已婚妇女,停经 38 日,阴道少量出血 3 日,下腹痛 4 小时。妇科检查后考虑为输卵管妊娠。下列哪项辅助检查不需要( )

   A. 基础体温测定   B. 查尿 hCG

   C. B 超检查   D. 诊刮活组织检查

   E. 阴道后穹窿穿刺

24. 某患者,27 岁。停经 49 日,阴道少量出血 1 日。今晨 5 时无明显诱因下腹突发剧痛,伴恶心、呕吐及一过性晕厥。查体:血压 65/45mmHg,脉搏 120 次/分,妇科检查:宫颈举痛明显,后穹窿触痛明显。此时最有价值的辅助检查方法是( )

   A. 检测尿 hCG

   B. B 超检查

   C. 阴道后穹窿穿刺

   D. 诊断性刮宫

   E. 腹腔镜检查

25. 朱女士,28 岁。妊娠 33 周,自觉头痛眼花 1 周,经治疗 5 日未见显效。今晨 4 时突然出现腹痛并逐渐加重,呈持续状,检查腹部发现子宫板状硬。此例最可能的诊断是( )

   A. 轻型胎盘早剥   B. 重型胎盘早剥

   C. 先兆早产   D. 前置胎盘

   E. 子宫破裂

26. 马女士,27 岁。结婚 3 年未孕,现停经 52 日,阴道少量出血 4 日。今晨突发下腹剧痛,伴明显肛门坠胀感,血压 55/30mmHg。妇科检查:宫颈举痛明显,子宫稍大稍软,左附件区有明显触痛。本病例最可能的诊断是( )

   A. 不全流产   B. 异位妊娠

C. 难免流产　　　D. 稽留流产

E. 先兆流产

27. 刘女士，29 岁。妊娠 24 周后腹部膨隆较快，29 周出现腹部胀痛、呼吸困难及下肢水肿来院就诊。检查：宫底在耻骨联合上 32cm，胎位触不清，胎心音遥远。首先应考虑（　　）

A. 急性羊水过多　　B. 多胎妊娠

C. 慢性羊水过多　　D. 巨大儿

E. 腹水

28. 窦女士，诊断为重度子痫前期，应用硫酸镁治疗过程中，出现膝反射消失，呼吸约 15 次/分。此时除停用硫酸镁外，还应给予哪种药物治疗（　　）

A. 5%葡萄糖溶液　　B. 尼可刹米

C. 肼苯达嗪　　　　D. 低分子右旋糖酐

E. 10%葡萄糖酸钙

29. 宋女士，妊娠 33 周。超声检查为"完全性前置胎盘"，无宫缩，宫口未开，胎心率 144 次/分，血压 105/75mmHg。现应采取的措施是（　　）

A. 人工破膜　　　B. 阴道检查

C. 灌肠引产　　　D. 期待疗法

E. 剖宫产

30. 26 岁，足月妊娠合并风湿性心脏病，心功能 II 级，胎头吸引助产。产后 2 小时阴道出血 300ml，心率 110 次/分，双肺音清，宫底脐下 2 横指。对该患者正确的处理是（　　）

A. 立即开放静脉快速补液

B. 立即肌内注射麦角新碱 0.2mg

C. 立即肌内注射催产素 10U

D. 无感染者产后不加用抗生素

E. 毛花苷 C 0.2ml+25%葡萄糖 20mg 静脉注射

31. 27 岁，G_1P_0，宫内孕 2 个月，合并风湿性心脏病前来就诊，确诊为"二尖瓣狭窄"，心功能 II 级，既往无心力衰竭病史。此孕妇正确的处理及其预后是（　　）

A. 在产科和内科医师监护下可继续妊娠

B. 应尽早终止妊娠

C. 应劝其长期避孕，今后亦不宜妊娠

D. 分娩过程中易发生肺水肿

E. 孕期心力衰竭发生率明显增高

A_3/A_4型题

（32、33 题共用题干）

周女士，29 岁，已婚。停经 9 周，下腹阵发性剧痛 5 小时伴阴道多量出血，超过月经量。妇科检查：宫口开大 2cm，未见妊娠物排出。

32. 此患者的医疗诊断为（　　）

A. 难免流产　　　B. 不全流产

C. 先兆流产　　　D. 完全流产

E. 稽留流产

33. 对此患者最恰当的处置是（　　）

A. 等待观察经过

B. 肌内注射或静脉滴注催产素

C. 肌内注射黄体酮

D. 清宫术

E. 口服甲羟孕酮

（34～36 题共用题干）

王女士，28 岁。结婚 3 年未孕，现停经 52 日，阴道少量出血 4 日。今晨突发下腹剧痛，伴明显肛门坠胀感，血压 55/30mmHg。妇科检查：宫颈举痛明显，子宫稍大稍软，右附件区有明显触痛。

34. 此患者最可能的诊断是（　　）

A. 流产　　　　　B. 妊娠期高血压疾病

C. 黄体破裂　　　D. 急性阑尾炎

E. 右侧输卵管妊娠破裂

35. 针对此患者的情况，为进一步确诊，最适宜的检查是（　　）

A. 妊娠试验　　　B. 超声检查

C. 阴道后穹窿穿刺　D. 血常规检查

E. 诊刮活组织检查

36. 对此患者的最恰当的处理是（　　）

A. 立即行刮宫术

B. 暂观察病情进展，再做进一步处理

C. 立即抢救休克，同时行剖腹探查术

D. 迅速建立静脉通道，输液输血同时行剖腹探查术

E. 给予镇痛、抗感染药物

（37～39 题共用题干）

贾女士，28 岁。妊娠 30 周时诊断为轻度子痫前期，但未按医嘱复诊，于妊娠 35 周时，孕妇感到头痛，随后发生抽搐、昏迷，由家人急送入院，途中又抽搐 1 次。入院检查：血压

170/120mmHg，神志不清，呼吸、脉搏正常，双下肢水肿（++），产科情况尚可，未临产。

37. 目前该患者的诊断应考虑为（　　）

　　A. 妊娠合并慢性高血压

　　B. 重度子痫前期

　　C. 轻度子痫前期

　　D. 子痫

　　E. 慢性高血压并发子痫前期

38. 上述病例，要了解胎儿情况，较好的方法是（　　）

　　A. 监测胎动　　　B. 听胎心

　　C. 胎儿电子监护仪 D.B 超检查

　　E. 雌三醇测定

39. 此患者首选解痉药物是（　　）

　　A. 硫酸镁　　　　B. 肼苯达嗪

　　C. 普萘洛尔　　　D. 卡托普利

　　E. 甲基多巴

（40、41 题共用题干）

某女，30 岁，已婚。G₃P₁，妊娠 34 周，无痛性阴道出血 2 小时，出血量少于月经量。查体：血压 105/65mmHg，未及宫缩，胎心率 148 次/分，患者一般情况可。

40. 此患者最可能的临床诊断是（　　）

　　A. 先兆流产　　　B. 胎盘早剥

　　C. 前置胎盘　　　D. 临产

　　E. 先兆子宫破裂

41. 为进一步确诊，应做的检查是（　　）

　　A. B 超检查　　　B. 阴道检查

　　C. 阴道后穹窿穿刺 D. 肛门检查

　　E. 胎心监护

二、思考题

1. 应用硫酸镁时应注意哪些事项？

2. 试述各类流产的诊断及治疗。

3. 异位妊娠有哪些症状？

4. 试述妊娠期高血压疾病的临床分类。

5. 早期心力衰竭的表现是什么？

（朱慧芳　熊立新）

第9章 分娩期并发症

第1节 子宫破裂

● 案例 9-1

某产妇，30 岁。G_1P_0，妊娠 40^{+4} 周，胎位 ROA。临产后到当地乡镇医院就诊，因住院待产 18 小时未分娩，医生告知家属产妇为继发性宫缩乏力，给予静脉滴注催产素加强宫缩，30 分钟后产妇感下腹剧痛难忍，由家属陪伴转诊。入院时产妇表情痛苦，烦躁不安，大喊大叫。查体：血压 100/70mmHg，腹部外形呈葫芦状，下腹压痛明显，胎位、胎心不清。

问题：1. 该患者可能诊断是什么？
　　　2. 目前首要的处理是什么？
　　　3. 对于该患者主要应采取哪些治疗方法？

子宫破裂（rupture of uterus）指在妊娠晚期或分娩期子宫体部或子宫下段发生破裂，称为子宫破裂，是产科严重并发症，若不能得到及时诊治可导致母儿死亡。近年来，随着二孩政策的放开，瘢痕子宫再次妊娠的增加，子宫破裂的发生率呈上升趋势，应引起产科医护人员的高度重视。

 病因

1. 瘢痕子宫　是近年来导致子宫破裂的常见原因。如剖宫产术、子宫肌瘤切除术或子宫成形术后，子宫肌壁留有瘢痕，在妊娠晚期或分娩期宫腔内压力增高，可引起子宫破裂。

2. 梗阻性难产　主要见于高龄产妇、骨盆狭窄、头盆不称、胎位异常（尤其是忽略性横位）或胎儿畸形等，致胎先露下降受阻，子宫收缩过强，使子宫下段过分伸展变薄发生子宫破裂。

3. 子宫收缩药物使用不当　胎儿娩出前肌内注射催产素或静脉滴注催产素过量，或使用前列腺素栓剂，可导致子宫收缩过强。高龄、多产、子宫畸形等，若应用子宫收缩药物不当，更易发生子宫破裂。

4. 产科手术损伤　如宫口未开全行产钳或臀牵引助产手术，可造成宫颈及子宫下段裂伤；肩先露无麻醉下行内转胎位术、强行剥离植入性胎盘或严重粘连胎盘，也可引起子宫破裂；毁胎术、穿颅术可因器械、胎儿骨片损伤子宫导致子宫破裂。

5. 其他　子宫发育异常或多次宫腔操作，局部肌层菲薄也可导致子宫破裂。

二 临床表现

子宫破裂多发生在分娩期，部分发生在妊娠晚期。根据病情发展的过程分为先兆子宫破裂和子宫破裂，根据破裂的程度可分为完全性子宫破裂和不完全性子宫破裂。

1. 先兆子宫破裂　常见于临产后产程延长，有梗阻性难产的产妇。典型表现为：①子宫强直性或痉挛性过强收缩，产妇感下腹部剧烈胀痛难忍，烦躁不安，甚至大喊大叫，心率、呼吸加快，阴道少量出血。②由于胎先露下降受阻，使子宫下段肌层逐渐拉长变薄，而子宫体部肌层增厚变短，两者之间形成明显环状凹陷，随产程进展，此凹陷可逐渐上升达脐水平甚至脐上，称病理性缩复环。查体：腹壁上可见一明显的凹陷，呈葫芦状（图9-1），子宫下段压痛明显。③膀胱黏膜受压充血，导致排尿困难或血尿。④由于宫缩过强，致胎儿供血减少，

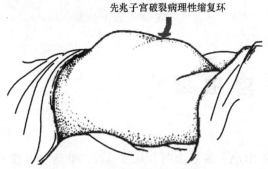

先兆子宫破裂病理性缩复环

图9-1　先兆子宫破裂时腹部外形

胎动频繁，胎儿触不清，胎心率改变或听不清。

子宫病理性缩复环与子宫痉挛性狭窄环的鉴别

子宫病理性缩复环	子宫痉挛性狭窄环
因梗阻性难产子宫强直性收缩所致	因子宫局部肌肉呈痉挛性不协调性收缩所致
子宫先兆破裂的主要临床表现	可导致产程停滞
在腹外可见腹部呈葫芦状	腹外不可见，阴道检查时在宫腔内可触及
狭窄环可随子宫收缩上升，高达脐部以上	狭窄环不随宫缩移动，多出现在子宫上下段交界处

2. 子宫破裂

（1）不完全性子宫破裂：子宫肌层部分或全层破裂，但浆膜层完整，子宫腔与腹腔不相通，胎儿及其附属物仍在宫内。多见于子宫下段剖宫产切口瘢痕破裂，产妇全身症状较轻，常缺乏先兆破裂症状。腹部检查：子宫轮廓清楚，不全破裂处有压痛，可触及逐渐增大的血肿，若出血量大可伴失血性休克，胎心率多有异常。

（2）完全性子宫破裂：子宫肌壁全层破裂，宫腔与腹腔相通，称为完全性子宫破裂（图9-2）。继先兆子宫破裂症状后，产妇突感下腹撕裂样剧痛，随之宫缩消失，疼痛暂时缓解；之后因血液、羊水及胎儿迅速进入腹腔，产妇很快出现持续性全腹疼痛，并伴有低血容量休克征象。腹部检查：全腹压痛、反跳痛，腹壁下触及胎儿肢体，胎体的一侧可扪及缩小的宫体，移动性浊音阳性，胎心、

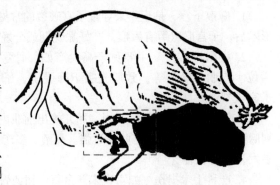

图9-2　子宫完全破裂

胎动消失。阴道检查：可见鲜血流出，胎先露升高，开大的宫口缩小，有时可在宫腔内扪及破裂口。

 三　诊断

典型子宫破裂根据病史、症状、体征，容易诊断。不完全性破裂症状体征不明显，结合前次剖宫产史、子宫肌瘤切除史、子宫下段压痛、胎心异常、胎先露部上升、宫口缩小等可确诊。B超检查可协助确定破裂的部位及程度。

 四　鉴别诊断

胎盘早剥：常伴有妊娠期高血压疾病史或外伤史，子宫强直性收缩致腹部持续性剧痛，子宫呈板状硬，胎位不清，胎心率改变或消失，阴道出血与贫血程度不成正比；B超检查常有胎盘后血肿或胎盘明显增厚。

 五　治疗

1. 先兆子宫破裂　立即抑制子宫收缩（肌内注射哌替啶或全身静脉麻醉），尽快行剖宫产术。

2. 子宫破裂　无论胎儿是否存活，均应在积极抢救休克的同时，尽快手术治疗。根据产妇年龄、胎次、全身状况，子宫破裂程度、部位、发生破裂的时间及有无感染决定手术方式，可行子宫修补、子宫次全切术及子宫全切术。手术前后给予大量抗生素控制感染，并注意纠正贫血。

严重休克者尽可能就地抢救，若必须转诊，应输血、输液、包扎腹部后方可转送。

 六　预防

1. 加强产前检查　及时纠正异常胎位；对有瘢痕子宫、产道异常等可能发生子宫破裂的高危妊娠者，应提早住院待产。

2. 规范使用宫缩剂　严格掌握应用催产素的指征、用法、用量，同时应有专人守护，严密观察宫缩、产程进展及胎心情况。应用前列腺素制剂引产应慎重。

3. 严密观察产程进展　警惕并尽早发现先兆子宫破裂征象并及时处理。

4. 掌握剖宫产指征　对前次剖宫产切口为子宫体部切口，子宫下段切口有撕裂、术后感染愈合不良者，均应行剖宫产术结束分娩。

5. 正确掌握产科手术助产的指征　正确掌握产科手术助产的指征及操作常规，阴道助产术后应仔细检查宫颈及宫腔，及时发现损伤给予修补。如需再次妊娠，应指导其避孕2年后再怀孕，并进行避孕指导。

第2节 产后出血

● 案例9-2

某产妇，30岁。G₁P₁，经阴道正常分娩一女婴。胎儿娩出后15分钟胎盘胎膜完整娩出。产后30分钟产妇口述心悸、头晕，观察发现产妇面色苍白，触摸子宫软且轮廓不清，挤压子宫底见阴道大量暗红血液流出，并伴血凝块，估计总出血量约800ml。

问题： 1. 该患者可能诊断是什么？

2. 应进一步做哪些检查？

3. 对于该患者主要应采取哪些治疗方法？

产后出血（postpartum hemorrhage，PPH）指胎儿娩出后24小时内失血量超过500ml，剖宫产时超过1000ml。包括胎儿娩出后至胎盘娩出前、胎盘娩出后至产后2小时，以及产后2小时至24小时3个时期，大多发生在产后2小时以内，是我国产妇死亡的首位原因。疾病的预后与失血量、失血速度、产妇体质及是否得到及时有效处理相关，因此，应加强预防、及时处理。

病因

1. **子宫收缩乏力** 是产后出血的最主要原因。

（1）全身因素：产妇精神过度紧张、对分娩恐惧，产程延长，产妇体力衰竭；临产后使用过量镇静药、麻醉药；体质虚弱或合并急、慢性全身性疾病等。

（2）局部因素：①子宫过度膨胀使肌纤维过度伸展，如双胎妊娠、羊水过多、巨大胎儿；②子宫肌壁损伤，如多产、感染、刮宫过度等；③子宫病变，如子宫肌纤维变性、子宫畸形、子宫肌瘤等；④子宫平滑肌水肿、渗出，如妊娠期高血压疾病、重度贫血、子宫胎盘卒中；⑤子宫下段收缩力弱致血窦不易关闭，如前置胎盘、胎盘面积过大。

2. **胎盘因素**

（1）胎盘滞留：胎儿娩出后30分钟，胎盘尚未娩出者，称胎盘滞留。胎盘滞留宫腔影响子宫收缩，血窦不能很好关闭，导致多量出血。常见原因：①膀胱充盈，使已剥离胎盘滞留宫腔；②胎盘嵌顿，子宫收缩药物应用不当，宫颈内口附近子宫肌出现环形收缩，使已剥离的胎盘嵌顿于宫腔；③胎盘剥离不全，第三产程过早牵拉脐带或按压子宫，影响胎盘正常剥离，胎盘已剥离部位血窦开放而出血。

（2）胎盘植入：胎盘绒毛在其附着部位与子宫肌层紧密连接。根据胎盘绒毛侵入子宫基层深度分为胎盘粘连、胎盘植入、穿透性胎盘植入。根据胎盘植入面积分为部分性或完全性。部分性胎盘粘连或植入表现为胎盘部分剥离，部分未剥离，导致子宫收缩不良，已剥离面血窦开放发生大量出血。完全性胎盘粘连与植入因胎盘未剥离而出血不多。

（3）胎盘部分残留：部分胎盘小叶、副胎盘或部分胎膜残留于宫腔，影响子宫收缩而出血。

3. **软产道裂伤** 常因急产、胎儿过大、阴道手术助产、软产道组织弹性差而产力过强等，导致软产道损伤，尤其宫颈裂伤，甚至子宫下段撕裂伤，未及时发现，可导致产后出血。

4. **凝血功能障碍** 较少见，但后果严重。任何原发或继发的凝血功能异常，均能造成产后出血。①产科并发症，如重度子痫前期、胎盘早剥、羊水栓塞、死胎等均可导致弥散性血管内凝血（DIC），从而导致子宫大量出血；②妊娠合并凝血功能障碍性疾病，如原发性血小板减少、再生障碍性贫血、重症肝炎等，因凝血功能障碍可引起手术创伤处及子宫剥离面出血。

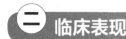 **临床表现**

主要表现为胎儿娩出后阴道大量出血，并伴失血性休克及继发性贫血等。

剖宫产时主要表现为胎儿、胎盘娩出后胎盘剥离面广泛出血，宫腔不断被血充满或切口持续出血。

1. 阴道流血　不同原因导致的产后出血临床表现各有特点，见表9-1。若失血表现明显，阴道出血少而有坠胀性疼痛，要考虑阴道壁血肿。

表 9-1　不同原因导致产后出血的临床表现

出血原因	临床表现
子宫收缩乏力	胎盘娩出后阴道大量出血，呈间歇性，色暗红，有血凝块；腹部触摸子宫体柔软，轮廓不清，挤压子宫有积血流出，经按摩子宫及使用宫缩剂后子宫变硬，阴道流血减少或停止
软产道裂伤	胎儿娩出过程中或胎儿娩出后即出现持续性、鲜红色血液从阴道流出，能自凝
胎盘因素	胎儿娩出后、胎盘尚未娩出，或胎盘、胎膜娩出不完整。出现阴道流血，血色暗红，能自凝
凝血功能障碍	胎盘娩出前、后持续性阴道流血，血液不凝，可伴有注射部位出血、鼻出血或其他部位出血，不易止血，实验室检查有凝血功能指标异常

2. 低血压症状　休克前常表现为口渴、恶心、呕吐、烦躁不安、打哈欠、头晕，随之出现面色苍白、出冷汗、脉搏细数、胸闷、呼吸急促、血压下降等症状。

 诊断

主要根据临床表现，估计出血量，明确原因。有时产后出血原因互为因果。下列辅助检查可帮助诊断及治疗。

（一）估计出血量的方法

1. 称重法　失血量(ml)=[胎儿娩出后接血敷料湿重(g) – 接血前敷料干重(g)]/1.05(g/ml)。

2. 容积法　用产后接血容器收集血液后，放入量杯测量失血量。

3. 面积法　可按接血纱布血湿面积粗略估计失血量，即 $1cm^2$ 为 1ml 计算失血。

4. 休克指数法（shock index，SI）　休克指数=脉率/收缩压（mmHg）。SI=0.5，血容量正常；SI=1，轻度休克；SI=1.0~1.5，失血量为全身血容量的 20%~30%；SI=1.5~2.0，失血量为全身血容量的 30%~50%；SI 在 2.0 以上，失血量为全身血容量的 50%以上，重度休克。

（二）失血原因的诊断

1. 宫缩乏力性出血　腹部检查往往子宫松软，轮廓不清，摸不清宫底或按压后有积血排出。

2. 胎盘因素　当胎盘剥离不全、粘连、植入时，胎盘较牢固附着在子宫壁上，无胎盘剥离征象；胎盘嵌顿检查可触及子宫内口附近呈痉挛性收缩形成狭窄环，使已剥离的胎盘嵌顿于子宫腔内；胎盘或胎膜残留时，检查胎盘母体面有缺损或胎膜边缘有缺损的血管断端。

3. 软产道损伤　子宫收缩良好，检查时会阴、阴道、宫颈有裂伤或血肿，宫颈裂伤多发生在两侧，也可呈花瓣状，严重者延及子宫下段。会阴阴道按裂伤程度分 3 度（图9-3）：Ⅰ度指会阴皮肤及阴道入口黏膜撕裂，未达肌层，一般出血不多；Ⅱ度指裂伤已达会阴体肌层，累及阴道后壁黏膜，甚至沿阴道后壁两侧沟向上撕裂，裂伤多不规则，解剖组织不易辨认，出血较多；Ⅲ度指肛门外括约肌已断裂，甚至直肠阴道隔及部分直肠前壁有裂伤。

4. 凝血功能障碍　主要表现为阴道出血持续不断，且血液经久不凝，无血块。全身多部位出血，身体有瘀斑。子宫收缩良好，产道无损伤或修补，根据临床表现，血小板计数，纤维蛋白原、凝血酶原时间等凝血功能检测可做出诊断。

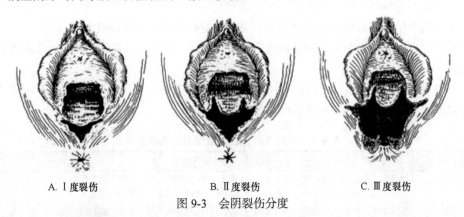

A. Ⅰ度裂伤　　　　　B. Ⅱ度裂伤　　　　　C. Ⅲ度裂伤

图 9-3　会阴裂伤分度

四　治疗

治疗原则：立即查明出血原因，采取针对性的有效措施迅速止血，同时积极防治休克、预防感染。

（一）止血

1. 子宫收缩乏力性出血　主要措施是迅速按摩子宫，同时应用宫缩剂以加强宫缩，如无效再采用其他方法止血。

（1）按摩子宫：腹壁按摩子宫或腹壁-阴道双手压迫按摩子宫（图 9-4），先压出宫腔内积血，然后按摩子宫。①腹壁按摩子宫：一手在耻骨联合上按压下腹中部，将子宫上推，另一手置于子宫底部，拇指在前壁，其余四指在后壁，均匀而有节律地按摩子宫。②腹壁-阴道双手压迫按摩子宫：一手从腹部置于子宫体后壁，另一手置于阴道前穹窿处握拳挤压子宫前壁，两手相对紧压子宫并按摩。

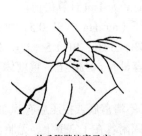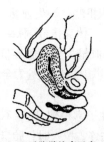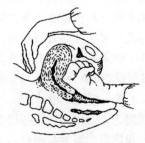

A. 单手腹壁按摩子宫　　B. 双手腹壁按摩子宫　　C. 腹壁-阴道双合按压子宫

图 9-4　按摩子宫法

（2）应用宫缩剂：用催产素 10U 加入 0.9%氯化钠溶液静脉滴注，必要时催产素 10U 肌内注射或直接宫体注射；可用米索前列醇舌下含服或阴道塞药；麦角新碱 0.2～0.4mg 肌内注射或子宫肌壁内注入（心脏病、妊娠期高血压疾病、高血压患者慎用）。

（3）宫腔压迫止血法

1）宫腔填塞纱条：经按摩子宫和应用宫缩剂无效时，且无手术条件的情况下可采用（图 9-5）。

必须严格无菌，均匀填塞，不留空隙。填塞后应严密观察血压、脉搏、宫底高度及子宫大小变化等。24 小时后缓慢取出纱条，取出前先肌内注射宫缩剂，并给予抗生素预防感染。

（2）水囊压迫法：用超声或阴道检查大致估计宫腔的容量，确定宫腔内没有胎盘胎膜残留、动脉出血或裂伤。在超声引导下，将导管的球囊部分插入子宫，确保整个球囊通过宫颈内口，但应避免过度用力，注入无菌 0.9% 氯化钠溶液 250～300ml。适当牵拉球囊以保证与组织接触，球囊的末端固定于大腿内侧或加 500g 以内的重物。为确保正确的放置位置和最佳的填塞力量，同时可以在阴道内填塞含碘或抗生素的纱布卷。

（4）子宫压缩缝合术：常用 B-Lynch 缝合法。适用于子宫乏力性产后出血，在剖宫产时使用更方便。

（5）经阴道行子宫动脉结扎、髂内动脉栓塞术或切除子宫：经按摩子宫和应用宫缩剂无效时采用。

2. 胎盘因素　胎盘胎膜残留，用刮匙刮取宫内残留物；胎盘嵌顿，排空膀胱协助胎盘娩出或使用乙醚麻醉，松解狭窄环后用手取出；胎盘粘连时，则在无菌操作下行徒手剥离胎盘（图 9-6）；植入性胎盘不能分离者，进行子宫次全切除。

3. 软产道裂伤　暴露裂伤部位，及时准确地按解剖层次逐层缝合伤口以有效止血。

4. 凝血功能障碍　去除病因，尽快输新鲜全血，补充血小板、纤维蛋白原或凝血酶原复合物、凝血因子等。若已经发生 DIC，则按 DIC 处理。

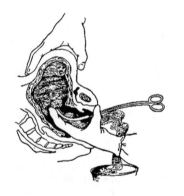 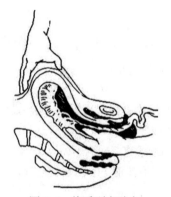

图 9-5　宫腔填塞纱条止血　　　　　　图 9-6　徒手剥离胎盘

（二）纠正休克

产妇取平卧位，及时给予吸氧、保暖，呼叫相关人员，建立有效静脉通道，及时快速补充晶体平衡液及血液、新鲜冷冻血浆等，纠正酸中毒，备好急救物品及药品，记录出入液量等。

（三）其他

使用抗生素预防感染，补充铁剂，纠正贫血。

五　预防

1. 及时转诊　对有产后出血危险的孕产妇需尽早做好转诊工作，做好抢救措施。

2. 严密观察　产时密切观察产程进展，防止产程延长，正确处理第二、第三产程，及时使用催产素。告知产妇产后子宫复旧及恶露变化等知识，如发现异常须及时告知医务人员。

3. 产后支持 为产妇制订出院后膳食计划，以保证充足的营养，纠正贫血、预防感染。嘱产妇多休息，保持心情舒畅，并及早下床活动。

第3节 胎膜早破

胎膜在临产前自然破裂，称胎膜早破（premature rupture of membrane，PROM），占分娩总数的 2.7%～7.0%。胎膜破裂后若胎先露衔接不良，易发生脐带脱垂；若破膜时间长可引起宫内感染；未满 37 周发生易诱发早产，且孕周越小，围生儿预后越差。

 病因

1. 生殖道感染 生殖道感染是胎膜早破的主要原因，常见病原体有厌氧菌、衣原体、B 族链球菌、弓形体、淋球菌、病毒等。

2. 羊膜腔内压力过高 多胎妊娠、羊水过多、巨大儿等，宫内压力增加。

3. 胎膜受力不均 头盆不称、胎位异常，胎先露不能衔接，前羊膜囊所受压力不均。流产、引产手术创伤或先天性宫颈组织结构薄弱，宫颈内口松弛，或宫颈过短（<25mm）或宫颈锥形切除，胎膜接近阴道，易受病原微生物感染，导致胎膜早破。

4. 营养因素 缺乏维生素 C、锌及铜，可使胎膜抗张能力下降，引起胎膜早破。

 临床表现及诊断

1. 不能控制的阴道流液 孕妇自觉突然有液体自阴道流出，不能自控，可呈间断性或持续性。当咳嗽、打喷嚏、负重等腹压增加时，阴道流液量增多。

2. 肛门检查或阴道检查 检查者触不到羊膜囊，上推先露部可见流液量增多，流液中可混有胎脂或胎粪。

3. 辅助检查

（1）阴道流液 pH 测定：是简便易行的方法，用石蕊试纸检查，流出液 pH≥6.5，准确率达 90%。

（2）阴道液涂片检查：取阴道穹窿后部液体，置一滴于玻片上干燥后镜检，可见羊齿植物状结晶，或涂片染色后见胎儿上皮细胞、毳毛及脂肪小滴。比用试纸测 pH 值可靠。

（3）胎儿纤连蛋白（fetal fibronectin，fFN）测定：fFN 是胎膜分泌的细胞外基质蛋白。当宫颈及阴道分泌物 fFN>0.05ml/L 时，易发生胎膜早破。

（4）胎儿电子监护：监测胎心等，判断有无脐带受压情况。

（5）B 超检查：羊水量减少可协助诊断。

（6）羊膜镜检查：可以直视胎儿先露部，看不到前羊水囊。

三 并发症

绒毛膜羊膜炎是胎膜早破的主要并发症，其诊断依据包括：母体心动过速（心率≥100 次/分），胎儿心动过速（胎心率≥160 次/分），母体发热≥38℃，子宫压痛，阴道流出恶臭脓性羊水、母体白细胞计数≥15×10^9/L，中性粒细胞≥0.9。出现上述任何一项表现应考虑绒毛膜羊膜炎。

四 治疗

妊娠小于 24 周，应终止妊娠。妊娠 28～35 周，应立即住院待产，绝对卧床休息，抬高臀部，保持外阴清洁，避免不必要的肛门及阴道检查，严密监测胎心。此外，应根据孕周和胎儿情况采取积极措施。

1. 期待治疗 适用于妊娠 28～35 周，胎膜早破不伴感染、羊水池深度≥3cm 者。应严密观察，限制活动，抑制宫缩（见第 8 章第 3 节 "早产"），破膜超过 12 小时，应给予抗生素预防感染，促进胎肺成熟（见第 8 章第 3 节 "早产"）。

对羊水池深度≤2cm，妊娠＜35 周，可经腹羊膜腔输液，有助于胎肺发育，避免产程中脐带受压。

2. 终止妊娠 适用于妊娠 35 周后发生胎膜早破者。若无头盆不称、胎位异常、脐带脱垂及感染征象等，可等待自然分娩，一般破膜 12 小时内自然临产，观察 12～18 小时仍未临产，应给予药物引产。若有胎位异常、明显羊膜腔感染伴胎儿窘迫等剖宫产术指征者应行剖宫产术结束分娩；有感染者同时抗感染治疗，做好新生儿复苏准备。

五 预防

1. 积极预防和治疗下生殖道感染，重视孕期卫生指导。
2. 妊娠后期禁止性交、避免负重及腹部撞击。
3. 宫颈内口松弛者，应卧床休息，并于妊娠 14～18 周行宫颈环扎术。
4. 有头盆不称、胎位不正者，应警惕胎膜早破继而脐带脱垂。

第 4 节 脐 带 异 常

一 脐带先露与脐带脱垂

胎膜未破，脐带位于先露部前方或一侧，称脐带先露（图 9-7），又称隐性脐带脱垂。胎膜破裂脐带脱出于宫颈口外，降至阴道内甚至露于外阴部，称脐带脱垂（图 9-8）。脐带先露或脐带脱垂均可使脐带受压，胎儿血循环受阻，引起胎儿窘迫，甚至死亡，还可增加手术产率，使产道损伤与感染机会相应增加。

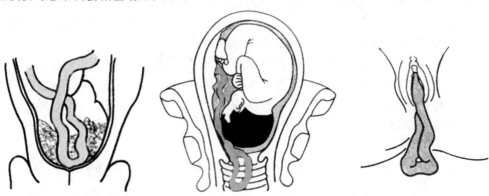

图 9-7 脐带先露　　　　　　　　图 9-8 脐带脱垂

（一）病因

1. 胎头未衔接　如骨盆狭窄、头盆不称等。

2. 胎位异常　如枕后位、肩先露、臀先露等。

3. 其他　如脐带过长、羊水过多、胎儿过小、脐带附着异常或低置胎盘。

（二）临床表现及诊断

胎膜未破，胎心率于胎动、宫缩后突然变慢或不规则，但改变体位、上推胎先露或抬高臀部后能迅速恢复的，则考虑脐带先露，临产后应行胎心监护。胎膜破裂即出现胎心率突然变慢或不规则，考虑脐带脱垂，应立即行阴道检查。在胎先露旁或下方触及条索状物或有搏动感，或见到脐带脱出于外阴，即可确诊。B超及彩色多普勒超声等有助于明确诊断。

（三）对母儿的影响

1. 对母体影响　增加剖宫产率及手术助产率。

2. 对胎儿影响　胎膜未破，脐带先露可因宫缩时胎先露部下降压迫脐带导致一过性胎心率异常。胎膜破裂后脱垂的脐带受胎先露与骨盆壁的压迫，胎儿血液循环受阻引起胎儿缺氧，甚至胎心完全消失，以头先露最严重，肩先露最轻。若脐带血液循环阻断 7～8 分钟即可造成胎儿死亡。

（四）治疗

缩短脐带受压时间，尽快娩出胎儿，争取胎儿存活，防止母体损伤。

1. 脐带先露　经产妇、胎膜未破、先露入盆、宫缩良好、胎心持续良好、宫口进行性扩张者可经阴道分娩。不符合上述条件者或初产妇或足先露、肩先露者应行剖宫产术。

2. 脐带脱垂　胎心尚好、胎儿存活者应争取尽快娩出胎儿；若宫口开全，胎头已入盆，行产钳术；若宫口未开全，产妇应取头低臀高位，将胎先露部上推，抑制宫缩，严密监测胎心率，尽快行剖宫产术。确诊胎儿已死时，可等待自然分娩。

（五）预防

妊娠晚期及临产后超声检查可尽早发现脐带先露。临产后，胎头未入盆及臀位产妇，应卧床休息，检查要轻柔，避免胎膜早破。破膜后应做胎心监护。产程中，应掌握人工破膜指征及方法。

 脐带缠绕

脐带围绕胎儿颈部、四肢或躯干者，称为脐带缠绕。90%为脐带绕颈，以绕颈 1 周者居多，占分娩总数的 20%左右。发生原因与脐带过长、胎儿小、羊水过多及胎动频繁等有关。脐带绕颈对胎儿影响与脐带缠绕松紧、缠绕周数及脐带长短有关。

一般来说，被脐带缠绕 1 周或脐带搭颈的胎儿，因脐带缠绕及压迫程度较轻，是不会发生临床症状的，这种缠绕对母儿危险不大，母亲仍可经阴道将其顺利娩出。然而，缠绕周数多，可导致相对性脐带过短，缠绕得紧，影响脐带血流，导致胎儿血循环受阻，胎儿缺氧，使胎儿出现胎心率频繁变异减速，严重者，甚至导致胎儿死亡。B超检查见脐带缠绕处皮肤有明显压迹。

产前超声诊断为脐带缠绕，在分娩过程中应加强监护，一旦出现胎儿窘迫，应及时处理。

脐带长度异常

脐带正常长度为30～100cm，平均长度为55cm。脐带短于30cm者称为脐带过短。妊娠期间脐带过短常无临床征象，临产后因胎先露部下降，脐带被牵拉过紧，使胎儿血循环受阻，因缺氧出现胎心率异常，严重者导致胎盘早剥。胎先露部受阻，引起产程延长，以第二产程延长者居多。产妇经抬高臀部和吸氧，胎心率仍无改善，应立即行剖宫产术结束分娩。脐带过长易造成脐带绕颈、绕体、打结、脱垂或脐带受压。

第5节 胎儿窘迫

胎儿窘迫是指胎儿在子宫内因急性或慢性缺氧危及其健康和生命的综合症状，可发生在妊娠晚期或分娩期。慢性胎儿窘迫在临产后常表现为急性胎儿窘迫，是当前行剖宫产术的主要适应证之一。

 病因

1. 母体因素 母体血液含氧量不足、母胎间血氧运输及交换障碍。常见因素有：妊娠合并先天性心脏病或重度贫血等、妊娠合并糖尿病、妊娠期高血压疾病、前置胎盘、胎盘早剥、急产、产力异常、催产素使用不当、应用麻醉药及镇静药过量等。

2. 胎儿自身因素 胎儿有严重的心血管疾病、呼吸系统疾病，胎儿畸形，母儿血型不合，胎儿宫内感染。

3. 胎盘、脐带因素 脐带绕颈、缠绕、打结、扭转、脱垂等，胎盘功能减退、过期妊娠，子宫胎盘血管硬化、狭窄、梗死等。

 病理生理

胎儿对缺氧有一定的代偿能力，当产时子宫胎盘单位功能失代偿时，会导致胎儿缺血缺氧，胎儿全身血流重新分配至心、脑等重要器官。在胎心监测时重复出现晚期减速。如果缺氧持续，则无氧糖酵解增加，发展为代谢性酸中毒。乳酸堆积并出现胎儿重要器官进行性损害，可造成缺血缺氧性脑病甚至胎死宫内。重度缺氧可致胎儿呼吸运动加深，羊水吸入，出生后可延续为新生儿窒息及吸入性肺炎。

妊娠期慢性缺氧使子宫胎盘灌注下降，导致胎儿生长受限，肾血流量减少引起羊水过少。脐带因素的胎儿缺氧表现为胎心突然下降或出现反复重度变异减速，可出现呼吸性酸中毒，如不解除诱因，则可发展为混合性酸中毒，造成胎儿损害。

 临床表现及诊断

（一）急性胎儿窘迫
主要发生于分娩期。

1. 产时胎心率异常 产时胎心率变化是急性胎儿窘迫的重要征象。缺氧早期，胎心监护可出现胎心率基线代偿性加快，随着产程进展，如缺氧持续存在，胎心率基线可下降到<110bpm。

当胎心率基线下降到＜100bpm，基线变异≤5bpm，伴频繁晚期减速或重度变异减速时，提示胎儿缺氧严重，可随时胎死宫内。

2. 羊水胎粪污染　羊水中胎粪污染不是胎儿窘迫的征象。出现羊水胎粪污染时，如果胎心监护正常，不需要进行特殊处理；如果胎心监护异常，存在宫内缺氧情况，会引起胎粪吸入综合征，造成胎儿不良结局。

3. 胎动异常　缺氧初期为胎动频繁，继而减弱及次数减少，进而消失。

4. 酸中毒　采集胎儿头皮血进行血气分析，若 pH＜7.20（正常值 7.25～7.35），PO_2＜10mmHg（正常值 15～30mmHg），PCO_2＞60mmHg（正常值 35～55 mmHg），可诊断为胎儿酸中毒。

（二）慢性胎儿窘迫

多发生在妊娠晚期，常延续至临产并加重。

1. 胎动减少或消失　胎动减少为胎儿缺氧的重要表现，应予警惕，临床常见胎动消失 24 小时后胎心消失。

2. 产前胎儿电子监护异常　胎心率异常提示有胎儿缺氧的可能。

3. 胎儿生物物理评分低　Manning 评分≤4 分提示胎儿窘迫，6 分为胎儿可疑缺氧。

4. 脐动脉多普勒超声血流异常　宫内发育迟缓的胎儿出现进行性舒张期血流降低、脐血流指数升高提示有胎盘灌注不足。

四　处理原则

（一）急性胎儿窘迫

应采取果断措施，改善胎儿缺氧状态。左侧卧位，吸氧，停用催产素；子宫收缩过强者，使用子宫收缩抑制剂。病情紧急经处理未见好转者，应迅速结束分娩：①宫口未开全或短期内无法阴道分娩者，应立即剖宫产；②宫口已开全，胎儿双顶径已达坐骨棘平面以下者，尽快阴道助产。做好新生儿的抢救准备。

（二）慢性胎儿窘迫

应针对病因，根据孕周、胎儿成熟度和胎儿缺氧程度决定处理。

1. 严密监测胎儿情况　胎动减少者，应进行全面检查，评估母儿状况，包括 NST 和胎儿生物物理评分。左侧卧位，定时吸氧，每日 2～3 次，每次 30 分钟。积极治疗妊娠合并症或并发症。指导孕妇胎动计数，进行胎盘功能检查和胎心监测。

2. 期待疗法　孕周小者，尽量延长胎龄，同时促胎肺成熟，争取胎儿成熟后终止妊娠。

3. 终止妊娠　妊娠满 36 周后或胎儿已成熟，胎盘功能减退，胎心监测显示胎心率基线异常、OCT 出现频发性晚期减速或重度变异减速、胎儿生物物理评分＜4 分者，均应行剖宫产术。

第6节　羊水栓塞

●案例9-3

某产妇，28 岁。G_1P_0，妊娠 40^{+5} 周，ROA，临产 12 小时，胎心率 100～106 次/分，胎儿电子监护出现频繁晚期减速，诊断为胎儿窘迫，立即行剖宫产术。术中胎儿取出后，产妇突然出现烦躁不安，恶心、呕吐、呼吸困难、呛咳、发绀。查体：血压 80/50mmHg，脉搏 120 次/分，呼吸 46 次/分，双肺听诊有湿啰音。

  问题： 1. 该患者可能诊断是什么？

     2. 需进一步做哪些检查？

     3. 对于该患者主要应采取哪些治疗方法？

  羊水栓塞（amniotic fluid embolism，AFE）指在分娩过程中羊水进入母体血循环引起急性肺栓塞、过敏性休克、弥散性血管内凝血、肾衰竭等一系列症状的分娩期并发症。临床发病急，病情凶险，是导致产妇死亡的重要原因之一。羊水栓塞发生在足月分娩者死亡率高达 60% 以上，发生在妊娠早中期流产，死亡率约 10%。

一 病因

  一般认为羊水栓塞是由于胎粪污染的羊水中的有形物质（胎儿毳毛、角化上皮、胎脂、胎粪）进入母体血循环所引起。羊水进入母体血循环具备的 3 个条件为：①胎膜破裂；②宫颈或宫体损伤，有开放的静脉或血窦；③强烈的宫缩。发生羊水栓塞的诱因有：高龄初产妇和多产妇（较易发生子宫损伤）、胎膜早破、人工破膜；自发或人为导致的宫缩过强、急产、前置胎盘、胎盘早剥、宫颈裂伤、子宫破裂、剖宫产术、中期引产羊膜腔穿刺术、钳刮术等均有可能诱发羊水栓塞。

二 病理生理

  羊水进入母体血循环后，通过阻塞肺小血管，引起过敏反应和凝血机制异常而导致机体发生一系列病理生理变化。

  1. 肺动脉高压 羊水内有形物质直接形成栓子，经肺动脉进入肺循环，阻塞小血管引起肺动脉高压；羊水内有形物质激活凝血系统，启动凝血过程，形成弥散性血管内血栓阻塞肺小血管。羊水内抗原成分引起 I 型变态反应，反射性地引起肺内小血管痉挛。肺小血管阻塞反射性引起迷走神经兴奋，引起支气管痉挛、支气管分泌物增加，使肺通气、换气量减少。肺小血管阻塞引起肺动脉高压导致急性右心衰竭，继而呼吸循环功能衰竭、休克，甚至死亡。

  2. 过敏性休克 羊水中有形物质为致敏原，进入母体引起 I 型变态反应，发生过敏性休克。

  3. 弥散性血管内凝血（DIC） 羊水中含大量促凝物质，进入母血后激活凝血系统，在血管内产生大量微血栓，消耗大量凝血因子及纤维蛋白原，致使 DIC 发生。由于大量凝血物质的消耗和纤溶系统的激活，产妇血液系统由高凝状态迅速转变为纤溶亢进，血液不凝固，发生严重产后出血及失血性休克。

  4. 急性肾衰竭 由于休克和 DIC，肾急性缺血导致肾功能障碍和衰竭。

三 临床表现

  羊水栓塞可能发生在胎膜破裂后的任何时间，但多数发生于分娩过程中宫缩较强时或分娩后短时间内。典型的临床表现分为 3 个阶段。

  1. 呼吸循环衰竭及休克 产妇突然出现寒战、呛咳、气促、烦躁不安、面色苍白、四肢厥冷，继而出现呼吸困难、发绀、抽搐、昏迷、血压下降、心率增快、肺部听诊有湿啰音等。

2. 出血　患者度过心肺功能衰竭和休克后，进入凝血功能障碍阶段，表现为难以控制的全身出血，且血液不凝固，如大量阴道出血、切口渗血、针孔出血、皮肤黏膜出血、血尿甚至消化道大出血，产妇可因出血性休克而死亡。

3. 急性肾衰竭期　羊水栓塞后期产妇出现少尿、无尿和尿毒症的表现。

以上三个阶段通常按顺序出现，有时也可不完全出现。

不典型者仅有大量阴道出血和休克。病情严重者，可无先兆症状，产妇仅尖叫一声或打一哈欠，即进入昏迷状态，血压迅速下降甚至消失，于数分钟内死亡。钳刮术出现羊水栓塞可表现为一过性的呼吸急促、胸闷后，出现阴道大量出血。

四　诊断

根据病史、临床表现可初步诊断，应立即进行抢救，同时做以下检查。

1. 血涂片查找羊水有形物质　采集下腔静脉血，镜检可见羊水有形物质可以确诊。

2. X 线床边摄片：可见双侧肺部弥漫性点状、片状浸润影，沿肺门周围分布，伴轻度肺不张。

3. 床旁心电图：提示右心房、右心室扩大，ST 段下降。

4. 与 DIC 有关的实验室检查提示凝血功能。

5. 尸检：可见肺水肿、肺泡出血，主要脏器血管及组织中找到羊水有形物质。

五　处理

一旦怀疑羊水栓塞，立即抢救。抗过敏、纠正呼吸循环衰竭和改善低氧血症，抗休克、防止 DIC 及肾衰竭。尽快结束分娩，使用抗生素防治感染。

1. 抗过敏，解除肺动脉高压，改善低氧血症。

（1）供氧：保持呼吸道通畅，面罩加压给氧，必要时行气管插管或气管切开人工呼吸机给氧，以减轻肺水肿，改善脑缺氧。

（2）抗过敏：及时静脉注射肾上腺皮质激素，用氢化可的松 100～200mg 加入 5%～10% 葡萄糖溶液 50～100ml 快速静脉推注，再用氢化可的松 300～800mg 加入 5%葡萄糖溶液 250～500ml 静脉滴注；或用地塞米松 20mg 加入 25%葡萄糖溶液静脉推注后，再加地塞米松 20mg 于 5%～10%葡萄糖溶液静脉滴注。

（3）解除肺动脉高压：使用解痉药使支气管平滑肌及血管平滑肌解除痉挛，以解除肺动脉高压，纠正缺氧，扩张脑血管及冠状动脉。①盐酸罂粟碱：为首选药物，一般 30～90mg 加入 10%～25%葡萄糖溶液 20ml 静脉推注，能松弛平滑肌，扩张肺、脑小动脉及冠状动脉，与阿托品合用效果更佳。每日剂量不超过 300mg。②阿托品：1mg 加入 10%～25%葡萄糖溶液 10ml 静脉推注，每 15～30 分钟一次，直到患者面色潮红，症状缓解。③氨茶碱：250mg 加入 25%葡萄糖溶液 20ml 缓慢静脉推注，可松弛支气管平滑肌，解除肺血管痉挛。还可用酚妥拉明等。

2. 纠正休克和酸中毒　扩容用低分子右旋糖酐 500～1000ml 静脉滴注，并应补充新鲜血液和血浆。有条件者测定中心静脉压，了解心脏负荷，指导输液量及输液速度。补充血容量后，若血压仍不回升，可用多巴胺 10～20mg 加入 10%葡萄糖溶液 250ml 静脉滴注，从每分钟 20

滴开始，以后酌情调节滴速。有酸中毒时使用 5%碳酸氢钠溶液 250ml 静脉滴注。

3. 纠正心力衰竭　常用毛花苷 C 0.2～0.4mg 加于 10%葡萄糖溶液 20ml 中缓慢静脉推注，或毒毛花苷 K 0.125～0.25mg，同法缓慢静脉注射，必要时 4～6 小时重复用药。

4. 防治 DIC　DIC 早期（高凝状态）应用肝素抗凝，在发病后 10 分钟内使用效果更好；后期继发性纤溶亢进时给予抗纤溶药物治疗，同时输新鲜血或血浆，补充凝血因子，防止大出血。

5. 防治肾衰竭　循环血容量已补足后，如仍出现少尿或无尿，及时使用利尿药，以消除肺水肿，防治急性肾衰竭。如呋塞米 20～40mg 静脉注射或 20%甘露醇溶液 250ml 快速静脉滴注（有心力衰竭时慎用），若无效，应尽早采取血流透析等急救处理。

6. 防治感染　使用对肾脏毒性小的广谱抗生素以防治感染。

7. 产科处理　第一产程发病，行剖宫产术结束分娩，去除病因。第二产程发病，行阴道助产结束分娩，并密切观察子宫出血情况。若发生产后出血，经积极处理仍不能止血者，应行子宫切除术，以减少胎盘剥离面开放的血窦出血，争取抢救时机。

 预防

1. 正确人工破膜。宫缩间隙时人工破膜。
2. 正确使用催产素。掌握催产素引产指征，注意使用的浓度、滴速，由专人看管，避免过强宫缩。
3. 严格掌握剖宫产指征和安全操作。
4. 钳刮术、中期引产术注意操作规则。

 自　测　题

一、选择题

A₁/A₂型题

1. 胎膜早破的主要临床表现是（　　）
   - A. 临产前有不能控制的阴道流液
   - B. 潜伏期有不能控制的阴道流液
   - C. 肛门检查扪及羊膜囊增大
   - D. 宫腔羊水量增多
   - E. 咳嗽、打喷嚏时阴道流液减少

2. 有关胎膜早破的处理，下列错误的是（　　）
   - A. 密切观察胎心并记录破膜时间
   - B. 破膜超过 24 小时尚未临产者应给予抗生素预防感染
   - C. 产妇应卧床休息，抬高臀部，避免脐带脱垂
   - D. 保持外阴清洁，避免不必要的肛门检查或阴道检查
   - E. 注意观察羊水的性状和颜色

3. 不属于先兆子宫破裂的临床表现为（　　）
   - A. 子宫收缩强、间歇时间短
   - B. 子宫出现病理性缩复环
   - C. 子宫下段压痛明显
   - D. 胎心率 140 次/分
   - E. 腹壁下可清楚触及胎儿肢体

4. 分娩期产妇一旦发现先兆子宫破裂，首选的措施是（　　）
   - A. 抗休克，静脉输液、输血
   - B. 停止一切操作，立即行剖宫产术
   - C. 行阴道助产，尽快结束分娩
   - D. 大量抗生素预防感染
   - E. 立即采取措施，迅速止血

5. 子宫破裂的原因不包括（　　）
   - A. 手术操作不当
   - B. 瘢痕子宫

C. 宫缩剂使用不当

D. 胎先露下降受阻

E. 尿潴留

6. 下列哪种情况不可能发生脐带脱垂（　　）

   A. 骨盆狭窄　　　　B. 头盆不称

   C. 骶左前　　　　　D. 枕右前，S^{+1}

   E. 臀位，脐带过长

7. 产妇腹部见病理性缩复环提示可能会发生（　　）

   A. 胎盘早剥　　　　B. 软产道损伤

   C. 头盆不称　　　　D. 子宫破裂

   E. 羊水栓塞

8. 下列有关子宫收缩乏力引起产后出血叙述，错误的是（　　）

   A. 阴道出血多

   B. 出血呈暗红色

   C. 子宫底升高且柔软

   D. 按压子宫底时大量血块及血液从阴道流出

   E. 清宫术可使出血减少

9. 某孕妇，32 岁。G_1P_0，宫内孕 41 周，LOA，临产 3 小时，宫缩 50 秒/3～5 分钟，宫口开大 5cm，破膜时羊水Ⅲ度粪染，胎心率 100 次/分。首先采取的处理是（　　）

   A. 胎儿电子监测

   B. 哌替啶 100mg 肌内注射

   C. 氧气吸入并准备剖宫产

   D. 尼可刹米肌内注射

   E. 侧卧位抬高臀部

10. 胎动消失后，经过多长时间胎心也会消失（　　）

   A. 24 小时内　　　B. 36 小时内

   C. 48 小时内　　　D. 72 小时内

   E. 5 天以后

11. 引起产后出血的最常见原因是（　　）

   A. 子宫收缩乏力

   B. 胎盘残留

   C. 软产道损伤

   D. 弥散性血管内凝血

   E. 胎盘嵌顿

12. 产后出血的处理原则是（　　）

   A. 止血，扩容，抗休克，抗感染

   B. 输血，抗凝，抗感染，抗休克

   C. 纠酸，扩容，抗感染

D. 切除子宫，扩容，抗感染

E. 病情观察，不予处理

13. 羊水栓塞的确诊指标是（　　）

   A. 床旁胸部 X 线摄片

   B. 床旁心电图

   C. 血小板计数

   D. 凝血功能检查

   E. 下腔静脉血，镜检可见羊水有形物质

14. 某产妇，35 岁，妊娠 40^{+6} 周，规律宫缩 20 小时，宫缩 35 秒/5～6 分钟，宫口开大 4cm，给予静脉滴注催产素 10U，出现腹痛加重。查：宫缩 1～2 分钟/1 分钟，胎心率 100 次/分，脐上有压痛，腹部有一环状凹陷。应考虑为（　　）

   A. 胎盘早剥

   B. 先兆子宫破裂

   C. 高张性宫缩乏力

   D. 子宫收缩过强

   E. 痉挛性子宫

15. 张女士，第一胎，足月经阴道分娩，胎盘娩出后阴道流血约 1200ml，色暗红凝固，宫底脐下 1 横指。导致出血最可能的原因是（　　）

   A. 凝血功能障碍　　B. 子宫收缩乏力

   C. 产褥感染　　　　D. 胎盘残留

   E. 组织裂伤

16. 某产妇足月分娩一男婴。胎儿娩出后产妇突然出现烦躁不安、呛咳、呼吸困难、寒战、发绀、血压下降。首先应考虑的疾病是（　　）

   A. 重度妊娠期高血压疾病

   B. 羊水栓塞

   C. 妊娠合并心脏病

   D. 产后出血

   E. 产褥感染

A_3/A_4 型题

（17、18 题共用题干）

   某孕妇，26 岁。G_2P_0，妊娠 39^{+3} 周，自诉 1 个多小时前在家突然出现阴道流液，用纸垫很快被浸湿，30 分钟前孕妇感腹痛，家人急送到医院就诊。此次妊娠期间无阴道出血史，无头晕、眼花等不适。近 2 周无性生活史，无异常白带。入院查体：体温 37.2℃，脉搏

82 次/分，呼吸 20 次/分，血压 120/80mmHg。宫高 33cm，腹围 98cm，宫缩不规律，胎心率 146 次/分。头先露，S^{-1}，宫口容一指尖，上推胎头见阴道口有羊水流出。

17. 该患者可能诊断为（　　）

    A. 先兆临产　　　　B. 临产

    C. 胎儿窘迫　　　　D. 胎膜早破

    E. 脐带脱垂

18. 若上推胎头时，阴道见条索状物脱出，有搏动感。此时听胎心率 100 次/分。发生了什么（　　）

    A. 先兆临产　　　　B. 正常分娩过程

    C. 胎儿窘迫　　　　D. 胎膜早破

    E. 脐带脱垂

（19、20 题共用题干）

初产妇，26 岁，妊娠 39 周，规律宫缩 1 小时后入院，由于宫缩过强，立即将产妇安置在产床上，未来得及消毒及保护会阴，胎儿急速娩出，随即见阴道有较多鲜红色血液流出，血液凝固。腹部检查见子宫收缩良好。

19. 导致该产妇出血的原因，可能是（　　）

    A. 子宫收缩乏力　　B. 软产道损伤

    C. 胎盘因素　　　　D. 凝血功能障碍

    E. 急产

20. 该产妇应首选的措施为（　　）

    A. 按摩子宫，同时肌内注射催产素

    B. 监测生命体征，注意观察尿量

    C. 阴道内填塞纱布止血

    D. 宫腔探查

    E. 立即手取胎盘，检查软产道有无损伤，并及时修补

二、思考题

1. 什么是产后出血?引起产后出血的原因有哪些?

2. 如何诊断产后出血的原因?

3. 产后出血的早期如何识别?

4. 宫缩乏力引起的产后出血如何处理?

三、案例分析题

1. 案例一：某产妇，25 岁。G$_1$P$_0$，妊娠 38 周，阵发性腹痛 3 小时入院。入院查：宫缩 50～60 秒/2～3 分钟，宫缩间歇胎心率加快，波动于 170～180 次/分。宫口开大 3cm，LOA。对该患者应立即给予哪些处理?

2. 案例二：某产妇，31 岁。G$_2$P$_1$，妊娠 40 周，第一产程延长，经处理后好转，胎盘娩出后 5 分钟，开始出现较多量阴道出血，时多时少，暗红色有血块，检查软产道正常。可能的诊断是什么？如何处理?

（杨　静）

第10章　正常产褥

从胎盘娩出至产妇全身各器官（除乳腺外）恢复至正常未孕状态所需的一段时期，称为产褥期（puerperium），通常为6周。

第1节　产褥期母体变化

 生殖系统的变化

（一）子宫

产褥期子宫变化最大。胎盘娩出后子宫逐渐恢复至未孕状态的全过程，称为子宫复旧，一般需6周，主要变化有子宫体肌纤维缩复及子宫内膜再生，同时还有子宫血管变化、子宫下段和宫颈的复原等。

1. 子宫体肌纤维缩复　子宫复旧不是肌细胞数目的减少，而是肌浆中蛋白质被分解排出致肌细胞缩小。随着子宫体肌纤维不断缩复，子宫体积与重量均变小。子宫于产后1周缩小至约妊娠12周大小，在耻骨联合上方可扪及；产后10日降至盆腔内，腹部检查触不到宫底；6周后子宫恢复至孕前大小。分娩结束时子宫重量约1000g，产后6周恢复至50g左右。

2. 子宫内膜再生　胎盘附着处子宫内膜于产后6周全部修复，其余内膜约于产后第3周修复。

3. 子宫血管变化　胎盘娩出后，胎盘附着面立即缩小，面积仅为原来的一半，子宫复旧使开放的螺旋动脉及静脉窦压缩变窄，数小时后血管内形成血栓使出血减少至停止。胎盘附着面复旧不良可导致晚期产后出血。

4. 子宫下段及宫颈变化　子宫下段肌纤维缩复使其逐渐恢复为未孕时的子宫峡部。产后1周宫颈内口关闭，宫颈管复原；产后4周宫颈恢复至未孕状态。分娩时宫颈外口3点、9点处常发生轻度裂伤，使初产妇的宫颈外口由未产型（圆形）变成已产型（"一"字形）。

（二）阴道

产褥期阴道壁肌张力逐渐恢复，阴道腔逐渐缩小，阴道黏膜皱襞约于产后3周重新显现，但阴道在产褥期结束时并不能完全恢复至未孕状态。

（三）外阴

分娩后外阴轻度水肿，于产后2~3日自行消退。会阴部轻度撕裂或会阴切口缝合后，于产后 3～4 日愈合。处女膜于分娩时撕裂形成处女膜痕。

（四）盆底组织

分娩可使盆底组织弹性减弱,常伴有盆底肌纤维的部分撕裂。若产褥期加强盆底肌肉锻炼,可使其恢复至未孕状态。若盆底组织发生严重撕裂,产褥期又过早参加重体力劳动,可致阴道壁脱垂及子宫脱垂。

二 乳房的变化

产后乳房最主要的变化是泌乳。分娩后体内人胎盘催乳素,雌激素、孕激素水平急剧下降,解除了对垂体生乳素功能的抑制,乳腺开始泌乳。尽管垂体催乳素是泌乳的基础,但以后乳汁分泌很大程度依赖哺乳时的吸吮刺激。婴儿吸吮乳头,不仅可促进乳汁分泌,还能刺激催产素释放,使乳腺腺泡周围的肌上皮收缩,使乳汁喷出,称为喷乳反射。吸吮是保持泌乳的关键环节。不断排空乳房是维持乳汁分泌的重要条件。乳汁分泌量还与产妇睡眠、营养、情绪及健康状况密切相关。产后 7 日内分泌的乳汁为初乳（colostrum）,呈淡黄色、质稠,富含蛋白质及矿物质,还含有多种抗体,尤其是分泌型 IgA,脂肪及乳糖含量较少,极易消化,是新生儿早期最理想的天然食物。此后 4 周内乳汁逐渐成为成熟乳,蛋白质含量减少,脂肪及乳糖含量增多。初乳及成熟乳均含大量抗体,可提高新生儿抵抗力;乳汁含有的维生素、矿物质及各种酶,对新生儿生长发育起重要作用。多数药物可经母血渗入乳汁,故哺乳期妇女用药时,必须考虑该药物是否对新生儿产生不良影响。

三 血液系统及循环系统的变化

由于子宫缩复,子宫胎盘循环停止,大量血液从子宫涌入产妇体循环,同时妊娠期潴留的组织间液重吸收,故产后 72 小时内,产妇循环血量增加 15%～25%,需预防发生心力衰竭。循环血量于产后 2～3 周恢复至未孕状态。

产褥早期血液仍处于高凝状态,利于胎盘剥离创面形成血栓以减少产后出血量。产后 2～4 周凝血酶、凝血酶原、血纤维蛋白原降至正常。产后 1 周左右血红蛋白回升。产褥早期白细胞总数仍较高,可达（15～30）×10^9/L,1～2 周恢复正常。淋巴细胞稍减少,中性粒细胞及血小板计数增多,产后 3～4 周红细胞沉降率降至正常。

四 消化系统的变化

产后活动减少,腹肌及盆底组织松弛,肠蠕动减弱,容易引起便秘。产后 1～2 日常感口渴,喜进流食或半流食,以后逐渐好转。

五 泌尿系统的变化

妊娠期潴留在体内的水分,在产褥期迅速排出,故产后 1 周内尿量增多。妊娠期发生的肾盂及输尿管扩张于产后 2～8 周恢复正常。产褥期尤其在产后 24 小时内,因膀胱肌张力降低,敏感性降低,加之外阴切口疼痛、器械助产、不习惯卧床排尿、麻醉等,均可增加尿潴留的发生概率。

六 内分泌系统的变化

产后 1 周，雌激素、孕激素降至未孕水平。人胎盘催乳素于产后 6 小时不能测出。催乳素水平与是否哺乳有关，哺乳产妇的催乳素下降，但仍高于未孕水平；未哺乳者于产后 2 周降至未孕水平。

月经复潮及排卵功能恢复受哺乳影响。未哺乳产妇通常于产后 6～10 周月经复潮，于产后 10 周左右恢复排卵；哺乳产妇月经复潮时间延迟，部分哺乳产妇哺乳期间月经一直不复潮，平均于产后 4～6 个月恢复排卵。产后较晚恢复月经者，首次月经来潮前多有排卵，故哺乳产妇未见月经来潮却有受孕的可能。

七 腹壁的变化

妊娠期间出现的下腹正中线的色素沉着，在产褥期逐渐消退。紫红色的妊娠纹变成银白色妊娠纹。腹壁肌肉受妊娠子宫的影响，使肌纤维断裂，腹直肌呈不同程度分离，故产后腹壁松弛，腹壁紧张度的恢复需 6～8 周。

第 2 节 产褥期临床表现

产妇在产褥期的临床表现属于生理性变化。

一 生命体征

1. 体温　产后的体温多数在正常范围。在产后 24 小时内部分略有升高，一般不超过 38℃，于 24 小时内自行恢复，可能与分娩时过度疲劳有关。在产后 3～4 日由于泌乳，乳房胀痛，体温可达 38℃以上，一般持续 10 小时左右即下降，不属病态，但需排除其他原因特别是感染引起的发热。

2. 脉搏　产后脉搏略缓慢，60～70 次/分，与子宫胎盘循环停止及卧床休息等因素有关，于产后 1 周恢复正常。

3. 呼吸　产后由于腹压减低，膈肌下降，故呼吸深且慢，14～16 次/分。

4. 血压　产褥期血压维持在正常水平，变化不大。若有妊娠期高血压疾病的产妇，产后血压变化较大（下降或恢复正常）。

二 子宫复旧

胎盘娩出后，子宫因收缩呈圆形且质地较硬，宫底降至脐下一指。产后第 1 日略升至平脐，以后每日下降 1～2cm，于产后 10 日降至盆腔内。

三 产后宫缩痛

产褥早期因宫缩引起的下腹部阵发性剧烈疼痛，称为产后宫缩痛。产后 1～2 日出现，持续 2～3 日自然消失，多见于经产妇。哺乳时反射性催产素分泌增多使疼痛加重，一般不需特殊用药。

四 恶露

恶露指产后自阴道排出的分泌物，内含血液、坏死的蜕膜组织及宫颈黏液等。正常恶露有血腥味，无臭味，持续 4～6 周，总量为 250～500ml。根据恶露的颜色、内容物及时间不同，可分为以下几种。

1. 血性恶露 含大量血液，色鲜红、量多，有时伴有小血块，持续 3～4 日后变为浆液恶露。

2. 浆液性恶露 含多量浆液，色淡红，持续 10 日左右，浆液逐渐减少，白细胞增多，变为白色恶露。

3. 白色恶露 色较白，黏稠，含大量白细胞、坏死蜕膜细胞及细菌等，持续约 3 周干净。

若子宫复旧不全或宫腔内残留多量胎膜、胎盘或合并感染时，恶露增多，血性恶露持续时间延长并有臭味。

五 褥汗

产后 1 周内皮肤排泄功能旺盛，排出大量汗液，夜间睡眠与初醒时更明显，不属病态。

第 3 节 产褥期处理及保健

一 产褥期处理

（一）产后 2 小时处理

产后 2 小时极易发生严重并发症，如产后出血、心力衰竭、子痫等，故产妇产后应留在产房内观察 2 小时，严密观察生命体征、子宫收缩情况、子宫底高度、膀胱充盈情况、肛门坠胀感、会阴切口情况及阴道出血量。最好将弯盘或吸血垫置于产妇臀下收集阴道出血量。若发现宫缩乏力，应按摩子宫并肌内注射子宫收缩剂（催产素、米索前列醇或麦角新碱）。若阴道出血量虽不多，但子宫收缩不良、子宫底上升者，提示宫腔内有积血，应挤压子宫底排出积血，同时给予子宫收缩剂；若产妇自觉肛门坠胀，多有阴道后壁血肿，应行肛门检查确诊后予以及时处理。在此期间还应协助产妇首次哺乳。若产后 2 小时一切正常，可将产妇与新生儿送回病室，并加强巡视。

（二）饮食

产后 1 小时进流食或清淡半流食，以后可逐渐进普食。哺乳者应多食高蛋白、热量丰富的食物，并适当补充维生素与铁剂。

（三）排尿与排便

应让产妇于产后 4 小时内排尿。若排尿困难可选用以下方法，预防尿潴留：①用热水熏洗外阴，温开水冲洗尿道外口周围，热敷下腹部，按摩膀胱；②针刺关元穴、三阴交等穴位；③肌内注射甲硫酸新斯的明 1mg，兴奋膀胱逼尿肌促其排尿；④导尿，留置导尿管 1～2 日，并予以抗生素预防感染。产褥期容易发生便秘，与产妇卧床较多、活动少、肠蠕动减弱，腹直肌及盆底肌松弛有关，应鼓励产妇多吃蔬菜及早日下床活动，也可服缓泻药、开塞露塞肛或肥皂水灌肠。

（四）观察子宫复旧及恶露

产后每日同一时间测量子宫高度，以了解子宫复旧情况。测量前应嘱产妇排尿，并先按摩子宫使其收缩后，再测耻骨联合上缘距宫底的距离。每日应观察恶露的量、颜色、气味。若子宫复旧不良，恶露增多，色红且持续时间延长，应给予子宫收缩剂如催产素、益母草颗粒等。若恶露有腐臭味且子宫压痛，系合并感染，应给予广谱抗生素控制感染。

（五）会阴处理

保持外阴清洁以防感染。会阴有缝线者，应每日检查伤口周围有无红肿、硬结及分泌物等。用 0.05%聚维酮碘液擦洗外阴，每日 2～3 次，擦洗原则为由上至下、由内向外，会阴切口单独擦洗。会阴部水肿者可用 50%硫酸镁溶液湿热敷或红外线照射。按裂伤程度及愈合情况在产后 3～5 日拆线。若伤口感染，应提前拆线引流或行扩创处理，定时换药。

（六）观察情绪变化

产妇妊娠与分娩时的经历、对新生儿性别的期待、对哺育新生儿的担心、产褥期的不适等，均可造成产妇情绪的不稳定，尤其在产后 3～10 日，可表现为易哭、易激惹、忧虑、不安，有时喜怒无常及轻度抑郁等。应帮助产妇减轻身体不适，并予以精神关怀、安慰、鼓励，使其恢复自信。严重抑郁者，需服抗抑郁药物。

（七）指导母乳喂养

提倡母乳喂养、按需哺乳。母婴同室，早接触、早吸吮。

1. 母乳喂养的优点　①温度适宜，方便喂养；②提供合理营养，促进发育；③提高免疫力；④有助于牙齿的发育及保护；⑤通过频繁接触，增进母子感情；⑥吸吮刺激产生催产素以减少产后出血；⑦降低母亲患卵巢癌、乳腺癌的危险性；⑧哺乳期闭经，有助于产后恢复、延长生育间隔。

2. 指导哺乳　于产后 30 分钟内开始哺乳。新生儿的需要及乳母感到乳胀决定哺乳时间及频率。哺乳前，母亲洗手后用温开水清洁乳房及乳头，母亲及婴儿均选择最舒适的体位进行哺乳。母亲一手拇指置于乳房上方，其余四指置于乳房下方，将乳头及大部分乳晕放入新生儿口中，用手托起乳房以防止乳房堵住新生儿鼻孔。吸空一侧乳房后再让新生儿吸吮另一侧乳房。哺乳后，抱起新生儿轻拍其背部 1～2 分钟，排出胃内空气以防吐奶。

3. 哺乳期间可能出现以下情况及处理

（1）乳胀：若发生乳胀，乳腺管不通使乳房过胀而呈硬结时，应增加哺乳次数，也可热敷、按摩乳房，再行挤奶，疏通乳腺管。

（2）催乳：若乳汁不足，应鼓励产妇树立母乳喂养的信心，指导产妇哺乳方法，每次喂奶后，要把乳房剩余的乳汁排空，注意营养和睡眠，可服中药下奶（黄芪、当归、王不留行、穿山甲、漏芦、瓜蒌、白芷），也可针刺膻中、外关、少泽等穴位。

（3）退奶：因疾病或其他原因不能哺乳者，在产后 24 小时开始回奶，最简单的方法是停止哺乳，不排空乳房，少食汤汁。其他的退奶方法有：①生麦芽 60～90g，用水煎服，每日 1 剂，连服 3～5 日；②芒硝 250g，分装两纱布袋内，敷于两乳房，湿硬时更换；③维生素 B_6 200mg，口服，每日 2～3 次，连服 5～7 日。目前不推荐用雌激素或溴隐停退乳。

（4）乳头皲裂：轻者可继续哺乳，哺乳前湿热敷 3～5 分钟，挤出少许乳汁使乳晕变软，使新生儿含吮乳头及大部分乳晕，哺乳后挤少许乳汁涂于乳头及乳晕上，短暂暴露使其干燥。重者应停止哺乳，可挤出或用吸乳器吸出乳汁后喂给新生儿。

知识链接

成功哺喂母乳的征象

婴儿在吸吮母乳时喉咙处有吞咽动作；喂奶完毕后测试婴儿无寻乳反射；每日的尿片有 6～8 次或以上尿湿的记录；体重有增加的情形。

二 产褥期保健

产褥期保健的目的是防止产后出血、感染等并发症产生，促进产后机体生理功能恢复。

1. **饮食起居** 饮食合理，保持身体清洁，注意休息，至少3周后才能进行较重家务劳动，居室应清洁通风。

2. **适当活动及盆底功能锻炼** 产后尽早适当活动，经阴道自然分娩的产妇，产后6~12小时即可起床轻微活动，于产后第2日可在室内随意走动，行会阴切开或剖宫产的产妇，可适当推迟活动时间。产后适当活动及做产后健身操，避免负重劳动或蹲位活动，有利于促进腹壁、盆底肌肉张力的恢复，防止尿失禁、膀胱直肠壁膨出及子宫脱垂；预防血栓性静脉炎；促进肠胃蠕动，增进食欲和预防便秘。

3. **计划生育指导** 产褥期内禁止性交。恢复性生活者应采取避孕措施，哺乳者用工具避孕为宜，不哺乳者可采取工具法避孕或口服避孕药。

4. **产后访视** 社区医疗保健人员于产妇出院后3日、14日及28日行三次产后访视，了解产妇与新生儿健康状况。内容包括：①了解产妇睡眠、饮食及心理状况；②检查两乳房并了解哺乳情况；③观察子宫复旧及恶露情况；④观察会阴切口、剖宫产切口等。

5. **产后检查** 产后42日，产妇应到医院常规随访。内容包括：①全身检查，测脉搏、血压，查血常规、尿常规并了解哺乳情况，有内科合并症或产科合并症者应做相应检查；②妇科检查，观察生殖器复旧情况，盆底肌肉的托力。还应带婴儿到医院做一次全面检查。

自 测 题

一、选择题

A₁型题

1. 产褥期的描述正确的是（　　）
    A. 从胎儿娩出到全身各器官恢复正常
    B. 从第二产程到生殖器官恢复正常
    C. 从胎儿娩出到生殖器官恢复正常
    D. 从胎盘娩出至产妇全身各器官（除乳腺外）恢复至正常未孕状态
    E. 从胎儿娩出到恶露干净

2. 产褥期的临床表现正确的是（　　）
    A. 产后脉搏一般偏快
    B. 产后第1日子宫底平脐
    C. 产后10日内血性恶露
    D. 产后呼吸浅快
    E. 产后24小时内体温超过38℃属正常

3. 胎盘附着部位的子宫内膜完全修复时间是产后（　　）
    A. 3周　　　　B. 4周　　　　C. 5周
    D. 6周　　　　E. 8周

4. 关于产褥期血液系统的变化，正确的是（　　）
    A. 产褥早期血液仍处于低凝状态
    B. 红细胞沉降率于产后1~2周降至正常
    C. 红细胞计数和血红蛋白逐渐增多
    D. 白细胞计数于产褥早期较低
    E. 血小板减少

5. 产后何时在耻骨联合上方扪不到宫底（　　）
    A. 2日　　　　B. 10日　　　　C. 6周
    D. 7日　　　　E. 4周

6. 产后血性恶露一般持续（　　）
    A. 9~10日　　　　B. 7~8日
    C. 5~6日　　　　D. 3~4日
    E. 1~2日

7. 有关产后恢复排卵时间的描述，正确的是（　　）
    A. 哺乳产妇在产后2~4个月
    B. 哺乳产妇在产后6~8个月
    C. 哺乳产妇约在产后10周
    D. 不哺乳产妇约在产后12周

E. 不哺乳产妇约在产后 10 周

8. 产妇产后 4～6 小时应排尿的原因是（　　）

A. 有利于伤口恢复

B. 有利于产妇舒适

C. 有利于产妇活动

D. 有利于子宫收缩

E. 有利于乳汁分泌

9. 可以进行产后锻炼的时间是（　　　）

A. 产后第 1 日　　　B. 产后第 2 日

C. 产后第 3 日　　　D. 产后第 4 日

E. 产后第 5 日

二、思考题

1. 试述产褥期各器官的生理变化。

2. 试述产褥期妇女的临床表现及处理。

3. 如何做好产褥期妇女的健康教育及计划生育指导？

（谭　丽）

第11章 异常产褥

产褥期母体各系统变化很大，但由于个体因素或其他原因，可能出现感染、出血、精神心理改变、中暑等异常情况，影响母体健康。

第1节 产褥感染

● 案例11-1

某产妇，自然分娩后10日，下腹痛伴发热2日，恶露多，血性，有臭味，来院就诊。体格检查：体温38.7℃，脉搏100次/分，呼吸20次/分，血压110/60mmHg，下腹压痛明显，双乳房无红肿压痛。妇科检查：阴道黏膜红肿，阴道内有少量脓血性分泌物，子宫颈闭合，子宫拳头大小，质软，压痛（＋），双附件未触及。

问题：1. 该患者最可能的诊断是什么？
2. 应与哪些疾病相鉴别？
3. 如何治疗和预防？

产褥感染（puerperal infection）是指分娩期及产褥期生殖道受病原体侵袭，引起局部或全身感染，其发病率为6%。产褥病率（puerperal morbidity）是指分娩24小时以后的10日内，每日用口表测量体温4次，间隔时间4小时，有2次体温≥38℃者。产褥病率常由产褥感染引起，但也包括由生殖道以外的急性乳腺炎、上呼吸道感染、泌尿系统感染、血栓静脉炎、药物热等。产褥感染是导致产妇死亡的原因之一。

一 病因

（一）诱因

妊娠和正常分娩通常不会增加感染机会。一旦有下列诱因存在均可造成产褥感染：产妇体质虚弱、营养不良、孕期贫血、妊娠晚期性生活、胎膜早破、羊膜腔感染、慢性疾病、产科手术操作、产程延长、产前产后出血过多、多次宫颈检查等。

（二）病原体种类

孕期及产褥期生殖道内寄生大量需氧菌、厌氧菌、假丝酵母菌及支原体等，以厌氧菌为主，有些非致病菌在一定条件下可以致病。

（1）需氧性链球菌：是外源性产褥感染的主要致病菌。β溶血性链球菌致病性最强，能产生致热外毒素与溶组织酶，使病变迅速扩散导致严重感染。其临床特点为发热早、寒战、体温＞38℃、心率快、腹胀、子宫复旧不良、子宫旁或附件区触痛，甚至并发败血症。

（2）厌氧革兰阳性球菌：消化链球菌和消化球菌存在于正常阴道中。当产道损伤、胎盘残留、局部组织坏死缺氧时，细菌迅速繁殖，若与大肠埃希菌混合感染，产生异常恶臭气味。

（3）大肠杆菌属：大肠埃希菌与其相关的革兰阴性杆菌、变形杆菌常寄生于阴道、会阴、尿道口周围，能产生内毒素，是菌血症和感染性休克最常见的病原菌，在不同环境对抗生素敏感性有很大差异。

（4）葡萄球菌：主要致病菌是金黄色葡萄球菌和表皮葡萄球菌。前者多为外源性感染，容易引起伤口严重感染，因能产生青霉素酶，故易对青霉素耐药；后者存在于阴道菌群中，引起的感染较轻。

（5）类杆菌属：为一组厌氧的革兰阴性杆菌，有加速血液凝固特点，引起感染邻近部位的血栓性静脉炎。

（6）厌氧芽孢梭菌：主要是产气荚膜梭菌，产生外毒素，毒素可溶解蛋白质而能产气及溶血。产气荚膜梭菌引起的感染，轻者为子宫内膜炎、腹膜炎、败血症，重者可引起溶血、黄疸、血红蛋白尿、急性肾衰竭、循环衰竭、气性坏疽而死亡。

（7）支原体：解脲支原体及人型支原体均可在女性生殖道内寄生，引起生殖道感染，其感染多无明显症状，临床表现轻。

（8）其他：沙眼衣原体、淋病奈瑟菌均可导致产褥感染。

（三）感染途径

1. 外源性感染　由被污染衣物、各种器械、用具等引起的感染。

2. 内源性感染　寄生于正常孕妇生殖道的病原体多数并不致病，当抵抗力降低和（或）细菌数量、毒力增加等感染诱因出现时，由非致病菌转化为致病菌而引起感染。内源性感染不仅可导致产褥感染，而且还能通过胎盘、胎膜、羊水间接感染胎儿，导致流产、早产、胎儿生长受限、胎膜早破、死胎等。

二 病理及临床表现

发热、疼痛、异常恶露为产褥感染的三大主要症状。产褥早期发热的最常见原因是脱水，但在2～3日低热后突然出现高热，应考虑感染可能。由于感染部位、程度、扩散范围不同，临床表现也不同。依感染发生部位，分为会阴、阴道、宫颈、腹部伤口、子宫切口局部感染，急性子宫内膜炎，急性盆腔结缔组织炎、腹膜炎，血栓静脉炎，脓毒血症及败血症等。

1. 急性外阴炎、阴道炎、宫颈感染　分娩时会阴部损伤或手术产导致感染，以葡萄球菌、大肠埃希菌感染为主。表现为会阴部疼痛，坐位困难，局部伤口红肿、发硬、伤口裂开，压痛明显，脓性分泌物流出，可出现低热。阴道裂伤及挫伤感染表现为黏膜充血、水肿、溃疡，脓性分泌物增多。感染部位较深时，可引起阴道旁结缔组织炎。宫颈裂伤感染向深部蔓延，可达宫旁组织，引起盆腔结缔组织炎。

2. 急性子宫内膜炎、子宫肌炎　病原体经胎盘剥离面侵入，扩散至子宫蜕膜层称为子宫内膜炎，侵入子宫肌层称为子宫肌炎，两者常伴发。阴道手术助产、剖宫产、产程延长是引起产后急性子宫内膜炎、子宫肌炎的主要原因。若为子宫内膜炎，子宫内膜充血、坏死，阴道内有大量脓性分泌物，浑浊有臭味。若为子宫肌炎，可表现为腹痛，恶露增多呈脓性，子宫压痛明显、复旧不良，常伴发高热、寒战、头痛、白细胞明显增高等全身感染症状。

3. 急性盆腔结缔组织炎、急性输卵管炎　病原体沿宫旁淋巴和血行达宫旁组织，出现急性炎性反应而形成炎性包块，同时波及输卵管，形成急性输卵管炎。临床表现为下腹痛、肛门坠胀，可伴寒战、高热、脉速、头痛等全身症状。体征为下腹明显压痛、反跳痛、肌紧张；宫旁一侧或两侧结缔组织增厚、压痛和（或）触及炎性包块，严重者整个盆腔形成"冰冻骨盆"。淋病奈瑟菌沿生殖道黏膜上行感染，达输卵管与盆腹腔，形成脓肿后，高热不退。患者白细胞持续增高，中性粒细胞明显增多，核左移。

4. 急性盆腔腹膜炎及弥漫性腹膜炎　炎症继续发展，扩散至子宫浆膜，形成盆腔腹膜炎。继而发展成弥漫性腹膜炎，全身中毒症状明显，高热、恶心、呕吐、腹胀，检查时下腹部明显压痛、反跳痛。腹膜面有大量炎性渗出，纤维蛋白覆盖引起肠粘连；也可积聚在直肠子宫陷凹形成局限性脓肿，若脓肿波及肠管与膀胱，可出现腹泻、里急后重与排尿困难。急性期治疗不彻底可发展为盆腔炎性疾病后遗症，导致不孕。

5. 血栓静脉炎　盆腔内血栓静脉炎来源于胎盘剥离面感染，常侵及子宫静脉、卵巢静脉、髂内静脉、髂总静脉及阴道静脉，厌氧菌为常见病原体。病变单侧居多，产后 1～2 周多见，表现为寒战、高热，症状可持续数周或反复发作。由于病变部位较深，无典型的阳性体征，局部检查不易与盆腔结缔组织炎相鉴别。下肢血栓静脉炎，病变多在股静脉、腘静脉及大隐静脉，多继发于盆腔静脉炎。产后 2～3 周出现寒战、高热，下肢持续性疼痛，局部静脉压痛或触及硬索状，使血液回流受阻，引起下肢水肿、皮肤发白，习称"股白肿"。病变轻时无明显阳性体征，彩色多普勒超声检查可协助诊断。

6. 脓毒血症及败血症　感染血栓脱落进入血循环可引起脓毒血症，随后可并发感染性休克和迁徙性脓肿（肺脓肿、左肾脓肿）。若病原体大量进入血循环并繁殖形成败血症，表现为持续高热、寒战、全身明显中毒症状，可危及生命。

三 诊断

1. 详细询问病史及分娩全过程。对产后发热者，需排除引起产褥病率的其他疾病。

2. 检查全身及局部检查，仔细检查腹部、盆腔及会阴伤口，确定感染部位和严重程度。

3. 辅助检查　B 超、彩色多普勒超声、CT、磁共振成像等辅助检查有助于对感染形成的炎性包块、脓肿定位、定性做出诊断。血清 C 反应蛋白＞8mg/L，有助于早期诊断感染。

4. 确定病原体　通过宫腔分泌物、脓肿穿刺物、阴道后穹窿穿刺物做细菌培养和药敏试验，必要时需做血培养和厌氧菌培养。病原体抗原和特异抗体检测可以作为快速确定病原体的方法。

四 鉴别诊断

主要与上呼吸道感染、急性乳腺炎、泌尿系统感染、产褥中暑相鉴别。

五 治疗

1. 加强营养，增强全身抵抗力，纠正水、电解质失衡。病情严重或贫血者，多次少量输新鲜血或血浆。取半卧位使炎症局限于盆腔并利于恶露引流。

2. 切开引流　会阴伤口或腹部切口感染，及时行切开引流术；疑盆腔脓肿者可经腹或阴道后穹窿切开引流。

3. 胎盘胎膜残留处理　抗感染的同时，清除宫腔内残留物。急性感染伴高热者，应有效控制感染，待体温下降后再彻底刮宫，避免因刮宫引起感染扩散和子宫穿孔。

4. 应用抗生素　抗生素使用原则为广谱、联合、足量、静脉、彻底。未能确定病原体时，应根据临床表现及临床经验选用广谱高效抗生素，然后根据细菌培养和药敏试验结果调整抗生素种类和剂量。中毒症状严重者，短期加用肾上腺皮质激素，提高机体应激能力。

5. 血栓性静脉炎治疗　在应用大量抗生素同时，可加用肝素，即 150U/（kg·d）肝素加入 5%葡萄糖注射液 500ml 静脉滴注，每 6 小时一次，体温下降后改为每日 2 次，连用 4～7 日；尿激酶 40 万 U 加入 0.9%氯化钠溶液或 5%葡萄糖溶液 500ml，静脉滴注 10 日。用药期间监测凝血功能。口服双香豆素、阿司匹林等，也可用活血化瘀中药治疗。

6. 手术治疗　子宫感染严重，经积极治疗无效，炎症继续扩展，出现不能控制的出血、败血症或脓毒血症时，应及时行子宫切除术，以清除感染源，抢救患者生命。

六 预防

加强孕期卫生宣传。妊娠最后 2 个月避免性生活及盆浴。加强营养，增强体质，及时治疗外阴阴道炎及宫颈炎等慢性疾病和并发症。避免胎膜早破、滞产、产道损伤与产后出血。消毒产妇用物，接产过程应严格无菌操作，正确掌握手术指征，保持外阴清洁。必要时给予广谱抗生素预防感染。

第 2 节　晚期产后出血

分娩 24 小时后，在产褥期内发生的子宫大量出血，称为晚期产后出血。以产后 1～2 周最常见，有部分迟至产后 2 个月余发病。表现为阴道持续或间断出血，少量或中等量；有时出现急骤大量出血，有血凝块排出。产妇多伴有寒战、低热，常因失血过多导致贫血或失血性休克。

一 病因及临床表现

1. 胎盘、胎膜残留　为阴道分娩最常见的原因，多发生在产后 10 日左右。残留胎盘组织发生变性、坏死、机化，形成胎盘息肉，当坏死组织脱落时，暴露出基底部血管，引起大量出血。临床表现为血性恶露持续时间延长，随后反复出血或突然大量出血。检查发现子宫复旧不全，宫口松弛，可见残留组织。

2. 蜕膜残留　蜕膜多在产后 1 周内脱落，并随恶露排出。若蜕膜因剥离不全而长时间残留，可影响子宫复旧，继发子宫内膜炎症，引起晚期产后出血。蜕膜残留临床表现与胎盘残留不易鉴别，宫腔刮出物病理检查可见坏死蜕膜，但不见绒毛。

3. 子宫胎盘附着面复旧不全　胎盘娩出后其附着面血管即有血栓形成，继而血栓机化，出现玻璃样变，血管上皮增厚，管腔变窄、堵塞。胎盘附着部边缘有内膜向内生长，子宫内膜修复，此过程需 6~8 周。若胎盘附着面复旧不全，可引起血栓脱落，血窦重新开放，导致子宫出血。多发生在产后 2 周左右，表现为突然大量阴道出血，检查发现子宫大而软，宫口松弛，阴道及宫口有血块堵塞。

4. 感染　常见于子宫内膜炎症，感染引起胎盘附着面复旧不良和子宫收缩欠佳，血窦关闭不全导致子宫出血。

5. 剖宫产术后子宫伤口裂开　多见于子宫下段剖宫产术横切口两侧端。引起切口愈合不良造成出血的原因主要有：术中止血不良，形成局部血肿或局部感染致切口不愈合；横切口选择过低或过高；缝合技术不佳；切口感染等。上述因素均可因肠线溶解脱落，血窦重新开放，出现大量阴道出血，甚至引起休克，多发生在术后 2~3 周。

6. 其他　产后子宫滋养细胞肿瘤、子宫黏膜下肌瘤等均可引起晚期产后出血。

 诊断

1. 病史　阴道分娩者，应注意产程进展及产后恶露变化，有无反复或突然阴道出血史；若为剖宫产，应了解手术指征、术式及术后恢复情况。

2. 症状和体征

（1）阴道出血：胎盘胎膜残留、蜕膜残留引起的阴道出血多在产后 10 日发生。胎盘附着部位复旧不良常发生在产后 2 周左右，可反复多次阴道出血，也可突然大量阴道出血。剖宫产子宫切口裂开或愈合不良所致的阴道出血多在术后 2~3 周发生，常常是子宫突然大量出血，可导致失血性休克。

（2）腹痛和发热：常合并感染，伴恶露增加，有恶臭。

（3）全身症状：继发性贫血，严重者因失血性休克而危及生命。

（4）体征：子宫复旧不佳可扪及子宫增大、变软，宫口松弛，有时可触及残留组织和血块，伴有感染者子宫明显压痛。

3. 辅助检查

（1）血常规：了解贫血和感染情况。

（2）超声检查：了解子宫大小、宫腔有无残留物及子宫切口愈合情况。

（3）病原菌和药敏试验：选择有效广谱抗生素。

（4）血 β-hCG 测定：有助于排除胎盘残留及绒毛膜癌。

（5）病理检查：宫腔刮出物或切除子宫标本应做病理检查。

三 治疗

1. 少量或中等量阴道出血　应给予广谱抗生素、子宫收缩药及支持疗法。

2. 疑有胎盘、胎膜、蜕膜残留或胎盘附着部位复旧不全　在静脉通道输液、备血及准备手术的条件下刮宫，操作应轻柔，以防子宫穿孔。刮出物应送病理检查，以明确诊断。术后继续给予抗生素及子宫收缩药。

3. 疑剖宫产术后子宫切口裂开 少量阴道出血应住院密切观察病情变化,给予广谱抗生素及支持疗法;多量阴道出血,可行剖腹探查术。若切口周围组织坏死范围小、炎症反应轻微,可行清创缝合及髂内动脉、子宫动脉结扎止血或行髂内动脉栓塞术。若组织坏死范围大,酌情做低位子宫次全切除术或子宫全切除术。

4. 肿瘤引起的阴道出血 应做相应处理。

四 预防

剖宫产时合理选择切口,避免子宫下段横切口两侧角部撕裂,并给予合理缝合。产后应仔细检查胎盘、胎膜,若有残缺,应及时取出;不能排除胎盘残留时,应探查宫腔。术后应用抗生素预防感染,同时给予中药,促进子宫复旧,减少晚期子宫出血的发生。

第3节 产褥期抑郁症

产妇在产褥期间出现抑郁症状,称为产褥期抑郁症(puerperium depression,PPD),是产褥期精神综合征最常见的一种类型。主要表现为持续和严重的情绪低落、主动性下降、失眠、悲观等,甚至影响其对新生儿的照料能力,多在产后2周内出现症状。

一 临床表现

①情绪改变:心情压抑、沮丧、情绪淡漠,甚至焦虑、恐惧、易怒,每到夜间加重;有时表现为孤独、不愿见人或伤心、流泪。②自我评价降低:自暴自弃、自罪感,对身边的人充满敌意,与家人、丈夫关系不协调。③创造性思维受损,主动性降低。④对生活缺乏信心,觉得生活无意义,出现厌食、睡眠障碍、易疲倦、性欲减退。严重者甚至绝望,出现自杀或杀婴倾向,有时陷于错乱或昏睡状态。

二 诊断

产褥期抑郁症至今尚无统一的诊断标准。《精神疾病的诊断与统计手册》(美国精神学会,1994年)制定产褥期抑郁症诊断标准,详见表11-1。

表11-1 产褥期抑郁症的诊断标准

1. 在产后2周内出现下列5条或5条以上的症状,必须具备(1)(2)两条
(1)情绪抑郁
(2)对全部或多数活动明显缺乏兴趣或愉悦
(3)体重显著下降或增加
(4)失眠或睡眠过度
(5)精神运动性兴奋或阻滞
(6)疲劳或乏力
(7)遇事均感毫无意义或有自罪感
(8)思维能力减退或注意力不集中
(9)反复出现想死的想法
2. 在产后4周内发病

治疗

治疗包括心理治疗和药物治疗。

1. 心理治疗　为重要的治疗手段。通过心理咨询,解除致病的心理因素(如婚姻关系紧张、想生男孩却生女孩、既往有精神障碍史等)。对产褥期妇女多加关心和给予无微不至的照顾,尽量调整好家庭关系,指导产妇对情绪和生活进行自我调节,养成良好的睡眠习惯。

2. 药物治疗　适用于中度抑郁症及心理治疗无效的患者。应在专科医生指导下用药,尽量选用不进入乳汁的抗抑郁药。首选 5-羟色胺再吸收抑制药,如帕罗西汀、舍曲林、氟西汀等。也可选用三环类抗抑郁药如阿米替林。

 预后

预后良好,约 70% 患者于 1 年内治愈,极少数患者持续 1 年以上。再次妊娠复发率约 20%。其下一代认知能力可能受到一定影响。

第 4 节　产 褥 中 暑

产褥期因高温环境使体内余热不能及时散发,引起中枢性体温调节功能障碍的急性热病,称为产褥中暑。主要表现为高热、水电解质紊乱、循环衰竭和神经系统功能损害等。本病起病急骤,发展迅速,处理不当可遗留严重后遗症,甚至死亡。

 病因

妊娠期产妇体内储存较多水分,产褥早期需要将多余水分排出体外,出汗是产妇散热的一种重要方式,排除的大量汗液又称褥汗。当人体处于超过散热机制能力的极度热负荷时,因体内热积蓄过度而引起高热,发生中暑。当外界气温超过 35℃ 时,机体靠汗液蒸发散热,汗液蒸发需要空气流通才能实现。有的地方风俗习惯怕产妇"受风"而要求关门闭窗,产妇深居室内,包头盖被,穿长袖衣裤,紧扎袖口、裤脚,使居室和产妇均处于高温、高湿状态,严重影响产妇出汗散热,易导致体温调节中枢功能衰竭而出现高热、意识丧失和呼吸循环功能衰竭。

二 临床表现

1. 中暑先兆　发病急骤,发病前多有短暂的先兆症状,称为中暑先兆。表现为口渴、多汗、心悸、恶心、胸闷、四肢无力。此时体温正常或低热。

2. 轻度中暑　中暑先兆未能及时处理,产妇体温逐渐升高达 38.5℃ 以上,随后出现面色潮红、胸闷、脉搏增快、呼吸急促、口渴、全身布满痱子。

3. 重度中暑　产妇体温继续升高达 41~42℃,呈稽留热型,可出现面色苍白、呼吸急促、谵妄、抽搐、昏迷,数小时内可因呼吸、循环衰竭而死亡。幸存者也常遗留中枢神经系统不可逆的后遗症。

三 诊断和鉴别诊断

从发病季节、患者家居环境、产妇衣着及临床表现不难诊断产褥中暑，但需与产后子痫、产褥感染、败血症等相鉴别。产褥感染产妇可以发生产褥中暑，产褥中暑患者又可并发产褥感染。

四 治疗

治疗原则：立即改变高温和不通风环境，迅速降温，及时纠正水、电解质紊乱及酸中毒。迅速降低患者体温是抢救成功的关键。

1. 立即将患者置于阴凉、通风处，脱去过多衣物，室内温度应降至 25℃。用冷水、75% 乙醇溶液擦拭，鼓励患者多饮冷开水。在头、颈、腋下、腹股沟、腘窝浅表大血管分布区放置冰袋，快速行物理降温。按摩四肢，促进肢体血液循环。已发生循环衰竭者，慎用物理降温，避免血管收缩加重循环衰竭。使用药物降温时，严密观察血压、心率、呼吸等生命体征。加强护理，注意体温、血压、心率及尿量。

2. 重视纠正脑水肿，20%甘露醇溶液快速静脉滴注。抽搐者常用地西泮、硫酸镁等抗惊厥。同时药物降温，用4℃ 10%葡萄糖氯化钠溶液 1000～1500ml 静脉滴注。盐酸氯丙嗪 25～50mg 加入 5%葡萄糖溶液 500ml 静脉滴注，1～2 小时滴完，4～6 小时可重复一次。当血压下降时，停用盐酸氯丙嗪改用地塞米松。紧急时也可使用盐酸氯丙嗪加盐酸异丙嗪静脉滴注，待体温降至 38℃时，应停止再降温。

3. 降温同时应积极纠正水、电解质紊乱和酸中毒，24 小时补液量控制在 2000～3000ml。注意补充钾、钠盐。

4. 高热、昏迷、抽搐的危重患者，或物理降温后体温复升者，可用冬眠疗法，常用冬眠 I 号半量静脉滴注。

5. 给予抗生素预防感染。

6. 出现心、脑、肾合并症时，应及时对症处理。心力衰竭者选用毛花苷 C、毒毛花苷 K 等。呼吸衰竭者选用尼可刹米、洛贝林、戊四氮等对症治疗，必要时行气管插管。

五 预防

关键在于预防，做好卫生宣教，破除不良风俗习惯，居室保持通风，避免室温过高，产妇衣着应宽大透气，利于散热，以舒适为宜。识别产褥中暑先兆症状也很重要。

自 测 题

一、选择题

A₁/A₂ 型题

1. 产褥感染的诱因，错误的是（　　）

　A. 分娩破坏女性生殖道自然防御功能

　B. 妊娠末期性交、盆浴

　C. 产妇体质虚弱、营养不良

　D. 产程过长

　E. 催产素的使用

2. 引起外源性产褥感染最常见的病原菌是（　　）

　A. 产气荚膜梭菌

　B. 大肠埃希菌

C. 厌氧性链球菌

D. β 溶血性链球菌

E. 金黄色葡萄球菌

3. 有关产褥感染的处理原则，错误的是（   ）

A. 选用有效的抗生素

B. 改善全身情况

C. 半卧位以利于引流

D. 禁用宫缩剂，避免感染扩散

E. 胎盘残留者应控制感染后及时清宫

4. 导致产褥病率的主要原因是（   ）

A. 手术切口感染   B. 乳腺炎

C. 上呼吸道感染   D. 泌尿系统感染

E. 产褥感染

5. 导致产褥感染，最常见的病因是（   ）

A. 急性子宫内膜炎

B. 急性盆腔结缔组织炎

C. 急性输卵管炎

D. 腹膜炎

E. 血栓性静脉炎

6. 下列哪种因素不属于产褥感染的来源（   ）

A. 产妇阴道或肠道的细菌

B. 妊娠晚期性交

C. 医务人员呼吸道感染

D. 产科手术器械

E. 注射催产素

7. 下列严重的产褥感染可形成"冰冻骨盆"的是（   ）

A. 急性子宫内膜炎

B. 急性子宫肌炎

C. 急性输卵管炎

D. 急性盆腔结缔组织炎

E. 急性盆腔腹膜炎

8. 不属于晚期产后出血的原因是（   ）

A. 胎盘胎膜残留

B. 继发性子宫收缩乏力

C. 胎盘附着面复旧不全

D. 胎盘附着面血栓脱落

E. 剖宫产后子宫切口感染或裂开

9. 晚期产后出血多发生于产后（   ）

A. 24～48 小时   B. 72 小时内

C. 1～2 周   D. 4 周内

E. 6 周

10. 产后抑郁症多发生于产后（   ）

A. 2～4 日   B. 5～6 日

C. 1～2 周   D. 2～4 周

E. 6 周

11. 某女，足月自然产后 3 日，出现下腹痛，体温正常，恶露多，有臭味，子宫底脐上 1 横指，子宫体软。本例应考虑为（   ）

A. 急性子宫内膜炎

B. 急性子宫颈炎

C. 急性盆腔结缔组织炎

D. 急性输卵管炎

E. 急性盆腔腹膜炎

12. 某初产妇，顺产后发热 2 日，体温 37.8℃，恶露无臭味，宫体无压痛，两侧乳房胀，有硬结，会阴伤口愈合佳。考虑为（   ）

A. 乳汁淤积   B. 会阴伤口感染

C. 子宫内膜炎   D. 扁桃体炎

E. 泌尿道炎

A₃/A₄型题

（13、14 题共用题干）

某产妇产后 7 日，自觉下腹疼痛，恶露腥臭，子宫底位于脐上 2 横指，产时曾徒手剥离胎盘，体温 38℃，寒战、发热等。

13. 你认为感染部位在（   ）

A. 呼吸道   B. 泌尿系统感染

C. 生殖系   D. 乳腺炎

E. 伤口感染

14. 该产妇可能为（   ）

A. 子宫内膜炎   B. 输卵管炎

C. 腹膜炎   D. 盆腔结缔组织炎

E. 下肢栓塞性静脉炎

二、思考题

1. 试述产褥感染与产褥病率的定义。

2. 试述产褥感染的病理及临床表现。

3. 试述晚期产后出血常见的原因。

三、案例分析题

24 岁产妇，胎膜早破，自然分娩后 3 日，体温 38.8℃，下腹痛，恶露血性、浑浊、有臭味，宫底脐上 1 横指，宫旁压痛，白细胞计数 15.8×10⁹/L，中性粒细胞 0.8。最可能的诊断是什么？应如何处理？

（谭 丽）

第12章　产科常用手术

第1节　人工破膜术

人工破膜术是使用人工的方式使胎膜破裂，从而达到诱发或促进宫缩、加速产程的一种催引产方法，整个过程是无痛的。

 适应证

1. 临产后宫颈条件成熟，宫口扩张≥3cm，产程进展缓慢、头盆相称、胎头已衔接（经产妇胎头未衔接亦可）、胎位无异常者。
2. 临产后产程产程不进展，羊水过多，宫缩乏力或宫口开全，胎膜不能自破者（羊膜坚韧）。
3. 低置性前置胎盘。

 禁忌证

1. 明显头盆不称，产道阻塞。
2. 胎位异常，如横位、臀位。
3. 宫颈不成熟。
4. 胎盘功能严重减退。
5. 严重的前置胎盘、胎盘剥离者。

 人工破膜的步骤

（一）阴道检查

术前检查阴道清洁度，并严格消毒后行阴道检查。根据检查结果做宫颈 Bishop 评分法估计加强宫缩措施的效果。若产妇得分在 3 分及 3 分以下，人工破膜均为失败，应改用其他方法；4～6 分的成功率约为 50%；7～9 分的成功率约为 80%；9 分以上均为成功。

（二）知情同意

符合人工破膜条件者，应签知情同意书。

（三）破膜步骤

取膀胱截石位，外阴按接生准备，戴无菌手套，于两次宫缩之间，用左手中指、示指伸入阴道引导，右手持有齿钳钳夹，撕开胎膜，并用手指将破口扩大，破膜后术者手指应停留在阴道内，经 1~2 次宫缩待胎头入盆后，术者再将手指取出（图 12-1）。破膜后应立即听胎心，并观察羊水性状、颜色及流出的量，同时记录破膜的时间。注意是否有脐带脱垂等。

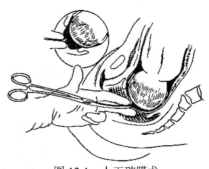

图 12-1　人工破膜术

羊水过多时，应用长针头高位破膜，并用手指堵住宫口，让羊水缓慢流出，以免宫内压骤降导致胎盘早剥。胎头高浮者应慎用。

多数产妇经人工破膜后，胎头较快入盆并能经阴道分娩。潜伏期于破膜 6~8 小时、活跃期于破膜 1 小时仍未发动宫缩者，若产妇无产科禁忌证，应给予催产素静脉滴注引产，使分娩在破膜 24 小时内结束。

破膜 12 小时后未分娩者，应给予抗生素，预防感染。

第 2 节　　会阴切开缝合术及会阴裂伤缝合术

一　会阴切开缝合术

会阴切开缝合术是为了减轻分娩时的阻力，避免会阴严重裂伤而施行的一种手术。最常用的有会阴侧斜切开术及会阴正中切开术两种。

（一）适应证

1. 初产妇需要行阴道助产术（胎头吸引、产钳助产或臀位助产）者。

2. 防止会阴严重裂伤，如会阴体过长、过紧，会阴伸展不良，胎儿过大。

3. 子宫收缩乏力，第二产程延长者，胎儿窘迫、妊娠期高血压疾病、妊娠合并心脏病等需要缩短第二产程者。

4. 预防早产儿颅内出血。

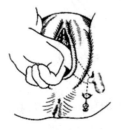 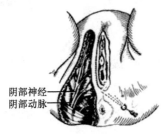

A. 阴部神经阻滞麻醉　　　　　B. 局部浸润麻醉
图 12-2　阴部神经阻滞及局部浸润麻醉

（三）切开

1. 会阴侧切　左手示指、中指伸入胎先露与阴道侧后壁之间，以保护胎儿并指示切口位置，

（二）麻醉

1. 阴部神经阻滞麻醉　在坐骨结节与肛门连线中点处用 1% 利多卡因先注射一皮丘，以示指伸入阴道向外后方扪及坐骨棘做引导，向坐骨棘尖端内下方约 1cm 处进针，回抽无血后，即可注入麻醉药 10ml（图 12-2）。

2. 局部浸润麻醉　在切开侧的大小阴唇皮下做扇形注射，若是正中切开，则在会阴部注入麻醉药，注意勿刺入直肠。

右手持剪刀自会阴后联合处向左下方与正中线呈 45°（会阴高度膨隆时呈 60°～70°），在宫缩时剪开皮肤及阴道黏膜，大小依需要而定，一般长 4～5cm（图 12-3）。注意阴道黏膜与皮肤切口长度应一致（图 12-3）。切开后用纱布压迫止血，小动脉出血时应结扎。

2. 会阴正中切开 切口沿会阴联合中点垂直切开，正中切开时，长 2～3cm（图 12-4）。注意不要伤及肛门括约肌。会阴正中切开具有组织的损伤性小、出血少、术后疼痛、水肿及瘢痕小等优点，但不适合于会阴体短、阴道助娩术、胎儿偏大、接生技术不熟练者。

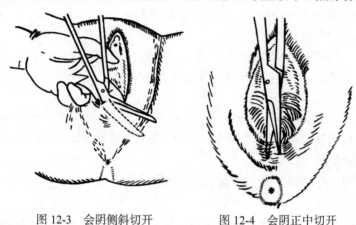

图 12-3 会阴侧斜切开　　　　　图 12-4 会阴正中切开

（四）缝合

胎盘娩出后，阴道内填塞一带尾纱布卷使手术视野清楚，便于缝合。用 2-0 可吸收线连续或间断缝合阴道黏膜层（图 12-5），从阴道切口最顶端 0.5cm 开始，达处女膜缘处，针距 0.5～0.8cm；用同样线间断缝合肌层及皮下脂肪层（图 12-6）；最后缝合皮肤，可间断外缝或皮内缝合（图 12-7）。术毕检查解剖层次是否对合良好，要对合整齐，不留死腔。取出阴道内纱布团，常规肛门检查，检查有无缝线穿透直肠黏膜，如有应将穿过的缝线拆除，重新缝合。

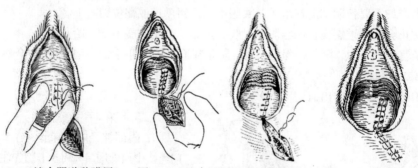

图 12-5 缝合阴道黏膜层　　图 12-6 缝合肌层及皮下脂肪层　　图 12-7 缝合皮肤

（五）术后处理

保持会阴部清洁，健侧卧位，会阴擦洗，每日 2 次，并嘱大、小便后及时擦洗。会阴侧切术后 4 日拆线，正中切开术 3 日拆线。

二　会阴裂伤缝合术

（一）缝合

1. Ⅰ度会阴裂伤缝合术　方法同会阴后斜切开术。

2. Ⅱ度会阴裂伤缝合术　术者左手示指、中指置于阴道裂伤的两侧缘，向后下方压迫阴道壁，充分暴露伤口，分辨清楚解剖关系；肌层撕裂过深时，先用可吸收线间断缝合裂伤的肌肉层，再缝合阴道黏膜层；如裂伤不深，也可与阴道黏膜层一起连续缝合，注意止血彻底，不留死腔。

3. Ⅲ度会阴裂伤缝合术　可先行阴部神经阻滞麻醉，缝合前局部清洗消毒，辨清解剖关系，如果有直肠壁撕裂，应先用小圆针细肠线间断褥式缝合直肠前壁（图 12-8A），注意不要穿肠黏膜；然后，寻找并用组织钳夹住两侧肛门括约肌断端，用 7 号丝线"8"字缝合两针（图 12-8B）；以 2-0 号肠线间断缝合直肠筋膜（图 12-8C）；以 2-0 号肠线间断缝合肛提肌（图 12-8D）；再用可吸收线连续缝合阴道黏膜层（图 12-8E），最后用丝线间断缝合皮肤（图 12-8F）。

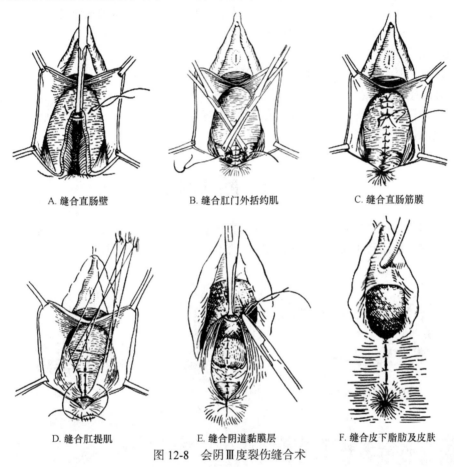

A. 缝合直肠壁　　　　　B. 缝合肛门外括约肌　　　　　C. 缝合直肠筋膜

D. 缝合肛提肌　　　　　E. 缝合阴道黏膜层　　　　　F. 缝合皮下脂肪及皮肤

图 12-8　会阴Ⅲ度裂伤缝合术

（二）术后处理

术后保持会阴清洁，排便后清洁会阴。控制 3 日不排大便，以利于伤口的愈合；预防性使用抗生素；术后 3～5 日拆线，而Ⅲ度会阴裂伤缝合术后，一般 7 日拆线。

第 3 节　宫颈裂伤缝合术

宫颈裂伤多因分娩时急产、子宫颈口未开全，强行阴道助产手术或宫颈有陈旧性瘢痕或炎症引起。宫颈裂伤多发生于两侧或一侧，也可发生于宫颈前唇或后唇或环行裂伤或多处裂伤。

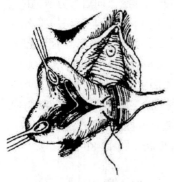

图 12-9　缝合宫颈裂伤

1. 缝合　阴道拉钩扩开阴道，用宫颈钳或两把卵圆钳钳夹宫颈，并向下牵拉使之充分暴露。直视下用卵圆钳循序交替，按顺时针或逆时针方向依次检查宫颈 1 周，如发生裂伤处，将两把卵圆钳夹于裂口两侧，自裂伤的顶端，用 2-0 可吸收线向宫颈外口做连续或间断缝合。宫颈环形脱落伴活动性出血，可循宫颈撕脱的边缘处，用 2-0 号可吸收线做连续锁边缝合（图 12-9）。

2. 缝合的注意事项　没有活动性出血的宫颈撕裂伤可以不处理；宫颈裂伤超过 3cm 以上时，应予以缝合；若伤及子宫动静脉或其分支，引起严重的出血或形成阔韧带内血肿，应行剖腹探查术。

3. 术后并发症及处理

（1）出血：少数产妇在产后 10 日左右，肠线或吸收线吸收或脱落后发生出血，一般是创面出血。应及时检查产道，寻找出血部位，可用肾上腺素盐水纱布压迫止血，若无效，则再次缝合。

（2）宫颈管狭窄：缝线过紧可以造成宫颈管狭窄。宫颈管狭窄较少见，可嘱患者做进一步检查，必要时做颈管扩张术。

第 4 节　胎头吸引术

胎头吸引术是将胎头吸引器（图 12-10）置于胎头上，形成一定负压后吸住胎头先露部进行牵引或旋转，协助胎儿娩出的手术，在一定条件下可替代低位产钳术。

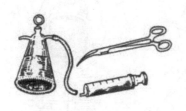
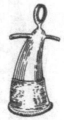
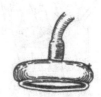

A. 直开空筒胎头吸引器　　　B. 牛角开空筒胎头吸引器　　　C. 金属扁圆形胎头吸引器

图 12-10　胎头吸引器的类型

 适应证

1. 第二产程延长。

2. 母婴合并症需缩短第二产程者，如妊娠期高血压疾病、心脏病、胎儿窘迫不宜过度用力者。

3. 曾有剖宫产史或子宫壁有瘢痕者。

4. 持续性枕横位或枕后位需协助胎头娩出者或需行产钳助产，在产钳术前协助胎头旋转至枕前位者。

 条件

1. 顶先露、活胎。

2. 无头盆不称。

3. 宫口开全、胎膜已破。

4. 双顶径在坐骨棘水平以下，先露骨质部已达 S^{+3}。

5. 有一定强度的子宫收缩。

 三 禁止证

1. 妊娠 34 周，极早产，严重未成熟儿。

2. 臀位、面先露、额先露、横位。

3. 宫颈未完全扩张。

4. 胎头未衔接。

5. 需要额外的牵引力。

四 术前准备

术前必须做阴道检查，明确符合手术的指征及必备条件。

五 手术步骤

1. 产妇取膀胱截石位，常规消毒铺巾、导尿，初产妇或会阴过紧者行会阴侧切术。

2. 检查吸引器有无损坏、漏气，橡皮套是否松动，并将橡皮管接在吸头器的空心管柄上，连接负压装置。

3. 放置胎头吸引器　用左手示指、中指撑开阴道后壁，右手持涂好润滑油的吸引器，沿阴道后壁进入，再以左手示指、中指掌面往外拨开右侧阴道壁，使开口端侧缘滑入阴道内，然后手指向上撑起阴道前壁，使胎头吸引器从前壁进入，最终以右手示指、中指撑起左侧阴道壁，整个胎头吸引器滑入阴道内，使边缘与胎头贴紧。正确放置时，吸引器应在矢状缝上，其前缘与前囟的距离应有 3cm。以右手示指沿吸引器检查 1 周以了解吸引器是否紧贴头皮，有无阴道壁及宫颈组织夹于吸引器及胎头之间，检查无误后调整吸引器横柄，使之与胎头矢状缝方向一致，作为旋转胎头的标记。

4. 抽吸空气形成负压　根据胎头的位置的高低，电动吸引器负压掌握在 300~450mmHg 之间，或用 50ml 空注射器缓慢抽吸吸引器内的空气，为 150~200ml。钳夹抽气橡皮管并轻拉吸引器，以检查吸引器是否牢固吸住胎头。等待 2~3 分钟后，使胎头产瘤形成，即可牢固吸住胎头。

5. 牵引　当宫缩时，让产妇向下屏气，手术者手持牵引柄，沿着产轴的方向，按分娩机制牵引，即先向下牵引保持胎头俯屈，当胎头枕部抵达耻骨联合下缘时，吸引器逐渐向上牵引，使胎头逐渐仰伸娩出。牵引过程中应注意：①宫缩间歇期暂时不继续用力牵引，但应保持原牵引位置不松手，不让胎头回缩，宫缩时再行牵引，并保护好会阴（图 12-11）；②枕后位或枕横位者，应先缓慢旋转胎头至枕前位，旋转时助手在产妇腹部给予协

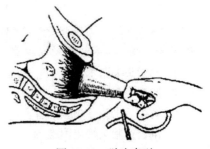

图 12-11　胎头牵引

助，如转不动，则按照枕后位分娩机制，牵引胎头娩出；③应注意牵引的角度、用力的大小，并保持吸引器与胎头的密切连接，不让牵引器漏气或滑脱，争取一次成功。

6. 取下吸引器　胎头最大径线通过出口平面时，立即放开血管钳，去掉吸引器内负压，取下吸引器，按正常分娩步骤娩出胎体。

 注意事项

1. 吸引器的位置必须放置正确，应避开囟门。形成负压后，等待胎头形成产瘤后再牵引。

2. 选择最小有效负压强度。掌握好压力，牵引力不应过大，牵引时间不宜过长。一般主张10～15分钟，最长不超过20分钟。

3. 牵引滑脱两次者，应改用产钳术。

第5节　产　钳　术

产钳术是应用产钳夹持胎头两侧、牵引胎头娩出胎儿的一种手术。

 产钳的分类与构造

产钳有多种（图12-12）：低位产钳、剖宫产产钳、后出头产钳等，目前常用的产钳是短弯型，是胎头低位及出口娩出困难的良好助产手段。

每一副产钳分左右两叶，每叶可分为钳匙、钳茎、钳锁、钳柄4部分。钳叶有两个弯度：头弯（抱住胎头）、盆弯（适应产道弯度）。

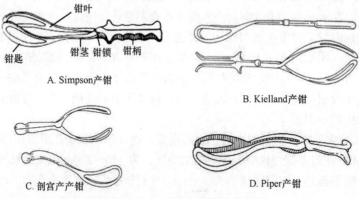

A. Simpson产钳

B. Kielland产钳

C. 剖宫产产钳

D. Piper产钳

图12-12　常用产钳及其结构

 适应证

1. 同胎头吸引术。

2. 胎头吸引术失败者。

3. 臀位后出头娩出困难者。

4. 剖宫产胎头娩出困难者。

三 必备条件

1. 宫口开全。
2. 无头盆不称，先露骨质部达 S^{+2} 或以下。
3. 正常活胎。
4. 胎膜已破。

四 手术步骤

1. 术前准备　同胎头吸引术。放置产钳前行阴道检查，以了解胎方位，然后手转胎头于枕前位置。

2. 放置左叶（图 12-13）　手术者以右手掌面四指伸入阴道后壁和胎头之间，左手持左叶钳柄，使钳叶垂直，凹面朝前，将左叶沿手掌面伸入手掌与胎头之间。在右手引导下将钳叶缓缓向胎头左侧及深部推进，将钳叶置于胎头左侧，钳叶与钳柄处于同一水平面上，由助手将钳叶固定。

3. 放置右叶（图 12-14）　手术者右手持右叶柄，左手四指伸入阴道后壁和胎头之间，引导产钳右叶至胎头右侧，达产钳左叶对应位置。

4. 合拢产钳　一般情况下，右叶在上，左叶在下，两钳叶柄平行交叉，扣合钳锁，钳柄对合。

5. 检查产钳放置情况（图 12-15）　产钳扣合后，须做阴道检查，以了解钳叶与胎头之间有无产道软组织或脐带夹入。两钳叶应分别置于胎儿面颊部位，胎头矢状缝应在两钳叶正中。

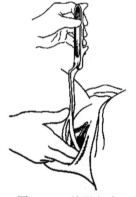

图 12-13　放置左叶

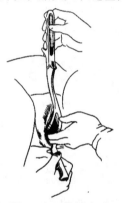

图 12-14　放置右叶

6. 牵拉产钳（图 12-16）　宫缩时术者握住钳柄先向外，稍向下，然后再平行牵拉，当胎头着冠时逐渐将钳柄上提，使胎头仰伸娩出。

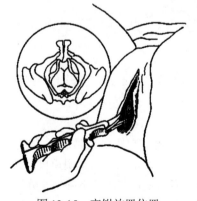

图 12-15　产钳放置位置

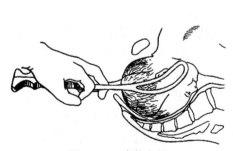

图 12-16　牵拉产钳

7. 取下产钳　当胎头被牵出后，即松解产钳。先取下右叶，再取下左叶，应顺胎头缓缓滑出。

 注意事项

1. 操作应准确、谨慎，如查清胎位、产钳位置是否正确，避免产钳术并发症的发生。
2. 正确判断胎头入盆情况，如胎头双顶径在坐骨棘上，不应行产钳助产。
3. 牵引时要缓慢、均匀、用力适当，勿将钳柄左右摇摆，牵引困难时应及时查寻原因。
4. 当胎头即将牵出时（胎头最大径线出来）应立即停止牵引，注意保护会阴，以免切口进一步裂伤。

 术后处理

同胎头吸引术。

第6节　臀位助娩术

自然娩出胎臀至脐部，而胎儿脐部以上由接产者协助娩出，称臀位助产术。胎儿全部由接产者牵拉娩出称臀位牵引术。

 适应证

1. 凡属臀位，胎儿体重在 3500g 以下者。
2. 臀位宫口已开全，胎儿存活者。

 禁忌证

1. 骨盆异常者，如扁平骨盆、畸形等。
2. 估计胎儿体重超过 3500g 以上者。
3. 宫口未开全者。

三　操作步骤及方法

（一）术前准备

排空膀胱，取膀胱截石位，常规消毒铺巾；阴道检查了解产道有无畸形、宫颈是否开全、臀位的类型、先露部下降的情况。

（二）臀位助产术

1. 堵臀（图 12-17）　主要用于混合臀位（胎足可经宫口脱出至阴道）。腿直臀位在分娩过程中不必堵阴道口。见胎儿下肢露于阴道口时，即用一块消毒巾盖住阴道口，并用手堵住。每次宫缩时以手掌抵住，防止胎足早期脱出。这样反复宫缩可使胎臀下降，充分扩充阴道，直至产妇向下屏气强烈，手掌感到相当冲力时，即准备助产。堵臀的过程中，每 10～15 分钟听胎心一次，并注意宫口是否开全。开全再堵易致胎儿窘迫或子宫破裂。

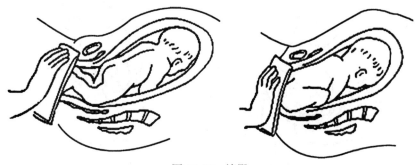

图 12-17 堵臀

2. 麻醉 行一侧或双侧阴部神经阻滞麻醉；初产妇臀位或会阴较紧的经产妇，待宫口开全，会阴膨起，胎儿粗隆间径已达坐骨棘以下，宫缩时逼近会阴时，再做会阴切开。

3. 娩出臀部 趁一次强宫缩时嘱产妇尽量用力，接产者放开手，胎臀及下肢即可顺利娩出。胎臀娩出后，接产者以治疗巾包裹胎臀，双手拇指放在骶部，其余各指握持胎髋部，随着宫缩轻轻牵引并旋转，使骶部边下降边转至母体正前方，以利双肩进入骨盆入口。

4. 娩出肩部及上肢 当脐部娩出时，接产者将脐带轻轻向外拉出数厘米，以免继续牵引时过度牵拉。继续向外、向下牵引胎儿躯干的同时，徐徐将胎背转回原侧位，以使双肩径与骨盆出口前后径一致。于耻骨联合下可见腋窝时即可用上肢娩出法娩出胎肩。

上肢娩出法（图 12-18）：①旋转胎体法（以骶右前为例）。接产者双手握住胎儿髋部，将胎体向逆时针方向旋转，同时略向下牵引，使前肩及前臂自耻骨弓下娩出，再将胎体向顺时针方向旋转，将另一肩及上肢娩出。胎手上举者，也可用此法处理。②滑脱法。接产者双手握住胎儿双足，向前上方提起，使后肩显露于会阴部，左手示指、中指伸入阴道内，按压后上肢肘部，使之自胎儿前胸滑出，然后将胎体放低，前肩及上肢自耻骨弓下方娩出。

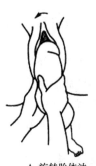 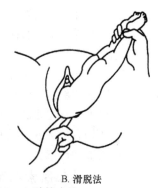

A. 旋转胎体法   B. 滑脱法

图 12-18 上肢娩出法

5. 胎头娩出（图 12-19） 当胎肩及上肢全部娩出后，要及时将胎背转向前方，使胎体俯卧于接产者左前臂上，同时左手中指伸入胎儿口内，示指与环指分别扶于胎儿颌骨上；右手中指压低胎儿枕骨使胎头俯屈，示指与环指置于胎儿两锁骨上（切勿放于锁骨上窝，避免损伤臂丛神经），接产者两手协作，向下牵拉，此时助手可从产妇耻骨联合上方经腹壁向下施加压力，以使胎头俯屈。当胎儿枕骨粗隆抵达耻骨弓下方时，可以此为支点，将胎体逐渐上抬，使胎儿下颌、面部相继娩出。如胎头娩出困难，可使用后出胎头产钳助产。

四 注意事项

1. 臀位助产过程中必须按臀位分娩机制进行；牵引时要用力均匀，以防胎儿损伤。

2. 脐部娩出后，必须在 8 分钟内娩出胎儿，否则脐带受压时间过长可导致胎儿窒息或死亡。

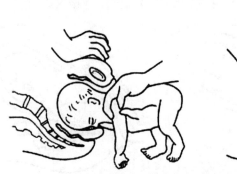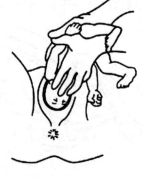

图 12-19　臀位助娩术中胎头娩出

第7节　剖宫产术

剖宫产术是指经腹切开子宫壁取出胎儿、胎盘完成分娩的手术。在某些难产中，剖宫产术是挽救母婴生命的重要手段。术式有子宫下段剖宫产术、子宫体部剖宫产术和腹膜外剖宫产术。以子宫下段剖宫产术最为常见。

 适应证

（一）母体因素

1. 骨产道异常，如骨盆狭窄或畸形、头盆不称；软产道异常，如有瘢痕组织或盆腔肿瘤阻碍胎先露下降者。

2. 产力异常，如子宫收缩乏力，经处理仍无效者。

3. 既往有剖宫产史且瘢痕处肌层菲薄，或前次剖宫产指征仍存在者。

4. 出现子宫先兆破裂征象者。

5. 产妇有严重的妊娠期合并症，如妊娠合并心脏病、重度妊娠期高血压疾病等。

6. 高龄初产妇。

（二）胎儿因素及胎盘因素

1. 胎儿窘迫，经积极处理无效者或胎盘功能明显减退者。

2. 巨大胎儿或相对过大儿。

3. 胎位异常，如横位、头位难产等。

4. 产前出血性疾病，如前置胎盘、胎盘早剥者。

 术前准备

与一般腹部手术相同：术前备皮；留置导尿管；配备同型血；术前用药；备好新生儿的抢救工作，与孕妇及其家属沟通，并签署知情同意书。

 麻醉方式

一般以持续硬膜外麻醉为主，个别选用全身麻醉、局部麻醉或蛛网膜下腔联合硬膜外麻醉。

四 手术步骤

以子宫下段剖宫产术为例。

1. 腹部常规消毒，铺无菌巾。

2. 切开腹壁 取下腹中线纵切口、中线旁纵切口和耻骨联合上横纹处横切口，长 10~12cm。切口大小应以充分暴露子宫下段及顺利娩出胎儿为原则。逐层切开腹壁各层，进入腹腔。

3. 探查腹腔及子宫 常规探查腹腔有无异常，探查子宫旋转方向及程度、子宫下段形成情况、胎头大小、先露高低，以估计子宫切口的位置及大小、手术的难易程度。

4. 剪开膀胱返折腹膜 距子宫膀胱腹膜返折 2cm 处钳起返折腹膜，横行剪开一小口，向两侧弧形延长至 10~12cm，两侧各达圆韧带内侧。

5. 分离下推膀胱 用鼠齿钳将子宫下段返折腹膜切口近膀胱侧的游离缘提起，术者以左手示指及中指将膀胱后壁与子宫下段钝性分离并向下推移，使子宫下段充分暴露。

6. 切开子宫 常规取子宫下段横切口，切口高度根据胎头位置高低而定。在子宫下段正中横行切开 2~3cm，然后用两手示指向左、右两侧钝性撕开延长切口，切不可用暴力。切口长度 10~12cm，尽量避免刺破羊膜囊。

7. 娩出胎儿 用血管钳刺破羊膜，吸净羊水后，一手进入宫腔，探查先露的方位及高低。如为头位，一手伸入子宫腔，绕过胎头最低点，托起胎头，另一手于子宫底部加压，协助娩出胎头（图 12-20）。胎头娩出后立即用手挤出胎儿口腔、鼻腔中的液体，两手牵拉胎儿相继娩出胎肩胎体。如为臀位，则牵出胎足，按臀牵引法协助娩出，并清理新生儿口腔、鼻腔的黏液与羊水。剪断脐带后，新生儿交台下助手处理。在子宫体注射催产素 10U。

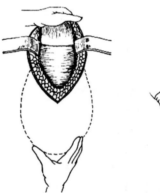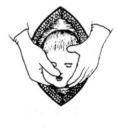

图 12-20 剖宫产术娩出胎头

8. 娩出胎盘 胎儿娩出后，用组织钳钳夹子宫切口边缘及两角，待胎盘自然剥离或徒手剥离胎盘后，用卵圆钳钳夹干纱布擦拭宫腔，避免胎膜、胎盘残留。

9. 缝合子宫 用 0 号微荞线连续或间断缝合子宫肌层及浆膜层，尽可能使缝线不穿过内膜层，然后连续包埋子宫浆膜层。

10. 关腹 常规检查盆腔内有无出血，探查双侧附件有无异常，清点纱布、器械无误后，逐层关闭腹腔，缝合腹壁。

五 注意事项

1. 严格掌握剖宫产手术指征。

2. 切开子宫壁前，应纠正右旋的子宫，以免切口偏于一侧而伤及子宫侧壁的血管。切口位置及大小选择要适宜，避免伤及胎儿，避免伤及膀胱及输尿管。

3. 破膜后需吸净羊水，再扩大子宫切口，当胎儿娩出后，再将羊水吸尽后做下一步处理。

4. 胎头入盆太深，可由助手经阴道上推胎头帮助娩出；胎头高浮，可用剖宫产产钳或胎儿吸引器协助娩出胎头。

5. 缝合子宫时要对合整齐，避免过多过密。

6. 关腹前应常规清理腹腔，关腹后常规按压子宫底，排出阴道积血。

自 测 题

一、选择题

A₁/A₂型题

1. 会阴侧切适应证，错误的是（　　）
   A. 手术助产时
   B. 第二产程延长者
   C. 外阴坚韧、水肿者
   D. 早产时禁止会阴侧切
   E. 胎儿窘迫需要缩短第二产程

2. 胎头吸引术助产时，牵引的时间勿超过（　　）
   A. 5分钟　　　B. 10分钟　　　C. 15分钟
   D. 20分钟　　　E. 30分钟

3. 行胎头吸引术时，错误的是（　　）
   A. 牵拉时间不宜超过20分钟
   B. 紧急时不必等到宫口开全
   C. 术后常规检查软产道
   D. 滑脱两次者应改为产钳助产
   E. 牵引时如有漏气或滑脱，应及时寻找原因

4. 会阴切开缝合术后处理不正确的是（　　）
   A. 术后采取患侧卧位
   B. 会阴出现水肿或硬结给予湿热敷
   C. 伤口有化脓者提前拆线引流
   D. 正常伤口5日拆线
   E. 保持外阴清洁，每日擦洗切口两次

5. 下列不具备剖宫产指征的是（　　）
   A. 头盆不称　　　B. 子宫先兆破裂
   C. 胎儿窘迫　　　D. 宫内死胎
   E. 横产式

6. 某女，第一胎，臀先露，估计胎儿体重在3000g。第二产程处理错误的是（　　）
   A. 常规排空膀胱
   B. 最有利于胎儿的分娩方式是臀位牵引术
   C. 脐部娩出后，最长时间不超过8分钟
   D. 须按臀位分娩机制进行牵引
   E. 牵引要用力均匀，以防胎儿损伤

7. 初孕妇，25岁。妊娠39周，宫口开全2小时。检查：S^{+2}，会阴体过长阻力较大，胎心率128次/分，产妇一般情况良好。此时应采取哪种分娩方式最好（　　）
   A. 胎头吸引术　　　B. 会阴侧切术
   C. 剖宫产术　　　D. 产钳术
   E. 等待自然分娩

8. 27岁初产妇。宫口开全2小时，诊断为持续性枕后位，S^{+3}，胎心率148次/分，规律。本例最适宜的分娩方式应是（　　）
   A. 静脉滴注催产素，增强宫缩经阴道分娩
   B. 等待胎头内旋转后经阴道分娩
   C. 会阴侧切后行产钳助娩
   D. 会阴侧切手转胎头后行产钳助娩
   E. 行剖宫产术

9. 某孕妇，26岁，G_1P_0，妊娠41周。宫口开大4～5cm时，听诊胎心率120次/分，胎儿电子监测示晚期减速，胎儿头皮血pH 7.16。最恰当的处理为（　　）
   A. 面罩吸氧提高胎儿血氧浓度
   B. 产妇左侧卧位，观察产程，等待自然分娩
   C. 静脉滴注催产素加速产程
   D. 立即剖宫产
   E. 待宫口开全，阴道助产缩短第二产程

10. 第一胎，足月临产，羊膜已破，羊水呈淡绿色稍黏稠。检查：宫口开全，S^{+3}，LOA，胎心率170次/分。应如何处理（　　）
    A. 剖宫产　　　B. 静脉滴注催产素
    C. 产钳助娩　　　D. 等待自然分娩
    E. 头皮牵引

二、思考题

1. 如何做宫颈Bishop评分？评多少分时，人工破膜成功率达80%？
2. 人工破膜的适应证是什么？
3. 会阴Ⅲ度裂伤如何缝合？
4. 产钳术的适应证是什么？必备条件是什么？

（熊立新　刘雪飞）

第13章 妇科病史及检查

在妇科的临床实践操作中，病史的采集及体格检查是诊断疾病的重要依据，体格检查既包括妇科检查，也包括全身检查，盆腔检查是妇科特有的检查。

第1节 妇科病史及采集

妇科病史有不同于其他各科的某些特点，在采集病史中，要注重沟通和尊重患者隐私，所以在书写病历时，首先应该熟悉妇科病史的采集方法。

 病史采集方法

对于疾病的正确认识往往取决于患者提供的病史是否完善、准确。为得到真实准确的病史，要做到细致询问病情和耐心聆听陈述。采集病史时，应态度和蔼、语言亲切。耐心询问病情，必要时加以启发，但应避免暗示和主观判断。对待危急患者时，首先应初步了解病情，立即开展抢救，以免延误病情。对于外院转诊患者应首先索取病情介绍作为重要参考资料。对于无法陈述自身病情的危重患者，应询问最了解其病情的家属或亲友来获取病史。并且在询问病史时应尊重和保护患者的隐私，遇到患者不愿意说出事实的情况（如性生活史），或者否认与性生活史相关的情节，不宜反复询问，也不宜盲目信任患者陈述。应先行体格检查和相关辅助检查，之后对患者单独作补充询问。

 病史内容

1. 一般项目 一般项目包括患者的个人信息，如姓名、性别、年龄、籍贯、职业、民族、住址、入院日期、病史记录时间、病史陈述者等。若病史陈述者并非患者本人，应注明与患者的关系。

2. 主诉 主诉应简单明确地列举出症状及持续时间。通过主诉要能初步估计疾病的大致范围。主诉要求简明扼要，通常不超过 20 个字。妇科常见症状包括阴道出血、白带增多、外阴瘙痒、下腹痛、下腹部包块、闭经、不孕等。若患者有多个症状，应按照时间先后顺序书写。比如患者有停经、阴道出血、腹痛 3 种症状，则按照其时间顺序书写为：停经 50 日后，阴道出血 3 日，腹痛 2 小时。若患者无任何自觉不适，仅因妇科普查发现疾病，如普查时发现早期宫颈癌，则应书写为：检查发现"宫颈癌"×日。

3. **现病史** 现病史是病史的主要组成部分,应以主要症状为核心,按照时间顺序详细书写。现病史包括从最早自觉不适开始到此次就诊时疾病的发生、演变和诊疗全过程。主要包括以下几个方面:起病时间与情况、主要症状、发病前有无诱因、伴随症状、诊疗经过、一般情况(睡眠、体重、饮食、大小便等)、与疾病有鉴别意义的阳性或阴性症状、与本次发病相关的过去发病情况及治疗经过。

4. **月经史** 应包括初潮年龄、月经周期、经期持续时间、经量、经期伴随症状,如某人14岁初潮,每28~30日来一次月经,每次持续3~5日,末次月经为2017年5月18日,可写为 $14\frac{3\sim5}{28\sim30}$ 2017.5.18。每次经量多少,有无血块,经前有无不适,有无痛经及疼痛部位、性质、程度及起始时间和消失时间。末次月经若与既往月经有差别时,应询问前次月经情况。对于绝经后的患者应询问绝经年龄,绝经后有无阴道出血、白带增多等不适症状。

5. **婚育史** 应详细了解结婚次数及每次结婚年龄,是否近亲结婚,爱人的健康情况,有无冶游史、性病史及双方同居情况。生育史包括足月产、流产次数、早产及现存子女数。如足月产3次,无早产,流产1次,现存子女2人,可表示为3-0-1-2或 G_4P_3。询问并记录分娩方式、难产史、婴儿出生情况、产后出血、产褥感染、流产史、末次流产及分娩时间、避孕措施。

6. **既往史** 包括健康状况、疾病史、传染病病史、手术史、输血史、药物过敏史等,要做到不遗漏,按照全身各系统顺序,不能与现病史混淆。

7. **个人史** 包括个人生活和居住的详细情况,出生地和曾居住的地方,是否有烟、酒、药物等不良嗜好。

8. **家族史** 是指家族人群的健康情况,包括父母、兄弟、姐妹、子女。询问是否有遗传性疾病,如白化病、苯丙酮尿症等,是否有与遗传相关的疾病,如高血压、糖尿病等。以及是否有传染病病史,如乙型肝炎、结核病等。

第2节 体格检查

体格检查包括全身检查、腹部检查和盆腔检查。盆腔检查是妇科特有的检查,故又称为妇科检查。除危重患者外,均应按照全身检查、腹部检查、妇科检查这一顺序进行。

全身检查

常规测量生命体征,必要时应测量身高、体重。其他检查项目包括患者神志、精神状况、面容、体态、全身发育情况、毛发分布情况、皮肤、浅表淋巴结、头、颈、乳房、心、肺、脊柱、四肢。乳房检查时应注意乳房发育是否正常、有无包块、是否分泌乳汁或液体等。

腹部检查

腹部检查应按照视诊、触诊、叩诊、听诊步骤进行。

1. **视诊** 应观察患者腹形,腹部是否隆起、是否呈蛙腹状。同时应注意观察腹壁有无瘢痕、静脉曲张、妊娠纹、腹壁疝等。

2. **触诊** 腹部有无压痛、反跳痛及肌紧张,同时还需触诊肝、脾、肾情况。若触到包块,则应描述包块位置、大小、形状、质地、活动度、光泽度，以及有无压痛等。如若合并妊娠，还应检查子宫底高度、腹围、胎位、胎心等。

3. 叩诊　腹部应注意分别鼓音和浊音，是否有移动性浊音的存在。

4. 听诊　了解肠鸣音情况。

 盆腔检查

（一）检查器械

常用检查器械包括无菌手套、阴道窥器、鼠齿钳、长镊、子宫探针、宫颈刮板、玻片、棉拭子、消毒液、液状石蜡或肥皂水、0.9%氯化钠溶液等。

（二）注意事项

1. 检查前应排尿，排空膀胱。大便充盈者应在排便或灌肠后进行检查。

2. 妇科检查时室温度要适中，环境要安静，医师要做到关心体贴患者，尊重和保护患者隐私，态度严肃，语言亲切，动作轻柔。男医师对患者检查时，需要有其他女性医护人员在场。

3. 取膀胱截石位，置于患者臀部下方一次性垫单，避免交叉感染。

4. 检查前应告知患者此次检查可能会引起不适，不必紧张，如有任何不适及时与医师沟通。

5. 月经来潮期间应避免进行盆腔检查。若为阴道异常出血，则应在检查前先消毒外阴，使用无菌器械和手套，以防感染的发生。

6. 对于无性生活患者禁止做阴道窥器和双合诊，可采用直肠-腹部扪诊。如必须进行阴道窥器或双合诊时，应取得患者及其家属签字同意后方可进行检查。

7. 对疑有子宫或附件病变的腹壁肥厚或高度紧张不配合检查的患者，若盆腔检查不能够清楚地了解子宫和双附件的情况，可改用B超检查。必要时可在麻醉的配合下，进行盆腔检查。

（三）检查方法及步骤

1. 外阴部检查　观察外阴发育及阴毛多少与分布情况，有无溃疡、红肿、赘生物、色素减退及肿块。阴蒂长度小于2.5cm，尿道口周围黏膜呈淡粉色，无赘生物。必要时医师会嘱患者用力向下屏气，以观察是否有阴道前后壁膨出、子宫脱垂或尿失禁等。

2. 阴道窥器检查　在使用阴道窥器检查前首先询问患者有无性生活史。选择合适的型号，一般选用鸭嘴形阴道窥器，可以固定，方便引导内检查操作。在放置前应将前后叶前端合拢，表面涂以润滑剂，若行分泌物检查或宫颈刮片检查则不用润滑剂，改用生理盐水。在放置阴道窥器前先用左手示指和拇指分开两侧小阴唇，暴露阴道口，右手持预先准备好的阴道窥器沿阴道侧后壁缓慢插入阴道内，直至完全暴露宫颈为止。①检查阴道：观察阴道壁及穹隆黏膜颜色是否呈正常淡粉色，皱襞多少，检查有无赘生物、囊肿、先天畸形等。注意阴道分泌物的量、性状、色泽、气味，阴道分泌异常患者应行滴虫、假丝酵母菌、淋病奈瑟菌等相关实验室检查；②检查宫颈：观察大小，有无出血、糜烂、溃烂、赘生物、肿块等，必要时可行宫颈细胞学检查及宫颈分泌物检查（图13-1）。

3. 双合诊　指检查者将一手的两指或一指放入阴道，另一只手在腹部配合的检查，是盆腔检查中最为重要的一项检查。检查者戴无菌手套，右手或左手示、中两指蘸润滑剂，顺阴道后壁轻轻插入，检查阴道通畅度和深度，然后再触及子宫颈大小、形状、硬度及外口情况，查看是否有接触性出血。若子宫体朝向耻骨则为前倾，朝向骶骨为后倾。子宫体与子宫颈的纵轴形成角度朝向前方，成为前屈，朝向后方成为后屈。随后将阴道内两指放在宫颈后方，另一手掌

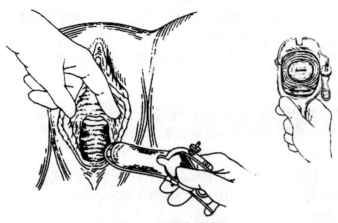

图 13-1　阴道窥器检查

掌心朝下手指平放在患者腹部平脐处，当阴道内手指向上向前方抬举宫颈时，腹部手指往下按压腹壁，并逐渐向耻骨联合部移动，通过内、外手指同时分别抬举和按压，相互协调，可触清子宫的位置、大小、形状、软硬度、活动度及有无压痛。扪清子宫情况后，将阴道内两指由宫颈后方移向一侧穹窿部，尽可能往上向盆腔深处触及，与此同时，另一只手从同侧腹壁髂棘水平开始，由上往下按压腹壁，与阴道内手指相互对合，以触摸该子宫附件区有无肿块、增厚或压痛。正常卵巢偶可触及（图 13-2）。

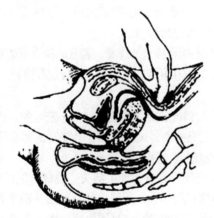

A. 双合诊检查子宫

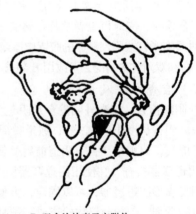

B. 双合诊检查子宫附件

图 13-2　妇科双合诊检查

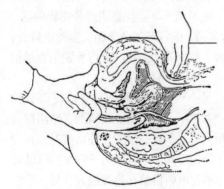

图 13-3　妇科三合诊检查

　　4. 三合诊　指经直肠、阴道、腹壁的联合检查，可弥补双合诊的不足。检查时一手示指放入阴道，中指放入直肠，其余步骤同双合诊。三合诊可扪清后倾或后屈子宫的大小，了解子宫后壁、宫颈旁、直肠子宫陷凹、子宫骶韧带及盆腔后部的病变，及其与周围脏器的关系。在生殖器官肿瘤、结核，子宫内膜异位症、炎症的检查中尤为重要（图 13-3）。

　　5. 直肠-腹部诊　指检查者一手示指放入直肠，另一手在腹部配合检查。适用于无性生活史、阴道闭锁或其他原因不宜进行双合诊的患者。

（四）记录

在盆腔检查结束后，应按照外阴、阴道、宫颈、宫体、附件的顺序依次记录。

1. 外阴　发育情况，婚产式，如若有异常情况则应详加描述。

2. 阴道　是否通畅，黏膜情况，分泌物情况，有无臭味。

3. 子宫颈　大小、硬度，是否糜烂、撕裂，有无息肉、腺囊肿、举痛，有无接触性出血等。

4. 宫体　大小、硬度、位置、活动度等。

5. 附件　有无肿块、增厚、压痛。若扪及肿块则应记录其位置、大小、硬度、活动度，有无压痛，与子宫盆腔的关系。左、右附件应分别记录。

第3节　妇科疾病常见症状的鉴别要点

妇科常见症状包括阴道出血、白带异常、下腹痛、外阴瘙痒及下腹部肿块。不同患者虽然症状相同，但其原因可能不同。

一 阴道出血

● 案例 13-1

患者，女性，50岁。已婚已育，主诉停经2个月余后，阴道持续性出血约20日，量较之前月经量多，贫血貌，自觉头晕、乏力、心悸，曾于凌晨晕厥一次，遂来院就诊。查血常规：血红蛋白78g/L。B超检查：子宫内膜厚。

问题：1. 该患者的初步诊断是什么？

　　　2. 为了明确诊断，还应做哪些检查？

　　　3. 对于该患者主要应采取哪些治疗方法？

阴道出血（vaginal bleeding）是指正常月经以外的生殖系统出血。阴道出血是妇科疾病最常见的症状之一。出血部位可发生在阴道、宫颈、宫体和输卵管。其中以子宫出血最为常见。

（一）原因

1. 卵巢内分泌功能失调　主要为功能失调性子宫出血，包括无排卵性功能失调性子宫出血和排卵性月经失调。另外月经期卵泡破裂致雌激素水平短暂下降也可引起。

2. 生殖器肿瘤　包括良性肿瘤，比如子宫肌瘤、分泌雌激素的卵巢肿瘤；恶性肿瘤，包括宫颈癌、子宫内膜癌等。

3. 与妊娠有关的子宫出血　常见有妊娠早期，如流产、异位妊娠、葡萄胎、前置胎盘、胎盘早剥、产后胎盘残留、子宫复旧不良等。

4. 生殖器炎症及创伤　生殖器炎症包括外阴溃疡、阴道炎、宫颈炎、宫颈息肉、子宫内膜炎等。外阴阴道骑跨伤、性交所致处女膜或阴道损伤等创伤均可引起阴道出血。

5. 全身性疾病　如血小板量和质的异常，凝血功能障碍包括血小板减少性紫癜、再生障碍性贫血、肝功能损害等，可导致子宫出血。

6. 外源性激素　如雌激素、孕激素等均可引起"突破性出血"。

（二）临床表现

1. 经量增多　主要表现为月经周期正常，但经量多或经期延长。此型出血多与子宫肌瘤、子宫腺肌病或放置宫内节育器有关。

2. 月经间期出血　发生在下次月经来潮前14～15日，常历时3～4日，一般出血量少于月经血量，偶可伴下腹疼痛或不适，多为排卵期出血。

3. 经前或经后点滴出血　月经来潮前或来潮后数日持续少量阴道流血，常淋漓不尽。常见于排卵性月经失调、放置宫内节育器的不良反应或子宫内膜异位症。

4. 不规则的阴道出血　多为无排卵性功能失调性子宫出血，但需排除子宫内膜癌。避孕药或性激素药物使用不当也可引起不规则阴道出血。

5. 停经后阴道出血　若为育龄妇女，首先考虑与妊娠相关的疾病，如流产、异位妊娠或滋养细胞疾病等；若患者为青春期无性生活史女性或围绝经期妇女，应考虑无排卵性功能失调性子宫出血。对于后者应先排除生殖器官恶性肿瘤。

6. 绝经后阴道出血　一般出血量少，可持续不尽或反复出血。首先应考虑子宫内膜癌，也可见于老年性阴道炎或子宫内膜炎等。

7. 接触性出血　于性交后或阴道检查后立即出现的阴道出血，色鲜红，量可多可少，常见于急性宫颈炎、早期宫颈癌、宫颈息肉或子宫黏膜下肌瘤。

8. 长期持续阴道出血　一般多为生殖器官恶性肿瘤所致，首先考虑宫颈癌或子宫内膜癌的可能。

9. 间歇性阴道排出血性液体　应警惕输卵管癌的可能。

10. 外伤后阴道出血　常见于发生骑跨伤后，出血量可多可少，伴外阴部疼痛。

二　白带异常

白带异常是指女性阴道分泌物异常的现象。白带受性激素影响，正常白带呈白色糊状或蛋清样，黏稠且无异味，量少，对妇女健康无影响，称为生理性白带。病理性白带通过量、色、质、气味的变化预示不同的疾病。

临床表现及常见疾病如下。

1. 乳酪状白带或豆腐渣样白带　为假丝酵母菌阴道炎特征，常伴随外阴瘙痒或灼痛。

2. 稀薄脓性、黄绿色、泡沫状　为滴虫阴道炎特征，伴阴道瘙痒。

3. 灰白色、稀薄、鱼腥臭味白带　为细菌性阴道炎特征，伴外阴轻度瘙痒。

4. 色黄或黄绿、黏稠、脓性白带　多为细菌感染所致。常见疾病为淋病奈瑟菌、急性子宫颈炎等。在阴道癌、宫颈癌的并发感染中，也可出现。

5. 稀薄如水样或米泔样、水性白带　常见疾病为晚期宫颈癌、阴道癌、黏膜下肌瘤伴感染。若出现间断性排出清澈、黄色或红色水样白带，则有阴道癌的可能。

6. 血性白带　常见疾病为宫颈癌、子宫内膜癌、宫颈息肉等，放置宫内节育器也可导致。

三　下腹痛

下腹痛为妇科疾病常见症状，对于不同下腹痛患者，则应根据其表现性质和特点，考虑到不同情况。

1. 急性下腹痛　发病急，疼痛剧烈，常伴有恶心、呕吐、发热等症状。①下腹痛伴阴道出血，有或无停经史，一般多与病理性妊娠有关，如流产、异位妊娠等。②下腹痛伴发热、有或无寒战，常见于急性盆腔炎、子宫内膜炎、输卵管卵巢囊肿等。也可见于子宫肌瘤红色变性。③下腹痛伴包块，常见于卵巢肿瘤或卵巢非赘生性囊肿扭转或破裂、子宫浆膜下肌瘤扭转。

2. 非周期性下腹痛　　起病一般较缓慢，多为隐痛或钝痛。常见于下腹部手术后组织粘连、子宫内膜异位症、慢性输卵管炎、盆腔静脉淤血综合征、晚期妇科癌肿。

3. 周期性慢性下腹痛　　①经期下腹痛：进行性加重的经期下腹坠胀痛，有时可伴有性交痛，见于子宫内膜异位症、子宫腺肌症、子宫肌瘤、宫颈狭窄、盆腔炎及原发性痛经。②月经期间慢性下腹痛：常持续 3～4 日，可伴有少量阴道出血，此类腹痛为排卵性腹痛。

四　外阴瘙痒

外阴瘙痒是妇科疾病中很常见的一种症状，外阴是特别敏感的部位，外阴瘙痒多由各种不同病变引起，多发生于阴蒂、小阴唇，也可波及大阴唇、会阴和肛周。

（一）病因

1. 慢性局部刺激　　常见原因为外阴阴道假丝酵母菌病和滴虫阴道炎。外阴、阴道、宫颈炎症异常分泌物的慢性刺激也可导致外阴瘙痒。

2. 外阴不清洁及紧身化纤内裤、卫生巾等导致通透不良而引起外阴瘙痒。

3. 外阴寄生虫病　　如阴虱、蛲虫病、疥疮等。

4. 各种外阴皮肤病和外阴肿瘤等。

5. 全身性疾病的外阴局部症状　　如糖尿病，黄疸，维生素 A、B 族维生素缺乏，白血病、尿毒症等。

（二）临床表现

1. 外阴瘙痒多发生在小阴唇内、外侧或大阴唇，严重时可波及整个外阴部，患者一般多主诉外阴皮肤瘙痒、疼痛、烧灼感，于活动、排尿或性交时加重。查体可见局部充血、肿胀。常有抓痕，并可有湿疹或溃疡。慢性炎症者皮肤或黏膜增厚、粗糙，可有皲裂。

2. 外阴阴道假丝酵母菌病、滴虫阴道炎临床表现以阴道瘙痒、白带增多为主要特征。

3. 外阴硬化性苔藓主要症状为病损区瘙痒，性交痛及外阴烧灼感，晚期可出现性交困难。

4. 无原因的外阴瘙痒主要症状为外阴瘙痒严重，甚至难以忍受，但局部皮肤和黏膜外观正常，或仅有抓痕和血痂，一般只发生在生育年龄和绝经后妇女。

5. 鳞状上皮细胞增生的特征性病变为外阴瘙痒，多难以忍受。

五　下腹部肿块

下腹部肿块是妇科常见主诉之一。下腹部肿块是指下腹部有肿块，触摸有硬感，可能是由患者或其家属无意发现，也可能在体检时发现。

（一）分类

1. 根据其质地分类　　①囊性：囊性肿块多为良性，如卵巢囊肿、输卵管囊肿、输卵管积水、充盈膀胱等。②实性：首先应考虑生理性肿块、妊娠子宫；其次应考虑良性病变，如子宫肌瘤、子宫腺肌症、卵巢纤维瘤、盆腔炎性包块；若均不符合，则考虑恶性肿瘤。

2. 根据脏器不同分类　　如生殖器官肿块（子宫增大、附件肿块）、肠道或肠系膜肿瘤、泌尿系统肿块、腹腔肿块、腹壁或腹膜后肿块。

（二）病因

1. **妊娠子宫**　多见于育龄期妇女，有停经史，若出现下腹部肿块症状，首先怀疑妊娠子宫。若停经后出现阴道不规则出血，且子宫大于停经周数，则怀疑葡萄胎。

2. **子宫经血潴留**　由于子宫或阴道发育异常，或由于外伤或炎症，造成阴道或宫颈闭锁，从而导致经血外流受阻，造成子宫增大。

3. **子宫腺肌症**　子宫均匀增大，质硬，但一般都不超过妊娠 3 个月大。

4. **子宫肌瘤**　通常子宫表现为均匀增大，或表面有单个或多个球形隆起。

5. **子宫恶性肿瘤**　一般年龄偏大且出现子宫增大、阴道不规则出血，考虑子宫内膜癌；增长迅速伴腰痛、不规则出血患者，则考虑为子宫肉瘤；有葡萄胎史、子宫增大、外形不规则且伴有不规律出血，一般考虑妊娠滋养细胞肿瘤。

6. **卵巢非赘生性囊肿**　多为单侧、可活动的囊性包块，直径常不超过 8cm，如黄体囊肿、卵巢黄素囊肿。

7. **异位妊娠**　以输卵管妊娠较为常见，肿块位于子宫旁，大小、形状不一，有压痛，患者多有停经史，随后伴有阴道出血，甚至晕厥或休克。

8. **附件炎性包块**　肿块多位于双侧，子宫两旁，与子宫有粘连，有明显压痛。

9. **卵巢恶性肿瘤**　多数卵巢实性肿瘤为恶性，如颗粒细胞瘤、无性细胞瘤，均可在下腹部触及包块。可根据其特有的临床症状及辅助检查帮助诊断。

10. **其他部位肿瘤**　如肠道、泌尿系统。

第 4 节　妇科常用特殊检查

妇科常用的特殊检查包括基础体温测定、子宫颈黏液检查、生殖道细胞学检查、女性内分泌激素测定、生殖器官活组织检查、输卵管通畅检查、常用穿刺检查、妇科肿瘤标志物检查、影像学检查、内镜检查等。

 基础体温测定

在月经周期中，排卵前的基础体温偏低，排卵后体温平均上升 0.5℃左右，一般维持到月经来潮前开始降低（图 13-4）。

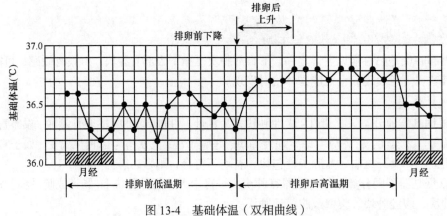

图 13-4　基础体温（双相曲线）

（一）基础体温的测定方法

在每天早上醒后，立即用口表测量口温 5 分钟，并做记录；如果连续测量 3 个月经周期的基础体温，就能够推测出较为准确的排卵日期。

（二）基础体温的作用

基础体温可帮助诊断排卵或无排卵功血。基础体温上升 4~5 日为易孕期，可以指导受孕。双相型基础体温若体温升高 18 日不降，早孕的可能性大；若持续 3 周不降，应考虑早孕。

二 宫颈黏液检查

宫颈黏液是宫颈腺体的分泌物，卵巢功能正常的育龄期妇女在性激素的影响下，宫颈黏液的理化性质会发生周期性变化。月经前和增殖早期黏液量最少，排卵期黏液量最大，延展性好，拉丝度可达 10cm 以上，宫颈黏液涂片可见羊齿植物状结晶。这种结晶在月经周期第 6~7 日即可出现，排卵期结晶形状最清晰典型。排卵后黏液分泌减少，变浑浊、黏稠，拉丝度仅为 1~2cm，宫颈黏液结晶逐渐模糊，月经周期第 22 日左右，涂片可见排列成行的椭圆体。临床上常根据宫颈黏液结晶的多少及羊齿状是否完整来预测排卵期，鉴别闭经类型，诊断功能失调性子宫出血。

检查方法：检查时首先暴露宫颈，拭净宫颈口的黏液，然后用干燥的长弯钳伸入宫颈管内 1cm 左右。钳取黏液，置于玻片上，不必涂抹，待其干燥后置于显微镜下观察。

三 生殖道细胞学检查

临床上常通过检查生殖道脱落上皮细胞反映其生理及病理变化。在取标本之前 24 小时内，禁止性交及任何阴道操作。

（一）阴道细胞学检查

用清洁干燥的刮板在阴道上 1/3 段侧壁轻轻刮取分泌物，在载玻片上向一个方向推移均匀涂薄片，固定及染色后进行显微镜检查。

（二）宫颈细胞学检查（图 13-5）

用干棉签轻轻拭去宫颈口的白带，在宫颈鳞状与柱状上皮交接处轻轻刮 1 周，取材后将其均匀地涂在玻片上，固定后在镜下观察有无癌细胞。细胞学检查主要是根据巴氏分类法进行筛查，若巴氏分类Ⅲ级或Ⅲ级以上者，应进一步做宫颈活组织检查。

巴氏分类法：①Ⅰ级，正常。未见异常细胞。②Ⅱ级，炎症。发现异常细胞，一般为良性改变或炎症。③Ⅲ级，可疑癌。发现可疑恶性细胞。④Ⅳ级，高度可疑癌。细胞具有恶性特征但典型数目较少。⑤Ⅴ级，癌。发现典型多量癌细胞。

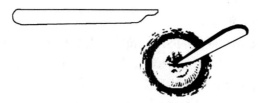

图 13-5　宫颈刮片检查

（三）薄层液基细胞学检测技术

通过采集阴道或宫颈分泌物，获得脱落细胞后浸入液基细胞处理试剂中进行处理，制成脱落细胞薄片，进行病理检查。为使细胞学诊断与组织病理学术语一致并与临床处理密切结合，1991 年国际癌症协会对宫颈或阴道细胞学的诊断报告正式采用了 TBS（the bethesda system）分类法。TBS 描述性诊断报告主要包括以下内容。

1. 感染 滴虫、真菌、放线菌、细菌性阴道病、单纯疱疹病毒。提示感染性疾病。

2. 反应性细胞学改变 细胞对炎症（包括典型的修复）、放射治疗和化疗的反应性改变；对激素治疗的反应性改变；对宫内节育器的反应性改变。

3. 鳞状上皮细胞异常 ①没有明确诊断意义的不典型鳞状上皮细胞（ASC）；②低度鳞状上皮内病变（LSIL）（与病理活检报告中的 CIN Ⅰ 相符）；③高度鳞状上皮内病变（HSIL），包括 CIN Ⅱ、CIN Ⅲ和原位癌；④鳞状细胞癌。

4. 腺上皮细胞改变 ①没有明确诊断意义的不典型腺体上皮细胞（AGC）；②腺原位癌（AIS）；③腺癌。

5. 其他恶性肿瘤。

四 女性内分泌激素测定

女性内分泌激素测定是女性常规的生殖系统检查。通过测定激素水平来了解内分泌功能及诊断与内分泌相关的疾病。内分泌激素包括下丘脑、垂体、卵巢分泌的激素。

（一）下丘脑促性腺激素释放激素测定

目前主要采用 GnRH 刺激试验和氯米芬试验来了解下丘脑和垂体的功能及其病理生理状态。

1. GnRH 刺激试验 具体方法为上午 8 时静脉注射 LHRH 100μg（溶于 0.9%氯化钠溶液 5ml 中），于注射前 15 分钟，注射后 15 分钟、30 分钟、60 分钟、90 分钟分别取静脉血 2ml，测定 LH 值。

临床意义：青春期延迟时一般呈正常反应；结果呈无反应或低弱反应则表明垂体功能减退；下丘脑功能减退时可能出现延迟反应或正常反应；卵巢功能不全时，FSH、LH 均>30U/L，呈活跃反应；多囊卵巢综合征时，LH/FSH≥2～3，试验呈活跃反应。

2. 氯米芬试验 具体方法为在月经来潮第 5 日开始每日口服氯米芬 50～100mg，连续服用 5 日，分别在服药 1、3、5 日测 LH、FSH 值，第 3 周或经前抽血测黄体酮。服药后 LH 水平可增加 85%，FSH 水平可增加 50%。停药后 LH、FSH 水平即下降。若以后再出现 LH 上升达到排卵期水平，诱发排卵为排卵型反应，排卵一般出现在停药后 5～9 日。若停药后 20 日不再出现 LH 上升为无反应。

（二）垂体促性腺激素

垂体促性腺激素包括卵泡刺激素（FSH）、黄体生成素（LH）。垂体促性腺激素的测定有助于鉴别垂体性闭经（水平低）和卵巢性闭经（水平高）；卵泡刺激素过高见于卵巢性闭经、卵巢功能不足；多囊卵巢综合征卵泡刺激素处于低水平，黄体生成素处于高水平，LH/FSH≥2～3。

（三）孕激素

孕激素（P）是由卵巢、胎盘和肾上腺皮质产生的。临床主要用于检测卵巢有无排卵及了解黄体功能。血黄体酮水平>15.9nmol/L，提示有排卵。先兆流产时，黄体酮水平有下降趋势提示有可能流产。

（四）雌激素

雌激素（E）分为雌酮（E₁）、雌二醇（E₂）、雌三醇（E₃），雌二醇为卵巢分泌的主要性激素之一，在维持女性生殖功能及第二性征上起重要作用。

临床意义：①检查卵巢功能。雌激素过高，一般见于无排卵性功能失调性子宫出血、卵巢颗粒细胞瘤、使用促排卵药物、肝脏疾病、绝经后子宫异常出血及女性性早熟等。雌激素过低，见于原发性或继发性卵巢功能低下，或受药物影响如应用合成避孕药后，或应用黄体生成素激素释放激素激动剂抑制卵巢功能以治疗子宫内膜异位症、卵巢切除、化疗治疗等。②检测胎盘、胎儿功能。

（五）雄激素

女性体内的雄激素（T）由卵巢和肾上腺皮质分泌产生，雄激素分为睾酮和雄烯二酮。雄激素水平过高一般见于多囊卵巢综合征、卵巢男性化肿瘤、睾丸女性化综合征、应用雄激素制剂或具有雄激素作用的内分泌药物等。

（六）人绒毛膜促性腺激素测定

人绒毛膜促性腺激素（hCG）由合体滋养层细胞产生，少数情况下肾上腺、肺及肝脏肿瘤也可产生。正常情况下在受精后第6~7日开始产生 hCG，以后迅速升高，在受精后2周约达100U/L，妊娠8~10周达峰值为50 000~100 000U/L，以后迅速下降。在妊娠中晚期，hCG 水平仅是高峰时的10%。

临床意义：用于早早孕诊断、滋养细胞肿瘤的诊断及监测、异位妊娠治疗效果的监测等。

五　生殖器官活组织检查

生殖器官活组织检查指从生殖器官病变处或可疑部位取小部分组织做病理检查，简称活检。常用取材方法包括局部活组织检查、诊断性宫颈锥形切除、诊断性刮宫、组织穿刺检查。

（一）局部活组织检查

1. 外阴活组织检查　适用于确定外阴色素减退疾病的类型及排除恶变者；外阴部赘生物或久治不愈的溃疡需明确诊断及排除恶性者；外阴特异性感染，如结核、尖锐湿疣、阿米巴等。方法：患者常规取截石位，消毒，铺巾。暴露取材部位。在需取材部位行局部麻醉（采用0.5%利多卡因），小赘生物可全部取材，病灶面积大者部分取材，局部压迫止血。标本置于10%甲醛溶液中固定后送检。

2. 阴道活组织检查　适用于阴道赘生物、阴道溃疡灶患者。方法：常规患者取截石位，消毒、铺巾，暴露取材部位。用活检钳咬取可疑部位，若肿块表面坏死，则需要取至深层新鲜组织。局部压迫止血。活检组织常规送病理检查。

3. 宫颈活组织检查　适用于宫颈溃疡或有赘生物需要明确诊断的患者；宫颈细胞学检查巴氏Ⅲ级以上者；临床上有宫颈接触出血或可能癌症患者。宫颈特异性炎症患者，如结核、尖锐湿疣等。方法：患者常规取截石位，消毒、铺巾，暴露取材部位。在病变明显处取材，若病变不明显，则在鳞状上皮与柱状上皮交界处取材，也可以使用复方碘液涂抹宫颈后在着色浅处取材，或在阴道镜下取材。多点取材，一般取3、6、9、12点，并分瓶标记送检，活检标本除包括上皮外，应有足够的间质、组织大小以 0.2～0.3cm 直径为宜。

4. 子宫内膜活组织检查　适用于确定月经失调类型；不孕症原因的确定、异常阴道出血或绝经后阴道出血，需排除子宫内膜器质性病变者。方法：患者需先排空膀胱，常规取截石位，先双合诊查明子宫大小和位置。消毒、铺巾，暴露宫颈，用宫颈钳夹持宫颈前唇或后唇，用探针测量宫颈管及宫腔深度。使用活检钳钳取适量子宫内膜作为标本，将取到的所有标本固定于10%甲醛溶液中送检。阴道后穹隆处置无菌纱布一块，用刮匙由上而下刮取宫腔内组织（避免来回刮），特别注意刮宫底及两侧宫角处。取下纱布上的全部组织送病理检查。分段诊刮时，先用小刮匙自宫颈内口至外口顺序刮一周，刮取宫颈管组织后，再刮取子宫内膜，刮出宫颈管及宫腔组织分别装入 2 个标本瓶，10%甲醛溶液固定，送病理检查。特别需要注意的是送检单需注明末次月经时间。对于不同诉求的患者取材时间应因人而异。

（二）诊断性宫颈锥形切除

诊断性宫颈锥形切除（简称锥切）的指征包括：①宫颈活检不除外早期浸润癌，为了明确诊断和确定手术范围；②宫颈细胞学检查发现有恶性细胞，阴道镜检查为 CIN1 或非 CIN 病变、宫颈活检或分段诊刮颈管阴性者；③TCT 发现不典型腺细胞或怀疑宫颈腺癌者。方法：受检者在蛛网膜下腔或硬膜外阻滞麻醉下行膀胱截石位，消毒、铺巾。导尿后用阴道窥器暴露宫颈并消毒阴道、宫颈及宫颈外口，以宫颈钳钳夹宫颈前唇向外牵引，扩张宫颈管并做宫颈管搔刮术。宫颈涂碘液，取碘不着色区域外侧 0.5cm 做环行切口，深约 0.2cm，按 30°～50°向内做宫颈锥形切除。根据不同的手术指征，锥切深度（锥高）达到 1.0～2.5cm。对于怀疑早期浸润癌者，锥切主要是为后续处理提供信息，一般不通过锥切完成治疗，不必切入过深；对于需保留生育功能患者，锥高过大还会增加术后宫颈功能不全、流产和早产等风险。于切除标本的 12 点处做一标记，以 10%甲醛溶液固定，送病理检查，创面止血。短期内不做子宫切除的患者，需行宫颈成形术，术毕探查宫颈管。

（三）诊断性刮宫

诊断性刮宫简称诊刮，是诊断宫腔疾病最常采用的方法。其目的是刮取子宫内膜送病理检查，以协助诊断。若同时疑有宫颈管病变时，需对宫颈管及宫腔分步进行刮宫，称分段诊刮。其适应证包括：①子宫异常出血或阴道排液需证实或排除子宫内膜癌前病变、子宫内膜癌、子宫颈癌或其他病变如流产、子宫内膜结核、息肉等。②功能失调性子宫出血或闭经时，除了解子宫内膜的变化及对性激素的反应外，同时还可起到止血的作用。③不孕症者，了解有无排卵或子宫内膜病变。方法与子宫内膜活组织检查基本相同，一般不需麻醉。

六　输卵管通畅检查

输卵管通畅检查是用来诊断卵巢疾病、了解输卵管堵塞部位和判断输卵管成形术、吻合术是否通畅的试验办法。广泛应用于不孕症患者。常用方法包括输卵管通气术、通液术、子宫输卵管造影术及内镜输卵管通畅检查。由于输卵管通气术有发生气体栓塞的风险，现已被取代。

（一）输卵管通液术

输卵管通液术是用导管插入宫腔，向内推入液体，以阻力的大小判断输卵管是否通畅。适用于：①已排除男方不孕因素，同时正常排卵、黄体功能正常，且没有器质性病变的患者。②曾接受过输卵管绝育术、输卵管再通术或输卵管成形术的女性，可用此方法检查和评价手术的效果。③对某些轻度输卵管阻塞的患者有治疗作用。于月经干净 3～7 日进行，术前 3 日禁性生活；术前 30 分钟肌内注射阿托品 0.5mg 解痉，排空膀胱。方法：患者取截石位，消毒、铺巾，暴露宫颈，再次消毒阴道穹窿及宫颈，从宫颈口向宫腔内注入无菌药液 20ml（常用生理盐水或抗生素溶液），如输卵管阻塞，药液不能通过输卵管进入腹腔而聚集于宫腔内并反流，患者感觉下腹部胀痛不适，如液体能通过输卵管进入腹腔则反流少且患者下腹部无明显不适。

（二）子宫输卵管造影术

子宫输卵管造影术是将造影剂注入子宫，行 X 线透视及摄片，观察子宫、输卵管形态，是否通畅，是否有积水。该检查损伤小，能对输卵管阻塞做出较正确的诊断，且具有一定的治疗效果。适用于不孕症；了解宫腔情况及输卵管通畅情况；确定生殖道畸形的类别；了解宫腔内异物的位置。方法：患者取截石位，消毒、铺巾，暴露宫颈，再次消毒阴道穹窿及宫颈，探查宫腔。将造影剂注入宫腔及输卵管，通过 X 线透视和摄片，以了解宫腔及输卵管的情况，借以协助诊断子宫肿瘤、畸形、宫腔粘连、输卵管阻塞的部位。

（三）妇科内镜输卵管通畅检查

妇科内镜输卵管通畅检查包括腹腔镜直视下输卵管通液检查、宫腔镜下经输卵管口插管通液检查、腹腔镜联合检查等。但由于内镜手术对于器械要求高，且腹腔镜属于有创操作，一般不推荐此方法，仅在对不孕患者进行内镜检查时例行输卵管通液检查。

七 常用穿刺检查

妇科常用穿刺检查一般指腹腔穿刺检查。操作途径包括经腹壁腹腔穿刺和经阴道后穹窿穿刺。

（一）经腹壁腹腔穿刺术

经腹壁腹腔穿刺术适用于怀疑有腹腔内出血或腹水者；确定靠近腹壁的盆腔及下腹部肿块性质；鉴别贴近腹壁的炎症或出血性肿块。对于全身情况严重、疑有腹腔内严重粘连，特别是晚期卵巢癌广泛盆腔、腹腔转移致肠梗阻者，疑有粘连性结核性腹膜炎者禁忌。具体方法与内科腹腔穿刺术相同，先让患者侧卧 5 分钟，消毒铺巾，从麦氏点进针，抽出不凝血则说明腹腔内出血，常见于异位妊娠破裂、黄体破裂等妇科急腹症；抽出小血块或不凝固陈旧性血液则多见于陈旧性异位妊娠；抽出巧克力色黏稠液体则多见于卵巢子宫内膜异位症囊肿破裂；若抽出黄色、黄绿色、淡巧克力色、质地稀薄或浓稠、有臭味的脓液，则多考虑盆腔或腹腔内有化脓性病变或脓肿破裂；抽出呈粉红色、淡黄色浑浊液体，则提示盆腔及腹腔内有炎症；抽出血性、浆液性、黏液性等腹水，则应进一步检查。

（二）经阴道后穹窿穿刺术

经阴道后穹窿穿刺术适用于疑有腹腔内出血者，辨明子宫直肠陷凹积液性质，抽取积液达到治疗目的，在 B 超引导下行卵巢子宫内膜异位囊肿或输卵管妊娠部位注药治疗等。方法：患者取膀胱截石位，常规消毒、铺巾，暴露宫颈，以宫颈钳钳夹宫颈后唇，向前上方牵拉，暴露后穹窿，再次消毒穿刺部位。用 10ml 注射器接上 7 号穿刺针，于阴道后穹窿中央或稍偏病灶侧，与宫颈管平行方向刺入，当针穿过阴道壁后失去阻力，有落空感时，表示进入子宫直肠陷凹，将针头偏向病灶侧，一边抽吸，一边退针。穿刺结果及性质判断基本等同于经腹壁腹腔穿刺。

八 妇科肿瘤标志物检查

肿瘤标志物又称肿瘤标记物，是指特征性存在于恶性肿瘤细胞，或由恶性肿瘤细胞异常产生的物质，或宿主对肿瘤的刺激反应而产生的物质，并能反映肿瘤的发生、发展，监测肿瘤对治疗反应的一类物质。

一般常用肿瘤标记物有癌抗原 125（CA125）、NB/70K、糖链抗原 19-9（CA19-9）、甲胎蛋白（AFP）、癌胚抗原（CEA）、鳞状细胞癌抗原（SCCA）、人睾丸分泌蛋白 4（HE4）等。

 影像学检查

1. 超声检查　①B 超检查：在妇科对子宫肌瘤、子宫腺肌病和腺肌瘤、盆腔炎性疾病、盆腔子宫内膜异位症、卵巢肿瘤提供影像学依据。也可用于卵泡发育检测、宫内节育器探测、辅助介入治疗等。②彩色多普勒超声检查：可判断盆腔、腹腔肿瘤的血流动力学及分布。③三维超声扫描技术：可呈现二维超声难以达到的立体逼真图像。

2. X 线检查　用于诊断先天性子宫畸形、输卵管是否通畅等，X 线胸片可用于妇科恶性肿瘤转移的诊断。

3. 计算机体层扫描（CT）　CT 主要特点为分辨率高，能显示肿瘤的结构特点、周围侵犯及远处转移情况。一般用于妇科肿瘤治疗方案的制订、预后估计、疗效观察及术后复发的诊断。

4. 磁共振成像（MRI）　MRI 其优点为无放射性损伤，无骨性伪影，对软组织分辨率高。可用于盆腔病灶的定位及病灶与相邻结构关系的确定，判断肿瘤大小、性质、浸润情况、转移情况。

5. 正电子体发射体层显影（PET）　一般用于妇科恶性肿瘤的诊断、鉴别诊断、预后评价及复发诊断。

十　常用内镜检查

妇科内镜检查包括阴道镜、宫腔镜、腹腔镜检查。

（一）阴道镜检查

阴道镜检查是利用将子宫颈或生殖器表皮组织放大的显微镜，配合光源及滤镜的作用，可以清楚地观察到外阴、阴道、子宫颈的血管形态和上皮结构。用于诊断是否有不正常的病变，同时可以判断严重程度。必要时可取活组织进行病理检查。阴道镜分为光学阴道镜和电子阴道镜两种。

（二）宫腔镜检查

宫腔镜检查是应用膨宫介质扩张宫腔，通过插入宫腔的光导玻璃纤维内镜直视观察宫颈管、宫颈内口、宫内膜及输卵管开口的生理与病理变化，以便直观、准确地取标本送病理检查。也可在宫腔镜下进行手术治疗。

（三）腹腔镜检查

腹腔镜检查是在密闭的盆腔、腹腔内进行检查或治疗的内镜手术操作。可用于子宫内膜异位症（是该病最准确的诊断方法）的诊断，明确腹盆腔肿块性质，确定不明原因的腹痛和盆腔痛原因，不孕盆腔疾病的明确或排除，用于计划生育并发症的诊断等。

自 测 题

一、选择题

A₁/A₂型题

1. 在询问病史时，错误的是（   ）
   - A. 主诉简单明确地指出症状和病情
   - B. 现病史包括主要疾病的发生、发展、治疗的全过程
   - C. 家族史主要了解患者父母、兄弟、姐妹、子女的健康情况
   - D. 家族史应包括其配偶的父母
   - E. 既往史需了解患者以往的健康情况，曾患过何种疾病

2. 反映卵巢有排卵功能的检查为（   ）
   - A. 基础体温单相型
   - B. 子宫内膜呈增殖期变化
   - C. 宫内黏液有羊齿叶状样结晶
   - D. 阴道脱落细胞反应为轻度雌激素影响
   - E. 子宫内膜呈分泌期变化

3. 月经失调的患者，欲测其基础体温，错误的是（   ）
   - A. 前一晚将体温表水银柱甩至36℃以下，放在伸手可触及的地方
   - B. 早晨清醒后，不要说话，不要起床活动，立即测量腋温5分钟
   - C. 早晨清醒后，不要说话，不要起床活动，立即测量口温5分钟
   - D. 每日测量时间最好固定
   - E. 夜班者应睡眠休息6~8小时再测量

4. 子宫内膜不规则脱落时，应为（   ）
   - A. 月经第5~6日刮宫见子宫内膜分泌反应
   - B. 经前2日刮宫见子宫内膜反应不良
   - C. 经前3日刮宫见子宫内膜增生期改变
   - D. 经后2日刮宫见子宫内膜分泌期改变
   - E. 刮宫为蜕膜

5. 无排卵性功能失调性子宫出血时，应为（   ）
   - A. 月经第5~6日刮宫见子宫内膜分泌反应
   - B. 经前2日刮宫见子宫内膜反应不良
   - C. 经前3日刮宫见子宫内膜增生期改变
   - D. 经后2日刮宫见子宫内膜分泌期改变
   - E. 刮宫为蜕膜

6. 反映卵巢有排卵功能时，应为（   ）
   - A. 月经第5~6日刮宫见子宫内膜分泌反应
   - B. 经前2日刮宫见子宫内膜反应不良
   - C. 经前3日刮宫见子宫内膜增生期改变
   - D. 经后2日刮宫见子宫内膜分泌期改变
   - E. 刮宫为蜕膜

二、简答题

1. 什么是双合诊？其检查的内容有哪些？
2. 了解卵巢功能的检查方法有哪些？
3. 妇科常见症状有哪些？

三、案例分析题

李女士，49岁，已婚。因胆道感染入院，应用抗生素10日，诉近一周外阴瘙痒明显。请你采集病史，并说出其临床诊断是什么？诊断依据是什么？需进一步做哪些检查？应与哪些疾病相鉴别？

（王 景）

第14章 外阴上皮非瘤样病变

外阴上皮非瘤样病变是一组常见的女性外阴皮肤和黏膜组织发生色素改变和变性的慢性病变，包括鳞状上皮增生、外阴硬化性苔藓和其他皮肤病。由于鳞状上皮增生和外阴硬化性苔藓患者外阴皮肤黏膜多呈白色，故又称外阴白色病变。

第1节 外阴鳞状上皮增生

● 案例 14-1 ----------------------------------

患者，女性，47岁，因外阴瘙痒不适1个月就诊。妇科检查：外阴皮肤褐色、增厚，表面有散在的小丘疹，外阴与大阴唇部有明显的抓痕。

问题：1. 患者初步诊断是什么？

2. 该病应与哪些疾病相鉴别？

外阴鳞状上皮增生是以外阴瘙痒为主的鳞状上皮细胞良性增生为主的外阴疾病，多见于50岁左右的妇女，是最常见的外阴上皮非瘤样病变，恶变率2%～5%。

 病因

本病病因不明，可能与外阴局部潮湿、阴道排出物或外来刺激物刺激出现外阴瘙痒而反复搔抓有关。

 病理

镜下病理变化为病变区表皮层角化过度和角化不全，棘细胞层不规则增厚，上皮脚向下延伸，上皮脚之间的真皮层乳头明显，并有轻度水肿及淋巴细胞和少量浆细胞浸润。但上皮细胞层次排列整齐，极性保持，细胞的大小、核形态及染色均无异常。

 临床表现

（一）症状

主要症状为剧烈的外阴瘙痒，严重者坐卧不安，影响睡眠。患者多难耐受瘙痒而搔抓，搔抓可使瘙痒暂时缓解，但搔抓又加重皮损使瘙痒加重，形成恶性循环。

（二）体征

病变累及大阴唇、阴唇间沟、阴蒂包皮、阴唇后联合等处，多呈对称性。早期皮肤呈暗红色或粉红色，角化过度部位呈白色。晚期皮肤则增厚、色素增加、皮肤纹理明显，出现苔藓样变。病情严重者有抓痕、皲裂、溃疡等，当溃疡长期不愈，特别是皮肤表面有隆起时，需警惕癌变可能。

四 诊断

根据症状和体征可做出初步诊断。确诊靠组织学检查，活检应在粗糙、皲裂、溃疡、隆起或有硬结的地方多点咬取。为使取材适当，活检前可先以 1%甲苯胺蓝涂抹局部皮肤，干燥后用 1%醋酸溶液擦洗脱色。在不脱色区活检，有助于提高不典型增生或早期癌变的检出率。

五 鉴别诊断

1. 白癜风　是由于黑色素细胞破坏引起的疾病。表现为外阴病变皮肤出现大小不等、形态不一、单发或多发的白色斑片区，界限分明，表面光滑润泽，质地正常。患者无任何自觉症状。除外阴部，身体其他部位可伴发，镜下结构无异常。一般不需要治疗。

2. 阴道炎和外阴炎　多由假丝酵母菌病、滴虫等感染引起。外阴皮肤可增厚，发红或发白，常伴有瘙痒和阴道分泌物增多。分泌物中可查见病原体，炎症治愈后白色区逐渐消失。外阴皮肤若出现对称性发红、增厚，伴有严重瘙痒，但无阴道分泌物增多者，应考虑糖尿病所致外阴炎的可能。

3. 外阴白化病　为全身遗传性疾病，由于基底层的黑色素细胞不能制造黑色素所致。无自觉症状，不会癌变，无须治疗。

4. 银屑病　俗称牛皮癣，偶尔单独发生在外阴部，常伴身体其他部位的皮肤病变。外阴搔抓时常有银屑脱落。

5. 外阴癌　主要表现为久治不愈的外阴瘙痒或形态各异的外阴肿块和溃疡，应早作病理检查以鉴别。

六 治疗

1. 一般治疗　保持外阴部皮肤清洁、干燥。不宜用刺激性肥皂、清洁剂或药物擦洗外阴。忌食过敏、辛辣食物和禁酒。忌穿化纤内裤，且内裤要宽松、透气。对精神较紧张、瘙痒症状明显影响睡眠者，可使用镇静、催眠和抗过敏药物。

2. 局部药物治疗　采用糖皮质激素局部治疗控制瘙痒。临床常用药物有 0.025%氟轻松软膏，0.01%曲安奈德软膏或 1%～2%氢化可的松软膏或霜剂等，每日涂擦局部3～4次，可有效止痒。长期连续使用高效糖皮质激素类药物，可导致局部皮肤萎缩，故当瘙痒基本控制后，应停用高效糖皮质激素类制剂，改用作用较轻微的氢化可的松软膏涂抹患处，每日 1～2 次，连用 6 周。涂药前可先温水坐浴 10～15 分钟，每日 1～2 次。瘙痒消失后仍须较长时期用药，增生变厚的皮肤才能有明显改善，甚至可完全恢复正常。

3. 物理治疗　常用的方法有聚焦超声治疗、激光、冷冻（液氮）、波姆光等治疗。主要是消除病变部位异常上皮组织，使真皮层的血管和神经末梢发生变性，从而阻断瘙痒和搔抓所引起的恶性循环。

4. 手术治疗　外阴鳞状上皮增生发生癌变率低，手术后对外观及局部功能有一定影响，且远期复发率达 50%左右，故一般仅适用于：①局部病损组织出现不典型增生或恶变可能者；②反复应用药物或物理治疗无效者。手术方式一般为单纯外阴切除术，年轻患者可同时行外阴皮瓣移植，以减轻外阴皮肤挛缩，提高生活质量。术后应密切随访，警惕复发。

第2节　外阴硬化性苔藓

外阴硬化性苔藓是一种以外阴及肛周皮肤萎缩变薄、色素减退变白为主要特征的疾病。可发生于任何年龄，以绝经后妇女最多见，其次为幼女。

 病因

病因未明，可能与自身免疫、性激素缺乏、遗传、局部组织自由基作用等多种因素有关。

 病理

表皮萎缩、过度角化，毛囊角质栓塞，基底细胞液化变性及黑色素细胞减少。早期真皮乳头层水肿、血管扩张，晚期形成均质化带，均质带下有淋巴细胞和浆细胞浸润。由于过度角化及黑色素细胞减少使皮膜外观呈白色。

 临床表现

（一）症状

主要表现为外阴轻度瘙痒及烧灼感，瘙痒程度较外阴鳞状上皮增生者轻，也有少数患者无瘙痒不适。严重者可因皮肤菲薄皱缩、阴道狭窄出现性交痛，甚至性交困难。

（二）体征

病损区常位于大、小阴唇，阴蒂包皮，阴唇后联合及肛周，多呈对称性。早期病变皮肤较轻时呈红、肿、胀，出现粉红或象牙白色的多角形小丘疹，丘疹融合成片后呈紫斑状，但在其边缘仍可见散在丘疹。病情进一步发展则出现外阴萎缩，小阴唇变小甚至消失，大阴唇变薄，皮肤变白、变薄、干裂、粘连；晚期皮肤进一步萎缩，菲薄呈"雪加纸"或羊皮样改变，阴道口挛缩狭窄，但硬化性苔藓极少发展为外阴癌。

幼女患者瘙痒多不明显，可仅有便后外阴及肛周不适感。病变过度角化通常不及成年妇女严重，检查时外阴及肛周区可见锁孔状珠黄色花斑样或白色病损环，至青春期多数病变多能自行消失。

四 **诊断及鉴别诊断**

根据症状和体征可做出初步诊断。确诊靠组织学检查，应在色素减退区、皲裂、溃疡、隆起、硬结和粗糙处进行多点活检。

硬化性苔藓除与白癜风、白化病相鉴别外，还应与老年性萎缩、外阴神经性皮炎相鉴别。

五 治疗

1. 一般治疗 同外阴鳞状上皮增生。

2. 局部药物治疗 主要药物有丙酸睾酮及黄体酮。药物治疗的有效率约为 80%，多数症状可获缓解，而不能治愈，且需长期用药。具体用药方案有：①2%丙酸睾酮软膏涂抹患处后加按摩每日 3～4 次，连续 3 个月。瘙痒症状好转后 1～2 年，逐渐减少至每周 1～2 次。如瘙痒症状严重，可加用 1.0%或 2.5%氢化可的松软膏混合涂抹。症状缓解后，逐渐减少以至停用氢化可的松软膏。瘙痒顽固、局部用药无效者，可用曲安奈德悬液皮下注射。②用 0.05%氯倍他索软膏涂擦患部，初发患者可连续 4 周每晚 1 次外用，隔日晚 1 次再持续 4 周，最后 4 周减至每周 2 次。如因用药频次减少引起症状再发，可增加使用次数直至症状再次缓解。③如出现毛发增多、阴蒂肥大等不良反应或疗效不佳，可选用 0.3%黄体酮油剂局部涂抹。

幼女硬化性苔藓至青春期时有自愈可能，一般不宜采用丙酸睾酮治疗，以免出现男性化。现多用 1.0%氢化可的松软膏或用 0.3%黄体酮油膏局部涂抹，多数症状可获缓解，但仍应长期随访。

3. 全身药物治疗 局部感染者使用抗生素，精神紧张、瘙痒症状明者可使用镇静、催眠和抗过敏药物。维 A 酸可暂时或短期缓解症状，但有皮肤黏膜不良反应和对育龄妇女有致畸作用，仅间歇性应用于病变严重且不能耐受或对标准治疗无反应的患者。

4. 物理治疗 同外阴鳞状上皮增生。

5. 手术治疗 本病恶变机会很少，手术复发率高，已很少采用。手术仅限于分离粘连、硬化性苔藓合并不典型增生或外阴癌。可采用表浅的外阴病损区切除、外阴切除等。

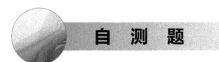

自 测 题

选择题

A₁ 型题

1. 下列哪项不属于外阴皮肤疾病（   ）
   - A. 外阴皮肤和黏膜皮非瘤样病变
   - B. 外阴上皮内瘤变
   - C. 外阴老年性萎缩
   - D. 外阴癌
   - E. 外阴白色病变

2. 外阴鳞状上皮增生的治疗，目前不主张采用的方法是（   ）
   - A. 保持外阴皮肤清洁、干燥
   - B. 手术治疗
   - C. 糖皮质激素治疗
   - D. 聚焦超声治疗
   - E. 刺激性肥皂、清洁剂或药物擦洗外阴

3. 外阴鳞状上皮增生的确诊方法是（   ）

   - A. 病史询问
   - B. 皮肤视诊
   - C. 病理活组织检查
   - D. 双合诊检查
   - E. 阴道镜检查

4. 关于外阴硬化性苔藓的描述不正确的是（   ）
   - A. 外阴硬化性苔藓是一种以外阴及肛周皮肤萎缩变薄为主要特征的疾病
   - B. 硬化性苔藓常进展为外阴癌
   - C. 局部药物治疗有效
   - D. 可给予物理治疗
   - E. 硬化性苔藓合并不典型增生或外阴癌应手术治疗

（张清伟）

第15章 女性生殖系统炎症

女性生殖系统炎症发病率高，种类繁多。本病分为上生殖道感染和下生殖道感染两类。以下生殖道感染最为常见，如外阴炎、阴道炎、宫颈炎等。已婚妇女发病率达70%。

女性生殖系统在解剖、生理、生化方面有一系列自然防御功能，但由于阴道口前与尿道毗邻，后与肛门邻近，易受污染。外阴、阴道、宫颈是性交、分娩及各种宫腔检查、手术操作的必经之道，很容易受到损伤。且在月经期、妊娠期、分娩期、产褥期及围绝经期，女性生殖系统局部自然防御功能下降，病原体便容易侵入，引起生殖道炎症。

女性生殖系统的自然防御功能主要表现在以下7个方面。

1. 两侧大阴唇自然合拢，遮盖阴道口及尿道口。

2. 阴道前后壁紧贴使阴道口闭合。阴道分泌物可维持巨噬细胞活性，防止细菌侵入阴道黏膜。

3. 阴道黏膜上皮在雌激素作用下，增生变厚，同时上皮细胞含丰富糖原，在阴道乳酸杆菌和酶分解作用下，产生乳酸，维持阴道内正常的酸性环境（正常 pH 4～5），抑制其他病原体生长，称为阴道自净作用。阴道杆菌除了维持阴道的酸性环境外，其产生的过氧化氢可抑制或杀灭其他细菌。

4. 宫颈阴道部表面覆盖以复层鳞状上皮，具有较强的抗感染能力。

5. 宫颈内口紧闭，宫颈管分泌大量黏液形成黏液栓，阻止病原体侵入上生殖道。

6. 育龄妇女子宫内膜周期性剥脱，可以清除宫腔内感染。子宫内膜分泌液也含有乳铁蛋白、溶菌酶，可抑制病原体侵入子宫内膜。

7. 输卵管黏膜上皮细胞的纤毛向子宫腔方向摆动及输卵管蠕动，阻止病原体侵入。输卵管分泌液也含有乳铁蛋白、溶菌酶，可消除偶尔侵入上生殖道的病原体。

第1节 外阴炎、前庭大腺炎

● 案例 15-1

患者，女性，38岁。因外阴瘙痒伴疼痛1个月，加重3天就诊。近1个月自觉外阴瘙痒，以夜间为甚，因难以忍受用手搔抓，伴有疼痛及灼热感。自行买外用洗药处理，效果不明显。近3天来瘙痒、疼痛加重，影响睡眠及正常工作生活，故来医院就诊。查体：体温36.7℃，脉搏75次/分，心肺正常。妇科检查：外阴皮肤局部充血、肿胀、糜烂，有抓痕，阴道通畅，有少量白色分泌物，子宫双附件（－）。

　　问题： 1. 请分析患者引起该病的病因是什么？

　　　　　　 2. 针对该病如何进行治疗？

　　　　　　 3. 如何指导患者预防本病发生？

 外阴炎

（一）病因

外阴炎是由于病原体侵犯或受到各种不良刺激引起的。由于外阴与阴道口、尿道口及肛门邻近，易受到阴道分泌物、经血、尿液、粪便的刺激，引起外阴炎。此外，糖尿病患者糖尿的刺激、肠道蛲虫病、内衣过紧、月经垫不透气、局部经常潮湿等均可诱发外阴炎。

（二）临床表现

外阴皮肤黏膜瘙痒、疼痛，于活动、性交及排尿时加重。局部充血、肿胀、糜烂，严重者形成溃疡或湿疹。慢性炎症皮肤增厚、粗糙甚至苔藓样变。

（三）治疗

1. 病因治疗　积极查找病因，治疗阴道炎、尿瘘、粪瘘、糖尿病。注意个人卫生。

2. 局部治疗　可用 1∶5000 高锰酸钾溶液或 0.1% 聚维酮碘液坐浴，保持水温 40℃坐浴，每次 15～30 分钟，每日 2 次。坐浴后可涂抗生素软膏或紫草油涂抹。急性期还可用微波或红外线局部物理治疗。

 前庭大腺炎

（一）病因

前庭大腺炎是病原体侵入前庭大腺引起炎症。

（二）病原体

主要病原体为葡萄球菌、大肠埃希菌、链球菌、肠球菌，随着性传播疾病发病率的增加，淋病奈瑟菌及沙眼衣原体已成为常见的病原体。急性炎症发作时，由于腺管开口肿胀或渗出物凝聚堵塞，脓液不能外流、积存形成脓肿，称前庭大腺脓肿。当脓肿消退后，腺管堵塞，脓液吸收后由黏性分泌物代替，形成囊肿，或先天性腺管狭窄、分娩损伤形成瘢痕阻塞腺管口导致腺腔内黏液浓稠，分泌物排出不畅，导致囊肿形成，均称为前庭大腺囊肿。前庭大腺囊肿可继发感染，形成脓肿并反复发作。

（三）临床表现

炎症多为一侧，局部皮肤红肿、发热、压痛，可形成脓肿或囊肿，脓肿形成时皮肤变薄，触之有波动感，脓肿直径可达 5～6cm，疼痛加剧。可自行破溃流出脓液，随之疼痛减轻。脓肿消退后，被黏液分泌物所替而形成前庭大腺囊肿，多呈椭圆形，并随腺液积聚增多而逐渐增大，囊肿小者无感觉，囊肿大者有坠胀感，导致局部不适及性交不适，妨碍正常活动。

（四）治疗

1. 急性期　应卧床休息、局部热敷或坐浴，取前庭大腺开口处分泌物进行细菌培养及药敏试验，根据病原体及药敏试验结果合理使用抗生素，脓肿形成行脓肿切开引流及造口术，并放置引流条，每日更换。

2. 前庭大腺囊肿　行前庭大腺囊肿造口术，方法简单、损伤小，术后还可保留腺体功能。

第2节　阴 道 炎

 案例 15-2

患者，女性，37 岁。已婚，因外阴瘙痒、分泌物增多 6 日就诊。两周前因"阑尾炎"住院，应用抗生素治疗 1 周，6 日前开始出现白带增多，呈白色、稠厚。妇科检查：阴道黏膜充血明显，表面有白色膜状物覆盖，擦去后露出红肿黏膜面。子宫颈光滑，子宫正常，双附件（−）。

问题：1. 该患者最可能的诊断是什么？
　　　2. 导致该病的主要原因有哪些？
　　　3. 怎么预防该病的复发？

一　滴虫阴道炎

滴虫阴道炎是由阴道毛滴虫引起，是常见的阴道炎，也是性传播性疾病。

（一）病因

阴道毛滴虫属于厌氧菌寄生虫，适宜在温度 25～40℃、pH 5.2～6.6 的潮湿环境中生长，其对外环境适应能力较强，能在 3～5℃生存 21 日，在 46℃生存 20～60 分钟，在半干燥环境中约生存 10 小时，在普通肥皂水中也能生存 45～120 分钟。滴虫阴道炎患者的阴道 pH 一般为 5.0～6.5。滴虫不仅寄生于阴道，还常侵入尿道或尿道旁腺，甚至膀胱、肾盂及男方的包皮皱褶、尿道或前列腺中。滴虫能消耗氧，使阴道成为厌氧环境，易导致厌氧菌繁殖。

（二）传播途径

1. 经性交直接传播　是主要的传播方式。

2. 间接传播　经公共游泳池、浴盆、衣物、被污染的器械、敷料等传播。

（三）临床表现

该疾病潜伏期为 4～28 日。主要症状是外阴、阴道口瘙痒，分泌物典型特点为稀薄脓性、黄绿色、泡沫状、有臭味。若有其他细菌混合感染则分泌物黄绿色脓性，可有臭味。瘙痒部位主要为阴道口及外阴，伴有灼热痛、性交痛等。若尿道口有感染，可有尿频、尿痛。有时可见血尿。阴道毛滴虫能吞噬精子并能阻碍乳酸生成，影响精子在阴道内存活，可导致不孕。检查可见阴道黏膜充血，散在出血点，甚至宫颈有出血斑点，形成"草莓样"宫颈。阴道后穹窿积聚大量呈灰黄色、黄白色泡沫样、稀薄液体或黄绿色脓性分泌物。

（四）诊断

典型病例容易诊断，在阴道分泌物中找到滴虫即可确诊。最简便的方法是阴道分泌物悬滴法，即加温生理盐水一滴于玻片上，于阴道侧壁取典型分泌物混于生理盐水中，立即在低倍镜下寻找滴虫。此法的敏感性为 60%～70%，对可疑患者，有症状而悬滴法阴性者，可送培养，准确率可达 98%左右。

（五）治疗

可以单独局部给药，也可全身及局部联合用药。因滴虫阴道炎可同时有尿道、尿道旁腺、前庭大腺滴虫感染，需全身用药，以联合用药效果佳，主要药物为甲硝唑及替硝唑。

1. 全身用药 初次治疗，可选择甲硝唑或替硝唑 2g 顿服，或 400mg，每日 2 次，连服 7 日。甲硝唑能通过乳汁排泄，哺乳期患者用药期间不宜哺乳。服药后可出现食欲减退、恶心、呕吐。此外，偶见头痛、皮疹、白细胞减少等，一旦发现应停药。口服药物的治愈率为 90%～95%。

2. 局部用药 甲硝唑阴道泡腾片 200mg 每晚塞入阴道 1 次，10 次为 1 个疗程。局部用药前，可先用 1%乳酸液或 0.1%～0.5%醋酸液冲洗阴道，改善阴道内环境，以提高疗效。

3. 性伴侣治疗 性伴侣应同时进行治疗，治愈前应避免无保护性交。

4. 治疗失败的处理 对甲硝唑 2g 单次口服，治疗失败且排除再次感染者，增加甲硝唑疗程及剂量仍有效。若初次治疗失败，重复应用甲硝唑 400mg，每日 2 次，连服 7 日；或替硝唑 2g，单次口服。若治疗仍失败，可给予甲硝唑 2g，每日 1 次，连服 5 日；或替硝唑 2g，每日 1 次，连服 5 日。

5. 随访 滴虫阴道炎患者再感染率很高，可考虑对患有滴虫阴道炎的性活跃女性在最初感染 3 个月后重新进行筛查。

6. 妊娠合并滴虫阴道炎的治疗 妊娠期阴道毛滴虫感染可导致胎膜早破、早产及低体重儿。如患者有感染症状，治疗是有必要的，方案为甲硝唑 2g 顿服，或甲硝唑 400mg，每日 2 次，连服 7 日。对无症状的妊娠期阴道毛滴虫感染的治疗，目前还有争议，最好取得患者及其家属的知情同意。

7. 治疗中的注意事项 为避免重复感染，内裤及擦洗用的毛巾应煮沸 5～10 分钟以消灭病原体，并应同时对性伴侣进行治疗。注意有无其他性传播疾病。

外阴阴道假丝酵母菌病

（一）病因

外阴阴道假丝酵母菌病（vulvovaginal candidiasis，VVC）多由白假丝酵母菌感染所致，白假丝酵母菌为双相菌，有酵母相和菌丝相。酵母相在无症状寄居及传播中起作用，菌丝相则侵袭组织能力强。白假丝酵母菌为机会致病菌，有 10%～20%非孕妇女、30%孕妇阴道中有此菌寄生，但不致病，当全身及阴道局部细胞免疫力下降、假丝酵母菌大量繁殖并转变为菌丝相，才引起炎症症状。常见的诱因有妊娠、糖尿病，大量应用雌激素、广谱抗生素及免疫抑制药。其他诱因有胃肠道假丝酵母菌、穿紧身化纤内裤及肥胖。此菌对热的抵抗力不强，加热至 60℃ 1 小时即死亡；但对干燥、日光、紫外线及化学制剂抵抗力较强；酸性环境适宜假丝酵母菌的生长；假丝酵母菌感染患者的阴道 pH 在 4.0～4.7，通常＜4.5。

（二）传播途径

1. 内源性感染 是主要的传播途径。假丝酵母菌可寄生于阴道、口腔、肠道，一旦条件适宜，三个部位可相互感染传播。

2. 通过性交传播。

3. 经接触污染的衣物传播。

（三）临床表现

主要表现为外阴奇痒、烧灼痛，严重时坐卧不宁，还可伴有尿频、尿痛及性交痛。阴道分泌物增多呈豆腐渣样或者凝乳块样。妇科检查可见外阴红斑、水肿，常伴有抓痕。小阴唇内侧和阴道黏膜上有白色膜状物附着，擦去后可见黏膜红肿，有浅表糜烂或溃疡。根据 VVC 流行情况、临床表现、真菌种类及宿主情况，可分为单纯性外阴阴道假丝酵母菌病和复杂性外阴阴道假丝酵母菌病，见表 15-1。

表 15-1　外阴阴道假丝酵母菌病（VVC）的临床分类

项目	单纯性 VVC	复杂性 VVC
发生频率	散发或非经常发作	复发性
临床表现	轻到中度	重度
真菌种类	白假丝酵母菌	非白假丝酵母菌
宿主情况	免疫功能正常	免疫力低下、应用免疫抑制药、糖尿病或妊娠

（四）诊断

阴道分泌物中找到假丝酵母菌的芽生孢子或假菌丝即可确诊。常用湿片法寻找。取 10%氢氧化钾溶液一滴放于玻片上，在阴道侧壁取典型分泌物混于氢氧化钾溶液中，并与分泌物混和，在低倍光镜下可见芽孢及假菌丝。对有症状且多次湿片法阴性者时，或者顽固病例，可采用培养的方法，准确率可达 98%左右。阴道 pH 测定具有重要鉴别意义，若 pH<4.5，可能为单纯性假丝酵母菌感染，若 pH>4.5，可能存在混合感染。取分泌物前 24～48 小时避免性交、阴道灌洗或局部用药，取分泌物前不行双合诊，窥器不涂润滑剂。

（五）治疗

1. 消除病因　若有糖尿病应给予积极治疗。及时停用广谱抗生素、雌激素及皮质类固醇激素。勤换内裤，用过的内裤、盆及毛巾均应用开水烫洗。

2. 局部用药　①咪康唑栓（200mg）或克霉唑栓剂（150mg）每晚 1 粒，连用 7 日；咪康唑栓（400mg）每晚 1 粒或克霉唑栓剂（150mg）早、晚各 1 粒，连用 3 日；咪康唑栓（1200mg）或克霉唑栓剂（500mg）1 粒，单次使用。②制霉菌素栓剂，每晚 1 粒（10 万 U），连用 10～14 日。

3. 全身用药　对不能耐受局部用药或未婚女性及不愿局部用药者可采用口服药物治疗，常用口服氟康唑 150mg，顿服。

4. 妊娠期合并外阴阴道假丝酵母菌病　宜局部治疗，推荐局部唑类药物治疗，连用 7 日，禁用口服唑类药物。

5. 复发病例（RVVC）的治疗　1 年内有症状并经真菌学证实的外阴阴道假丝酵母菌病发作 4 次及 4 次以上，称为复发性外阴阴道假丝酵母菌病。需要根据培养和药敏试验选择药物，分为初始治疗及巩固治疗。初始治疗时间为 7～14 日，若采用口服氟康唑治疗，则第 4 日及第 7 日需加服 1 次。巩固治疗可口服氟康唑 150mg，每周 1 次，连续 6 个月。

6. 性伴侣治疗　性伴侣无须常规治疗，对有症状男性应进行治疗，预防女性重复感染。

7. 随访　若症状持续存在或诊断后 2 个月内复发者，需再次复诊。对复发病例在治疗后 7～14 日、1 个月、3 个月、6 个月各随访一次，3 个月随访时建议同时进行真菌培养。

三　细菌性阴道病

（一）病因

细菌性阴道病（bacterial vaginitis，BV）为阴道内正常菌群失调所致的一种混合感染。正常阴道内以产生过氧化氢的乳杆菌占优势，维持阴道内生态平衡，它可分解阴道细胞糖原产生乳酸，使阴道处于弱酸性环境，从而抑制其他寄生菌过度生长。当大量应用抗生素、体内激素发生变化等原因致阴道菌群之间的生态平衡被打破，阴道内乳酸杆菌减少，厌氧菌、加德纳菌增多，产生胺类物质致使阴道分泌物增多并有臭味。阴道菌群发生变化的原因仍不清楚，可能与频繁性交、多个性伴侣或阴道灌洗致使阴道碱化有关。

（二）临床表现

10%～40%患者临床无症状，有症状者主要表现为阴道分泌物增多，有鱼腥味，可伴有轻度外阴瘙痒或烧灼感。分泌物呈灰白色，均匀一致，稀薄，常黏附于阴道壁，但容易将分泌物从阴道壁拭去。妇科检查可见阴道黏膜无充血及炎症，阴道壁附着均匀一致的灰白色分泌物，有鱼腥味。

（三）辅助检查

1. 线索细胞阳性　取少许分泌物放在玻片上，加一滴生理盐水混合，高倍显微镜下寻找线索细胞，细菌性阴道病时线索细胞大于20%。线索细胞即阴道脱落的表层细胞，于细胞边缘贴附大量颗粒状物即加德纳菌。细胞边缘不清。取材应注意取自阴道侧壁的分泌物，不应取自宫颈管或后穹隆。

2. 胺臭味试验阳性　取阴道少许分泌物放在玻片上，加10%氢氧化钾溶液1～2滴，产生烂鱼肉样腥臭味，是因胺遇碱释放氨所致。

3. 检测阴道分泌物pH>4.5。

（四）治疗

选用抗厌氧菌药物，常用的药物有甲硝唑、克林霉素。甲硝唑抑制厌氧菌生长，不影响乳酸杆菌生长，是较理想的治疗药物，缺点是对支原体效果差。

1. 全身用药　首选甲硝唑400mg，每日2次，口服，共7日。其次可采用替硝唑2g，口服，每日1次，连服3日。克林霉素300mg，每日2次，连服7日。

2. 局部用药　甲硝唑栓剂200mg，每晚1次，共7日。2%克林霉素软膏阴道涂布，每晚1次，连用7日。

3. 妊娠期细菌性阴道病　由于细菌性阴道病与胎膜早破、早产及产后子宫内膜炎等不良妊娠结局有关，对有症状的妊娠期细菌性阴道病主张全身用药，用药方案为甲硝唑400mg，口服，每日2次，连用7日。对有早产史的高危早产孕妇无症状细菌性阴道病进行筛查及治疗能否改善早产并发症尚无定论。

4. 性伴侣治疗　本病与多个性伴侣有关，但对性伴侣的治疗并未改善女性治疗效果及降低复发，因此性伴侣不需常规治疗。

四　萎缩性阴道炎

（一）病因

萎缩性阴道炎常见于自然绝经或人工绝经后妇女，也可见于盆腔放射治疗、产后闭经或药物假绝经治疗的妇女，主要由于雌激素水平降低，阴道壁萎缩，黏膜变薄，上皮细胞内糖原含量减少，pH升高，乳杆菌减少，导致局部抵抗力降低，致病菌容易入侵繁殖引起炎症。

（二）临床表现

主要症状为外阴瘙痒、灼热感及阴道分泌物增多。阴道分泌物增多呈稀薄黄水样，严重者呈血样脓性白带。妇科检查见阴道壁菲薄，黏膜充血，有散在的小出血点或表浅溃疡，严重者可致阴道粘连或闭锁。炎症分泌物增多引流不畅形成阴道积脓或宫腔积液。

（三）诊断

根据绝经、卵巢手术史、药物性闭经史或盆腔放射治疗史，结合临床表现，诊断不难，但应排除其他疾病才能确诊。取阴道分泌物检查滴虫及念珠菌。对有血性白带者，应与子宫恶性肿瘤相鉴别，须常规做宫颈刮片，必要时行分段诊刮术。对阴道壁肉芽组织及溃疡可行局部组织活检与阴道癌相鉴别。

（四）治疗

治疗原则为抑制细菌的生长、补充雌激素增加阴道抵抗力。

1. 抑制细菌生长　甲硝唑 200mg 或氧氟沙星 100mg，放于阴道深部，每日 1 次，7～10 日为 1 个疗程。可用 1%乳酸溶液或 0.1%～0.5%醋酸溶液冲洗阴道，增加阴道酸度，抑制细菌生长繁殖，每日 1 次。

2. 增加阴道抵抗力　针对病因，补充雌激素是该病的主要治疗方法，多以局部使用雌激素为主。雌三醇软膏局部涂抹，每日 1～2 次，连用 14 日。亦可全身用药防止阴道炎反复发作，可用尼尔雌醇，首次 4mg 口服，以后每 2～4 周一次，每次 2mg，连续治疗 2～3 个月，同时可给予替勃龙或其他雌孕激素制剂联合用药。乳腺癌或子宫内膜癌患者禁用雌激素。

第3节 宫 颈 炎

● 案例 15-3

患者，女，27 岁。因"性生活后阴道分泌物带血丝"就诊。患者自诉近 2 周来阴道分泌物较前增多，黏液状，色较前偏黄，无腹痛，偶有腰酸感，月经正常。近几次性生活后阴道分泌物中出现少量血丝，色鲜红，大、小便正常。既往无外伤及慢性病病史。妇科检查：外阴阴道未见异常，宫颈中度糜烂性改变，接触性出血（＋），宫体无压痛，大小正常，双附件（－）。

问题：1. 该患者的临床诊断是什么？诊断依据是什么？

2. 为明确诊断，需进行哪些辅助检查？

3. 对该患者应给予哪些治疗？

宫颈炎症是生育年龄妇女常见的下生殖道炎症之一，包括宫颈阴道部炎症和宫颈管黏膜炎症。正常情况下，宫颈具有多种防御功能，能够阻挡下生殖道病原体进入上生殖道，但宫颈管单层柱状上皮抗感染能力较差，易受到损伤而发生感染。临床多见的宫颈炎是急性宫颈管黏膜炎，如急性宫颈炎未经及时诊治或病原体持续存在，可导致慢性宫颈炎。

 急性宫颈炎

急性宫颈炎是指宫颈发生急性炎症，包括局部充血、水肿，上皮变性、坏死，镜下可见大量中性粒细胞浸润，腺腔中可有脓性分泌物。

（一）病因及病原体

1. 病因 常见原因有流产、分娩及宫腔操作的损伤、阴道过多分泌物刺激等。由于宫颈管黏膜皱襞多，病原体潜藏此处不易被彻底消除而导致宫颈炎症。

2. 病原体 ①性传播疾病病原体：如沙眼衣原体、淋病奈瑟菌。②内源性衣原体：部分宫颈炎的病原体与细菌性阴道病、生殖道衣原体感染有关。病变以宫颈管明显。除宫颈管柱状上皮外，淋病奈瑟菌常侵犯尿道移行上皮、尿道旁腺及前庭大腺。

（二）临床表现

白带增多为本病的主要症状，通常白带呈黏液脓性，重者有血性白带、性交后出血。由于白带增多刺激外阴炎或阴道炎可引起外阴阴道瘙痒疼痛。当炎症波及膀胱三角区或膀胱周围，可出现尿频、尿急、尿痛。妇科检查见宫颈充血、水肿、黏膜外翻，宫颈管有脓性或黏液脓性分泌物。宫颈管黏膜质脆，擦拭时易出血。若为淋病奈瑟菌感染，可见常侵犯尿道口、阴道口，尿道黏膜充血、水肿及大量脓性分泌物。

（三）诊断

出现两个典型体征之一及阴道分泌物显微镜检查示白细胞增多，即可初步诊断急性宫颈炎，确诊需进一步检测衣原体及淋病奈瑟菌。

1. 两个典型体征

（1）宫颈管或宫颈管面拭子标本上，肉眼见到脓性或黏液脓性分泌物。

（2）棉拭子擦拭宫颈管，易诱发宫颈管出血。

2. 白细胞检测

（1）宫颈管脓性分泌物革兰染色，中性粒细胞＞30 个/高倍视野。

（2）阴道分泌物湿片检查，白细胞＞10 个/高倍视野。

3. 病原体检测 应进行沙眼衣原体和淋病奈瑟球菌检测，同时也应进行细菌性阴道病及阴道毛滴虫病的检查。检测淋病奈瑟菌常用的方法有分泌物涂片革兰染色、核酸杂交及核酸扩增法、淋病奈瑟菌培养。其中淋病奈瑟菌培养是诊断淋病的金标准。检测沙眼衣原体常用的方法有衣原体培养、核酸检测及酶联免疫吸附试验，其中临床常用酶联免疫吸附试验。

（四）治疗

以抗生素治疗为主，有性传播疾病高危因素者，尤其是年龄小于 25 岁的多性伴侣且无保护性性交的年轻女性，未获得病原体检测结果前可进行经验性抗生素治疗，即阿奇霉素 1g，顿服，或多西环素 100mg，每日 2 次，连服 7 日。

1. 单纯急性淋病奈瑟菌性宫颈炎 主张大剂量、单次给药。常用头孢菌素类药物，如头孢曲松钠 250mg，一次肌内注射；或头孢克肟 400mg，一次口服；氨基糖苷类的大观霉素 4g，一次肌内注射。

2. 沙眼衣原体感染所致宫颈炎 主要治疗药物为四环素类，如多西环素 100mg，每日 2 次，连服 7 日。红霉素类，如阿奇霉素 1g，顿服；或红霉素 500mg，每日 4 次，连服 7 日。喹诺酮类，如氧氟沙星 300mg，每日 2 次，连服 7 日；或左氧氟沙星 500mg，每日 1 次，连服 7 日。

3. 性伴侣的治疗 对病原体为沙眼衣原体及淋病奈瑟菌的宫颈炎患者，其近 60 日内的性伴侣应进行相应的检查和治疗。为避免再次感染，性伴侣应禁止性生活直至完全治愈。

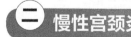 慢性宫颈炎

慢性宫颈炎是指宫颈间质内有大量淋巴细胞、浆细胞等慢性炎症细胞浸润，可伴有子宫腺

上皮及间质鳞状上皮化生。

（一）病因

慢性宫颈炎可由急性宫颈炎迁延而来，也可由病原体持续感染所致。病原体与急性宫颈炎相似。

（二）病理

1. 慢性宫颈管黏膜炎　宫颈管黏膜皱襞较多，感染后容易形成持续性宫管颈黏膜炎。

2. 宫颈息肉　子宫颈管腺体和间质的局限性增生，并向子宫颈外口突出形成息肉。宫颈息肉通常为单个，也可多个，质软而脆，呈舌型，可有蒂，蒂宽窄不一，根部可附在宫颈外口，也可在宫颈管内。由于炎症存在，除去息肉后仍可复发。宫颈息肉极少恶变，但应与子宫的恶性肿瘤相鉴别。

3. 宫颈肥大　由于炎症长期刺激引起宫颈腺体及间质的增生所致。

（三）临床表现

绝大部分慢性宫颈炎患者无症状，少数可出现阴道分泌物增多，黄色，性交后出血，月经间期出血或经期延长。妇科检查可见宫颈呈糜烂样改变，宫颈口有黄色分泌物覆盖，也可表现为宫颈肥大或宫颈息肉。

（四）诊断及鉴别诊断

根据临床表现可做出慢性宫颈炎的初步诊断，须注意与宫颈其他病理生理改变进行鉴别。

1. 宫颈柱状上皮异位及宫颈上皮内瘤变　因宫颈管柱状上皮抵抗力低，当柱状上皮损伤后，由宫颈管黏膜的柱状上皮增生，并向子宫阴道部鳞状上皮的缺损处延伸，覆盖创面，取代了原鳞状上皮缺损的区域，称宫颈柱状上皮异位。由于柱状上皮较薄，黏膜下方充血的毛细血管明显易见，所以肉眼见宫颈外口病变黏膜呈鲜红色糜烂样改变。此外，青春期、生育年龄妇女雌激素分泌旺盛、口服避孕药或妊娠期，由于雌激素的作用，鳞-柱交界部外移，宫颈局部呈糜烂样改变外观，这种情况为生理性改变。宫颈上皮内瘤变、早期宫颈癌也呈现出宫颈糜烂样改变，需进行宫颈细胞学及 HPV 检测，必要时行阴道镜及活组织检查排除宫颈上皮内瘤变或宫颈癌。

2. 宫颈腺体囊肿　由于慢性炎症的长期刺激，炎症细胞浸润及结缔组织增生，致使子宫颈肥大，炎症痊愈后，充血、水肿减轻或消退，而由于纤维化，宫颈已全部被覆鳞状上皮，表面光滑，腺管被周围组织所挤压，腺口阻塞，使腺体内的分泌物不能外流而潴留于内，致腺腔扩张，形成大小不等的囊形肿块，致使宫颈腺体囊肿形成。深部的宫颈腺体囊肿表现为宫颈肥大，应与子宫颈腺癌相鉴别。

3. 宫颈恶性肿瘤　宫颈息肉应与宫颈恶性肿瘤及宫体恶性肿瘤相鉴别，内生型宫颈癌尤其是腺癌可引起宫颈肥大，因此对宫颈肥大者，需行宫颈细胞学检查，必要时可行宫颈管搔刮鉴别。

（五）治疗

慢性宫颈炎以局部治疗为主，根据病变类型不同，具体治疗方法也不同。无症状的生理性柱状上皮异位无须处理。有症状的宫颈糜烂样改变者，如分泌物增多、乳头状增生或接触性出血者，可给予局部物理治疗，如微波、激光。也可给予中成药保妇康栓治疗。

物理治疗的原理是将糜烂面单层柱状上皮破坏，使其坏死脱落后，由新生的鳞状上皮覆盖。物理治疗应注意：①治疗前应常规行宫颈癌筛查；②时间多选在月经干净后 3~7 日；③急性生殖道炎症期禁忌物理治疗；④物理治疗后注意术后 10 日左右脱痂期的出血，出血多时及时就诊；⑤术后 2 个月内禁止性生活。

1. 慢性宫颈管黏膜炎　针对病因给予治疗。病因不明者，可试用物理治疗。
2. 宫颈息肉　宫颈息肉行息肉摘除术并送病理检查。
3. 宫颈肥大　一般不需治疗。

第 4 节　盆腔炎性疾病

● 案例 15-4

　　患者，女性，37 岁。因"下腹隐痛 3 周，加重 1 天"入院。患者于 3 周前开始自觉下腹隐痛不适，疼痛持续，伴腰酸、白带增多，休息后稍缓解，未重视。1 天前突感下腹痛加重，疼痛难忍，伴恶心、呕吐，无里急后重、排尿困难，无腹泻，无咽痛、咳嗽、咳痰等。患者平素体健，否认有慢性疾病史。月经规律，G_2P_0，人工流产 2 次，目前未避孕且未孕 1 年余。妇科检查：阴道内见脓性分泌物，宫颈光滑，举痛（+），宫体活动欠佳，压痛（+），子宫左后方可扪及一 4cm×5cm 肿块，边界不清，固定，似与子宫相连，有压痛。

　　问题：1. 该患者最可能的诊断是什么？其诊断依据是什么？
　　　　　2. 该疾病还需与哪些情况鉴别？
　　　　　3. 该患者应完善哪些检查，应该如何治疗？

　　盆腔炎性疾病（pelvic inflammatory disease，PID）指女性上生殖道的一组感染性疾病，主要包括子宫内膜炎、输卵管卵巢炎、输卵管卵巢脓肿、盆腔腹膜炎。炎症可局限于一个部位，也可同时累及几个部位，以输卵管炎、输卵管卵巢炎最常见，如未能及时彻底治疗，可导致不孕。本病以性活跃期、月经期妇女多见。

 病原体

　　1. 外源性病原体　主要是性传播疾病的病原体，如沙眼衣原体、淋病奈瑟菌。其他有人型支原体、解脲衣原体、结核杆菌等。
　　2. 内源性病原体　主要来自阴道内原寄居的微生物群，包括需氧菌和厌氧菌，如金黄色葡萄球菌、溶血链球菌、大肠埃希菌、消化链球菌。

 高危因素

　　了解高危因素有利于对盆腔炎性疾病的正确诊断及预防。
　　1. 年龄　年轻妇女多见，可能与该年龄段女性频繁性活动、宫颈柱状上皮异位、宫颈黏液机械防御功能较差有关。
　　2. 性活动　多发生在性活跃妇女，尤其是初次性交年龄小、性交过频、多个性伴侣及性伴侣患有性传播疾病者。
　　3. 下生殖道感染　下生殖道炎症与盆腔炎性疾病的发生密切相关。
　　4. 宫腔手术操作后感染　妇科手术消毒不严、放置宫内节育器、刮宫术、宫腔镜检查、子宫输卵管造影术等手术操作引起生殖道黏膜损伤，导致下生殖道病原体上行感染。
　　5. 性卫生不良　经期卫生不良和性卫生不良。此外，阴道冲洗者盆腔炎性疾病发病率高。

6. 邻近器官炎症直接蔓延　如阑尾炎、腹膜炎等蔓延至盆腔所致。

7. 盆腔炎性疾病再次发作。

三　感染途径

1. 沿生殖道黏膜上行蔓延　病原体侵入外阴、阴道后，或阴道内的病原体沿宫颈黏膜、子宫内膜、输卵管黏膜蔓延至卵巢及腹腔，是非妊娠期、非产褥期盆腔炎性疾病的主要感染途径。

2. 经淋巴系统蔓延　病原体经外阴、阴道、宫颈及宫体创伤处的淋巴管侵入盆腔结缔组织及内生殖器，是产褥感染、流产后感染及宫内节育器放置后感染的主要途径。

3. 经血循环传播　病原体先侵入人体的其他系统，再经血循环感染生殖器。结核菌多沿此途径感染。

4. 直接蔓延　腹腔其他脏器感染后，直接蔓延到盆腔内生殖器，如阑尾炎可引起右侧输卵管炎。

四　病理及发病机制

1. 急性子宫内膜炎及子宫肌炎　子宫内膜充血、水肿，有炎性渗出物，严重者内膜坏死、脱落形成溃疡，炎症向深部浸润可形成子宫肌炎。

2. 急性输卵管炎、输卵管积脓、输卵管卵巢脓肿　急性输卵管炎症因病原体传播途径不同而有不同的病变特点。当炎症沿子宫向上蔓延时导致输卵管黏膜粘连、输卵管管腔及伞端闭锁，若有脓液积聚于管腔内则形成输卵管积脓；当病原菌沿宫颈的淋巴播散时，引起输卵管周围炎进而累及肌层，病变以输卵管间质炎为主，输卵管管腔因肌壁增厚受压变窄，但仍能通畅。卵巢白膜是良好的防御屏障，因此卵巢很少单独发炎。卵巢常与发炎的输卵管伞端粘连而发生卵巢周围炎，称输卵管卵巢炎，又称附件炎。炎症可通过卵巢排卵的破孔侵入卵巢实质形成卵巢脓肿及输卵管卵巢脓肿。脓肿可破入直肠或阴道，若破入腹腔则引起弥漫性腹膜炎。

3. 急性盆腔腹膜炎　盆腔内器官发生严重感染蔓延到盆腔腹膜，形成盆腔脏器粘连。当有大量脓性渗出液积聚于粘连的间隙内则形成散在小脓肿；积聚于直肠子宫陷凹处可形成盆腔脓肿。脓肿也可进入腹腔引起弥漫性腹膜炎。

4. 急性盆腔结缔组织炎　内生殖器急性炎症，或阴道、宫颈有创伤时，病原体经淋巴管进入盆腔结缔组织而引起结缔组织充血、水肿及中性粒细胞浸润。以宫旁结缔组织炎最常见，若组织化脓则形成盆腔腹膜外脓肿。

5. 败血症、脓毒血症　当病原体毒性强、数量多、患者抵抗力降低时，常发生败血症。多见于严重的产褥期感染、感染流产、放置宫内节育器、输卵管结扎手术损伤器官等因素所致。若不及时治疗，往往很快出现感染性休克，甚至死亡。发生感染后，若身体其他部位发现多处炎症病灶或脓肿者，应考虑有脓毒血症存在，但需经血培养证实。

6. 肝周围炎　指肝包膜炎症而无肝实质损害的肝周围炎。5%～10%输卵管炎可出现肝周围炎，临床表现为继下腹痛后出现右上腹痛，或同时下腹痛、右上腹疼痛。

五　临床表现

可因炎症轻重及范围大小而有不同的临床表现。轻者无症状或症状轻微，主要表现为逐渐加剧的持续性下腹痛、阴道分泌物增多。若病情严重者可出现高热、寒战、头痛及食欲缺乏。发病在月经期，则表现为月经量增多、经期延长。若蔓延至全腹部，引起腹膜炎症，出现消化系统症状，如恶心、呕吐、腹胀、腹泻等，伴有泌尿系统感染时可出现尿频、尿急、尿痛等，若形成脓肿，可出现局部压迫刺激症状，根据脓肿形成的位置不同，出现压迫症状的表现不同，如包块位于子宫前方则出现膀胱刺激症状，表现为排尿困难、尿频；包块位于子宫后方可出现直肠刺激症状；若在腹膜外可致腹泻、里急后重和排便困难。若有输卵管炎的症状及体征，同时伴有右上腹疼痛者，应怀疑有肝周围炎。

查体可见患者多呈急性病容、体温升高、心率加快、下腹压痛或反跳痛，腹部叩诊鼓音明显，肠鸣音减弱或消失。妇科检查：阴道黏膜充血，有大量脓性分泌物；阴道后穹窿触痛；宫颈充血、水肿，宫颈口可见脓性分泌物流出，宫颈举痛明显；子宫增大，压痛；宫旁结缔组织炎时，可扪及宫旁一侧或两侧片状增厚，或两侧宫骶韧带增粗，触痛，脓肿形成可触及包块，三合诊检查能进一步了解盆腔情况。

 诊断

根据病史、症状、体征及实验室检查可做出初步诊断。由于盆腔炎性疾病的临床表现差异性较大，因此，临床诊断准确性不高，延误诊断又导致盆腔炎性疾病后遗症的产生。2015 年美国疾病控制中心（CDC）推荐的盆腔炎性疾病的诊断标准，见表 15-2。

表 15-2　盆腔炎性疾病的诊断标准（2015 年美国 CDC 诊断标准）

最低标准

宫颈举痛或子宫压痛或附件区压痛

附加标准

体温＞38.3℃

宫颈异常黏液脓性分泌物或宫颈脆性增加

阴道分泌物生理盐水湿片见大量白细胞

红细胞沉降率升高

C 反应蛋白升高

实验室证实的宫颈淋病奈瑟菌或衣原体阳性

特异标准

子宫内膜活组织学证实子宫内膜炎

阴道或超声或磁共振检查显示输卵管增粗，输卵管积液，伴或不伴有盆腔积液，输卵管、卵巢肿块

超声检查提示（如输卵管充血）

诊断盆腔炎性疾病后，还需检测病原体。方法有：宫颈管分泌物及后穹窿穿刺液的涂片、培养及核酸扩增检测病原体。

 鉴别诊断

盆腔炎性疾病应与急性阑尾炎、输卵管妊娠流产或破裂、卵巢囊肿蒂扭转或破裂等急症相鉴别。

八 治疗

以广谱、经验性抗生素抗感染治疗为主，覆盖盆腔炎性疾病可能的病原体，必要时手术治疗。经恰当的抗生素积极治疗，绝大多数盆腔炎性疾病能彻底治愈。抗生素的治疗原则：经验性、广谱、及时、个体化。根据药敏试验选择合适的抗生素治疗比较合理，但通常在未获得实验室结果前，初始治疗时应根据经验给予抗生素治疗，以广谱抗生素及联合用药为原则，选择治疗方案则应综合考虑有效性、费用、患者依从性和药物敏感性等因素。在盆腔炎性疾病初步诊断的 48 小时内及时用药，后遗症的发生率明显降低。

1. 门诊治疗　轻中度盆腔炎性疾病患者在门诊的治疗与住院治疗效果相似，若患者一般情况好，症状轻，能耐受口服抗生素，随访方便，常给予门诊治疗。常用方案：①甲硝唑 0.4g 口服，每 12 小时 1 次；可加用多西环素 0.1g 口服，每 12 小时 1 次；或阿奇霉素 0.5g 口服，每日 1 次，1～2 后改为 0.25g 口服，每日 1 次，连用 5～7。②氧氟沙星 400mg 口服，每日 2 次，或左氧氟沙星 500mg 口服，每日 1 次，同时加服甲硝唑 400mg，每日 2～3 次，连用 14 日。

2. 住院治疗　若患者一般情况差，不能排除急症手术、输卵管卵巢脓肿、妊娠、疾病严重、眩晕、呕吐、高热，依从性差或药物耐受性差，或有盆腔腹膜炎，或存在输卵管囊肿，或门诊治疗无效等，一般选择住院治疗。

（1）支持疗法：卧床休息，半卧位可使炎症局限于直肠子宫陷凹。给予高热量、高蛋白、高维生素流食或半流食，补充液体，注意纠正电解质紊乱及酸碱失衡。高热时采用物理降温，避免不必要的妇科检查以免炎症扩散。

（2）抗生素药物治疗

1）头霉素或头孢菌素类药物与甲硝唑联合方案：第二代头孢菌素或第三代头孢菌素类抗菌药物静脉滴注，如头孢替坦 2g 静脉滴注，每 12 小时 1 次；甲硝唑 0.5g 静脉滴注，每 12 小时 1 次。临床症状改善至少 24 小时后转为口服药物治疗，多西环素 0.1g 口服，每 12 小时 1 次，连用 14 日；不能耐受多西环素者，可用阿奇霉素 0.5g 口服，每日 1 次，1～2 日后改为 0.25g 口服，每日 1 次，连用 5～7 日。

2）喹诺酮类药物与甲硝唑类药物联合方案：氧氟沙星 0.4g 静脉滴注，每 12 小时 1 次；或左氧氟沙星 0.5g 静脉滴注，每日 1 次。加用甲硝唑 0.5g 静脉滴注，每 12 小时 1 次。

3）青霉素类与四环素类药物联合方案：氨苄西林钠舒巴坦钠 3g 静脉滴注，每 6 小时 1 次；可加用多西环素 0.1g 口服，每 12 小时 1 次，连用 14 日。

4）克林霉素与氨基糖苷类药物联合方案：林可霉素剂量 0.9g 静脉滴注，每 8 小时 1 次；加用硫酸庆大霉素静脉滴注或肌内注射，首次负荷剂量为 2mg/kg，然后给予维持剂量 1.5mg/kg。临床症状、体征改善后继续静脉应用 24～48 小时，克林霉素改为口服，每次 450mg，每日 4 次，连用 14 日。

3. 手术治疗　主要用于抗生素治疗控制不满意的输卵管卵巢囊肿或盆腔脓肿。手术指征如下。

（1）药物治疗无效：经药物治疗 48～72 小时，体温持续不降、中毒症状加重或包块增大者。

（2）脓肿持续存在：经药物治疗病情有好转，继续控制炎症 2～3 周，若包块仍未消失但已局限化，应手术切除，以免日后再次急性发作。

（3）脓肿破裂：突然腹痛加剧、寒战、高热、恶心、呕吐、腹胀，检查腹部拒按或有中毒性休克表现，应怀疑脓肿破裂。需立即在抗生素治疗的同时行剖腹探查，若脓肿破裂未及时诊治，死亡率高。

手术可根据情况选择经腹手术或腹腔镜手术。手术原则以切除病灶为主。年轻妇女应尽量保留卵巢功能，以采取保守式手术为主；年龄大、双附件受累或附件脓肿屡次发作者，可行子宫及附件全切除术；对极度微弱危重患者，手术范围视情况而定。若盆腔脓肿位置低、突向阴道后穹窿时，可经阴道切开排脓，同时注入抗生素。

4. 中药治疗　主要选用活血化瘀、清热解毒功效的药物，如银翘解毒汤、安宫牛黄丸等。

5. 性伴侣的治疗　对患者出现症状前 60 日内接触过的性伴侣进行检查和治疗。治疗期间应禁止无保护性生活。

 九 随访

患者应在开始治疗 3 日内出现临床症状的改善（如热退、腹部压痛或反跳痛减轻、子宫及附件压痛减轻、宫颈举痛减轻等）。若临床症状无改善，建议住院重新评估治疗方案或者采用其他检查方法，必要时腹腔镜诊断性检查。无论其性伴侣治疗与否，建议沙眼衣原体和淋病奈瑟菌感染者治疗后 3 个月复查上述病原体，若 3 个月时未复查，应于治疗后 1 年内任意一次就诊时复查。

 十 盆腔炎性疾病后遗症

盆腔炎性疾病未得到及时正确的治疗，可能会发生一系列后遗症，即盆腔炎性疾病后遗症。主要病理改变为组织破坏、广泛粘连、增生及瘢痕形成，可导致输卵管阻塞、输卵管增粗、输卵管卵巢粘连形成输卵管卵巢肿块、输卵管积水或输卵管积脓、输卵管卵巢囊肿，当病变广泛时可使子宫固定。

1. 临床表现

（1）不孕或异位妊娠：累及输卵管者不孕发生率为 20%～30%；异位妊娠发生率是正常妇女的 8～10 倍。

（2）月经异常：月经周期不规律、经量增多、经期延长、痛经等症状。

（3）慢性盆腔痛：由盆腔充血或炎症形成的粘连引起下腹部坠胀、疼痛及腰骶部酸痛。通常于劳累后、着凉后、月经期、性交后加重。

（4）盆腔炎性疾病反复发作：由于盆腔炎性疾病造成输卵管组织结构的破坏，局部防御功能减退，因此如果处于相同的高危因素，可造成再次感染或者感染反复发作，复发率为 25%。

2. 妇科检查　根据病变部位不同，妇科检查表现可不同。子宫常后屈后倾、粘连固定，宫旁可触到呈索条状增粗的输卵管或在盆腔一侧或两侧触及囊性肿物，活动多受限；若为盆腔结缔组织病变，子宫常呈后倾后屈，活动受限或粘连固定，子宫一侧或两侧有片状增厚、压痛，宫骶韧带常增粗、变硬，有触痛。

3. 治疗原则　需根据不同情况选择治疗方案。不孕患者多需要辅助生育技术协助受孕。对慢性盆腔痛，尚无有效的治疗方法，对症处理或给予中药、理疗等综合治疗，治疗前需排除子宫内膜异位症等其他引起盆腔疼痛的疾病。对盆腔炎性疾病反复发作者，在抗生素药物治疗的基础上可根据具体情况选择手术治疗。输卵管积水者需行手术治疗。

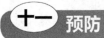 **预防**

1. 做好经期、孕期及产褥期的卫生宣传。

2. 注意性生活卫生，减少性传播疾病，对性活跃妇女进行沙眼衣原体筛查和治疗能有效降低盆腔炎性疾病发病率。

3. 积极治疗下生殖道感染，避免上行感染。

4. 治疗急性盆腔炎时，应做到及时治疗、彻底治愈，防止转为慢性盆腔炎。

5. 严格掌握产科、妇科手术指征，做好术前准备；术时注意无菌操作，包括人工流产、放置宫内节育器、诊断性刮宫术等常用手术；术后做好护理，预防感染。

第5节　女性生殖器结核

● 案例 15-5

患者，女，36 岁。因"月经量减少 1 年，下腹痛 1 天"急诊入院。入院后急查 B 超提示左附件区有一混合性包块，大小约 4.2cm×5.5cm，边界不清。子宫直肠陷凹积液 4mm。自诉既往体健。体格检查下腹有压痛，妇科检查子宫活动度差，左附件可扪及一直径约 4cm 大小包块，活动差，有压痛，阴道后穹窿穿刺抽出 6ml 淡黄色液体。

问题： 1. 该患者的诊断考虑什么？

2. 为协助诊断，还需进行哪些检查？

3. 该疾病需与哪些情况相鉴别？

由结核杆菌引起的女性生殖器炎症称生殖器结核，又称结核性盆腔炎。多见于 20～40 岁妇女，也可见于绝经后的老年妇女。由于病程缓慢、隐蔽，其结核菌可随月经排出，污染周围环境。近年由于对结核病控制的松懈及对艾滋病控制的松懈，生殖器结核的发病率有升高趋势。

 传播途径

生殖器结核是全身结核的其中一项表现，常继发于身体其他部位结核，如肺结核、肠结核、腹膜结核等，约 10% 的肺结核患者伴有生殖器结核。常见的传播途径如下。

1. 血行传播　为最主要的传播途径。结核杆菌感染肺部后，大约 1 年内可感染内生殖器，由于输卵管黏膜有利于结核杆菌的潜伏感染，结核杆菌首先侵犯输卵管，然后依次扩散到子宫内膜、卵巢，侵犯宫颈、阴道、外阴者较少。

2. 直接蔓延　腹膜结核、肠结核可直接蔓延到内生殖器。

3. 淋巴传播　较少见。消化道结核可通过淋巴管传播感染内生殖器。

4. 性交传播　极为罕见。男性患泌尿系结核，通过性交传播。

二　病理

1. 输卵管结核　占生殖器结核的 90%～100%，双侧居多。由于感染途径不同，其病理特点也不同。可表现为输卵管增粗肥大，其伞端外翻如烟斗嘴状，有时伞端闭锁，管腔内充满干酪样物质；有的输卵管增粗，管壁内有结核结节；有的输卵管僵直变粗，峡部有多个结节隆起。在输卵管管腔内见到干酪样物质，有助于同非结核性炎症相鉴别。输卵管常与其邻近器官如卵巢、子宫、肠曲广泛粘连。

2. 子宫内膜结核 常由输卵管结核下行、扩展而来，占生殖器结核的 50%～80%。输卵管结核患者约半数同时有子宫内膜结核。病变主要在宫底部和子宫角，随着病情进展，子宫内膜受到不同程度结核病变的破坏，最后代以瘢痕组织，可使宫腔粘连变形、缩小。严重病例可累及肌层，内膜部分或完全破坏，为干酪样组织所替代或形成溃疡，最后发生子宫积脓，子宫内膜功能完全丧失而出现闭经症状。

3. 卵巢结核 占生殖器结核的 20%～30%，主要由输卵管结核蔓延而来，常累及双侧。因有白膜包围，通常仅有卵巢周围炎，侵犯卵巢深层较少。但可经血液循环传播，在卵巢深层间质，形成结节或干酪样脓肿，皮质部往往正常。

4. 宫颈结核 较少见，占生殖器结核的 10%～20%，常由于子宫内膜结核蔓延而来或经淋巴或血循环传播。病变可表现为乳头状增生或溃疡，易与宫颈癌混淆。

5. 盆腔腹膜结核 多合并输卵管结核，分为渗出型和粘连型。渗出型：腹膜上布满无数大小不等的散在灰黄色结节，渗出物为浆液性草黄色澄清液体，积聚于盆腔，有时因粘连可形成多个包裹性囊肿；粘连型：腹膜增厚，与邻近脏器之间发生紧密粘连，粘连间的组织常发生干酪样坏死，易形成瘘管。

三 临床表现

因病程缓慢、病变较为隐伏，临床表现随病程长短和轻重有很大差异，有的除不孕外可无任何症状与体征，而较重者除有典型的生殖器官结核性改变外，全身症状明显。

1. 不孕 不孕是生殖器结核的主要症状。因输卵管首先受累，病变常导致输卵管伞端或其他节段阻塞、狭窄，或因间质炎症，使输卵管蠕动异常或黏膜纤毛破坏，影响精子或受精卵的输送而致不孕。子宫内膜结核妨碍受精卵的着床与发育，也可导致不孕。

2. 月经失调 早期因子宫内膜充血及溃疡时，可表现为月经量增多；当子宫内膜遭受不同程度破坏时可表现为月经稀少或闭经。

3. 下腹坠痛 由于盆腔炎症和粘连，可有不同程度的下腹坠痛，经期加重。

4. 全身症状 若为活动期，可有结核病的一般症状，如疲劳、乏力、食欲缺乏、体重减轻、持续傍晚体温轻度升高、盗汗等慢性消耗症状，轻者全身症状不明显，有时仅有经期发热，症状重者可有高热等全身中毒症状。

5. 体征 无症状者体检可能无任何异常发现，多数患者因不孕行诊断性刮宫、子宫输卵管碘油造影及腹腔镜才发现患有盆腔结核。腹部检查：腹部有柔韧感及腹水征，形成包裹性积液时，可触及囊性肿块，边界不清，不活动、有压痛。妇科检查：子宫活动受限，可触及双侧附件硬索条状物，严重者可触及大小不等及形状不规则的肿块，质硬、表面不平、呈结节或乳头状突起，或可触及钙化结节，充满盆腔，甚至板状固定，但不固着于盆壁及骶骨，主韧带不坚硬，亦无硬性结节。

四 诊断

多数患者无明显症状，阳性体征不多。为提高确诊率，应详细询问病史，尤其当患者有原发不孕、月经稀少或闭经时；未婚女青年有低热、盗汗、盆腔炎或腹水时；慢性盆腔炎久治不愈时；既往有结核病接触史或本人曾患肺结核、胸膜炎、肠结核时，均应考虑有生殖器结核的可能。若能找到病原学或组织学证据即可确诊。常用以下方法辅助诊断。

1. 子宫内膜病理检查 是诊断子宫内膜结核最可靠的依据。由于月经前子宫内膜较厚，此时阳性率高，故应选择在经前 1 周或月经来潮 6 小时内行刮宫术。术前 3 日及术后 4 日应每日肌内注射链霉素 0.75g 及口服异烟肼 0.3g，以防结核病扩散。由于子宫内膜结核多由输卵管蔓延而来，刮宫时应注意刮取子宫角部内膜，由于早期内膜结核病变小而分散，应刮取全部内膜以获得足够材料，并将刮出物送病理检查，若找到典型结核结节，诊断即可成立，但可能存在假阴性病例。若怀疑宫颈结核可能，应刮取宫颈内膜及宫颈活检，并送病理检查。

2. X 线检查 胸部 X 线摄片，或消化道、泌尿系统 X 线检查，以发现原发病灶；盆腔 X 线摄片可发现孤立钙化点，提示曾有盆腔淋巴结结核病灶。

3. 子宫输卵管碘油造影 可见以下征象：①宫腔边缘不规则，呈锯齿状；②输卵管管腔狭窄，呈典型串珠样或细小僵直；③盆腔淋巴结、输卵管、卵巢部位有钙化灶；④若碘油进入静脉丛，应考虑子宫内膜结核的可能。

4. 腹腔镜检查 可直接观察子宫、输卵管有无粟粒结节，并可在镜下取活检做病理检查、腹水做直接涂片、抗酸性染色、镜检，或送细菌培养敏感性高度增加。

5. 结核菌检查 ①涂片抗酸性染色查找结核杆菌；②结核菌培养，准确率高，需 1～2 个月；③PCR 技术检查，方便、快捷，有假阳性存在。

6. 结核菌素试验 皮内注射 0.1ml 结核菌素，在 48～72 小时检测皮肤硬肿、红晕大小。皮试强阳性，说明体内存在活动性病灶；若为阳性，说明曾有结核杆菌感染；若为阴性，表示未曾感染过结核杆菌。

五 鉴别诊断

应与盆腔炎性疾病后遗症、卵巢恶性肿瘤、子宫内膜异位症等相鉴别，诊断困难时，可做腹腔镜检查或剖腹探查以确诊。

六 治疗

采用抗结核药物为主、休息营养为辅的治疗原则。

1. 支持疗法 急性期患者需卧床休息至少应 3 个月，慢性期患者或病变受到抑制后可以从事轻度活动，但也要注意休息，增加营养及含维生素丰富的食物，精神保持愉悦。特别对不孕妇女更要进行安慰鼓励，解除其思想顾虑，以利于全身健康状况的恢复。

2. 抗结核药物治疗 抗结核药物治疗对 90% 的女性生殖器结核均有效。药物治疗应遵循早期、联合、规律、适量、全程的原则。近年采用利福平、异烟肼、乙胺丁醇、链霉素及吡嗪酰胺等抗结核药物联合治疗 6～9 个月，取得良好疗效。常用的治疗方案有：①每日异烟肼、利福平、吡嗪酰胺、乙胺丁醇四种药联合应用 2 个月，后 4 个月连续应用异烟肼、利福平（简称 2HRZE/4HR）或每日异烟肼、利福平、吡嗪酰胺、乙胺丁醇四种药联合应用 2 个月，后 4 个月连续应用异烟肼、利福平、乙胺丁醇（2HRZE/4HRE）。②强化期每日异烟肼、利福平、吡嗪酰胺、乙胺丁醇四种药联合应用 2 个月，巩固期每日应用利福平、异烟肼、乙胺丁醇 4 个月(2HRZE/4HRE);或巩固期每周3次应用利福平、异烟肼、乙胺丁醇4个月(2HRZE/4H3R3E3)。第一个方案适合初次治疗的患者,第二个方案适合治疗失败或者复发患者。

3. **手术治疗** 以下情况应考虑手术治疗:①药物治疗后盆腔包块缩小,但不能完全消退;②治疗无效或治疗后又反复发作者,或需要与盆腹腔恶性肿瘤鉴别者;③形成较大的包块或较大的包裹性积液者;④子宫内膜结核严重,药物治疗无效者。术前应采用抗结核药物治疗以免结核扩散,手术以全子宫及双附件切除术为宜,对年轻妇女应尽量保留卵巢功能。由于生殖器结核所致的粘连常较广泛而紧密,术前应口服肠道消毒药物并做清洁灌肠,术时应注意解剖关系,避免脏器损伤。

 七 **预防**

增强体质,做好卡介苗接种,积极防治肺结核、淋巴结核和肠结核等。

 自 测 题

选择题

A₁/A₂型题

1. 女性生殖系统的防御机制,最重要的是( )
   - A. 阴道的自净作用
   - B. 宫颈内口的闭合
   - C. 子宫内膜的周期性剥脱
   - D. 宫颈黏液栓
   - E. 宫颈内口与外口

2. 未婚妇女患滴虫阴道炎,最佳的治疗方法是( )
   - A. 阴道内上中药制剂
   - B. 阴道内上替硝唑栓剂
   - C. 口服甲硝唑片
   - D. 中成药洗剂清洗外阴
   - E. 口服广谱抗生素

3. 女性生殖器结核的主要传播途径是( )
   - A. 直接蔓延
   - B. 血行传播
   - C. 淋巴传播
   - D. 消化道传播
   - E. 上行性传播

4. 女性生殖器官结核最易累及的部位为( )
   - A. 子宫内膜
   - B. 阴道
   - C. 卵巢
   - D. 子宫颈
   - E. 输卵管

5. 关于阴道炎,下述正确的是( )
   - A. 妊娠后不易发生滴虫阴道炎

   - B. 滴虫阴道炎夫妻间不会相互传染
   - C. 绝经后雌激素水平降低易引起老年性阴道炎
   - D. 滴虫阴道炎用甲硝唑治疗,足量用药,一次就可彻底治愈
   - E. 合并阴道假菌丝酵母菌病时,为避免影响胎儿,不应用药物治疗

6. 正常女性阴道内正常寄生菌主要为( )
   - A. 大肠埃希菌
   - B. 加德纳菌
   - C. 消化链球菌
   - D. 表皮葡萄球菌
   - E. 乳酸杆菌

7. 慢性宫颈炎较多用的治疗方法为( )
   - A. 抗生素全身治疗
   - B. 阴道内上消炎栓剂
   - C. 下腹部物理治疗
   - D. 激光(局部)治疗
   - E. 宫颈锥形切除

8. 对于细菌性阴道病,下列不恰当的是( )
   - A. 胺臭味试验阳性
   - B. 病理特征为无炎症病变
   - C. 细菌性阴道病是一种混合性细菌感染
   - D. 治疗的首选药物是青霉素
   - E. 分泌物灰白稀薄,黏度低

9. 对于阴道假菌丝酵母菌病的诱发因素,下列哪项应除外( )
   - A. 糖尿病
   - B. 长期使用抗生素

C. 长期口服避孕药　D. 妊娠

E. 月经来潮

10. 下列哪项不是急性盆腔炎的手术指征
（　　）
   A. 药物治疗48～72小时体温不降，中毒症状加重或肿块增大者
   B. 脓肿破裂引起全身中毒症状
   C. 脓肿形成，药物治疗病情缓解，肿块局限化，但不消失
   D. 药物治疗，病情缓解，双侧附件虽未及肿块，但有增厚感和压痛
   E. 病情有所控制，但脓肿形成，并向阴道后穹窿突出

11. 急性盆腔炎的手术指征，错误的是（　　）
   A. 盆腔脓肿
   B. 输卵管、卵巢脓肿
   C. 可疑脓肿破裂
   D. 药物治疗无效，中毒症状加重
   E. 急性子宫肌炎

12. 外阴阴道假菌丝酵母菌病的临床表现，错误的是（　　）
   A. 阴道粘连、闭锁
   B. 阴道壁上可见白色伪膜，擦去后可见浅表溃疡
   C. 白色豆腐渣样分泌物
   D. 尿频、尿痛
   E. 外阴瘙痒、灼痛

13. 引起盆腔炎的常见病原体，下列不正确的是（　　）
   A. 链球菌　　　　B. 乳杆菌
   C. 葡萄球菌　　　D. 大肠埃希菌
   E. 厌氧菌

A₃/A₄型题

（14、15题共用题干）

患者，女，52岁。盆浴后白带增多，外阴瘙痒伴尿频，阴道黏膜有散在出血点，后穹窿有大量黄色泡沫状分泌物。

14. 该患者可考虑为（　　）
   A. 老年性阴道炎
   B. 阴道假菌丝酵母菌病
   C. 淋球菌性阴道炎
   D. 滴虫阴道炎

E. 细菌性阴道炎

15. 下列哪项治疗合适（　　）
   A. 阴道内上中药制剂
   B. 用高锰酸钾溶液阴道冲洗
   C. 口服广谱抗生素
   D. 局部使用雌三醇软膏涂抹
   E. 口服替硝唑片

（16、17题共用题干）

患者，女，32岁。外阴瘙痒伴分泌物增多4～5日。妇科检查：阴道黏膜散在红色斑点，阴道内大量脓性泡沫样分泌物，有臭味。

16. 该患者最可能的诊断是（　　）
   A. 细菌性阴道病
   B. 萎缩性阴道炎
   C. 外阴阴道假丝酵母菌病
   D. 滴虫阴道炎
   E. 混合性阴道炎

17. 此患者治疗应首选（　　）
   A. 局部用药即可治愈
   B. 全身及局部同时用药效果最佳
   C. 使用碱性液冲洗阴道可提高疗效
   D. 症状消失复查分泌物转阴即停药
   E. 性伴侣不易感染，无须用药治疗

（18、19题共用题干）

某女，33岁。腹痛，腹部肿块伴发热1周。不孕症（原发）10年。查体：体温38.5℃，消瘦，心肺（-），下腹部可触及质韧肿块，压痛（+），活动欠佳。妇科检查：子宫常大，偏右，于子宫左侧可触及新生儿头大小肿块，触痛（+）。曾服用抗生素1周，体温及症状无缓解。

18. 该患者考虑为（　　）
   A. 卵巢囊肿　　　B. 输卵管卵巢脓肿
   C. 盆腔结核　　　D. 子宫肌瘤
   E. 卵巢癌

19. 如何处理为宜（　　）
   A. 抗生素静脉、肌内同时给药
   B. 抗生素应用，剖腹探查切除脓肿
   C. 立即剖腹探查
   D. 应用退热药（激素等）手术治疗
   E. 经阴道穿刺排脓

（夏小艳）

第16章 女性生殖系统肿瘤

女性生殖系统肿瘤可以发生在生殖系统的任何部位，以子宫和卵巢最常见。女性生殖系统肿瘤有良性、交界性（卵巢）和恶性之分。在良性肿瘤中，以子宫肌瘤最为常见，其次是卵巢良性肿瘤。在恶性肿瘤中，以宫颈癌、子宫内膜癌、卵巢癌最为常见，被称为女性生殖系统三大恶性肿瘤。本章重点介绍女性生殖系统常见肿瘤。

第1节 外 阴 肿 瘤

外阴肿瘤包括良性肿瘤和恶性肿瘤。

外阴良性肿瘤

外阴良性肿瘤较少见，主要有乳头瘤、纤维瘤、汗腺瘤、脂肪瘤、平滑肌瘤等。良性肿瘤多生长在外阴表面，也可位于皮下组织内。查体可见外阴包块，治疗多为活检后，行局部包块切除术。外阴良性肿瘤有恶变可能，故若发现应及时处理。

外阴鳞状细胞癌

外阴恶性肿瘤以外阴鳞状细胞癌最常见，占外阴恶性肿瘤的 80%～90%，多见于 60 岁以上妇女。其他有恶性黑色素瘤、基底细胞癌、前庭大腺癌等。本节重点介绍外阴鳞状细胞癌。

（一）病因

病因尚不完全清楚，可能与下列因素有关：①人乳头瘤病毒（HPV）、巨细胞病毒等感染；②外阴上皮非瘤样病变；③性传播疾病如尖锐湿疣、淋病、淋巴肉芽肿等。

（二）病理

癌灶常为浅表溃疡或质硬结节，可伴感染、出血及坏死等。镜下可见发生于阴唇、阴阜部位的癌细胞分化好，有角化珠和细胞间桥。发生在前庭和阴蒂的癌细胞分化差或未分化，常伴有淋巴管和神经侵犯。

（三）临床表现

1. 症状　主要为不易治愈的外阴瘙痒和各种不同形态的肿块，如结节状、菜花状、溃疡状。肿块常合并渗出、感染，晚期可出现疼痛、出血等。

2. **体征** 癌灶可生长在外阴任何部位，以大阴唇最多见，其次为小阴唇、阴蒂。早期多为局部丘疹、结节或小溃疡；晚期为不规则肿块，边缘较硬，常伴破溃。若癌灶已转移至腹股沟淋巴结，一侧或双侧腹股沟可扪及增大、质硬、固定的淋巴结。

（四）转移途径

直接浸润和淋巴转移较常见，晚期可发生血行转移。

1. **直接浸润** 癌灶逐渐增大，沿皮肤、黏膜向内侵及阴道和尿道，晚期可累及肛门、直肠和膀胱等。

2. **淋巴转移** 外阴淋巴管丰富，两侧互相交通组成淋巴网。癌灶多向同侧淋巴结转移。最初转移至腹股沟浅淋巴结，再至腹股沟深淋巴结，并经此进入盆腔淋巴结，如闭孔、髂内、髂外淋巴结等，最后转移至腹主动脉旁淋巴结和左锁骨下淋巴结。一般浅淋巴结被侵犯后才转移到深淋巴结。

3. **血行转移** 少见，仅发生在晚期，多转移至肺和骨骼。

（五）临床分期

外阴癌分期是手术病理分期，目前多采用国际妇产科联盟（FIGO，2009 年）的分期标准（表 16-1）。

表 16-1 外阴癌分期（FIGO，2009 年）

期别		肿瘤累及范围
Ⅰ期		肿瘤局限于外阴，淋巴结未转移
	Ⅰ A 期	肿瘤局限于外阴或会阴，最大径线≤2 cm，间质浸润≤1.0mm*
	Ⅰ B 期	肿瘤最大径线＞2 cm 或局限于外阴或会阴，间质浸润＞1.0mm*
Ⅱ期		肿瘤侵犯下列任何部位：下 1/3 尿道、下 1/3 阴道、肛门，淋巴结未转移
Ⅲ期		肿瘤有或无侵犯下列任何部位：下 1/3 尿道、下 1/3 阴道、肛门，有腹股沟–股淋巴结转移
	Ⅲ A 期	（ i ）1 个淋巴结转移（≥5mm），或（ ii ）1～2 个淋巴结转移（＜5mm）
	Ⅲ B 期	（ i ）≥2 个淋巴结转移（≥5mm），或（ ii ）≥3 个淋巴结转移（＜5mm）
	Ⅲ C 期	阳性淋巴结伴囊外扩散
Ⅳ期		肿瘤侵犯其他区域（上 2/3 尿道，上 2/3 阴道）或远处转移
	Ⅳ A 期	肿瘤侵犯下列任何部位：（ i ）上尿道和（或）阴道黏膜、膀胱黏膜、直肠黏膜，或固定在骨盆壁，或（ ii ）腹股沟–股淋巴结出现固定或溃疡形成
	Ⅳ B 期	任何部位（包括盆腔淋巴结）的远处转移

注：*浸润深度指肿瘤从接近最表皮乳头上皮-间质连接处至最深浸润点的距离。

（六）诊断

除根据病史、症状和体征外，病理检查是确诊依据。早期浸润癌因常与外阴上皮非瘤样病变同时存在，癌灶浸润不明显，易漏诊，需警惕。一旦发现可疑病变应及时行活体组织检查，取材应该有足够的深度。为提高取材的阳性率，可用 1%甲苯胺蓝溶液涂抹外阴病变皮肤，待干后用 1%醋酸溶液擦洗脱色，在蓝染部位做活检，亦可经阴道镜观察外阴皮肤定位活检。其他如超声、CT、MRI、膀胱镜检、直肠镜检有助于进一步判断病情。

（七）治疗

以手术治疗为主，放射治疗与化学药物治疗为辅。

1. 手术治疗

ⅠA 期：行局部病灶扩大切除术（手术切缘距病灶至少 1cm，单侧病灶）或单侧外阴切除（多病灶者），通常不推荐切除腹股沟淋巴结。

ⅠB 期：行广泛性外阴切除及腹股沟淋巴结切除术。

Ⅱ～Ⅲ 期：行广泛性外阴切除及受累的部分下尿道、阴道及肛门皮肤切除、双侧腹股沟淋巴结切除术，必要时盆腔淋巴结切除术。

Ⅳ 期：除行外阴广泛切除、双侧腹股沟淋巴结和盆腔淋巴结切除术外，根据膀胱、尿道和直肠的受累情况做相应切除术。

2. 放射治疗 外阴鳞状细胞癌虽对放射线敏感，但外阴正常组织对放射线耐受性差，故外阴癌灶接受剂量难以达到最佳放射剂量。外阴癌放疗指征为：①不能手术或手术危险性大者；②术前局部照射，缩小瘤体后再手术者；③术后复发可能性大或复发者。

3. 化学药物治疗 可作为较晚期癌或复发癌的综合治疗手段。同期放、化疗中推荐顺铂单药化疗，晚期、复发及转移灶的化疗方案可选用顺铂单药、卡铂单药、卡铂/紫杉醇、紫杉醇单药及埃罗替尼等。

（八）预后

与有无淋巴结转移最为密切，无淋巴结转移者 5 年生存率达 90%以上，伴淋巴结转移者约为 50%。

（九）随访

治疗后定期随访，可按下列时间进行随访。第 1 年：6 个月内每月 1 次；6～12 个月每 2 月 1 次；第 2 年：每 3 个月 1 次；第 3～4 年：每半年 1 次；5 年及 5 年以后：每年 1 次。

第 2 节 宫颈上皮内瘤变

● 案例 16-1

患者，女性，46 岁。偶有宫颈接触性出血半年。妇科检查：宫颈光滑。宫颈细胞学检查结果为低级别鳞状上皮内病变，HPV 检测 HPV16 阳性。

问题：1. 患者初步诊断是什么疾病？
2. 确诊需要做什么检查？
3. 该病发病和哪些因素有关？

宫颈上皮内瘤变（cervical interaepithelial neoplasia，CIN）是与宫颈癌密切相关的癌前病变，分为低级别鳞状上皮内病变、高级别鳞状上皮内病变和原位癌。世界卫生组织（WHO）2014 年发布的第 4 版女性生殖器官肿瘤分类用低级别鳞状上皮内病变和高级别鳞状上皮内病变代替第 3 版中的三分系统（图 16-1，表 16-2）。

一 病因

人乳头瘤病毒（HPV）是宫颈上皮内瘤变的主要致病因子，同时和多个性伴侣、性生活过早、性传播疾病、吸烟、慢性感染等有关。HPV 有 120 多种亚型，其中 40 多种可以感染宫颈。大部分感染由 1～15 个 HPV 高危亚型（16、18、31、33、35 等）和 4～6 低危亚型（6、11、31 和 35 等）引起。大多数女性的一生中会感染 HPV，但大部分常可自然消退而不引起病

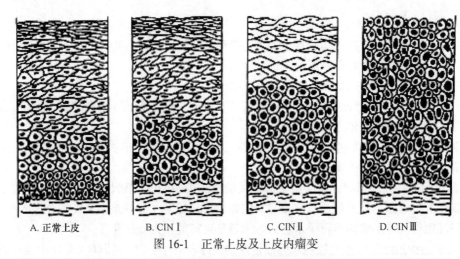

A. 正常上皮   B. CIN I   C. CIN II   D. CIN III

图 16-1   正常上皮及上皮内瘤变

表 16-2   宫颈鳞状上皮内瘤变分类变化

传统分类	2003 年 WHO 分类	2014 年 WHO 分类
轻度非典型增生	子宫颈上皮内瘤变Ⅰ级（CIN Ⅰ）	低级别鳞状上皮内病变（LSIL）
中度非典型增生	子宫颈上皮内瘤变Ⅱ级（CIN Ⅱ）	高级别鳞状上皮内病变（HSIL）
重度非典型增生	子宫颈上皮内瘤变Ⅲ级（CIN Ⅲ）	高级别鳞状上皮内病变（HSIL）

变，仅小部分高危型 HPV 持续感染者才发生宫颈上皮内瘤变。其他致病因素多在 HPV 联合刺激下才引起病变。

 临床表现

宫颈上皮内瘤变早期可无任何症状。偶有阴道排液增多和接触性出血。检查宫颈可光滑，可仅见局部红斑、白色上皮或宫颈糜烂样改变等。

 诊断

宫颈上皮内瘤变应遵循"三阶梯"诊断：细胞学检查（HPV 检测）、阴道镜检查及组织病理学检查。

（一）宫颈细胞学检查

宫颈细胞学检查是宫颈上皮内瘤变及宫颈癌筛查的基本方法，也是诊断的必需步骤。相对于 HPV 检测特异性高但敏感性较低。可选用巴氏涂片法或液基细胞涂片法。宫颈细胞学检查报告形式建议采用 TBS 分类系统（表 16-3）。

表 16-3   TBS 分类系统（部分）

上皮细胞异常改变

鳞状上皮细胞

　不典型鳞状上皮细胞（ASC）：包括意义未明的不典型鳞状上皮细胞（ASC–US）和不能排除高级别鳞状上皮内病变的不典型鳞状上皮细胞（ASC–H）

　低级别鳞状上皮内病变（LSIL）

　高级别鳞状上皮内病变（HSIL）

腺上皮细胞
　　不典型腺体上皮细胞（AGC）
　　原位腺癌（宫颈）
　　腺癌（宫颈、子宫内膜、子宫外及来源不明）

（二）HPV 检查

相对于细胞学检查，敏感性较高但特异性低。常和细胞学联合应用于宫颈癌筛查、宫颈细胞学检查异常分析及宫颈病变治疗后疗效评估和随访。

（三）阴道镜检查

可充分暴露阴道和宫颈，直接观察该部位的血管和上皮，以便发现异常并定位活检。

（四）宫颈活组织检查

宫颈活组织检查（简称宫颈活检）是确诊宫颈上皮内瘤变的可靠方法。任何肉眼可见的病灶均应做单点和多点活检。若无明显病变可常规在宫颈转化区 3、6、9、12 点取活检，或在碘试验不着色区取材。若要了解宫颈管病变或阴道镜检查不满意，可行宫颈管搔刮取材。

四 处理

（一）高危型 HPV 感染、宫颈细胞学阴性的处理

可选择：①6 个月后复查细胞学、1 年后复查细胞学和高危型 HPV；②高危型 HPV 分型检测，若为 HPV16、18、31、33 行进一步阴道镜检查。

（二）细胞学检查为 ASC-US、ASC-H 及 AGC 的处理

进一步阴道镜及宫颈活组织检查，≥35 岁的 AGC 患者需行子宫内膜活组织检查。若阴道镜及病理结果排除病变，可半年后复查。

（三）低级别上皮内病变的处理

LSIL 主要是由具有成熟分化能力的鳞状细胞构成的上皮内病损，复发或进展为宫颈癌可能较低，可观察随访。

1. 先前细胞学为 ASC-US、ASC-H 或 LSIL 以下者，建议每 12 个月行 HPV 检测或每 6～12 个月复查宫颈细胞学。

2. 先前细胞学为 HSIL 而病理为 LSIL 者，若阴道镜检查满意且宫颈管活检阴性，可选择每 6 个月行细胞学和阴道镜检查。

若随访过程中病变持续≥2 年，宜选择治疗。若阴道镜检查满意且宫颈管活检阴性可采用局部切除、冷冻和激光等治疗。若阴道镜不满意建议行宫颈锥切术。

（四）高级别上皮内病变的处理

HSIL 主要是由不能分化成熟的幼稚鳞状细胞构成的上皮内病损，复发或进展为宫颈癌可能性较大，建议积极处理。

阴道镜检查满意的 HSIL 可行宫颈锥切术或物理治疗。阴道镜检查不满意及复发的 HSIL 建议行宫颈锥切术，包括宫颈环形电切术或冷刀锥形切除术。经宫颈锥切确诊、年龄较大、无生育要求或合并有其他手术指征的妇科良性疾病的 HSIL 可进一步行全子宫切除术。妊娠期高级别上皮内病变可采用定期复查细胞学和阴道镜检查，严密观察。

第3节 宫 颈 癌

宫颈癌（cervical carcer）是宫颈上皮组织异型性增生形成的癌症，是最常见的妇科恶性肿瘤。好发年龄为35～39岁和60～64岁。由于宫颈癌有较长的癌前病变阶段，以及国内外已普遍开展宫颈细胞筛查，宫颈癌得到较好的早期诊断与早期治疗，其发病率和死亡率不断下降。但需警惕的是近年来宫颈癌发病有年轻化趋势。

● **案例 16-2**

患者，女性，36岁。因接触性阴道出血4个月入院。4个月前同房后阴道少量出血，为白带中夹有血丝。近期同房后阴道出血较前增多，可见鲜红色血液流出。16岁开始性生活，有多个性伴侣。妇科检查：阴道见少量暗红色血迹，宫颈3点处见一大小约2cm×2cm×1cm菜花状新生物，触之易出血。

问题：1. 患者初步诊断是什么？
2. 确诊需要做什么检查？

 病因

同本章第2节"宫颈上皮内瘤变"。

 组织发生和发展

宫颈移行带是宫颈癌的高发区域。在致病因素作用下，宫颈癌的自然发展过程为宫颈正常上皮→宫颈上皮内瘤变→原位癌→镜下早期浸润癌→宫颈浸润癌（图16-2）。

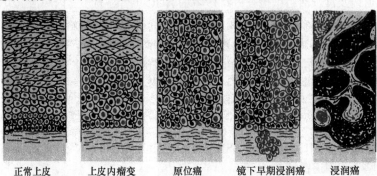

正常上皮　　上皮内瘤变　　原位癌　　镜下早期浸润癌　　浸润癌

图 16-2　宫颈正常上皮→上皮内瘤变→浸润癌

三 病理

宫颈癌的组织学类型有鳞状细胞癌（85%）、腺癌、腺鳞癌等，其中鳞状细胞癌预后较好，低分化腺癌和腺鳞癌预后差。

（一）鳞状细胞癌

1. 巨检　早期宫颈浸润癌肉眼观察无明显异常，或类似宫颈糜烂，随着病变逐步发展，可呈现以下4种大体病理改变（图16-3）。

（1）外生型：又称菜花型，最常见。癌组织向宫颈表面生长，初为息肉样或乳头样突起，后发展为菜花状，质脆、触之易出血。

（2）内生型：癌组织向宫颈深部浸润，宫颈肥大、质硬，表面光滑或轻度糜烂。

（3）溃疡型：在内、外生型癌灶基础上继续发展，癌组织溃疡脱离，形成溃疡或空洞。

（4）颈管型：癌组织发生在宫颈管外口内，颈管外观正常，早期难发现，易转移。

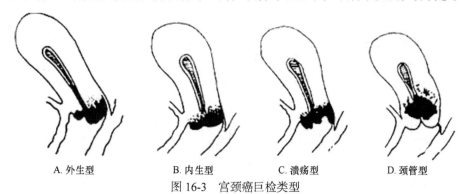

| A. 外生型 | B. 内生型 | C. 溃疡型 | D. 颈管型 |

图 16-3　宫颈癌巨检类型

2. 显微镜检（鳞状细胞癌）

（1）镜下早期浸润癌：在原位癌的基础上，少量癌细胞穿过基底膜而侵入间质。镜下早期浸润癌的诊断标准见表 16-4。

（2）宫颈浸润癌：癌细胞穿过基底膜，侵入间质的范围超出可测量的早期浸润癌。根据细胞分化程度分 3 级。Ⅰ级：分化较好，可见角化珠；Ⅱ级：中度分化，癌巢中无明显角化现象；Ⅲ级：多为未分化的小细胞，无明显角化现象。

表 16-4　宫颈癌临床分期（FIGO，2009 年）

期别			肿瘤累及范围
Ⅰ期			肿瘤严格局限于宫颈（扩展至宫体将被忽略）
	Ⅰa期		镜下浸润癌（所有肉眼可见病灶甚至于仅仅是浅表浸润也都定为Ⅰb期）间质浸润深度≤5mm，水平宽度≤7mm
		Ⅰa₁期	间质浸润深度≤3mm，水平宽度≤7mm
		Ⅰa₂期	间质浸润深度>3mm 且≤5mm，水平宽度≤7mm
	Ⅰb期		临床可见病灶局限于宫颈，或者镜下病灶>Ⅰa₂期
		Ⅰb₁期	临床可见病灶最大径线≤4cm
		Ⅰb₂期	临床可见病灶最大径线>4cm
Ⅱ期			肿瘤超出宫颈，但未达骨盆壁或未达阴道下 1/3
	Ⅱa期		无宫旁浸润
		Ⅱa₁期	临床可见病灶最大径线≤4cm
		Ⅱa₂期	临床可见病灶最大径线>4cm
	Ⅱb期		有宫旁浸润，但未达骨盆壁
Ⅲ期			肿瘤扩展到骨盆壁和（或）侵犯到阴道下 1/3，和（或）有肾盂积水或肾无功能者（直肠检查时肿瘤与盆腔之间无间隙及任何不能找到其他原因的肾盂积水及肾无功能病例都应包括在内）

续表

期别	肿瘤累及范围
Ⅲa期	肿瘤累及阴道下1/3，没有扩展到骨盆壁
Ⅲb期	肿瘤扩展到骨盆壁和（或）引起肾盂积水或肾无功能
Ⅳ期	肿瘤播散超出真骨盆或（活检证实）侵入膀胱或直肠黏膜
Ⅳa期	肿瘤扩散至邻近盆腔器官
Ⅳb期	远处转移

 转移途径

转移途径主要为直接蔓延和淋巴转移，血行转移少见。

1. 直接蔓延　最常见。癌组织向上累及宫颈管和宫腔，向下蔓延到穹窿和阴道。向两侧扩散可累及主韧带及阴道旁组织，甚至达骨盆壁。前后蔓延可浸润膀胱、直肠。癌灶压迫或侵及输尿管可引起输尿管阻塞及肾积水。

2. 淋巴转移　癌细胞浸入淋巴管，先转移至宫旁、宫颈旁、闭孔、髂内、髂外、髂总、骶前淋巴结（一级组淋巴结），然后转移至腹股沟深浅、腹主动脉旁淋巴结（二级组淋巴结）。

3. 血行转移　发生在晚期，可转移到肺、肝、肾、脊柱等。

五　临床分期

宫颈癌临床分期在治疗前进行，治疗后分期不再更改。目前多采用国际妇产科联盟（FIGO，2009年）的分期标准（表16-4）。

六　临床表现

（一）症状

1. 阴道出血　早期最常见表现为接触性出血，即在性生活后或妇科检查后少量出血或血性分泌物。随着疾病进展，可出现不规则阴道出血，量时多时少。晚期常表现为出血量多，一旦侵蚀较大血管可引起致命性大出血。育龄患者也可表现为经期延长、周期缩短、经量增多等月经紊乱症状。老年患者常诉绝经后不规则阴道出血。

2. 阴道排液　患者常诉阴道排液增多，早期呈白色或血性，稀薄如水样或米泔水样，伴腥臭味。晚期癌组织坏死继发感染时，则出现大量脓样或米汤样白带，伴恶臭。

3. 晚期癌的症状　根据病灶侵犯范围出现继发性症状。盆腔神经受压迫常引起下腹痛和腰腿痛；盆腔淋巴管受压，可出现下肢水肿；宫旁组织受侵时，可压迫输尿管导致输尿管扩张、肾盂积水；转移至膀胱或直肠时，出现尿频、尿急、肛门坠胀、大便秘结、里急后重，最终可溃烂成尿瘘或粪瘘。疾病终末期可见贫血、感染及恶病质。

（二）体征

早期无明显体征，宫颈光滑或与慢性宫颈炎无明显区别。随着病情发展，宫颈表面可出现息肉样、菜花样、乳头样赘生物，质脆，触之易出血。晚期癌组织坏死脱落，宫颈表面有溃疡或空洞，并覆盖有坏死组织，伴恶臭。当阴道壁受累时，局部见赘生物或阴道壁变硬。宫旁组织受累，妇科检查可扪及宫旁组织增厚、结节状或呈"冰冻骨盆"状。

七 诊断

早期宫颈癌常无明显临床表现，易被漏诊或误诊。要早期诊断须加强防癌知识宣传，定期行宫颈癌筛查，同时警惕接触性出血、阴道排液等早期症状。

早期患者诊断应遵循"三阶梯"诊断：细胞学检查（HPV 检测）、阴道镜检查及组织病理学检查，具体同本章第 2 节"宫颈上皮内瘤变"。宫颈有明显病灶者，可直接在癌灶取材。宫颈锥切术适用于：宫颈细胞学多次阳性而宫颈活检为阴性；宫颈活检为高级别上皮内病变；可疑微小浸润癌需了解浸润宽度和深度。

病理确诊后，应由 2 名经验丰富的妇科肿瘤医师通过全身检查和妇科检查确定临床分期。根据患者具体情况进行 X 线胸片检查、静脉肾盂造影、膀胱镜及直肠镜检查，超声检查和 CT、MRI、PET 等检查评估病情。

八 鉴别诊断

1. 慢性宫颈炎　常有宫颈糜烂、宫颈息肉等病理改变，均可引起接触性出血、阴道排液，外观难以与早期宫颈癌相鉴别。应做宫颈细胞学检查、HPV 检测，必要时通过阴道镜、活检以排除癌变。

2. 宫颈结核　较少见，可表现不规则阴道出血和白带增多，局部见多个溃疡，甚至菜花样赘生物，宫颈活检是唯一可靠的鉴别方法。

3. 宫颈乳头状瘤　为良性病变，多见于妊娠期，表现为接触性出血和白带增多，外观呈乳头状或菜花状，需活检除外癌变。

4. 子宫内膜癌　子宫内膜癌转移宫颈，可做子宫内膜分段诊刮与原发性宫颈腺癌相鉴别。

九 治疗

手术、放疗和化疗是治疗宫颈癌的主要方法。应根据临床分期、患者年龄、全身情况、医疗技术水平等综合考虑，恰当选择。

（一）手术治疗

适用于Ⅰa 期至Ⅱa 期患者，无手术禁忌证。45 岁以下的早期鳞状细胞癌患者可保留患者卵巢。

1. Ⅰa₁ 期　行筋膜外全子宫切除术，卵巢正常者应予以保留，要求生育者可行宫颈锥切术。

2. Ⅰa₂ 期至Ⅱa 期　广泛子宫切除术+盆腔淋巴结切除术±腹主动脉旁淋巴结取样。术后病理检查发现淋巴结、宫旁及阴道切缘阳性者则应接受放疗，同时配合以顺铂为主的化疗。

近年来，对Ⅰa₁ 期至Ⅰb₁ 期，肿瘤直径<2cm 有生育要求的年轻患者选择宫颈广泛切除术+盆腔淋巴结清扫术，保留患者生育功能取得不错效果。

（二）放射治疗

适用于Ⅱb 晚期至Ⅳ期患者，Ⅰa₁ 期至Ⅱa 期根治性放疗及术前、术后辅助放疗。目前放射治疗常采用体外照射和腔内照射两种办法。放疗的优点是疗效高、危险少，缺点是对放疗不敏感的疗效差，并可引起放射性直肠炎、膀胱炎等并发症。

（三）化疗

适用于晚期或复发转移的宫颈癌患者，也作为手术或放疗的辅助治疗。常用药物有顺铂、卡铂、紫杉醇、环磷酰胺、异环磷酰胺、博莱霉素等。

 预后与随访

预后与临床期别、病理类型及治疗方法有关。据中国科学院肿瘤医院报道宫颈癌 5 年存活率：Ⅰ期 94.1%，Ⅱ期 82.1%，Ⅲ期 63.3%，Ⅳ期 25.3%。早期手术与放疗效果相近，腺癌放疗效果不如鳞癌。淋巴结无转移者预后好。晚期患者的主要死因有尿毒症、出血、感染、恶病质。

宫颈癌患者治疗后出院时，应向其说明随访的重要性并积极随访。随访时间：治疗后 2 年内每 3 个月随访 1 次，第 3～5 年每 6 个月随访 1 次，5 年后每年随访 1 次。随访内容应包括盆腔检查、阴道涂片检查（保留宫颈者行宫颈细胞学检查）、高危型 HPV 检查、X 线胸片和血常规等。

 预防

1. 普及防癌知识，提倡晚婚少育，开展性卫生教育，增强自我保健意识。

2. 重视高危人群，有异常症状，特别是围绝经期妇女月经异常或同房出血者，应及时就医。

3. 定期开展防癌普查普治。凡 30 岁以上已婚妇女至妇科门诊就诊者，应常规做宫颈细胞学检查、HPV 检测。每 1～2 年一次，做到早发现、早诊断和早治疗。

4. 及时诊断和治疗宫颈上皮内瘤变，阻断宫颈癌的发生和发展。

第4节 子宫肌瘤

子宫肌瘤是女性生殖器官最常见的良性肿瘤，多发生于 30～50 岁。根据尸检资料，35 岁以上妇女约 20% 有子宫肌瘤，但患者多无症状或肌瘤很小不易被发现，因此临床报道的发病率远较真实发病率低。

 案例 16-3

患者，女性，45 岁。因"经量增多、经期延长 3 年，头晕、乏力 1 个月"为主诉入院。妇科检查：外阴、阴道、宫颈未见异常。子宫增大如妊娠 4 个月大小，可触及多个结节突出子宫表面，质硬，活动度可。双附件未触及异常。彩色多普勒超声检查：子宫可见多个回声增强均质团状图像，最大约 60mm×45mm×40mm。

问题：1. 患者初步诊断是什么？

2. 应与哪些疾病相鉴别？

3. 该患者合适的治疗方案是什么？

 病因

确切病因尚不明了，目前认为是多种因素相互作用的结果。

1. **雌激素、孕激素的水平** 子宫肌瘤好发于育龄期妇女，绝经后肌瘤停止生长，甚至萎缩、消失；子宫肌瘤组织中雌激素、孕激素受体高于其周围正常子宫肌层组织；肌瘤中雌二醇、孕激素水平高于正常子宫肌组织；孕激素拮抗剂治疗子宫肌瘤有效。以上均说明雌激素、孕激素能促进子宫肌瘤生长。

2. 遗传因素　子宫肌瘤患者常存在染色体异常，同时子宫肌瘤发病有家族聚集现象，提示子宫肌瘤和遗传因素密切相关。

 分类

按子宫肌瘤的数量分为单发性子宫肌瘤和多发性子宫肌瘤，按肌瘤所在部位分为宫体肌瘤（占 92%）和宫颈肌瘤（占 8%）。根据肌瘤与子宫肌壁的关系可分为以下 3 类（图 16-4）。

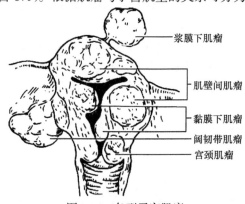

图 16-4　各型子宫肌瘤

1. 肌壁间肌瘤　肌瘤位于子宫肌壁内，周围均被肌层包围。临床上此类型最多见，占 60%～70%。

2. 浆膜下肌瘤　肌瘤向子宫浆膜面生长并突出于子宫表面，占 20%～30%。肌瘤表面仅由子宫浆膜层覆盖，随瘤体继续生长，肌瘤可脱离子宫体，仅有一蒂与子宫肌壁相连，称带蒂浆膜下肌瘤，营养由蒂部血管供应。若血供不足易变性、坏死。蒂部扭转而断裂，肌瘤脱落至腹腔或盆腔，形成游离性肌瘤。肌瘤位于宫体侧壁向宫旁生长，突入阔韧带两叶之间形成阔韧带肌瘤。

3. 黏膜下肌瘤　肌瘤向子宫黏膜面生长并突出于宫腔，占 10%～15%。若肌瘤位于宫腔与子宫仅一蒂相连，称带蒂黏膜下肌瘤。肌瘤在宫腔内生长犹如异物，常引起子宫收缩，肌瘤可逐渐被排出宫颈外口而突入阴道。

 病理

1. 巨检　肌瘤呈实质性球形结节，表面光滑，呈灰白色，切面呈漩涡状结构。虽无包膜，但肌瘤周围有一层被压缩的肌纤维所形成的假包膜，手术时易将肌瘤自假包膜内完整挖出。血管由外穿入假包膜供给肌瘤营养，受压后易引起循环障碍使肌瘤发生各种退行性变。

2. 镜检　肌瘤由梭形平滑肌细胞和不等量的纤维结缔组织构成，排成栅栏状或漩涡状。细胞大小形态一致，呈卵圆形或杆状，核染色较深。

四 肌瘤变性

肌瘤失去其原有典型结构时称肌瘤变性。主要为局部缺血使肌瘤发生各种退行性变。

1. 玻璃样变　最常见。肌瘤部分组织水肿变软，剖面漩涡状结构消失，融合成玻璃样透明小体，故又称透明变性。镜下见病变区域肌细胞消失，为均匀粉红色无结构区域。

2. 囊性变　继发于玻璃样变，组织坏死、液化发生囊性变。肌瘤内可见大小不等的囊腔，也可融合成一个大囊腔。囊内含黏液样或胶冻状物质。镜下见囊壁由玻璃样变的肌瘤组织构成，内壁无上皮细胞覆盖。

3. 红色变　多见于妊娠期或产褥期，为一种特殊类型的肌瘤变性，其发生机制尚不清楚。患者主要表现为剧烈腹痛、发热，伴白细胞升高，检查发现肌瘤迅速增大。肌瘤剖面呈暗红色，如半熟的烤牛肉，腥臭，质软，漩涡状结构消失。镜下见区域组织高度水肿，假包膜内大静脉及瘤体内小静脉血栓形成，广泛出血并伴有溶血，肌细胞减少，细胞核常溶解消失，并有较多脂肪小球沉积。

4. 肉瘤变　肌瘤恶变，较少见。发生率为 0.4%～0.8%。肌瘤在短期内迅速增大或伴不规则阴道流血者，特别是绝经后妇女肌瘤反而增大者应考虑肉瘤变可能。肉瘤变组织变脆质软，切面灰黄色，呈生鱼肉状，与周围界线不清。镜下见平滑肌细胞增生，排列紊乱，漩涡状结构消失，细胞有异型性。

此外，肌瘤还可能发生钙化、感染、脂肪变性等肌瘤变性，导致子宫肌瘤临床表现复杂，应注意鉴别。

五　临床表现

（一）症状

主要取决于肌瘤生长部位和大小。多无自觉症状，仅妇科检查时偶被发现。常见症状有以下几种。

1. 月经改变　为子宫肌瘤的典型症状，主要为经量增多及经期延长，也可见不规则阴道出血。多见于黏膜下肌瘤和较大的肌壁间肌瘤，浆膜下肌瘤及较小的肌壁间肌瘤少见。主要原因为子宫肌瘤使宫腔及内膜面积增大、宫缩不良、子宫内膜剥脱不全等。

2. 白带增多　肌瘤使宫腔内膜面积增大、内膜腺体分泌增加及盆腔充血致白带增多，白带多为白色黏液样；黏膜下肌瘤合并感染，表面溃烂、出血、坏死，产生大量脓血性恶臭白带。

3. 下腹部包块　当浆膜下或肌壁间肌瘤增大超出盆腔时，腹部可触及包块。巨大黏膜下肌瘤可脱出阴道口，患者可因阴道外阴肿块就诊。

4. 压迫症状　不常见。子宫下段前壁肌瘤压迫膀胱可引起尿频、尿急、排尿困难、尿潴留；子宫后壁肌瘤压迫直肠造成便秘；阔韧带肌瘤压迫输尿管导致输尿管扩张甚至肾盂积水。

5. 疼痛　不常见。肌瘤压迫神经常表现为腰酸或下腹坠胀，月经期加重；带蒂的浆膜下肌瘤发生蒂扭转时，可引起急性腹痛；黏膜下肌瘤在宫腔内引起宫缩而产生疼痛；子宫肌瘤发生红色变时，引起剧烈的腹痛，并伴有发热、恶心、呕吐。

6. 其他　肌瘤还可引起不孕、流产或早产。由于月经过多导致继发性贫血，严重者可出现全身乏力、心悸、气短等症状。

（二）体征

与肌瘤大小、数目、位置及有无变性有关。较大肌瘤致子宫增大超过妊娠 3 个月时可在下腹部扪及质硬、形态不规则、活动、无压痛包块。妇科检查：子宫增大、质硬、形态不规则，可触及一个或多个结节突出子宫表面。肌壁间肌瘤使子宫不规则或均匀性增大，质硬；带蒂的浆膜下肌瘤可在子宫旁触及质硬肿块，活动度好；阔韧带肌瘤可在宫旁触及实质性、活动度欠佳肿物。黏膜下肌瘤突出宫颈口或阴道内可见到、触及脱出的瘤体，呈红色或暗红色，表面光滑、质硬。

 六 诊断及鉴别诊断

根据病史、症状和体征，结合 B 超检查，多能明确诊断。MRI 可准确判断肌瘤的大小、数目和位置。如有需要，还可以选择宫腔镜、腹腔镜、子宫输卵管造影进一步明确诊断。子宫肌瘤应于下列疾病相鉴别。

1. 妊娠子宫　子宫肌瘤囊性变使子宫变软，可误诊为妊娠子宫。妊娠者有停经史、早孕反应，借助尿或血 hCG 测定、B 超检查可确诊。

2. 卵巢肿瘤　实质性卵巢肿瘤可误认为是带蒂浆膜下肌瘤，肌瘤继发囊性变可被误诊为卵巢囊肿。卵巢肿瘤一般无月经改变，多为偏于一侧的囊性肿块，与子宫分界明显。子宫肌瘤多为实性肿块，与子宫关系密切，移动宫颈则肌瘤随之移动。鉴别困难者可借助 B 超、腹腔镜检查。

3. 子宫腺肌病和腺肌瘤　两者均可使子宫增大，经量增多，但腺肌病和腺肌瘤多数有继发性痛经且进行性加重。子宫腺肌病时，子宫常均匀性增大，而子宫肌瘤则表现为子宫有局限性、质硬的结节状突起。B 超有助于鉴别。

4. 子宫内膜癌　主要表现为阴道不规则出血和子宫增大。子宫内膜癌多见于老年妇女，绝经后阴道出血多见，子宫多均匀性增大，子宫质软。但子宫肌瘤多见于中年妇女，子宫多不规则增大，质地硬。对于围绝经期妇女应警惕子宫肌瘤合并子宫内膜癌的可能，子宫内膜分段诊刮术有助于鉴别。

5. 其他　子宫肌瘤还应该和盆腔炎性肿块、子宫畸形、子宫肉瘤、宫颈癌等疾病相鉴别。

 七 治疗

应根据患者的年龄、症状、生育要求、肌瘤大小、肌瘤部位及全身状况等综合考虑。一般采取下列治疗措施。

（一）随访观察

肌瘤小，症状不明显或无症状，尤其是近绝经期妇女可随访观察。每 3～6 个月复查 1 次，在随访期间发现肌瘤增大或症状明显时，应考虑进一步治疗。

（二）药物治疗

适用于症状较轻，近绝经年龄或全身情况不能胜任手术者。主要目的是减轻症状或术前缩小肿瘤体积。

1. 促性腺激素释放激素类似物（GnRHa）　与促性腺激素释放激素受体结合但不能发挥促性腺激素释放激素的作用，从而抑制垂体和卵巢功能，降低雌激素、孕激素水平，缓解并抑制肌瘤生长。但停药后肌瘤又逐渐增大到原来大小，同时可产生绝经期综合征和骨质疏松等不良反应，故主要应用于：①术前缩小肿瘤体积，降低手术难度；②控制症状，有利于纠正贫血；③对于近绝经期妇女，提前绝经以避免手术。一般应用长效制剂，在月经周期的 1～5 日使用，每 4 周皮下注射一次，疗程为 3～6 个月。

2. 米非司酮　拮抗孕激素药物，可用于术前和近绝经期患者，但其有拮抗糖皮质激素的不良反应，不宜长期服用。用法为米非司酮 12.5mg，口服，每日 1 次，连服 3 个月。

3. 其他　雄激素可对抗雌激素，促使子宫内膜萎缩、子宫肌层及血管平滑肌收缩，减少出血。可用于年龄较大、出血较多患者。但因其有男性化和水钠潴留等不良反应，临床已少用。月经量过多时也可使用子宫收缩药及其他止血补血药物。

（三）手术治疗

手术是治疗子宫肌瘤的主要方法。

手术适应证：①月经过多，继发贫血，保守治疗无效；②肌瘤体积大或引起膀胱、直肠等压迫症状；③严重腹痛、性交痛或带蒂肌瘤扭转引起急性腹痛；④短期内迅速增大，可疑肌瘤恶性变；⑤确定肌瘤是不孕或反复流产的明确原因。

应结合患者年龄、是否有生育要求，选择手术方式。手术可选择经腹、经阴道、经腹腔镜及宫腔镜进行。主要手术方式如下。

1. 肌瘤切除术　适用于年轻、肌瘤数目较少、需要保留生育功能的患者。可开腹或腹腔镜下切除肌瘤。部分黏膜下肌瘤可在宫腔镜下切除肌瘤。

2. 子宫切除术　适用于年龄较大、肌瘤大、数目多、症状明显、不需要保留生育功能或可疑恶变的患者。可经腹、经阴道或经腹腔镜行子宫切除术或子宫次全切除术。

第 5 节　子宫内膜癌

子宫内膜癌又称子宫体癌，是女性生殖器三大恶性肿瘤之一，多见于老年妇女。近年来，发病率有不断增高的趋势，在欧美一些国家其发病率已居妇科恶性肿瘤首位。

● 案例 16-4

患者，女性，64 岁。绝经 14 年，因"阴道不规则出血 4 个月"入院。4 个月前无明显诱因出现阴道排液增多，起初为淡红色水样，之后为暗红色血液，少于月经量。妇科检查：阴道萎缩，见少量暗红色血迹。子宫略增大，形态饱满，质软。B 超提示：子宫增大，80mm×50mm×40mm，宫腔内见不均质实性回声，形态不规则，宫腔线消失，双附件未见异常。

问题：1. 患者初步诊断是什么？
　　　2. 确诊该病最有价值的方法是什么？
　　　3. 该患者的首选治疗方法是什么？

病因

确切原因尚未阐明，目前认为可能有两种发病机制。

Ⅰ型为雌激素依赖型，其发生机制可能是雌激素长期刺激而无孕激素拮抗导致子宫内膜增生，进而癌变。该类型为内膜样腺癌，分化好，雌激素、孕激素受体阳性率高，预后良。患者多年轻，常伴肥胖、高血压、糖尿病、不孕及不育等。约 20% 内膜癌患者有家族史。

Ⅱ型为非雌激素依赖型，其发病和雌激素无明显关系。病理类型属少见类型，如浆液性乳头样腺癌、透明细胞癌等，雌、孕激素受体多阴性，预后不良。常见于年龄偏大、体瘦妇女。

二 病理

（一）巨检

1. 弥漫型 较多见，肿瘤沿子宫内膜广泛生长，侵入肌层较晚。肿瘤侵入大部分甚至整个子宫腔内膜，突向宫腔，表面常出血坏死。

2. 局限型 病灶局限于宫腔某部位，多发生在子宫底、子宫角处。病灶小，易向深肌层侵入。

（二）镜检

镜下病理类型有内膜样腺癌、黏液性腺癌、浆液性腺癌、透明细胞癌、神经内分泌癌、未分化癌和混合细胞癌等。

1. 内膜样腺癌 占80%~90%。内膜腺体增多，大小不一，排列紊乱，腺上皮为复层。癌细胞较大、不规则，核大呈多形性改变、深染，细胞质少，核分裂活跃，间质少伴炎症细胞浸润。根据分化程度可分为3级：Ⅰ级（G_1，高分化），Ⅱ级（G_2，中分化），Ⅲ级（G_3，低分化）。分级越高，恶性程度越高。

2. 黏液性腺癌 有大量腺体分泌，腺体密集，间质少。癌细胞异性明显，有间质浸润，大多数为宫颈黏液细胞分化。

3. 浆液性腺癌 复杂的乳头样结构，明显的细胞复层，核异型性较大，约1/3患者伴有砂粒体，恶性程度高，易广泛累及肌层、脉管及淋巴转移，无明显肌层浸润时，也可能发生腹膜播散。

4. 透明细胞癌 镜下见多量大小不等的背靠背排列的小管，内衬透明的鞋钉状细胞，恶性程度高，易早期转移。

三 转移途径

多数子宫内膜癌发展缓慢，病变局限于宫腔内时间较长，转移途径以直接蔓延及淋巴转移为主，晚期见血行转移。

1. 直接蔓延 癌灶初期沿子宫内膜生长扩散，向上经子宫角蔓延至输卵管、卵巢，向下蔓延至宫颈管，侵犯宫颈及阴道。癌灶向肌层浸润，可穿透肌层及浆膜层，种植于盆腔腹膜、子宫直肠窝、大网膜及邻近肠管。

2. 淋巴转移 为子宫内膜癌的主要转移途径。根据癌灶生长部位其转移淋巴结有所不同。子宫底部癌灶常沿骨盆漏斗韧带转移至腹主动脉旁淋巴结；子宫角部癌灶可沿圆韧带转移至腹股沟淋巴结；子宫下段或已累及宫颈管癌灶的淋巴转移途径同宫颈癌。

3. 血行转移 少见，晚期经血行转移到肺、肝、骨等处。

四 临床分期

子宫内膜癌的分期多采用国际妇产科联盟（FIGO，2009年）子宫内膜癌手术-病理分期标准（表16-5）。少数不进行手术者可采用（FIGO，1971年）临床分期标准。

表 16-5　子宫内膜癌的手术-病理分期（FIGO，2009 年）

期别		肿瘤累及范围
I 期		癌局限于宫体
	I a 期	肌层浸润＜1/2
	I b 期	肌层浸润≥1/2
II 期		肿瘤累及宫颈间质，但无宫体外蔓延
III 期		肿瘤局部和（或）区域扩散
	IIIa 期	肿瘤累及浆膜层和（或）附件
	IIIb 期	阴道和（或）宫旁受累
	IIIc 期	盆腔和（或）腹主动脉旁淋巴结转移
IV 期		肿瘤侵及膀胱和（或）直肠黏膜，和（或）远处转移
	IVa 期	肿瘤侵及膀胱和（或）直肠黏膜
	IVb 期	远处转移，包括腹腔内和（或）腹股沟淋巴结转移

五 临床表现

（一）症状

早期患者可无明显症状，常见症状为阴道出血、阴道排液和疼痛等。

1. 阴道出血　主要表现为绝经后阴道出血，绝经前表现为月经紊乱、经量增多或经期延长。

2. 阴道排液　早期为浆液性或血性排液。晚期合并感染时出现大量脓性或脓血性排液，并有恶臭。

3. 疼痛　一般不引起疼痛，晚期当癌瘤侵入周围组织、神经时出现下肢及腰骶部疼痛。当癌灶侵入宫颈堵塞宫颈管，导致宫腔积脓时，表现为下腹胀痛及痉挛样疼痛。

4. 全身症状　晚期患者可出现贫血、消瘦、发热及全身衰竭等恶病质症状。

（二）体征

早期多无明显体征。随着病情进展，子宫略大，形态饱满，质稍软。偶可见癌组织自宫颈口脱出，质脆，易出血。宫腔积液时子宫增大明显，质软。癌灶向周围浸润时，子宫固定，宫旁可扪及不规则结节样物。

六 诊断

根据病史、症状和体征可做出初步诊断，但最后确诊必须根据病理检查结果。对于围绝经期或绝经后出现不规则阴道出血患者，需先排除子宫内膜癌或其他恶性肿瘤后再按良性疾病处理。常见的辅助诊断方法有以下几种。

1. B超检查　首选经阴道超声。可见子宫增大，子宫内膜增厚或宫腔线紊乱、中断或消失。宫腔内或肌层见实质不均匀回声区，形态不规则。

2. 分段诊刮　是确诊内膜癌最常用和最有价值的方法。先用小刮匙环刮宫颈管，再进入宫腔搔刮内膜，刮出物分别标记送病理检查。分段刮宫操作要小心，以免穿孔，尤其当刮出豆腐渣样组织量多，怀疑为内膜癌时，只要刮出物足够送病理检查，应立即停止操作。

3. 宫腔细胞学检查　用特制的宫腔吸管或宫腔刷放入宫腔，吸取宫腔分泌物找癌细胞，阳性率达 90%。此法可作为筛查方法，最后确诊仍须根据诊刮病理结果。

4. 宫腔镜检查　可直接观察子宫内膜和病变的位置、形态、大小，并对可疑病变取样送病理检查。

5. 其他　CT、MRI、血清 CA125、CA19-9 检测能进一步评估病情。

 鉴别诊断

1. 围绝经期子宫出血　主要表现为月经紊乱，如经量增多、经期延长、经间期出血或不规则出血等。妇科检查无异常发现，临床上难以鉴别。应先行分段刮宫，确诊后再对症处理。

2. 老年性阴道炎　主要表现为血性白带或脓性白带，见阴道壁充血或黏膜下散在出血点。可行 B 超以了解宫腔情况，必要时行分段诊刮排除子宫内膜癌。

3. 子宫黏膜下肌瘤或内膜息肉　多表现为月经过多及经期延长。应及时行分段刮宫、宫腔镜检查等鉴别。

4. 原发性输卵管癌　主要表现为阴道排液、阴道出血和下腹疼痛，宫旁可触及腊肠样肿块。B 超、MRI 等检查有助于鉴别。

5. 宫颈管癌、子宫肉瘤　均表现为不规则阴道出血及排液增多。分段刮宫、宫颈活检及影像学检查有助于鉴别。

 治疗

治疗应根据肿瘤累及范围、组织学类型及患者全身情况等而定。目前总的治疗原则是早期以手术治疗为主，晚期选择综合治疗。

（一）手术治疗

手术治疗为早期子宫内膜癌首选的治疗方法。Ⅰ期患者应行筋膜外子宫及双侧附件切除术。有深肌层浸润，病理类型为透明细胞癌、浆液性癌、子宫内膜样腺癌 G$_3$ 患者还应行盆腔及腹主动脉旁淋巴结取样和（或）切除术。手术标本除行常规病理检查外，癌组织还应行雌激素、孕激素受体检测，作为术后治疗的依据。Ⅱ期患者行广泛子宫切除术及盆腔、腹主动脉旁淋巴结切除术。Ⅲ期和Ⅳ期患者也可行肿瘤细胞减灭术，手术原则同卵巢癌，术后进一步行放、化疗等辅助治疗。

（二）放疗

放疗是治疗子宫内膜癌的有效方法之一。放疗包括体外照射和腔内照射。单纯放疗仅适用于有手术禁忌证或无法手术切除的内膜癌患者。术前放疗可控制、缩小癌灶，为手术创造机会。术后放疗是对有复发高危因素患者的重要治疗方法，也可作为手术范围不足的补充治疗。

（三）化疗

化疗主要用于不能手术、复发、转移或术后有复发高危因素患者。若患者能耐受，推荐多药联和化疗。可选择的方案包括：卡铂+紫杉醇，顺铂+多柔比星等。

（四）激素治疗

激素治疗主要用于复发、转移或高危患者。激素治疗包括甲地孕酮及他莫昔芬（两者可交替使用）、孕激素类、芳香化酶抑制剂等，仅适用于分化好，雌、孕激素受体阳性的子宫内膜样腺癌。

九　预后与随访

子宫内膜癌预后与临床期别、病理类型、组织分化程度、患者全身状况和治疗方案的选择相关。

子宫内膜癌治疗后应密切随访。术后 2~3 年每 3 个月 1 次；3 年后，每 6 个月 1 次；5 年后每年 1 次。随访检查内容包括详细病史询问、盆腔体格检查、阴道细胞学涂片检查、X 线胸片、血清 CA125 检查，必要时行 CT、MRI 检查等。

 预防

1. 宣传普及防癌知识，定期体检。
2. 对围绝经期妇女出现月经紊乱、绝经后妇女不规则阴道出血警惕子宫内膜癌的可能。
3. 严格掌握雌激素的适应证并合理使用。
4. 对有高危因素的人群应进行密切随访和监测。

第 6 节　卵巢肿瘤

卵巢肿瘤是女性生殖系统最常见的肿瘤之一，可发生于任何年龄。卵巢肿瘤中良性肿瘤约占 90%，多为囊性。卵巢癌在女性生殖系统恶性肿瘤中，发病率居位第三，仅次于宫颈癌和子宫内膜癌。由于位于盆腔深部、早期很少有症状，发现时往往已属晚期病变且治疗效果不佳，因此卵巢癌致死率居妇科恶性肿瘤的首位，严重威胁妇女健康。

● **案例 16-5** ----------

患者，女性，24 岁，已婚。主诉 3 小时前下床后突然出现右下腹持续性剧烈疼痛，伴恶心、呕吐 2 小时，呕吐物为胃内容物。平素月经规律。妇科检查：子宫前位，正常大小，子宫右后、直肠右前方可触及一囊性包块，直径约 8cm，张力较大，压痛明显。B 超提示：右附件区可探及一 78mm×69mm 囊性肿块，内见强回声光点。

问题：1. 患者初步诊断是什么？
　　　2. 该患者下一步治疗方案是什么？

 组织学分类

卵巢组织成分复杂，故卵巢肿瘤种类繁多。目前多采用世界卫生组织（WHO）2014 年发布的第 4 版女性生殖器官肿瘤分类（表 16-6）。

表 16-6　卵巢肿瘤组织学分类（WHO，2014 年）

1. 上皮性肿瘤
　浆液性肿瘤
　黏液性肿瘤
　内膜样肿瘤　　均有
　透明细胞肿瘤　良性、
　Brenner 瘤　　交界性、
　浆黏液性肿瘤(颈管型黏液性肿瘤/混合性)　恶性

2. 间叶组织肿瘤

3. 混合性上皮和间叶组织肿瘤

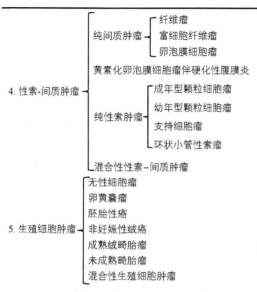

纯间质肿瘤 —— 纤维瘤
富细胞纤维瘤
卵泡膜细胞瘤

黄素化卵泡膜细胞瘤伴硬化性腹膜炎

4. 性索-间质肿瘤 —— 纯性索肿瘤 —— 成年型颗粒细胞瘤
幼年型颗粒细胞瘤
支持细胞瘤
环状小管性索瘤

混合性性索-间质肿瘤

5. 生殖细胞肿瘤 —— 无性细胞瘤
卵黄囊瘤
胚胎性癌
非妊娠性绒癌
成熟绒畸胎瘤
未成熟畸胎瘤
混合性生殖细胞肿瘤

6. 单胚层畸胎瘤和起源于皮样囊肿的体细胞型肿瘤

7. 生殖细胞-性索-间质肿瘤

8. 杂类肿瘤

9. 间皮肿瘤

10. 软组织肿瘤

11. 瘤样病变

12. 淋巴和髓样肿瘤

13. 继发肿瘤

 常见卵巢肿瘤的特点

（一）上皮性肿瘤

上皮性肿瘤最常见，占卵巢原发性肿瘤的 50%～70%，以浆液性肿瘤最多见，其次为黏液性肿瘤。发病年龄 30～60 岁，有良性、交界性和恶性之分。

1. 浆液性肿瘤

（1）浆液性囊腺瘤：约占卵巢良性肿瘤的 25%，单侧居多。可分为单纯型和乳头型，前者为单房，表面光滑，壁薄，囊内充满淡黄色清亮液体，囊壁光滑；后者为多房，可见乳头向囊外生长。镜下见囊壁为纤维结缔组织，内为单层柱状上皮，乳头分支较粗，间质内见砂粒体。

（2）交界性浆液性囊腺瘤：中等大小，双侧多见，乳头多向囊外生长。镜下可见纤细、稠密的乳头状分支，乳头间可见脱落、游离的细胞团。上皮复层不超过 3 层，核轻、中度异性，核分裂象少见，无间质浸润。

（3）浆液性囊腺癌：为最常见的卵巢恶性肿瘤，占 40%～50%，多双侧性。肿瘤体积较大，半囊半实。结节状或分叶状，或有乳头状增生，切面为多房，腔内充满乳头，质脆，易出血，可见坏死。镜下见囊壁上皮增生明显，复层排列，一般在 4～5 层以上。癌细胞为立方形或柱形，细胞异型性明显，并向间质浸润。

2. 黏液性肿瘤

（1）黏液性囊腺瘤：约占卵巢良性肿瘤的20%。单侧，肿瘤体积较大，包膜完整。切面常为多房，囊内充满胶冻样液体。镜下见囊壁为纤维结缔组织，内为单层高柱状上皮，恶变率5%～10%。偶可自行破裂，发生腹膜种植，在腹膜上形成多个转移灶，产生大量黏液，称腹膜黏液瘤。

（2）交界性黏液性囊腺瘤：一般较大，表面光滑，常多房，囊壁较厚，实质区多有乳头生长。镜下见增生上皮向腔内突出形成短乳头，上皮细胞不超过三层，无间质浸润。核轻度异型性，有少量核分裂象。

（3）黏液性囊腺癌：约占卵巢恶性肿瘤的10%。肿瘤多单侧，多房，体积较大，半囊半实。腔内可见乳头或实质区，囊液浑浊或血性。镜下见腺体密集，间质较少，腺上皮超过三层，细胞异型性明显，并有间质浸润。

（二）卵巢性索-间质肿瘤

本组肿瘤多有内分泌功能，能分泌性激素，称为功能性肿瘤。占卵巢肿瘤的4.3%～6.0%。

1. 颗粒细胞瘤　为低恶度肿瘤，好发于45～55岁的女性。肿瘤呈圆形或椭圆形，大小不一，多为单侧，实性或部分囊性。切面质脆而软，多见出血和坏死。镜下可见颗粒细胞围绕囊腔呈菊花样排列，称考尔埃克斯纳小体（Call-Exner 小体）。肿瘤能分泌雌激素，青春期前出现假性性早熟，育龄期可出现月经紊乱，绝经后有不规则阴道出血；预后良好。

2. 卵泡膜细胞瘤　为良性肿瘤，能够分泌雌激素，有女性化作用。多为单侧、大小不一、质硬、表面光滑。切面实性灰白色。常和颗粒细胞瘤、纤维瘤同时存在，预后较好。

3. 纤维瘤　为常见的卵巢良性肿瘤，多见于中年妇女。多为单侧，呈圆形、肾形或分叶结节状，表面光滑，实性，坚硬。偶见伴腹水和胸腔积液，称梅格斯综合征（Meigs syndrome）。肿瘤切除后，胸腔积液、腹水自然消失。

（三）卵巢生殖细胞肿瘤

卵巢生殖细胞肿瘤是来源于胚胎性腺原始生殖细胞的一组肿瘤，占卵巢肿瘤的20%～40%，好发于儿童和青少年。仅成熟畸胎瘤是良性肿瘤，其他类型均为恶性。

1. 畸胎瘤　由多胚层组织结构组成，偶见含一个胚层成分。肿瘤多数成熟，少数不成熟。无论肿瘤呈囊性或实质性，其恶性程度均取决于组织分化程度。

（1）成熟畸胎瘤：又称囊性畸胎瘤和皮样囊肿。占卵巢肿瘤的10%～20%，占畸胎瘤的95%以上。可发生于任何年龄，以20～40岁居多。肿瘤多为单侧，呈圆形或椭圆形，灰白色，表面光滑，壁薄质韧，切面多为单房，腔内常含皮脂物质及毛发，亦可见牙齿、骨、软骨及神经组织，偶见甲状腺组织。恶变率为2%～4%，多发生于绝经后妇女。

（2）未成熟畸胎瘤：为恶性肿瘤，好发于青少年。由分化程度不同的未成熟胚胎组织构成，主要是原始神经组织。易复发及转移，但预后好。

2. 无性细胞瘤　好发于青春期及生育期。多为单侧，右侧多见，中等大小，实性，触之如橡皮样。对放疗特别敏感。无性细胞瘤患者的5年存活率达90%。

3. 内胚窦瘤　又称卵黄囊瘤。罕见，恶性程度高。多见于儿童及青少年。多数为单侧、体积大、易发生破裂。能产生甲胎蛋白（AFP），故血 AFP 值高，是诊断及判断疗效、预后的重要标志物。内胚窦瘤生长迅速，转移早，预后差。

（四）继发肿瘤

任何部位的原发恶性肿瘤均可转移到卵巢，常见的原发肿瘤有乳腺、胃、肠、生殖道、泌尿道等。库肯勃瘤即印戒细胞癌，是一种特殊的卵巢转移性腺癌，原发部位在胃肠道，肿瘤多双侧性，中等大小，肾形，实性，胶质样，多伴腹水，镜下可见印戒细胞，预后极差。

 卵巢恶性肿瘤转移途径

直接蔓延及腹膜种植是主要转移途径。癌细胞直接侵犯包膜，累及邻近器官，并广泛种植于腹膜和大网膜。淋巴转移常沿骨盆漏斗韧带转移至腹主动脉旁淋巴结；或从卵巢门淋巴结至髂内、外淋巴结，再经髂总淋巴结到腹主淋巴结；或沿圆韧带转移至腹股沟淋巴结；血行转移少见，在晚期经血行转移到肺、肝、肾、骨等处。

 卵巢恶性肿瘤的临床分期

多采用国际妇产科联盟（FIGO，2013年）的手术-病理分期标准（表16-7）。

表16-7 卵巢癌、输卵管癌、腹膜癌手术-病理分期（FIGO，2013年）

期别			肿瘤累及范围
I 期			肿瘤局限于卵巢或输卵管
	I A 期		肿瘤局限于一侧卵巢（包膜完整）或输卵管，卵巢和输卵管表面无肿瘤；腹水或腹腔冲洗液未找到癌细胞
	I B 期		肿瘤局限于双侧卵巢（包膜完整）或输卵管，卵巢和输卵管表面无肿瘤；腹水或腹腔冲洗液未找到癌细胞
	I C 期		肿瘤局限于单或双侧卵巢或输卵管，并伴有如下任何一项：
		I C$_1$ 期	手术导致肿瘤破裂
		I C$_2$ 期	手术前肿瘤包膜已破裂或卵巢、输卵管表面有肿瘤
		I C$_3$ 期	腹水或腹腔冲洗液发现癌细胞
II 期			肿瘤累及一侧或双侧卵巢或输卵管并有盆腔扩散（在骨盆入口平面以下）或原发性腹膜癌
	II A 期		肿瘤蔓延至或种植到子宫和（或）输卵管和（或）卵巢
	II B 期		肿瘤蔓延至其他盆腔内组织
III 期			肿瘤累及单侧或双侧卵巢、输卵管或原发性腹膜癌，伴有细胞学或组织学证实的盆腔外腹膜转移或证实存在腹膜后淋巴结转移
	III A$_1$ 期		仅有腹膜后淋巴结阳性（细胞学或组织学证实）
	III A 期	III A$_1$（i）期	转移灶最大直径≤10mm
		III A$_1$（ii）期	转移灶最大直径>10mm
	III A$_2$ 期		显微镜下盆腔外腹膜受累，伴或不伴腹膜后阳性淋巴结
	III B 期		肉眼盆腔外腹膜转移，病灶最大直径≤2cm，伴或不伴腹膜后阳性淋巴结
	III C 期		肉眼盆腔外腹膜转移，病灶最大直线>2cm，伴或不伴腹膜后阳性淋巴结（包括肿瘤蔓延至肝包膜和脾，未转移到脏器实质）
IV 期			超出腹腔的远处转移
	IVA 期		胸腔积液中发现癌细胞
	IVB 期		腹腔外器官实质转移（包括肝实质转移、腹股沟淋巴结和腹腔外淋巴结转移）

五 临床表现

卵巢肿瘤早期无明显临床表现，常在妇科检查或体检时偶然发现。

1. 卵巢良性肿瘤　肿瘤生长缓慢，肿瘤小，多无症状。当出现卵巢肿瘤蒂扭转、破裂、出血或感染时，可发生急性腹痛。巨大的卵巢肿瘤可产生心悸、呼吸困难、尿频、排尿困难或尿潴留等压迫症状。妇科检查时，在子宫一侧或双侧触及包块，多为囊性，边界清，表面光滑，活动度好，与子宫无粘连。

2. 卵巢恶性肿瘤　早期常无症状，晚期主要为腹痛、腹胀、腹水及其他消化道症状，部分患者可出现消瘦、贫血、发热等恶病质表现；卵巢被破坏过多或功能性肿瘤可出现月经紊乱；妇科检查时，可触及实性或囊实性，表面凹凸不平，活动差，与子宫分界不清的包块，常伴有腹水。三合诊检查时在直肠子宫陷凹可触及质硬结节，有时可触及腹股沟、腋下或锁骨下肿大的淋巴结。

六 并发症

1. 蒂扭转　最常见，为妇科常见急腹症。蒂扭转好发于瘤蒂长、中等大小、活动度好、重心偏向一侧的肿瘤，常见于囊性成熟畸胎瘤。多发生在体位急骤变动时、妊娠早期或产后。扭转的瘤蒂由骨盆漏斗韧带、卵巢固有韧带和输卵管组成（图 16-5）。急性蒂扭转时，患者突然发生下腹剧烈疼痛，持续性绞痛，严重时可伴恶心、呕吐，甚至休克。有时扭转自行复位，疼痛可很快缓解。妇科检查可触及肿块增大、张力高、压痛，以瘤蒂部最明显。一经确诊后，应立即手术切除肿瘤。术时应先在蒂扭转部近侧钳夹后切断，禁止钳夹前回复扭转瘤蒂，防止血栓脱落，发生栓塞。

2. 肿瘤破裂　有自发性破裂和外力性破裂。破裂后囊液流入腹腔，刺激腹膜，可引起剧烈腹痛、恶心、呕吐，甚至休克。检查时有腹壁紧张、压痛、反跳痛等腹膜刺激体征，移动性浊音可阳性，原肿块缩小，张力减小或包块消失。可疑肿瘤破裂，应立即手术探查，切除囊肿，清洗腹腔。

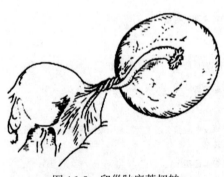

3. 感染　较少见，多继发于肿瘤蒂扭转或破裂等，也可由邻近器官感染（如阑尾炎）所致。主要表现为发热、腹痛、白细胞升高及不同程度的腹膜炎。应积极控制感染，待感染控制后切除肿瘤，短期内感染未能控制应尽早手术探查。

图 16-5　卵巢肿瘤蒂扭转

4. 恶性变　当肿瘤在短期内迅速增大，患者感腹胀、食欲缺乏时应警惕恶变可能。疑有恶性变者应尽早处理。

七 诊断

卵巢癌早期无特异性症状，肿瘤生长到一定程度才出现腹胀、腰骶坠胀、包块等表现，因此应加强普查。常见的辅助诊断方法有以下几种。

（一）影像学检查

B超检查可提示肿瘤的部位、大小、形态、性质及与周围脏器的关系，鉴别巨大卵巢囊肿与腹水，临床诊断符合率达 90%。但直径小于 1cm 的肿块 B 超不易测出。腹部 X 线平片可显示卵巢成熟畸胎瘤的牙齿、骨质和钙化等。CT 检查可清晰显示肿块大小、部位、有无转移等。磁共振成像（MRI）检查对诊断盆腔肿块及其与子宫、膀胱、直肠的关系等更具优越性。PET-CT 可了解全身整体情况，早期发现病灶，更有助于复发卵巢癌的定性和定位诊断。

（二）肿瘤标志物

测定卵巢肿瘤分泌或代谢的产物，包括抗原标志物、激素和酶类等，可用于辅助诊断及病情监测。如 CA125 是卵巢上皮性癌的较敏感的标志物，其阳性检测率在浆液性囊腺癌可达 70%～90%；卵巢黏液性囊腺癌 50%左右患者血清中 CEA 阳性。AFP 对内胚窦瘤具有特异性；绒毛膜促性腺激素（β-hCG）对原发性卵巢绒毛膜癌有特异性；功能性卵巢肿瘤血清雌激素、雄激素水平升高。

（三）腹腔镜检查

可直接探查全盆腹腔脏器，明确有无肿瘤及肿瘤的具体情况，有无转移及转移部位，并在可疑部位多点活检、取腹水行细胞学检测。

（四）细胞学检测

腹腔或阴道后穹窿穿刺及术中取腹水或腹腔冲洗液细胞学检测有助于卵巢恶性肿瘤的诊断和鉴别诊断。腹水细胞学检测的阳性率为 60%～70%。一般囊肿不宜做穿刺检查。

 八 鉴别诊断

（一）良性肿瘤与恶性肿瘤的鉴别诊断（表 16-8）

表 16-8 卵巢良性肿瘤与恶性肿瘤的鉴别诊断

鉴别内容	良性肿瘤	恶性肿瘤
病史	病程长，逐渐长大	病程短，迅速长大
体征	肿块多为单侧，囊性，表面光滑，活动度好，一般无腹水	肿块多为双侧，实性或半实性，表面结节状不平，活动度差，常伴腹水，多为血性
一般情况	良好	逐渐出现恶病质
B 超	为液性暗区，可有间隔光带，边缘清晰	液性暗区内有杂乱光团、光点，肿块边界不清

（二）卵巢良性肿瘤的鉴别诊断

1. 卵巢瘤样病变　又称卵巢非赘生性囊肿，非真性肿瘤。常见的有滤泡囊肿、黄体囊肿、黄素化囊肿、子宫内膜异位囊肿等。多为单侧，直径小于 5cm，壁薄，多不必治疗。若 2～3 个月未消失或继续增大，应考虑卵巢肿瘤。

2. 输卵管卵巢囊肿　为炎性囊块，常有不孕或盆腔感染史。肿块为囊性，形状不规则或腊肠样、压痛、活动受限，抗炎有一定效果。B 超检查有助鉴别，必要时手术探查。

3. 子宫肌瘤　浆膜下肌瘤或肌瘤囊性变易与卵巢实质性肿瘤或囊肿相混淆。肌瘤常为多发性，与子宫相连，检查时肿瘤随宫体及宫颈移动，B 超可鉴别。

4. 妊娠子宫　妊娠早期子宫峡部极软，妇科检查宫体与宫颈似不相连，易将柔软的宫体误认为卵巢肿瘤。妊娠妇女有停经史、早孕反应，hCG 测定或 B 超检查可鉴别。

5. 腹水　大量腹水应与巨大卵巢囊肿相鉴别。腹水：常有肝病、心脏病病史，平卧时腹部两侧突出如蛙腹，叩诊腹部中间鼓音，两侧实音，移动性浊音阳性。B 超检查可见不规则液性暗区，其间可见肠曲光团浮动，液平面随体位改变而移动。巨大囊肿：平卧位腹部中间隆起，叩诊浊音，腹部两侧鼓音，移动性浊音阴性；B超检查可见囊性肿块，边界清楚，液平面不随体位改变而移动。

（三）卵巢恶性肿瘤的鉴别诊断

1. 子宫内膜异位症　子宫内膜异位症形成肿块与周围组织粘连严重时与卵巢恶性肿瘤很难鉴别。前者常有痛经并进行性加重、月经过多、经前不规则阴道出血等。B超检查、腹腔镜检查是有效的鉴别方法。

2. 盆腔结缔组织炎　因炎症长期存在，可与周围组织广泛粘连形成炎性包块。患者常有盆腔感染和腹痛史，用抗生素治疗症状缓解，包块缩小。若治疗后症状、体征无改善，包块反而增大，应考虑为卵巢恶性肿瘤。B超检查有助于鉴别。

3. 结核性腹膜炎　常有腹水和粘连性肿块。多发生于年轻、不孕妇女。多有肺结核史，全身症状有消瘦、乏力、低热、盗汗、食欲缺乏等症状，常伴月经稀少或闭经。妇科检查见肿块位置较高，形状不规则，界线不清，固定不动。B超检查、胸部X线有助于诊断，必要时行剖腹探查确诊。

4. 生殖道以外的肿瘤　卵巢癌还应与腹膜后肿瘤、直肠癌、乙状结肠癌等相鉴别。腹膜后肿瘤位置较深、固定不动，位置低者使子宫、输尿管或直肠移位；肠癌多有消化道症状，B超检查、钡剂灌肠、结肠镜检查等有助于鉴别。

5. 转移性卵巢肿瘤　与卵巢原发性恶性肿瘤不易鉴别。对于双侧性、中等大小、肾形、活动的实性肿块，应疑为转移性卵巢肿瘤。需完善相关检查，排除乳腺癌、胃癌、肠癌的可能。若未发现原发性肿瘤病灶，应手术探查。

九　治疗

（一）良性肿瘤

一经确诊，应手术治疗。对于直径＜5cm疑为卵巢瘤样病变可随访3～6个月。根据患者年龄、生育要求及对侧卵巢情况决定手术范围。年轻、单侧良性肿瘤应行卵巢肿瘤剥除术或卵巢切除术，保留同侧正常卵巢和对侧正常卵巢；即使双侧肿瘤，也应争取行卵巢肿瘤剥除术，以保留部分卵巢组织。围绝经期妇女可行患侧附件切除或全子宫及双侧附件切除术。术中除剖开肿瘤肉眼观察区分良、恶性外，必要时做冰冻切片组织学检查以确定手术范围。

（二）交界性肿瘤

治疗方法不统一，主要采用手术治疗。具体治疗方案取决于组织学和临床特征、患者年龄以及诊断时肿瘤的期别。有生育要求的患者可在全面分期手术时仅行单侧附件切除术（保留子宫和健侧卵巢）。无生育要求者，行全面分期手术或标准卵巢癌细胞减灭术。术后多不建议化疗，化疗仅用于晚期、广泛种植等有可能较早复发者。

（三）恶性肿瘤

1. 上皮性卵巢癌的治疗　包括规范的手术分期或肿瘤细胞减灭术，大部分患者术后需要化疗。

（1）手术治疗：Ⅰ期行全面的手术分期。希望保留生育功能的年轻患者Ⅰ期可以行患侧或双侧附件切除（保留子宫），但必须进行全面的手术分期。对于Ⅱ～Ⅳ期患者，进行最大程度的肿瘤细胞减灭术，使残余肿瘤的最大径小于 1 cm，最好达到无肉眼残留。对于肿瘤较大的、无法手术的Ⅲ～Ⅳ期患者可考虑进行 2～3 个疗程的新辅助治疗后再进行手术。

（2）化学药物治疗：为主要的辅助治疗。常用于术后杀灭残留癌灶，控制复发；也可用于复发病灶的治疗；暂时无法手术的患者，可先期化疗使肿瘤缩小，为手术创造条件。

常用药物有顺铂、卡铂、紫杉醇、环磷酰胺、异环磷酰胺、长春新碱等。目前多采用以铂类为主的联合化疗，首选化疗方案为紫杉醇联合卡铂化疗，多西他赛联合卡铂或紫杉醇联合顺铂也可作为备选的方案。根据病情可选择静脉化疗或静脉腹腔联合化疗。早期病例推荐给予 3～6 个疗程化疗，晚期病例（Ⅱ～Ⅳ期）给予 6 个疗程化疗。

（3）免疫治疗：靶向药物应用是目前改善晚期卵巢癌预后的主要趋势。近几年，贝伐单抗应用于卵巢癌患者取得了一定的疗效，但价格昂贵，仍需在价值医学等多方面行进一步评价。

2. 性索-间质肿瘤的治疗　希望保留生育功能、局限于一侧卵巢的性索-间质肿瘤患者，可行保留生育功能的全面分期手术。其他所有患者建议行全面分期手术或肿瘤细胞减灭术。此类肿瘤对化疗敏感，对肿瘤较大、包膜破裂、Ⅱ期以上患者术后，复发患者可选择铂类为基础的化疗，一般给予 6 个疗程。

3. 卵巢生殖细胞肿瘤的治疗　无生育要求患者，初治手术时应参照上皮癌方法行分期手术。有生育要求而且子宫没有肿瘤侵犯者，任何期别的恶性生殖细胞肿瘤都可以保留生育功能，完成生育后可考虑接受根治性手术。复发的卵巢生殖细胞肿瘤建议积极手术。卵巢生殖细胞肿瘤对化疗敏感，术后需接受 3～4 个疗程 BEP 方案（博莱霉素+依托泊苷+铂类药物）化疗。无性细胞瘤虽对放疗敏感，但放疗会影响患者的生育功能，故目前多用于复发的患者。

4. 转移性卵巢肿瘤的治疗　原则上对于转移性卵巢肿瘤不应放弃，应尽可能行肿瘤细胞减灭术，术后配合化疗或其他综合治疗，但预后差。

 预后和随访

卵巢癌的预后与临床期别、组织学类型、细胞分化程度、患者年龄及治疗是否规范有关。卵巢癌Ⅰ期包膜完整者 5 年存活率可达 90%，Ⅱ期 68%，Ⅲ期 40%左右。

卵巢癌易复发，需长期随访和监测。随访时间：术后 1 年内，每 1～2 个月 1 次；术后第 2 年，每 3 个月 1 次；术后第 3 年，每 3～6 个月 1 次；3 年以上者，每年 1 次。随访内容：详细病史询问和全面检查，B 超，必要时 CT、MRI、PET-CT 检查和肿瘤标志物 CA125、AFP、hCG 及性激素测定。保留生育功能的患者需用 B 超监测病情变化，在完成生育后考虑行根治性手术。

 预防

1. 加强锻炼，增加高蛋白、富含维生素 A 的饮食，避免高胆固醇饮食。
2. 行政执法部门应加强环境监管，防止环境雌激素污染。
3. 加强不孕不育、高雌激素水平及促排卵治疗患者的监测。
4. 盆腔肿块诊断不清或治疗无效者，宜及早行腹腔镜或剖腹探查。
5. 乳腺癌、子宫内膜癌、胃肠癌等患者，术后随访中应定期接受妇科检查。

自 测 题

一、选择题

A₁/A₂型题

1. 早期宫颈癌最常见的临床表现是（　　）
   - A. 接触性阴道出血
   - B. 绝经后阴道出血
   - C. 阴道分泌物增多
   - D. 经量增多、经期延长
   - E. 月经前后的点滴出血

2. 子宫肌瘤常见临床表现是（　　）
   - A. 不孕　　　　　B. 下腹包块
   - C. 痛经进行性加重　D. 下腹痛
   - E. 经量增多，经期延长

3. 下列哪项不是子宫肌瘤常见的变性类型（　　）
   - A. 玻璃样变　　　　B. 囊性变
   - C. 恶性变　　　　　D. 上皮瘤变
   - E. 红色变

4. 早期诊断子宫内膜癌的主要方法是（　　）
   - A. 分段诊刮
   - B. 宫腔内冲洗液细胞学检查
   - C. HPV检测
   - D. 宫颈脱落细胞学检查
   - E. 盆腔B超

5. 卵巢肿瘤最常见的并发症是（　　）
   - A. 感染　　　　　B. 囊肿破裂
   - C. 蒂扭转　　　　D. 恶性变
   - E. 与组织粘连

6. 王女士，60岁。绝经10年，不规则阴道出血2个月，伴下腹胀痛及脓性臭白带1个月。妇科检查：阴道无异常，宫颈光滑，子宫体饱满，质软，双侧附件正常。该患者最可能的诊断是（　　）
   - A. 功能失调性子宫出血　B. 宫颈癌
   - C. 输卵管癌　　　　　　D. 子宫肉瘤
   - E. 子宫内膜癌

7. 王女士，50岁，月经不规律2年，3～4天/2～3个月，妇科普查发现右侧卵巢肿块6cm×5cm×4cm，质硬，活动差。最恰当的处理是（　　）

A. 短期内严密观察

B. 定期随访，等待绝经后肿块自行消失

C. 手术探查

D. 化疗

E. 放疗

A₃/A₄型题

（8～10题共用题干）

刘女士，48岁。G₆P₃。接触性出血3个月。妇科检查：宫颈糜烂Ⅰ度，未见新生物。宫颈细胞学检查结果为高级别鳞状上皮内病变，HPV检测：HPV16阳性。

8. 下一步的处理是（　　）
   - A. 诊断性宫颈锥切术　　B. 阴道镜检查
   - C. 宫腔镜探查　　　　　D. 阴道涂片
   - E. 观察随访

9. 若检查见宫颈1点处有碘试验不着色，下一步的处理方法是（　　）
   - A. 宫颈活组织检查
   - B. 诊断性宫颈锥切术
   - C. 全子宫切除
   - D. 次子宫全切除
   - E. 观察随访

10. 若病理结果为高级别鳞状上皮内病变，下一步的处理方法是（　　）
    - A. 宫颈活组织检查
    - B. 诊断性宫颈锥切术
    - C. 全子宫切除
    - D. 次子宫全切除
    - E. 观察随访

（11～13题共用题干）

某女，49岁。阴道不规则出血1年。妇科检查：宫颈正常形态消失，呈菜花样，质脆，见出血坏死，肿块累及阴道达上1/2，右侧宫旁组织增厚，未达盆壁。

11. 为确定诊断应行（　　）
    - A. 阴道脱落细胞检查
    - B. 阴道镜检查
    - C. 宫颈碘试验
    - D. 宫颈活体组织检查

E. HPV 检测

12. 临床分期正确的是（　　）

A. Ⅰb
B. Ⅱa
C. Ⅱb
D. Ⅲa
E. Ⅲb

13. 应采取的治疗是（　　）

A. 行筋膜外全子宫切除术
B. 单纯化疗
C. 放疗，辅助顺铂化疗

D. 广泛性子宫切除
E. 广泛子宫切除术+盆腔淋巴结切除术+主动脉旁淋巴结取样

二、思考题

1. 什么是宫颈上皮内瘤变？
2. 如何诊断早期宫颈癌？
3. 卵巢肿瘤有哪些并发症？

（张清伟）

第17章　妊娠滋养细胞疾病

妊娠滋养细胞疾病（gestational trophoblastic disease，GTD）是一组来源于胎盘绒毛滋养细胞的疾病，根据组织学特点，分为葡萄胎、侵蚀性葡萄胎、绒毛膜癌及胎盘部位滋养细胞肿瘤等。其中侵蚀性葡萄胎、绒毛膜癌、胎盘部位滋养细胞肿瘤等统称为妊娠滋养细胞肿瘤（gestational trophoblastic neoplasia，GTN）。绝大多数妊娠滋养细胞疾病继发于妊娠。

第1节　葡　萄　胎

● **案例 17-1** ---

患者，女性，30 岁，已婚，G_1P_0。因停经 10 周，不规则少量阴道出血 3 天入院。查体：血压 110/70mmHg。妇科检查：子宫前倾，宫底于耻骨联合上 3 横指，两侧附件可触到鹅蛋大肿块，囊性、活动良好、表面光滑。查血 hCG150 000U/L，B 超显示宫腔内"落雪状"光团。门诊以"葡萄胎"收入院。

问题：1. 该患者最可能的诊断是什么？

2. 应如何进行处理？

葡萄胎也称水泡状胎块（hydatidiform mole），因妊娠后胎盘绒毛滋养细胞增生、间质水肿，形成大小不一的水泡，水泡间借蒂相连成串，状如葡萄而得名。葡萄胎分为完全性葡萄胎和部分性葡萄胎，临床大多数为完全性葡萄胎。

 病因

病因尚不明确。多认为其发生与种族、地域、年龄遗传等有一定的关系。通过细胞遗传学结合病理学研究表明，葡萄胎的发生与卵子或精子的异常受精关系密切。

> **知识链接**
>
> **葡萄胎相关因素**
>
> 1. 地域因素。亚洲和拉丁美洲的发生率较高，400～500 次妊娠中有 1 次葡萄胎，而北美和欧洲国家发生率较低，1000 次妊娠有 0.6～1.1 次，我国平均 1000 次妊娠约 0.78 次。
>
> 2. 营养状况与社会经济因素是可能的高危因素之一。饮食中缺乏维生素 A 及前体胡萝

卜素和动物脂肪者葡萄胎发生的概率显著升高。

3. 年龄是另一高危因素。大于 35 岁葡萄胎发生率是年轻妇女的 2 倍，大于 40 岁是 7.5 倍，而大于 50 岁的妇女妊娠时约 1/3 可能发生葡萄胎。小于 20 岁妇女葡萄胎发生率也显著升高。

4. 既往妊娠史。有过一次和两次葡萄胎妊娠史者，再次发生率分别为 1% 和 15%～20%。有过流产和不孕史也可能是高危因素。

二 病理

1. 完全性葡萄胎 大体检查宫腔内充满大小不一的水泡，无胎儿及附属物。镜下结构：①弥漫性滋养细胞增生；②绒毛间质水肿，血管消失；③胚胎或胎儿组织缺失；④种植部位滋养细胞呈弥漫和显著的异型性。

2. 部分性葡萄胎 仅部分绒毛呈水泡状，合并胚胎和胎儿组织，胎儿多已死亡，且常伴发育迟缓或多发性畸形，合并足月儿极少。镜下结构：①局限性滋养细胞增生；②有胚胎或胎儿组织。

3. 卵巢黄素囊肿 由于滋养细胞异常增生，产生大量人绒毛膜促性腺激素（hCG），刺激卵巢卵泡内膜细胞发生黄素化而形成囊肿，称卵巢黄素囊肿（图 17-1）。囊肿大小不等，最大直径可在 20cm 以上。表面光滑，活动度好，切面为多房，囊壁薄，囊液清亮或呈琥珀色。光镜下见囊壁为内衬 2～3 层黄素化卵泡膜细胞。完全性葡萄胎发生率为 30%～50%，部分性葡萄胎一般不伴黄素化。

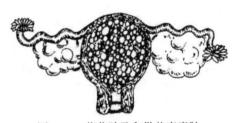

图 17-1 葡萄胎及卵巢黄素囊肿

三 临床表现

近年来，由于超声检查和 hCG 测定的广泛应用，多数患者尚未出现症状或仅有少量出血时已做出诊断，因此症状典型者少见。完全性葡萄胎较部分性葡萄胎症状典型。常见症状如下。

1. 停经后阴道出血 是葡萄胎最常见的症状。常发生于停经后 8～12 周，大多表现为不规则、少量阴道出血，呈暗红色，偶或伴有水泡状组织排出。出血时间较长者可致失血性贫血、继发感染。患者也可表现为一次大量阴道出血，致失血性休克。

2. 子宫异常增大 由于葡萄胎的迅速增长及宫腔内积血，大部分患者子宫大于停经月份，质软，无胎体感及胎心音。少数患者可因水泡退行性变或部分组织排除，子宫大小与停经月份相符或小于停经月份。

3. 妊娠呕吐 多发生于子宫异常增大和 hCG 水平异常增高者，出现时间一般较正常妊娠早，并且持续时间长、症状重。发生严重呕吐且未及时纠正，可导致水、电解质紊乱。

4. 子痫前期征象 多发生于子宫异常增大，可在妊娠 24 周前出现高血压、蛋白尿、水肿等征象。

5. 甲状腺功能亢进现象 约 7% 的葡萄胎患者可出现轻度甲状腺功能亢进症状，如心动过速、皮肤潮湿、震颤等，但突眼少见。葡萄胎清除后症状迅速消失。

6. 腹痛　葡萄胎增长迅速，致子宫增大迅速，可引起下腹胀痛；当子宫收缩排出宫腔内组织时患者可出现阵发性下腹痛，常发生在阴道出血之前；若卵巢黄素囊肿发生蒂扭转或破裂时，可出现急性腹痛。

7. 卵巢黄素囊肿　常为双侧，也可单侧，大小不等。由于子宫异常增大，在葡萄胎排空前一般较难通过妇科检查发现，多由 B 超检查做出诊断。葡萄胎清除后 2～4 个月，黄素囊肿可自行消退。

四　转归

正常情况下，葡萄胎排除后，血 hCG 稳定下降，首次降至阴性的平均时间大约 9 周，最长不超过 14 周。若葡萄胎排空后 hCG 持续异常应考虑妊娠滋养细胞肿瘤。

五　诊断

凡停经后不规则阴道出血、子宫大于停经月份者，触不到胎体、听不到胎心，孕妇感觉不到胎动，要考虑葡萄胎可能。若在妊娠早期出现子痫前期症状、阴道排出葡萄样水泡组织等支持诊断。下列辅助检查能协助明确诊断。

1. 超声检查　B 超是诊断葡萄胎可靠和敏感的辅助检查。完全性葡萄胎时子宫明显大于相应孕周，无妊娠囊及胎儿结构，宫内充满不均质密集或短条状回声，呈现"落雪状"或"蜂窝状"图像，常可探测到双侧或一侧卵巢囊肿。

2. 人绒毛膜促性腺激素（hCG）测定　血清 hCG 多在 10 万 U/L 以上，最高达 240 万 U/L，且持续不降。＞8 万 U/L 可帮助诊断。也有少数葡萄胎，尤其是部分性葡萄胎，因绒毛退行性变，hCG 升高不明显。hCG 的准确定量试验是诊断和随访葡萄胎的重要手段。

3. 其他检查　如 X 线胸片、血细胞和血小板计数、肝肾功能等。

六　鉴别诊断

1. 流产　葡萄胎病史与流产相似，容易混淆。但葡萄胎时多数子宫大于相应孕周，hCG 水平持续高值，阴道流出物中有水泡状物，B 超检查显示葡萄胎特点。

2. 双胎妊娠　双胎妊娠无阴道出血，B 超检查可以确诊。

七　治疗

1. 清宫　葡萄胎一经确诊，应及时在输液、备血准备下清除宫腔内容物。但清宫前首先应注意有无休克、子痫前期、甲状腺功能亢进及贫血等合并症，出现时应先对症处理，病情稳定后再处理。清宫时应充分扩张宫颈管，不用探针探测宫腔，选用大号吸管吸引。待葡萄胎组织大部分吸出、子宫明显缩小后，改用刮匙轻柔刮宫。为减少出血和预防子宫穿孔，可在充分扩张宫颈开始吸宫后静脉滴注催产素。子宫小于妊娠 12 周可以一次刮净，子宫大于妊娠 12 周或术中感觉一次刮净有困难时，可在 1 周后行第二次刮宫。每次刮出物取近宫壁新鲜无坏死组织送病理检查。

2. 预防性化疗　对有高危因素患者，给予预防性化疗可减少子宫局部侵犯及远处转移。高危因素有：①年龄＞40岁；②hCG异常增高或清宫后hCG下降缓慢或持续居高不下；③滋养细胞高度增生；④出现可疑转移病灶者；⑤随访困难者。一般选用甲氨蝶呤、氟尿嘧啶或放线菌素-D等单一药物，一般采用多疗程化疗至hCG阴性。部分性葡萄胎一般不做预防性化疗。

3. 子宫切除术　对于年龄接近绝经期、无生育要求者可行全子宫切除术，但应保留两侧卵巢。对于子宫小于妊娠14周大小者，可直接切除子宫。手术后仍需定期随访。

4. 卵巢黄素囊肿的处理　囊肿在葡萄胎清宫后会自行消退，一般不需处理。若发生急性扭转，可在B超或腹腔镜下作穿刺吸液，囊肿多能自然复位。若扭转时间较长而发生坏死，则需做患侧附件切除术。

八　随访

葡萄胎清宫术后要定期随访，以便及早发现妊娠滋养细胞肿瘤并及时处理。随访内容如下。

1. 询问清宫术后有无异常阴道出血，月经是否恢复正常，是否有咳嗽、咯血及其他转移灶症状。

2. 行妇科检查了解子宫复旧、黄素囊肿消退情况及阴道有无紫蓝色结节。

3. 定期测定血hCG，清宫术后每周复查1次，直至连续3次阴性，以后每月一次共6个月；此后每2个月一次共6个月；自第1次阴性后共随访1年。葡萄胎清宫术后血hCG将逐渐下降，一般于8周后降至正常，若8周后未降至正常或曾经一度降至正常后又再次升高，为异常，应考虑恶变。

4. 必要时做盆腔B超、X线胸片、CT等检查。

葡萄胎患者随访期间应可靠避孕1年，但对hCG下降缓慢者应延长避孕时间。避孕方法可选用避孕套或口服避孕药，不选用宫内节育器，以免混淆子宫出血的原因或造成穿孔。妊娠后，应在妊娠早期做B超和hCG测定，以明确是否正常妊娠，产后也需hCG随访至正常。

第2节　恶性滋养细胞肿瘤

● 案例17-2

某女，25岁。葡萄胎清宫术后3个月，不规则阴道出血1周。妇科检查：子宫增大如妊娠2个月大小，前壁突出，质软，无压痛；双侧附件无增厚及包块。B超探及子宫前壁4.3cm×4.5cm中等回声团，血hCG 200 000U/L。

问题：1. 该患者最可能的诊断是什么？

2. 应如何进行处理？

3. 主要应采取哪些治疗方法？

恶性滋养细胞肿瘤包括侵蚀性葡萄胎和绒毛膜癌。60%继发于葡萄胎妊娠，30%继发于流产，10%继发于足月妊娠或异位妊娠，其中侵蚀性葡萄胎全部继发于葡萄胎妊娠，绒毛膜癌可继发于葡萄胎妊娠，也可继发于流产、足月产、异位妊娠后。侵蚀性葡萄胎恶性程度一般不高，多数仅造成局部侵犯，仅4%患者出现远处转移，预后较好。绒毛膜癌恶性程度极高，早期可发生血行转移，破坏组织器官，引起坏死出血，在化疗药物问世以前，其死亡率高达90%以上。

随着诊疗技术及化疗的发展，绒毛膜癌患者的预后已得到极大改善。

一 病理

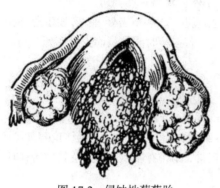

图 17-2　侵蚀性葡萄胎

侵蚀性葡萄胎大体检查可见子宫肌壁内有大小不等的水泡状组织，宫腔内可有或无原发病灶，当病灶接近子宫浆膜层时，子宫表面可见紫蓝色结节，甚至可穿透子宫浆膜层或侵入阔韧带内（图 17-2）；镜下可见水泡状组织侵入肌层，有绒毛结构及滋养细胞增生和异型性，有时绒毛结构可退化，仅见绒毛阴影。

绒毛膜癌大体检查见肿瘤侵入子宫肌层内，可突向宫腔或穿破浆膜，单个或多个，大小不等，质地软而脆，伴明显出血和坏死；镜下见滋养细胞和合体细胞成片状高度增生，明显异型，排列紊乱，不形成绒毛或水泡状结构，并广泛侵入子宫肌层和破坏血管，造成出血、坏死。肿瘤不含间质和自身血管，瘤细胞靠侵蚀母体血管而获取营养物质。

二 临床表现

（一）无转移滋养细胞肿瘤

大多继发于葡萄胎妊娠。

1. 不规则阴道出血　在葡萄胎排空、流产、足月产、异位妊娠后，出现不规则阴道出血，量多少不定。长期阴道出血可继发贫血。

2. 子宫复旧不全或不均匀增大　常在葡萄胎排空后 4~6 周，子宫未恢复到正常大小，质地偏软。由于病灶部位和大小的影响，子宫可呈不均匀增大。

3. 卵巢黄素囊肿　由于 hCG 的持续作用，卵巢黄素囊肿持续存在。

4. 腹痛　一般无腹痛，但当病灶穿破子宫浆膜层时，导致腹腔内出血，患者出现急性腹痛；若子宫病灶坏死继发感染也可引起腹痛，同时有脓性白带；黄素囊肿扭转或破裂时出现急性腹痛。

（二）转移性滋养细胞肿瘤

绒毛膜癌较侵蚀性葡萄胎易发生转移。肿瘤主要经血行播散，转移发生早而且广泛。最常见的转移部位是肺（80%），其次是阴道（30%），以及盆腔（20%）、肝（20%）、脑（10%）等。

1. 肺转移　早期可无症状，仅通过 X 线胸片或肺 CT 做出诊断。典型病例可出现胸痛、咳嗽、咯血及呼吸困难等症状。少数情况下，可因肺动脉滋养细胞瘤栓形成，造成急性肺梗死，出现肺动脉高压、急性肺衰竭及右心衰竭。

2. 阴道转移　阴道黏膜呈紫蓝色结节，破溃后出现阴道大出血，可继发感染。

3. 脑转移　为患者主要致死原因。一般同时伴有肺转移和（或）阴道转移。按病程进展分 3 期：瘤栓期，可出现一过性猝然跌倒，短暂失语、失明等；脑瘤期，即瘤组织增生侵入脑组织形成脑瘤，出现头痛、喷射性呕吐、偏瘫、抽搐，直至昏迷；脑疝期，因脑瘤增大及周围组织出血、水肿，造成颅内压增高，脑疝形成，压迫生命中枢，突发呼吸心跳停止，最终死亡。

4. 肝转移　为不良预后因素之一，多同时伴有肺转移。病灶较小时可无症状，也可表现为右上腹疼痛、黄疸等，若病灶穿破肝包膜可出现腹腔内出血，导致死亡。

 三 诊断

根据葡萄胎排空后或流产、足月分娩、异位妊娠后出现阴道出血和（或）转移灶及其相应症状和体征，应考虑滋养细胞肿瘤可能，结合 hCG 测定等检查，滋养细胞肿瘤的临床诊断可以确立。

1. 血 hCG 测定　为最重要的辅助检查方法。符合下列标准中的任何一项，排除再次妊娠或妊娠物残留，可诊断为妊娠滋养细胞肿瘤。①葡萄胎清宫术后血 hCG 测定 4 次（即 1 日、7 日、14 日、21 日测定）高水平呈平台状态（±10%），并持续 3 周或更长时间；②葡萄胎后清宫术后血 hCG 测定 3 次（即 1 日、7 日、14 日）上升（＞10%），并至少持续 2 周或更长时间；③足月产、流产、异位妊娠后 4 周以上，血 hCG 仍持续高水平或一度下降后又上升，排除妊娠物残留或再次妊娠。

2. 影像学诊断　B 超检查是诊断子宫原发病灶最常用的方法，可早期发现病变侵入子宫肌层。声像图上子宫可正常大小或不均匀增大，肌层内可见异常回声区。彩色多普勒超声主要显示丰富的血流信号和低阻型血流频谱。胸部 X 线摄片为常规检查，典型表现为棉球状或团块状阴影，是诊断肺转移的重要方法。CT 对发现肺部较小病灶和脑等部位的转移灶有较高的诊断价值。磁共振主要用于脑、肝、盆腔转移病灶诊断。

3. 组织学诊断　取子宫肌层或子宫外转移病灶组织做病理检查，若任一病灶中见绒毛或退化的绒毛阴影，诊断为侵蚀性葡萄胎；若仅见成片滋养细胞浸润及坏死出血，未见绒毛组织，则诊断为绒毛膜癌。

组织学证据对于妊娠滋养细胞肿瘤的诊断不是必需的，但有组织学证据时应以组织学诊断为准。

四 临床分期

为制订合适的治疗方案，以实施个体化治疗，近年来采用国际妇产科联盟（FIGO，2000年）妇科肿瘤委员会制订的临床分期，该分期包含了解剖学分期和预后评分系统两个部分（表 17-1，表 17-2），其中预后评分≤6 分者为低危，≥7 分者为高危。

表 17-1　滋养细胞肿瘤解剖学分期（FIGO，2000 年）

分期	病变部位
Ⅰ期	病变局限于子宫
Ⅱ期	病变扩散，但仍局限于生殖器官（附件、阴道、阔韧带）
Ⅲ期	病变转移至肺，有或无生殖系统病变
Ⅳ期	所有其他转移

表 17-2　预后评分系统（FIGO/WHO，2000 年）

评分	0	1	2	4
年龄（岁）	＜40	≥40	—	—
前次妊娠	葡萄胎	流产	足月产	—
距前次妊娠时间（月）	＜4	4～7	7～12	＞12

续表

评分	0	1	2	4
治疗前血 hCG（U/L）	≤10³	>10³~10⁴	>10⁴~10⁵	≥10⁵
最大肿瘤大小（包括子宫）	—	3~5cm	≥5cm	—
转移部位	肺	脾、肾	胃肠道	肝、脑
转移病灶数目	—	1~4	5~8	>8
以往失败化疗	—	—	单药	两种或两种以上药物

五 治疗

治疗原则以化疗为主，手术和放疗为辅。尤其是侵蚀性葡萄胎，化疗几乎替代手术治疗。但手术治疗在控制急性大出血、感染及去除残余耐药病灶方面仍占主导地位。

1. 化疗

（1）药物选择：一般认为，氟尿嘧啶（5-FU）和放线菌素 D（KSM）疗效好、不良反应轻，是首选药物。5-FU 适用于肺、生殖道、泌尿道转移。KSM 治疗肺转移效果较好，如与 5-FU 合用疗效更好。甲氨蝶呤（MTX）疗效也好，但不良反应较重，适用于胃肠和肝、脑等转移。

（2）治愈标准：临床症状及转移灶消失；疗程结束后每周测 hCG 一次，连续 3 次正常后，再巩固治疗 1~3 个疗程。3 年无复发为治愈。

（3）不良反应防治：化疗的主要不良反应为骨髓抑制，其次为消化道反应、肝肾功能损害及脱发等。化疗前应先检查骨髓及肝、肾功能等，用药期间严密观察，如白细胞下降到 4×10^9/L 或血小板 $<100\times10^9$/L，则应停药并对症处理。

2. 手术治疗

（1）病变在子宫，化疗效果不理想，对于无生育要求的无转移患者可选择全子宫切除术，生育期年龄应保留卵巢。对于有生育要求者，若穿孔病灶不大，可作病灶切除加子宫修补术。

（2）对多次化疗未能吸收的孤立耐药肺转移灶，血 hCG 水平不高，可考虑做肺叶切除术。注意与病灶吸收后形成的纤维化结节相鉴别。

3. 放射治疗 目前应用较少，主要用于肝、脑转移和肺部耐药病灶的治疗。

4. 耐药复发病例治疗 20%左右高危转移患者出现耐药和复发。治疗策略：①治疗前准确分期和评分，给予规范的化疗方案，以减少耐药和复发；②采用由有效二线化疗药物组成的联合化疗方案；③采用综合治疗和探索新的治疗手段。

六 随访

治疗结束后应严密随访，第 1 次在出院后 3 个月，然后每 6 个月 1 次至 3 年，此后每年 1 次直至 5 年，以后可每 2 年 1 次。也可以 Ⅰ~Ⅲ期低危患者随访 1 年，高危患者包括 Ⅳ期随访 2 年。随访内容同葡萄胎。随访期间应严格避孕，一般于化疗停止≥12 个月后方可妊娠。

自 测 题

一、选择题

A₁/A₂型题

1. 侵蚀性葡萄胎及绒毛膜癌最常见的转移部位是（　　）
   A. 肺转移　　　　　　B. 脑转移
   C. 阴道转移　　　　　D. 盆腔转移
   E. 肝转移

2. 葡萄胎刮宫术后随访的主要目的是（　　）
   A. 及早发现妊娠
   B. 及早发现恶变
   C. 了解盆腔恢复情况
   D. 指导避孕
   E. 检查刮宫是否彻底

3. 评估葡萄胎的症状及体征，不正确的是（　　）
   A. 阴道出血，伴有水泡状组织排出
   B. 子宫大于妊娠月份
   C. 可能无胎儿存在
   D. 关节疼痛
   E. 妊娠早期有高血压、蛋白尿或水肿

4. 葡萄胎确诊后的治疗原则是（　　）
   A. 放疗　　　　B. 及时清除宫腔内容物
   C. 预防性化疗　D. 子宫切除术
   E. 催产素静脉滴注引产

5. 葡萄胎的病理变化是（　　）
   A. 绒毛的外层为滋养细胞，中间为间质及血管
   B. 绒毛滋养细胞增生，间质水肿，血管消失
   C. 有绒毛结构，常侵犯深肌层
   D. 滋养细胞高度增生，排列紊乱，无绒毛结构
   E. 绒毛水肿，滋养细胞呈退行性变，可无血管

6. 葡萄胎患者不可能的情况是（　　）
   A. 子宫大于停经月份
   B. 妊娠反应严重
   C. B超呈"落雪状"
   D. 卵巢黄素囊肿
   E. hCG 阴性

7. 某已婚妇女，25 岁，停经 3 个月，不规律阴道出血 1 个月。查体：阴道排出血液中见水泡状组织，子宫增大如妊娠 5 个月大小。首先考虑的诊断是（　　）
   A. 不全流产　　　　B. 葡萄胎
   C. 双胎妊娠流产　　D. 子宫肌瘤
   E. 子宫内膜癌

8. 患者，女，26 岁，G_1P_0，因患葡萄胎住院治疗，经清宫后各项化验正常。出院后随访的最重要内容是（　　）
   A. 盆腔检查　　　　B. B超检查
   C. 血 hCG 定量测定 D. 血常规
   E. X 线胸片

A₃/A₄型题

（9、10题共用题干）

某女，30 岁。葡萄胎清宫术后 5 个月，阴道出血不净，时多时少，伴咳嗽、咯血，血 β-hCG 水平明显高于正常水平。

9. 该患者首先考虑为何病（　　）
   A. 肺结核　　　　B. 异位妊娠
   C. 侵蚀性葡萄胎　D. 再次葡萄胎
   E. 绒毛膜癌

10. 该患者首选治疗方案为（　　）
    A. 刮宫术　　　　B. 子宫切除
    C. 化疗　　　　　D. 子宫切除+化疗
    E. 放疗

（11、12题共用题干）

28 岁妇女，6 个月前曾行引产术，2 天前出现不规则阴道出血，咳嗽，痰中带血，来院就诊。妇科检查：子宫稍增大，质软，双侧附件区无异常发现。X 线胸片见双侧肺野外带多个小结节状阴影，似棉球样；血 hCG 1700kU/L。

11. 最可能的诊断是（　　）
    A. 侵蚀性葡萄胎肺转移
    B. 绒毛膜癌肺转移
    C. 继发肺结核
    D. 继发大叶性肺炎
    E. 功能失调性子宫出血

12. 上述患者,可以行下列哪项检查确诊( )
    A. B 超检查　　　　　　　B. CT 检查
    C. 诊断性刮宫　　　　　　D. 血清 hCG
    E. 肺组织病变处穿刺活检

二、思考题

葡萄胎清除术后如何随访?

三、案例分析题

葡萄胎清宫术后 7 个月患者,近 2 周出现阴道不规则出血,近几日食欲减退、咳嗽、咳痰,痰中有少许血丝,来院就诊。查体:体温 37.5℃,血压 90/60mmHg,脉搏 90 次/分,妇科检查:外阴正常,阴道有 1cm×1cm 紫蓝色结节;宫体前倾前屈位,为妊娠 50 日大小,质软,可活动;双附件无异常发现。该患者应做哪些辅助检查帮助诊断? 如何治疗?

（杨　静）

第18章 女性生殖内分泌疾病

女性生殖内分泌疾病是妇科常见疾病，是由下丘脑-垂体-卵巢轴（hypothalamus-pituitary-ovarian axis，HPOA）异常所致，部分还涉及遗传因素、女性生殖器官发育异常等。临床常见有功能失调性子宫出血、闭经、多囊卵巢综合征、痛经、经前期综合征、绝经综合征、高催乳素血症等。

第1节　功能失调性子宫出血

 案例18-1

患者，女性，46岁。G_2P_1，平素月经规律 $14\dfrac{3\sim5}{28\sim30}$。半年来，月经周期延长，为 $7\sim10$ 日，经量增多。此次月经量多且持续 12 日。妇科检查：外阴、阴道未见异常，宫颈光滑，子宫稍大稍软，双附件未见异常。

问题：1. 该患者最有可能的诊断是什么？

　　　2. 为明确诊断，还应做哪些检查？

　　　3. 对于该患者主要采取哪些治疗措施？

功能失调性子宫出血（dysfunctional uterine bleeding，DUB），简称功血，是由于生殖内分泌轴功能紊乱造成的异常子宫出血，而全身及内外生殖器官无器质性病变，分为无排卵性宫血和排卵性月经失调。约 85% 病例属于无排卵性功血。

一、无排卵性功能失调性子宫出血

（一）病因及发病机制

正常月经是伴随卵巢周期性变化而出现的子宫内膜功能层周期性脱落与出血，正常的月经周期为 $21\sim35$ 日，平均 28 日，经期 $2\sim7$ 日，经量 $30\sim50$ml，表现为规律性和自限性，当机体受到内部或外部各种因素影响，如精神过度紧张、忧伤、恐惧、应激、环境及气候改变及营养不良、贫血等，可通过大脑皮质和中枢神经系统，引起下丘脑-垂体-卵巢轴功能调节或靶细胞效应异常而导致月经失调。无排卵性功血好发于青春期和绝经过渡期，也可发生于生育年龄。

青春期，机体尚未建立稳定的周期性调节，大脑中枢对雌激素的正反馈作用存在缺陷，FSH

呈现低水平，无促排卵性 LH 陡直高峰形成而无排卵。绝经过渡期，由于卵巢功能逐渐衰退，卵巢对垂体促性腺激素的反应性低下，卵泡发育受阻而不能排卵。生育期妇女有时因应激等因素干扰，也可发生无排卵。

无排卵性功血由于无排卵、无黄体形成，子宫内膜受单一雌激素刺激而无孕酮对抗，引起雌激素突破性出血或撤退性出血。雌激素突破性出血有两种类型：低水平雌激素维持在阈值水平，可发生间断性少量出血，内膜修复慢，出血时间长；高水平雌激素维持在有效浓度，则引起长时间闭经，因无黄体酮参加，内膜增厚而不牢固，易发生急性突破出血，且血量汹涌。雌激素撤退性出血是子宫内膜在单一雌激素刺激下持续增生，此时因多数生长卵泡退化闭锁，导致雌激素水平突然急剧下降，内膜失去激素支持而剥脱出血。

无排卵性功血时，异常子宫出血还与子宫内膜出血自限机制缺陷有关，主要表现为：①组织脆性增加；②子宫内膜脱落不完全导致修复困难；③血管结构与功能异常；④凝血与纤溶异常；⑤血管舒张因子异常。

（二）病理

1. 子宫内膜增生症　分为单纯性增生、复杂性增生、不典型增生。其中最常见的为单纯性增生，主要表现为腺体及间质弥漫性增生。复杂性增生只涉及腺体，通常表现为局灶性增生，由于腺体增生明显，使间质减少，出现腺体与腺体相邻、呈背靠背现象。不典型增生也只涉及腺体，通常表现为局灶性增生，但也可出现多灶性或弥漫性，细胞有异型性，极性紊乱，体积增大，核质比例增加，核深染，见核分裂象，属于癌前病变，不典型增生不属于功血范畴。

2. 增生期子宫内膜　增生期子宫内膜与正常月经周期中子宫内膜无差别，但在月经周期后半期甚至月经期，依然表现为增生期。

3. 萎缩型子宫内膜　子宫内膜萎缩，腺体变小而少，腺管狭而直，腺上皮表现为单层立方形或低柱状细胞，间质变少而致密，胶原纤维相对增多。

（三）临床表现

无排卵性功血患者临床上可有各种不同的异常子宫出血。最常见的症状是子宫不规则出血，表现为月经周期紊乱，经期长短不一，经量不定或增多，甚至大量出血。出血期间一般无腹痛或其他不适，常继发贫血，大量出血可导致休克。

根据出血的特点，异常子宫出血表现为：①月经过多，周期规律，但经期延长（＞7 日）或经量增多（＞80ml）；②子宫不规则出血，周期不规律，经期延长，经量过多；③子宫不规则出血，周期不规律，经期延长而经量正常；④月经过频，月经频发，周期缩短（＜21 日）。

（四）诊断

1. 病史　详细了解异常子宫出血的类型、发病时间、病程经过、出血前有无停经史及既往治疗经过。询问患者年龄、月经史、婚育史、避孕措施、激素类药物使用情况，以及是否存在引起月经失调的全身或生殖系统相关疾病。

2. 体格检查　包括全身检查和妇科检查，检查有无贫血、甲状腺功能是否正常、多囊卵巢综合征及出血性疾病的阳性体征。妇科检查应注意排除阴道、宫颈及子宫器质性病变。

3. 辅助检查

（1）子宫内膜取样：包括诊断性刮宫和子宫内膜活组织检查。诊断性刮宫目的是止血及明确子宫内膜病理诊断，适用于年龄大于 35 岁、药物治疗无效或存在子宫内膜癌高危因素的患者。为确定卵巢排卵和黄体功能，应在经前期或月经来潮 6 小时内刮宫，不规则阴道出血或大量出血时，可随时刮宫。子宫内膜活组织检查使用 Karman 套管或小刮匙取样，创伤小，能获得足够标本进行诊断。

（2）盆腔 B 超检查：注意子宫内膜厚度及回声，排除宫腔及其他生殖道病变。

（3）宫腔镜检查：宫腔镜直视下取病变区活检，排除其他宫腔内病变。

（4）基础体温测定：呈单相型，提示无排卵。

（5）血清性激素测定：血黄体酮值，若其浓度≥3ng/ml 提示近期有排卵；测定血黄体酮、催乳素水平及甲状腺功能以排除其他内分泌疾病。

（6）妊娠试验：有性生活者，应注意排除妊娠及与妊娠相关的疾病。

（7）感染病原体检查：取阴道或宫颈分泌物检查，以排除生殖道感染。

（8）血细胞计数：了解有无贫血及血小板异常。

（9）凝血功能测定：测定出凝血时间、凝血酶原时间、部分促凝血酶原时间，以排除凝血功能障碍疾病。

（五）鉴别诊断

诊断功血前应排除全身性疾病或生殖器官器质性病变所致的生殖器官异常出血，需与下列疾病相鉴别。

1. 异常妊娠或妊娠并发症　如流产、异位妊娠、葡萄胎、子宫复旧不良、胎盘残留等。

2. 生殖器官肿瘤　如卵巢肿瘤、子宫肌瘤、宫颈癌等。

3. 生殖器官感染　如急性或慢性子宫内膜炎、宫颈炎等炎症。

4. 激素类药物使用不当及宫内节育器或异物引起的子宫不规则出血。

5. 全身性疾病　如血液病、肝肾衰竭、甲状腺功能亢进症或减退症等。

（六）治疗

1. 功血的一线治疗是药物治疗　对于青春期及生育年龄无排卵性功血以止血、调节周期、恢复排卵为治疗目的。绝经过渡期功血以止血、调整周期、减少经量、防治子宫内膜病变为目的。

（1）止血：对于少量出血患者，可使用最低有效量激素，减少药物副作用；对于大量出血患者，要求性激素治疗必须在 8 小时内见效，24～48 小时出血基本停止，96 小时以上仍未能止血，应考虑更改诊断。

1）雌、孕激素联合用药：联合用药的效果优于单一药物。青春期和生育年龄无排卵性功血可给予口服避孕药。①出血量不太多的青春期和生育年龄患者可给予复方低剂量避孕药，连续 3～6 个周期；②对于急性大出血，且病情稳定的患者给予去氧孕烯炔雌醇片（妈富隆）、复方孕二烯酮片或炔雌醇环丙孕酮片，1～2 片/次，每日 8～12 小时 1 次，血止后 3 日开始减量，每 3 日减量 1/3 直至每日 1 片维持至止血 21 日。在雌、孕激素联合的基础上，加用雄激素，可加速止血。

2）雌激素：大量雌激素可迅速促进子宫内膜生长，短期修复创面出血，也称之为子宫修复法。适用于急性大出血患者。①苯甲酸雌二醇：初剂量 3～4mg/d，分 2～3 次肌内注射。若出血明显减少则维持；若出血未见减少，则加量。也可从 6～8mg/d 开始。出血停止 3 日后开始减量，通常每 3 日以 1/3 量递减。每日最大量不超过 12mg。②结合雌激素：每次 1.25mg，或戊酸雌二醇 2mg/次，口服，4～6 小时 1 次，止血 3 日后按每 3 日减量 1/3 逐渐减量；或应用结合雌激素针剂 25mg 静脉注射，可 4～6 小时重复 1 次，一般用药 2～3 次，次日应给予口服结合雌激素 3.75～7.50mg/d，并按每 3 日减量 1/3 逐渐减量，亦可在 24～48 小时开始服用口服避孕药；间断性少量长期出血者可用雌激素生理替代计量。血液高凝状态者和有血栓性疾病史患者禁用大剂量雌激素止血。

3）孕激素：孕激素可使子宫内膜转化为分泌期，起药物性刮宫的作用，适用于体内已有一定雌激素水平，且贫血不严重者。孕激素疗法也称子宫内膜脱落法或药物性刮宫，停药后短期内有撤退性出血。常用 17α-羟孕酮衍生物如甲羟孕酮、甲地孕酮；19-去甲基睾酮衍生物如炔诺酮等。炔诺酮每次 5mg，8 小时 1 次，2～3 日血止后每隔 3 日递减 1/3 量，直至维持量每日 2.5～5mg/d，持续用药至血止后 21 日停药，停药后 3～7 日发生撤退性出血。

4）宫内孕激素释放系统：适用于严重月经过多的患者，通过在宫腔内放置含孕酮或左炔诺孕酮宫内节育器，使孕激素在局部直接作用于子宫内膜。

5）刮宫术：刮宫可迅速止血，并具有诊断价值，可了解内膜病理，除外恶性病变，对于绝经过渡期及病程长的生育年龄患者应首先考虑使用刮宫术。对无性生活史的青少年，不轻易行刮宫术，仅适用于大量出血且药物治疗无效，需立即止血或检查子宫内膜组织学患者，宫腔镜下行刮宫术可提高诊断准确率。

6）其他：可使用非甾体抗炎药物或止血药物以达到治疗效果。

（2）调整月经周期：青春期和生育年龄无排卵性功血患者以恢复正常内分泌功能、建立正常月经周期为目的；对绝经过渡期患者以控制出血、预防子宫内膜增生症为目的。

1）雌、孕激素序贯法：即人工周期。模拟自然月经周期中卵巢的内分泌变化，序贯应用雌、孕激素，使子宫内膜发生相应变化，引起周期性脱落。适用于青春期及生育年龄功血内源性雌激素水平较低者。

2）雌、孕激素联合法：此法适用于生育年龄功血内源性雌激素水平较高者及绝经过渡期患者，尤其有避孕需求的患者。在雌激素使用的同时即用孕激素，限制雌激素的促内膜生长作用，使撤退性出血逐步减少，其中雌激素可预防治疗过程中孕激素突破性出血，常用口服避孕药，一般自出血第 5 日起每日 1 片，连服 21 日，连续 3 个周期为 1 个疗程。对停药后仍未建立正常月经周期者，可酌情延至 6 个周期。

3）后半周期疗法：适用于青春期或活检增生期内膜功血患者，可于月经周期后半期服用孕激素，如醋酸甲羟孕酮 10mg，每日 1 次，连用 10 日为 1 个周期，酌情使用 3～6 个周期。

（3）促排卵：青春期患者一般不主张适用促排卵药物，对有生育要求无排卵的不孕患者，可针对病因促排卵，具体方法在本章第 2 节介绍。

2. 手术治疗

（1）手术适应证：药物治疗效果不佳或不宜用药、无生育要求的患者，尤其是不易随访的年龄较大的患者，应考虑手术治疗。

（2）手术方式

1）子宫内膜切除术：利用宫腔镜下电切割或激光切除子宫内膜，或采用滚动球电凝或热疗等方法，直接破坏大部分或全部子宫内膜和浅肌层，使月经减少或达到闭经。适用于药物治疗无效、不愿或不适合切除子宫的患者。

2）子宫切除术：患者经过各种治疗但效果均不佳时，经患者及其家属知情同意后可行子宫切除术。

二 排卵性月经失调

排卵性月经失调多发生于生育期妇女，患者有周期性排卵，临床有可辨认的月经周期。

（一）月经周期间出血

月经周期间出血又分为黄体功能异常和围排卵期出血。

1. 发病机制

（1）黄体功能异常

1）黄体功能不足：指月经周期中有 0 个卵泡发育及排卵，但黄体期孕激素分泌不足或黄体过早衰退，导致子宫内膜分泌反应不良和黄体期缩短。足够水平的 FSH 和 LH 及卵巢对 LH 良好的反应，是黄体健全发育的必要条件。黄体期孕激素分泌不足，黄体过早衰退，子宫内膜分泌反应不足，有时黄体分泌正常但维持时间短，均可导致黄体功能不健全。

2）子宫内膜不规则脱落：指月经周期有排卵，黄体发育良好，但由于下丘脑-垂体-卵巢轴功能紊乱或溶黄体机制失常，从而引起萎缩过程延长，导致子宫内膜不规则脱落。

（2）围排卵期出血：又称经间期出血，目前发病机制尚不明确。可能是由于内膜对雌激素波动过于敏感。

2. 病理 黄体功能不足时，子宫内膜形态一般表现为分泌期内膜，腺体分泌不良，间质水肿不明显或腺体与间质发育不同步，内膜活检显示分泌反应落后 2 日。而黄体萎缩不全时月经期第 5～6 日仍能见到呈分泌反应的子宫内膜，常表现为混合型子宫内膜，即残留的分泌期内膜与出血坏死组织及新增生的内膜混合存在。

3. 临床表现

（1）黄体功能不足：一般表现为月经周期缩短。有时月经周期虽然在正常范围内，但卵泡期延长，黄体期缩短，以致患者不易受孕或在妊娠早期流产。

（2）子宫内膜不规则脱落：黄体萎缩不全时，表现为月经周期正常，但经期延长，长达 9～10 日甚至更长，且出血量多。

（3）围排卵期出血：表现在两次月经中间，即排卵期阴道出血。一般出血期≤7 日，多数持续 1～3 日，量少，时有时无，血停数日后又出血。

4. 诊断

（1）黄体功能不足：可根据临床表现、基础体温、血黄体酮测定和内膜活检结果来诊断。黄体功能不足时，基础体温呈双相型，但高温相小于 11 日；血黄体酮低于 10mg/ml；子宫内膜活检显示分泌反应至少落后 2 日。必要时应结合 B 超检查和腹腔镜检查。

（2）子宫内膜不规则脱落：可根据临床表现、基础体温和病理结果做出诊断。黄体萎缩不全时，基础体温呈双相型，但是下降缓慢。在月经第 5～6 日行诊断性刮宫。

（3）围排卵期出血可根据临床表现排除器质性病变，并做出诊断。

5. 治疗

（1）黄体功能不足的治疗

1）促进卵泡发育：①卵泡期使用低剂量雌激素，月经第 5 日开始口服妊马雌酮 0.625mg 或戊酸雌二醇 1.000mg，连续 5～7 日。②月经第 3～5 日每日开始口服氯米芬 50mg，连续 5 日。

2）促进月经中期 LH 峰形成：当卵泡成熟后，给予 hCG 5000～10 000U 一次或分两次肌内注射。

3）黄体功能刺激疗法：基础体温上升后隔日肌内注射 hCG 1000～2000U，共 5 次。

4）黄体功能代替疗法：自排卵后开始每日肌内注射黄体酮 10mg，共 10～14 日。

5）合并高催乳素的治疗：使用溴隐亭每日 2.5～5.0mg。

6）口服避孕药：周期性使用口服避孕药 3～6 个周期，适用于有避孕需求者。

（2）子宫内膜不规则脱落的治疗

1）孕激素：孕激素通过对下丘脑-垂体-卵巢轴的负反馈作用促使黄体萎缩，排卵后或下一次月经前 14 日口服甲羟孕酮 10mg 或地屈孕酮 10mg，连续 10 日。

2）促绒性素：用法同黄体功能不足患者。

3）口服避孕药物。

（3）围排卵期的治疗：口服避孕药，抑制排卵，控制周期。

（二）月经过多

指月经周期规律、经期正常，但经量增多（＞80ml）。

1. 病因及发病机制

（1）神经内分泌功能失调：主要是由下丘脑-垂体-卵巢轴的功能不稳定或是有缺陷而导致。

（2）卵巢问题：常发生在育龄期妇女月经失调时。

（3）器质性病变或药物：包括生殖器官局部炎症、肿瘤、发育异常、营养不良；颅内疾病；其他内分泌功能失调也可导致月经过多；血液疾病等。使用治疗精神方面疾病的药物、内分泌制剂或使用宫内节育器等均有可能导致经量过多。

本病发病机制复杂，可能因子宫内膜纤溶酶活性过高或前列腺素血管舒缩因子分泌比例失调，也可能与分泌晚期子宫内膜雌、孕激素高于正常有关。

2. 病理　子宫内膜形态一般表现为分泌期内膜，可能存在间质水肿不明显或腺体与间质发育不同步。

3. 临床表现　一般表现为月经周期规律、经期正常，但经量大于80ml。妇科检查无引起异常子宫出血的生殖器官器质性病变。

4. 辅助检查　子宫内膜活检显示分泌反应，无特殊病变；血清基础性激素测定结果正常，必要时可做宫腔镜、腹腔镜、B超、子宫动脉造影等。

5. 诊断　可根据临床表现及辅助检查做出诊断。

6. 鉴别诊断　月经过多应注意与子宫肌瘤、子宫腺肌症、子宫内膜癌等器质性病变和多囊卵巢综合征等妇科内分泌疾病相鉴别。

7. 治疗

（1）药物治疗：①使用止血药物，氨甲环酸1g，每日2～3次。也可使用酚磺乙胺、维生素K等。②要求避孕者：可在宫内放置含左炔诺孕酮的宫内节育器。③孕激素内膜萎缩法，参照无排卵功血治疗。

（2）手术治疗：对于无生育要求或药物治疗无效者可考虑手术治疗，可采用宫腔镜内膜去除治疗、子宫切除手术或子宫动脉栓塞术。

第2节　闭　　经

● 案例18-2

患者，女性，26岁。22岁结婚，婚后4年未避孕，未孕。13岁初潮，月经一直不规律，量极少，2年后闭经，接受黄体酮及人工周期治疗，开始黄体酮注射有少量撤退性出血，6个月后不再出血，只有周期性服用雌激素和孕激素才会有"月经"，无类似家族病史，无特殊病史、精神创伤和慢性疾病史。

问题：1. 该患者的初步诊断是什么？

2. 为了明确诊断，应做哪些检查？

3. 对于该患者主要的治疗方法是什么？

闭经表现为无月经或月经停止，是一种常见的妇科症状，而非疾病。青春期前、妊娠期、哺乳期及绝经后的月经不来潮均属生理现象，不属于本章讨论范畴。

 分类

1. 根据既往有无月经来潮分为原发性闭经和继发性闭经　原发性闭经是指年龄超过 13 岁，第二性征未发育；或年龄超过 15 岁，第二性征已发育，但月经尚未来潮。继发性闭经是指正常月经建立后月经停止 6 个月，或按自身原有月经周期计算停止 3 个周期以上。

2. 生理性闭经和病理性闭经　①生理性闭经：是指妊娠期、哺乳期和绝经后的无月经现象，属于正常生理现象；②病理性闭经：是指直接或间接由中枢神经系统下丘脑-垂体-卵巢轴及靶器官子宫的各个环节的功能性或器质性病变引起的闭经。

3. 按病变部位分类　可分为下丘脑性闭经、垂体性闭经、卵巢性闭经、子宫性闭经及生殖道发育异常导致的闭经。

4. WHO 将闭经分为三型　①Ⅰ型：无内源性雌激素产生，FSH 水平正常或低下，PRL 水平正常，无下丘脑、垂体器质性病变的证据；②Ⅱ型：有内源性雌激素产生，FSH 和 PRL 水平正常；③Ⅲ型：FSH 水平升高，提示卵巢功能衰竭。

 病因及临床表现

（一）原发性闭经

原发性闭经较为少见，多见于遗传原因或先天发育缺陷引起，如先天性卵巢发育不全综合征（Turner 综合征）等。

（二）继发性闭经

继发性闭经发生率明显高于原发性闭经。病因复杂，根据控制正常月经周期的主要环节，分为以下几类。

1. 下丘脑性闭经　下丘脑性闭经是中枢神经系统及下丘脑各种功能和器质性疾病引起的闭经，以功能性原因为主，是继发性闭经最常见的类型。

（1）精神应激：突然或长期精神创伤、环境变化等因素均可使机体处于紧张的应激状态，扰乱中枢神经与下丘脑的联系，并通过下丘脑-垂体-卵巢轴影响卵泡的发育及成熟，使排卵功能障碍而引起闭经。多见于年轻未婚妇女，从事紧张脑力劳动者。闭经多为一时性，通常很快会自行恢复，也有持续时间较长者。

（2）体重下降和营养缺乏：体重与月经紧密联系，不论单纯性体重下降或真正的神经性厌食均可引起闭经。临床表现为厌食、极度消瘦、低促性腺激素释放激素（GnRH）性闭经、低体温、低血压、各种血细胞计数及血浆蛋白低下，重症可危及生命。

（3）运动性闭经：长期剧烈运动如长跑等易导致闭经。剧烈运动后下丘脑促性腺激素释放激素分泌受到抑制，导致促性腺激素受到抑制，从而导致闭经。

（4）药物性闭经：长期应用某些药物，如吩噻嗪衍生物、利舍平及甾体类避孕药，可出现闭经。药物性闭经通常是可逆的，停药后 3～6 个月一般可恢复正常。

（5）颅咽管瘤：颅咽管瘤是由外胚叶形成的颅咽管残余的上皮细胞发展起来的一种常见的胚胎残余组织肿瘤，瘤体增大压迫下丘脑-垂体引起的功能紊乱，导致颅内压增高、视力及视物障碍、闭经、生殖器萎缩、肥胖等。

2. 垂体性闭经　主要病变在垂体。腺垂体器质性病变或功能失调可影响促性腺激素的分泌，继而影响卵巢功能从而引起闭经。

（1）垂体梗死：常见为希恩（Sheehan）综合征。是由于产后大出血休克，导致垂体缺血坏死，从而引起腺垂体功能低下。临床表现为闭经、无泌乳、性欲减退、毛发脱落等，第二性征衰退，生殖器官萎缩，以及肾上腺皮质、甲状腺功能减退，出现畏寒、嗜睡、低血压，可伴随严重而局限的眼眶后方疼痛、视野缺损及视力减退等症状，基础代谢率低。

（2）垂体肿瘤：位于蝶鞍内的腺垂体各种腺细胞可发生肿瘤引起闭经、溢乳、不育、头痛等症状。

（3）空泡蝶鞍综合征（empty sella syndrome，ESS）：是指蛛网膜下隙从鞍膈与垂体柄相接处疝入蝶鞍内，并被脑脊液填充的临床现象。主要临床表现包括头痛、高血压、肥胖、内分泌功能紊乱出现闭经和高催乳素血症、视力障碍等。

3. 卵巢性闭经　是指原发于卵巢本身的疾患或功能异常所致的闭经。主要是由于卵巢分泌的性激素水平低下，子宫内膜不发生周期性变化所致。

（1）卵巢早衰：40岁之前绝经者称卵巢早衰，可能与遗传因素、自身免疫性疾病、医源性损伤或特发性原因等有关。临床表现为继发性闭经，常伴围绝经期症状。

（2）卵巢切除或放射治疗卵巢组织破坏。

（3）卵巢功能性肿瘤：如分泌雄激素的睾丸母细胞瘤，分泌雌激素的卵巢颗粒-卵泡膜细胞瘤，均可发生闭经。

（4）多囊卵巢综合征（PCOS）：以慢性无排卵（排卵功能紊乱或丧失）和高雄激素血症（妇女体内男性激素产生过剩）为特征，主要临床表现为闭经、不孕、多毛和肥胖。

4. 子宫性闭经　病因包括感染、创伤导致宫腔粘连引起闭经。此时月经调节功能正常，第二性征发育也往往正常，但子宫内膜受到破坏或对卵巢激素不能产生正常的反应。

（1）Ashennan综合征（宫腔粘连）：是子宫性闭经中最常见的原因。因人工流产刮宫过度或产后、流产后出血刮宫损伤所致，尤其是当伴有子宫内膜炎时，更易导致宫腔粘连或闭锁而闭经。颈管粘连者有月经产生，但不能流出。

（2）子宫内膜炎：结核性子宫内膜炎时，子宫内膜遭受破坏易导致闭经。流产或产后感染所致的子宫内膜炎，严重时也可造成闭经。

（3）子宫切除后或宫腔放射治疗后。

5. 下生殖道发育异常性闭经　下生殖道发育异常性闭经包括宫颈闭锁、阴道横隔、阴道闭锁及处女膜闭锁等。

6. 其他内分泌功能异常　甲状腺、肾上腺、胰腺等功能紊乱也可引起闭经。常见的疾病有甲状腺功能减退或亢进、肾上腺皮质功能亢进、肾上腺皮质肿瘤等。

 诊断

（一）病史

详细询问病史，包括月经史、婚育史、服药史、子宫手术史、家族史及可能引起闭经的诱因，如环境变化、精神因素、体重变化、饮食习惯变化、剧烈运动、各种疾病及用药情况、职业或学习成绩等。对原发性闭经患者应了解青春期生长和发育进程。

（二）体格检查

包括全身检查、妇科检查。注意外阴发育、阴毛分布，有无阴蒂肥大，阴道及子宫发育情况，有无先天畸形，双侧附件有无肿块及压痛等。

（三）辅助检查

激素水平检查、染色体检查、影像学检查、基础体温测定、宫腔镜检查等。

1. 功能试验

（1）孕激素试验：选择一种孕激素药物进行试验，用药方法见表18-1。

表 18-1　孕激素试验方案

药物	剂量	用药时间
黄体酮针剂	每次 20mg，每日 1 次，肌内注射	3～5 日
醋酸甲羟孕酮	每次 10mg，每日 1 次，口服	8～10 日
地屈孕酮	每次 10mg～20mg，每日 1 次，口服	10 日
微粒化黄体酮	每次 100mg，每日 2 次，口服	10 日

孕激素撤退后有出血者，说明体内有一定水平的内源性雌激素影响。停药后无撤退性出血者，则可能为内源性雌激素水平低下或子宫病变所致闭经。

（2）雌、孕激素试验：每晚服用妊马雌酮 1.25mg，最后 10 日加用醋酸甲羟孕酮，每日口服 10mg，停药后发生撤退性出血者为阳性，提示子宫内膜正常，排除子宫性闭经，停药后无撤退性出血者可确定为子宫性闭经。但如病史及妇科检查已明确子宫性闭经及下生殖道发育异常性闭经者，可省略此试验。

2. 激素水平测定　建议停用雌、孕激素类药物至少两周后行卵泡刺激素（FSH）、促黄体生成素（LH）、催乳素（PRL）、TSH 等激素水平测定，以协助诊断。

（1）血甾体激素测定：血黄体酮水平升高表示排卵，雌激素水平低则提示卵巢功能不正常或衰竭，睾酮水平高则提示多囊卵巢综合征或卵巢支持-间质肿瘤等。

（2）其他激素测定：①催乳素及垂体促性腺激素测定；②胰岛素、雄激素测定；③口服葡萄糖耐量试验等。

3. 染色体检查　高 GnRH 性闭经及性分化异常者应进行染色体检查。

4. 超声检查　了解盆腔有无占位性病变、子宫大小、宫腔内膜厚度、卵巢大小、卵泡数目及有无卵巢肿瘤。

5. 基础体温测定　了解卵巢排卵功能。

6. 宫腔镜检查　排除宫腔粘连等。

7. MRI 或 CT 检查　头痛、溢乳或高催乳素血症患者应进行头颅和蝶鞍的磁共振或 CT 检查，以确定是否存在颅内肿瘤及空蝶鞍综合征等，有明显男性体征者，还应进行卵巢和肾上腺的超声或磁共振检查，以排除肿瘤。

（四）诊断流程

先区分是原发性闭经还是继发性闭经。若为原发性闭经，按图18-1的诊断步骤进行；若为继发性闭经，按图 18-2 的诊断步骤进行。

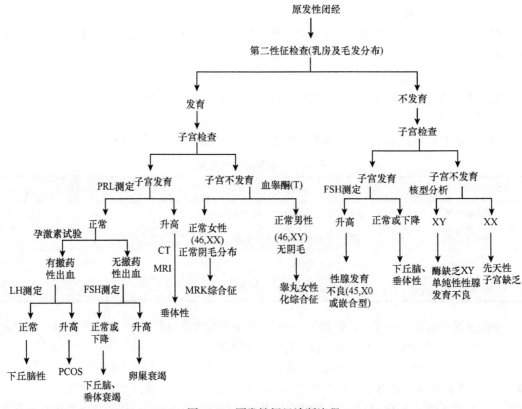

图 18-1　原发性闭经诊断流程

四　治疗

1. 全身治疗　女性生殖器官是人体的一部分，受神经内分泌的调控，全身性治疗和心理治疗在闭经中占重要地位。

（1）若闭经是由于潜在的疾病或营养缺乏引起的，应积极治疗全身性疾病，提高机体体质，供给足够的营养，保持标准体重。

（2）若闭经是受应激或精神因素影响的，则应进行相应的心理治疗，消除患者精神紧张和焦虑。

2. 病因治疗　闭经若由器质性病变引起，应针对病因治疗。多数可采用手术治疗。

（1）先天性畸形，如处女膜闭锁、阴道横隔或阴道闭锁均可行手术切开或成型术，使经血畅通。

（2）若诊断为结核性子宫内膜炎，应积极采取抗结核治疗。

（3）肿瘤：卵巢或垂体肿瘤患者诊断明确后，应根据肿瘤的部位、大小和性质制订治疗方案。对于催乳素瘤，常采取药物治疗，药物治疗无效或产生压迫症状时应行手术治疗。

（4）Asherman 综合征：多采用宫腔镜直视下分离粘连，随后加用大剂量雌激素和放置宫腔内支撑的治疗方法。宫颈狭窄和粘连可通过宫颈扩张治疗。

3. 激素治疗

（1）性激素补充治疗：子宫发育不良及卵巢衰竭者，常用人工周期疗法，见本章第 1 节。

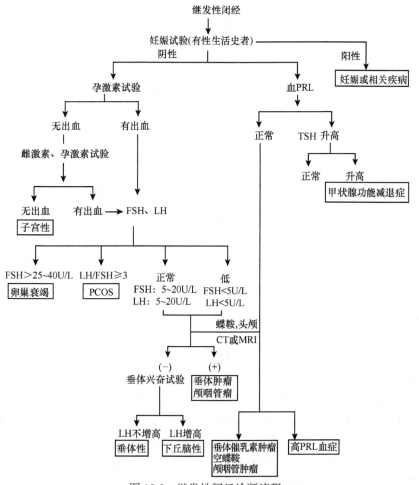

图 18-2 继发性闭经诊断流程

（2）促排卵治疗：①氯米芬。适用于有一定内源性雌激素水平的无排卵者，是促排卵治疗最常用药物之一。于月经第 5 日开始，每日给予 50～100mg，连用 5 日。②促性腺激素：适用于低促性腺激素闭经及氯米芬促排卵失败者。常用人类绝经期促进性腺激素（HMG）或 FSH 和 hCG 联合用药促排卵。具体用药方式：HMG 或 FSH 一般每日剂量 75～150U，于撤退性出血第 3～5 日开始，卵巢无反应，每隔 7～14 日增加半支（37.5U），直到 B 超下可见优势卵泡，待优势卵泡达到标准，再使用 hCG 5000～10 000U 以促排卵。

（3）溴隐亭：每日 2.5～5mg，一般在服药的第 5～6 周月经恢复正常。

（4）肾上腺皮质激素：一般使用泼尼松或地塞米松，适用于先天性肾上腺皮质增生所致的闭经。

（5）甲状腺素：适用于甲状腺功能异常导致的闭经。一般使用甲状腺素片，30～40mg 口服，每日 1～3 次，按症状及基础代谢率调整剂量。

4. 辅助生殖治疗　对于有生育要求的，诱发排卵后未能成功妊娠，或合并输卵管问题的闭经患者，或男方因素不孕症的患者可采用辅助生殖技术治疗。

第3节　多囊卵巢综合征

● 案例 18-3

患者，女性，28 岁。婚后 5 年未孕，月经稀发、肥胖、多毛。妇科检查：子宫未见明显异常，双侧卵巢稍大，基础体温单相。

问题：1. 该患者的初步诊断是什么？

2. 为明确诊断，还应该做哪些检查？

3. 对于该患者主要采取哪些治疗方法？

4. 该患者若采用促排卵治疗，需主要防治的并发症是什么？

多囊卵巢综合征（polycystic ovarian syndrome，PCOS）是一种病因复杂、临床表现多态性的综合征，是妇科内分泌疾病最常见的疾病之一，又称 Stein-Leventhal 综合征，以雄激素过多和持续无排卵或胰岛素抵抗为特征，以闭经、不孕、多毛和肥胖为主要临床表现的一组内分泌紊乱症候群。

一　内分泌特征与病理生理

内分泌特征包括：①雄激素过多；②雌酮过多；③促性腺激素比例失常；④胰岛素过多。产生以上变化的机制可能涉及以下几种。

1. 下丘脑-垂体-卵巢轴调节功能紊乱　雄激素过多，雄烯二酮在外周脂肪组织转化为 E_1，而卵巢内多个小卵泡无主导卵泡形成，持续分泌较低水平的 E_2，其与雄烯二酮转化而成的雌酮形成高酮血症，促使 LH 分泌幅度和频率增加，刺激卵巢分泌过多的雄激素，异常的激素微环境和 FSH 的相对不足，使卵巢内小卵泡停止发育，无优势卵泡形成，从而使雄激素形成过多，持续无排卵的恶性循环，导致卵巢多囊样改变。

2. 胰岛素抵抗和高胰岛素血症　大约 20% 患者存在不同程度的胰岛素抵抗及代偿性高胰岛素血症。

3. 肾上腺内分泌功能异常　半数患者存在脱氢表雄酮及脱氢表雄酮硫酸盐升高，可能与肾上腺皮质网状带 P450c17α 酶活性增强、肾上腺细胞对促肾上腺皮质激素敏感性增加和功能亢进有关。

二　病理

1. 卵巢变化　双侧卵巢均匀增大，为正常女性的 2~5 倍。表面光滑，色灰发亮，白膜增厚硬化，包膜下隐约可见囊性卵泡，呈珍珠串样，但无成熟卵泡生成，无排卵迹象。

2. 子宫内膜变化　表现为无排卵性子宫内膜，子宫内膜长期受雌激素刺激，呈现不同程度的增殖性改变，如单纯性增生、复杂性增生，甚至不典型增生。也可由于长期单一无对抗的雌激素作用而导致子宫内膜癌的发生。

三　临床表现

PCOS 临床表现多由持续无排卵和雄激素高水平引起，主要表现如下。

1. 月经紊乱 为 PCOS 的最主要症状。由于 PCOS 患者无排卵或稀发排卵，主要表现为闭经、月经稀发和功血。也有少数表现为不规则出血。

2. 不孕 由排卵障碍导致，异常的激素环境影响卵子的质量、子宫内膜的容受性，甚至胚胎的早期发育，即使在胚胎期也容易发生流产。

3. 多毛、痤疮 出现不同程度的多毛，以性毛为主，阴毛浓密且呈男性型倾向，延及肛周、腹股沟或腹中线，也有上唇细须或乳晕周围出现长毛等。油脂性皮肤及痤疮常见，与体内雄激素积聚刺激皮质腺分泌旺盛有关。

4. 黑棘皮病 阴唇、颈背部、腋下、乳房下和腹股沟等处皮肤皱褶部位出现灰褐色色素沉着，呈对称性，皮肤增厚，质地柔软。

5. 肥胖 肥胖占 PCOS 患者的 30%～60%，其发生率因种族和饮食习惯不同而不同，PCOS 肥胖表现为向心性肥胖，甚至非肥胖的 PCOS 患者也表现为血管周围或网膜脂肪分布比例增加。

四 辅助检查

1. 激素测定 血清 FSH 值正常或偏低，LH 值升高，LH/FSH≥2～3；雄激素水平升高；血清 E_2 正常或升高，无周期性变化，$E_1/E_2>1$；胰岛素升高，糖耐量试验异常。

2. 影像学检查

（1）B 超：单侧或双侧卵巢内卵泡≥12 个，直径在 2～9mm，和（或）卵巢体积>10ml。同时可表现为髓质回声增强。

（2）腹腔镜检查：可见卵巢形态饱满、表面光滑、呈灰白色、包膜较厚。镜下取卵巢活组织检查可确诊。

3. 诊断性刮宫 在月经前数日或在月经来潮 6 小时内进行，可见子宫内膜呈不同程度的增生改变，无分泌期的变化。

4. 基础体温测定 基础体温呈单相型。

五 诊断

对初潮后多年月经仍不规律、月经稀少和（或）闭经，同时伴有肥胖、多毛、痤疮、婚后不孕等，应首先怀疑 PCOS。

目前采用的诊断标准是欧洲人类生殖和胚胎医学会和美国生殖医学会 2003 年提出的鹿特丹标准：①稀发排卵或无排卵；②高雄激素的临床表现和（或）高雄激素血症；③卵巢多囊性改变：超声提示一侧卵巢或双侧卵巢直径 2～9mm 的卵泡≥12 个，和（或）卵巢体积≥10ml。上述 3 条中符合 2 条，并排除其他高雄激素病因。

六 鉴别诊断

1. 肾上腺皮质增生或肿瘤 有肾上腺皮质功能紊乱的临床表现，增生患者 17α-羟孕酮明显增高，ACTH 兴奋试验反应亢进，借助影像学检查可诊断。

2. 药物因素 在雄激素、糖皮质激素或孕激素的长期或大量应用后，可出现多毛，表现为女性出现胡须、体毛增多，甚至其他男性化表现。其他非激素药物也可诱发，在停药后，症状逐渐消失，用药史是诊断的主要证据。

3. 高泌乳素血症　此症患者肥胖多为弥漫性肥胖，下半身肥胖多明显，少数垂体泌乳素腺瘤妇女有多毛症和痤疮。

七　治疗

近期治疗目标为调整月经周期，治疗多毛和痤疮，控制体重，有生育要求的患者需促排卵，获得正常妊娠。远期目标为预防糖尿病，保护子宫内膜，预防子宫内膜癌及心血管疾病。

1. 药物治疗

（1）调整月经周期：常用口服短效避孕药，已作为传统的可长期应用的治疗方法，以雌激素为主的雌激素、孕激素复合片较为理想，周期性服用，3～6 个月为 1 个疗程，可重复使用，主要作用是保护子宫内膜、调整月经周期，通过降低卵巢产生的雄激素改善多毛和痤疮症状。

（2）减低血雄激素水平：①地塞米松，适用于肾上腺来源的高雄激素血症，每晚 0.25mg 口服。②螺内酯，通过阻止睾酮和毛囊的受体结合，可使患者的多毛症状缓解，每日 40～200mg，多毛者需要用药 6～9 个月。

（3）改善胰岛素抵抗状态：提高胰岛素靶细胞的敏感性，降低胰岛素水平，控制糖代谢紊乱。常用药物：二甲双胍，口服，每次 500mg，每日 2～3 次。

（4）促排卵：氯米芬为 PCOS 的一线药物，具体用法见本章第 2 节。

2. 手术治疗

（1）目前首选的外科手术治疗方法为腹腔镜下卵巢打孔术（LOD）：主要使用于氯米芬抵抗患者的二线治疗方法，在腹腔镜下对多囊卵巢应用点阵或激光打孔的方法，具有单卵泡率高特点，避免多胎及卵巢过度刺激综合征（OHSS）问题，可达到 90% 的排卵率和 70% 的妊娠率。

（2）卵巢楔形切除术：是最早且有效治疗无排卵性 PCOS 的手术方法，切除 1/3 的卵巢组织，由于术后不良反应多，损伤较大，现已很少使用。

第 4 节　痛　经

痛经是妇科常见的症状之一。凡在行经前后或行经期间出现腹痛、腰骶、下腹坠痛或其他不适，甚至影响正常工作或生活者均称痛经。

一　分类

临床上将痛经分为两类。

1. 原发性痛经　是指生殖器官无器质性病变，占痛经 90% 以上的患者。

2. 继发性痛经　是指由于盆腔脏器发生器质性疾病而引起的痛经，又称为器质性痛经。本节仅叙述原发性痛经。

二　病因

原发性痛经主要与以下几个因素相关。

1. 子宫内膜前列腺素（PG）升高　主要为 $PGF_{2\alpha}$ 和 PGE_2 含量升高，PGF_2 含量升高是痛经发生的主要原因。前列腺素含量高可引起平滑肌收缩，引起子宫痉挛而缺血，造成下腹、腰骶部疼痛；引起消化道平滑肌收缩，出现恶心、呕吐、腹泻等症状；引起泌尿道平滑肌收缩，出现尿频、尿急；引起血管收缩，导致面色苍白、出冷汗症状。

2. 血管升压素、内源性催产素及 β-内啡肽等物质增加。

3. 精神、神经因素　患者精神状态、主观感受、个体痛阈等均与痛经有关。

三　临床表现

1. 多发生于青春期，初潮不久的未婚、未孕女性，一般有排卵型功血多见，由于无排卵的增生期子宫内膜含前列腺素浓度很低，所以一般无痛经发生。

2. 疼痛多来自于月经来潮当日，阴道出血前数小时，第 1 日达高峰，疼痛不一，一般持续 2～3 日后缓解，疼痛部位多位于下腹部，或放射至大腿或背部。

3. 疼痛一般为痉挛性疼痛。

4. 痛经时可伴有头晕、低血压、面色苍白、出冷汗、恶心、呕吐等症状。

5. 妇科检查无特殊异常。

四　诊断

可根据临床表现，行经前后或行经期间出现腹痛、腰骶、下腹坠痛等症状及妇科检查无阳性体征等做出诊断。

五　鉴别诊断

主要排除子宫内膜异位症、子宫肌瘤、子宫腺肌病、盆腔粘连等引起继发性痛经的疾病。目前可通过盆腔检查、B 超、腹腔镜等检查辅助诊断。

六　治疗

1. 一般治疗　重视精神心理治疗，消除恐慌忧虑，给予足够的休息和睡眠，适当锻炼等均对缓解疼痛有帮助，不能忍受时给予药物治疗。

2. 前列腺素合成酶抑制剂　通过减少前列腺素的产生，防治平滑肌收缩和痉挛，减轻症状。布洛芬 200～400mg，每日 3 次；或酮洛芬 50mg，每日 3 次。

3. 口服避孕药　适用于要求避孕的痛经患者，有效率 90% 以上。

第 5 节　绝经综合征

● 案例 18-4

患者，女性，49 岁。月经紊乱 1 年，月经周期长短不一，量时多时少，经期持续 7～10 日，时常感到颈部、颜面部阵发性潮红、出汗、心烦气躁，并出现失眠多梦、心慌气短等症状，家人陪同来诊，患者诉说不止，患者知道自己月经失调可能是绝经了，但对其他症状怀疑自己身患重病。体格检查：血压 150/91mmHg，余无异常。妇科检查：生殖器官未见器质性病变。心电图、B 超均未见异常。

问题：1. 对于该患者的初步诊断是什么？

2. 对于该患者主要应采取哪些治疗方法？

绝经综合征是指女性在绝经前后因性激素的波动或减少出现的一系列躯体及心理症状。近期表现为月经紊乱、血管舒张失调、自主神经失调及神经精神症状，远期可表现为泌尿生殖系统异常、性欲低下及骨质疏松等。

 内分泌变化

绝经前后内分泌变化最明显的是卵巢功能的衰退，随后表现为性腺轴功能的退化。

1. 雌激素（E） 卵泡对卵泡刺激素（FSH）敏感性降低，从而导致 FSH 水平升高，绝经过渡期早期雌激素水平波动很大，由于 FSH 升高的原因，雌激素水平升高甚至高于正常卵泡期水平，卵泡停止发育后，随后逐渐下降。绝经后，雌激素水平极少，主要是由肾上腺皮质及卵巢雄烯二酮，绝经后雌酮水平高于雌二醇水平。

2. 黄体酮 绝经过渡期，卵巢仍然排卵，但由于黄体功能不足，黄体酮分泌减少。绝经后，卵巢不再排卵，分泌黄体酮为零。极少量的孕酮来自于肾上腺。

3. 雄激素（T） 主要指睾酮和雄烯二酮，在绝经过渡期，50%雄烯二酮、25%睾酮来自于卵巢。绝经后雄烯二酮主要来自于肾上腺，少数来自于卵巢间质细胞，绝经后卵巢主要产生睾酮。所以，绝经后雌激素减少，雄激素增多。

4. 促性腺激素 在绝经过渡期，FSH/LH<1；在绝经后，FSH 水平升高，LH 水平降低，FSH/LH>1。

5. 促性腺激素释放激素 绝经后促性腺激素释放激素水平升高，并与 LH 水平相平衡。

6. 抑制素 绝经后抑制素下降，较 E_2 下降早；抑制素反馈抑制 FSH 分泌，两者呈负相关。

 临床表现

绝经综合征临床表现一般为近期症状和远期症状。

（一）近期症状

1. 月经不规律 绝经过渡期最常见的症状为月经不规律，主要表现为：①月经周期延长，经量减少，最后绝经；②月经周期不规律，经期延长，经量增多，甚至大出血，然后逐渐减少至停止；③月经突然停止，此种情况较为少见。

2. 血管舒缩症状 临床表现为潮热、出汗，是血管舒缩功能不稳定的表现，也是绝经综合征比较突出的特征性症状，反复出现短暂头面部、颈部及胸部皮肤阵阵发红，在发红区域患者感受到灼热，继而出汗，持续数秒至数分钟不等，频率每日数次至数十次不等。夜间或应激状态易促发。此症状不稳定可历时 1 年，有时可达 5 年或更长时间。

3. 精神神经症状 主要表现为心悸、头晕、失眠、头痛、眩晕、注意力不集中、情绪波动大、容易发怒或抑郁等症状。

（二）远期症状

1. 泌尿生殖系统 主要表现为尿频、尿急和尿痛，阴道出现黄水样白带增多，同时有外阴部痛痒不适，抗生素治疗效果不明显，需要使用雌激素辅助治疗和预防。

2. 性欲低下 主要表现为没有性欲、性反应力下降、性生活质量下降等。

3. 骨质疏松 最常见、最主要的症状是全身骨痛。其次表现为身高缩短、驼背等症状。

4. 阿尔茨海默病 发病率女性高于男性。可能与绝经期激素水平变化有关。

5. 心血管病变 冠心病、高血压、动脉硬化等发病率明显增加。

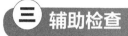 **辅助检查**

1. 激素测定　可通过检测血清中 FSH 及 E₂ 水平来了解卵巢功能。$FSH > 10U/L$，提示卵巢功能下降。闭经、$FSH > 40U/L$，且 $E_2 < 10 \sim 20pg/ml$，此时则提示卵巢衰竭。

2. B 超、CT、MRI　可排除子宫和卵巢妇科器质性病变，了解子宫内膜厚度。

3. 分段诊刮　可排除子宫内膜肿瘤。

4. 骨密度　可通过骨密度的测定，了解有无骨质疏松。

四 诊断及鉴别诊断

可根据病史、临床表现、体格检查及辅助检查做出诊断。患者在绝经过渡期容易发生高血压、冠心病、肿瘤等，需除外心血管疾病、泌尿生殖系统的器质性病变，还应与甲状腺功能亢进症、神经衰弱等鉴别。

五 治疗

（一）一般治疗

通过心理疏导，使绝经过渡期妇女以积极乐观的心态度过此时期。也可通过使用自主神经功能调节药物，如地西泮、谷维素等，给予患者精神鼓励，建立信心，消除恐惧，促使健康的恢复。

（二）激素替代治疗（HRT）

绝经过渡期的主要原因为卵巢功能衰退，雌激素减少。

1. 药物的种类和制剂

（1）雌激素：①戊酸雌二醇，每日口服 0.5～2mg；②结合雌激素，每日口服 0.3～0.625mg；③使用经皮吸收 17β-雌二醇贴膜。

（2）孕激素：可对抗雌激素促进子宫内膜生长。可使用炔诺酮、甲羟孕酮或微粒化孕酮。

（3）雌、孕、雄激素复方药物：替博龙具有孕激素、雄激素和弱的雌激素活性，不刺激子宫内膜增生。

2. 适应证　HRT 适用于血管舒缩症状、神经精神症状、泌尿生殖道萎缩症状及低骨量和骨质疏松症。

3. 禁忌证　对妊娠、不明原因的阴道出血或子宫内膜增生、乳腺癌、疑与性激素相关的恶性肿瘤、6 个月内有活动性静脉或动脉栓塞疾病、严重肝肾功能障碍、血卟啉病、耳硬化症、脑膜瘤等绝对禁忌。

4. 慎用情况　慎用情况包括子宫肌瘤、子宫内膜异位症、未控制的糖尿病及严重高血压、血栓栓塞性疾病史或栓塞形成倾向、胆囊疾病、癫痫、偏头痛、乳房良性疾病、乳腺癌家族史等。

5. 用药途径　有口服给药、阴道给药、皮肤给药。可根据病情及患者意愿选用。

6. 常用方案　①周期法：以 28 日为 1 个治疗周期，第 1～21 日给予雌激素，第 11～21 日给予孕激素，第 22～28 日停药，可发生撤退性出血。适用于年纪较轻、绝经早期或愿意有月经样定期出血的妇女。②连续性：以 28 日为 1 个周期，雌激素不间断应用，孕激素于周期第 15～28 日应用，周期之间不间断，避免撤退性出血。适用于年龄较长或不愿意有月经样出血的绝经后期妇女。

7. HRT 的最佳剂量　为临床效应的最低有效量，以达到治疗目的，阻止子宫内膜增生，血中雌激素含量为绝经前卵泡水平。

8. 不良反应及危险性　子宫出血、雌激素不良反应、孕激素不良反应、子宫内膜癌、乳腺癌、心血管疾病及栓塞性疾病等风险增高。

（三）非激素类药物治疗

1. 钙剂　作为各种药物治疗的辅助或基础用药，首先是饮食补充，不能补充的部分用钙剂补充，临床上可选用碳酸钙、磷酸钙、枸橼酸钙等制剂。

2. 维生素 D　适用于缺少户外活动的围绝经期妇女，每日口服 400～500U，与钙剂合用有利于钙剂的吸收。

3. 降钙素　用于骨质疏松症，有效制剂为鲑降钙素。

4. 选择性5-羟色胺再摄取抑制剂　应用于有血管舒缩症状及精神神经症状患者。盐酸帕罗西汀 20mg，每日 1 次，晨间口服。

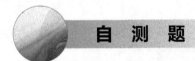

自　测　题

一、选择题

A_1/A_2 型题

1. 月经周期正常，经期延长，经血量多，可能的诊断是（　　）
   A. 萎缩型子宫内膜
   B. 子宫内膜腺囊型增生过长
   C. 黄体功能不足
   D. 黄体萎缩不全
   E. 子宫内膜非典型性增生

2. 原发性闭经患者，雌激素、孕激素试验均为阴性。其病变部位应在（　　）
   A. 子宫　　　　　B. 卵巢
   C. 垂体　　　　　D. 丘脑下部
   E. 肾上腺

3. 下列哪项与继发性闭经关系最密切（　　）
   A. 席汉综合征
   B. 尿崩症
   C. 单纯卵巢发育不全
   D. 睾丸女性化
   E. Turner 综合征

4. 继发性闭经，溢乳，常见的原因错误的是（　　）
   A. 催乳素瘤　　　B. 口服避孕药
   C. 长期服用氯丙嗪　D. 多囊卵巢综合征
   E. 高催乳素血症

5. 闭经患者下列哪种情况下应进行垂体兴奋试验，提示病变在垂体或在丘脑下部（　　）
   A. FSH 升高，LH 正常
   B. FSH 正常，LH 升高
   C. FSH 正常，LH 降低
   D. FSH、LH 均降低
   E. FSH、LH 均升高

6. 孕激素治疗可用于哪种闭经患者（　　）
   A. 结核性子宫内膜炎
   B. 子宫内膜高度萎缩
   C. 子宫内膜已受雌激素影响
   D. 卵巢早衰
   E. 幼稚型子宫

7. 18 岁，继发性闭经 8 个月，雌激素试验(＋)，血 FSH、LH 均低，垂体兴奋试验注射后 45 分钟 LH 值增高 3 倍。闭经原因是（　　）
   A. 神经性厌食　　　B. Turner 综合征
   C. 卵巢早衰　　　　D. 甲状腺功能减退
   E. 结核性子宫内膜炎

8. 李某，女性，16 岁。月经不规律 3 个月，表现为周期紊乱，经期长短不一。可能的诊断是（　　）
   A. 黄体功能不足
   B. 子宫内膜脱落不全
   C. 排卵期出血
   D. 排卵型月经过多

E. 无排卵性功血

9. 未婚女性，28 岁，闭经 2 年。肛门检查：子宫正常大小，孕激素试验（－）。下一步最佳检查方法是（　　）
    A. 垂体兴奋试验
    B. 基础体温测定
    C. 染色体检查
    D. 激素水平测定
    E. 雌激素试验

10. 患者，女，28 岁。闭经 2 年，雌激素、孕激素试验（＋），血 FSH 升高，雌激素降低。属于哪种闭经（　　）
    A. 结核性子宫内膜炎　　B. 卵巢早衰
    C. 垂体腺瘤手术后　　　D. 神经性厌食
    E. 肾上腺皮质增生

11. 患者，女，19 岁。未婚，原发性闭经，体形及容貌呈女性，乳房发育好，外阴未见异常。肛门检查：子宫小、细长，双附件正常。黄体酮及雌激素试验均阴性。闭经原因是在（　　）
    A. 垂体　　　　　　　B. 卵巢
    C. 丘脑下部　　　　　D. 子宫
    E. 肾上腺

12. 患者，女，32 岁。闭经 3 年，既往月经稀发，每 3～4 个月一次，阴道涂片雌激素水平高度低落，黄体酮试验（－），雌激素试验（＋），血清 FSH 值升高，B 超示子宫前位正常大小不一。应诊断为（　　）
    A. 丘脑性闭经　　　　B. 卵巢性闭经
    C. 垂体性闭经　　　　D. 子宫性闭经
    E. 其他内分泌疾病所致的闭经

13. 患者，女，26 岁。不孕 3 年，继发性闭经 4 个月。检查：无卵巢增大及多毛，肌内注射黄体酮 20mg，共 3 日，停药 7 日后有子宫出血，血 FSH、LH 低值。垂体兴奋试验，LHRH 注射后 60 分钟血中 LH 值升高至注射前的 3 倍以上，提示病变部位在（　　）
    A. 垂体　　　　　　　B. 卵巢
    C. 丘脑下部　　　　　D. 子宫
    E. 肾上腺

A₃/A₄型题

（14～16 题共用题干）

患者，女，48 岁。月经周期紊乱伴潮热 1 年，阴道出血 35 日，伴头晕、乏力 10 日，妇科检查：宫颈轻度糜烂，无触血，子宫大小形态正常，双侧附件区未触及异常。B 超示子宫内膜厚 0.8cm，无血流信号。

14. 对明确诊断最有价值的检查是（　　）
    A. 性激素水平测定
    B. 宫颈细胞学检查
    C. HPV 检测
    D. 诊断性刮宫
    E. 尿妊娠试验

15. 最有可能的诊断为（　　）
    A. 功能失调性子宫出血
    B. 宫颈上皮内瘤变
    C. 宫颈鳞状细胞癌
    D. 子宫内膜炎
    E. 异位妊娠

16. 若诊断成立，首选的治疗为（　　）
    A. 抗感染治疗
    B. 宫颈锥切术
    C. 广泛性子宫切除术
    D. 激素类药物治疗
    E. 腹腔镜探查术

（17～19 题共用题干）

某妇女流产后出现月经失调，表现为月经周期正常，经期延长，伴下腹坠胀、乏力，疑诊子宫内膜不规则脱落。

17. 下列支持该诊断的是（　　）
    A. 经期伴下腹坠胀
    B. 周期正常，经期延长
    C. 育龄妇女
    D. 用药后效果不佳
    E. 月经不规律

18. 为确诊需做诊刮，其时间预约在（　　）
    A. 经前 3 日
    B. 月经的第 1 日
    C. 月经周期的第 5 日
    D. 经后 10 日
    E. 月经周期的任意时间

19. 子宫内膜活检报告中,支持诊断的是(　　　)
    A. 增殖期内膜
    B. 大量分泌期内膜
    C. 内膜呈囊性增生
    D. 增生期、分泌期内膜共存
    E. 炎性子宫内膜

二、思考题

1. 什么是功能失调性子宫出血?
2. 什么是雌激素、孕激素的序贯疗法?
3. 什么是原发性闭经? 什么是继发性闭经?
4. 多囊卵巢综合征有哪些表现?

（王　景）

第19章　子宫内膜异位症和子宫腺肌病

子宫内膜异位性疾病包括子宫内膜异位症和子宫腺肌病，两者均由具有生长功能的异位子宫内膜所致，有时两者可同时并存，但两者发病机制、组织病理学、临床表现、处理原则有所不同。

第1节　子宫内膜异位症

● 案例 19-1

某女，36 岁。12 岁月经初潮，每次月经来潮均无腹痛。29 岁足月顺产一胎，35 岁时因避孕失败而行吸宫术终止妊娠。以后每次月经来潮均出现腹痛，且进行性加重，影响日常生活和性生活。妇科检查：子宫正常大小，后倾、固定，无压痛；左侧附件区扪及 4cm×3cm×3cm 囊性包块，活动度差；B 超显示左侧附件区 4.5cm×3.5cm×3.5cm 囊性肿块，内呈细点状回声。

问题：1. 该患者考虑为何种疾病？
　　　2. 如何治疗？

子宫内膜异位症是指具有活性的子宫内膜组织出现在子宫体以外的部位，简称内异症。异位内膜病变可发生于全身各部位，如脐、膀胱、肾、输尿管、肺、胸膜、乳腺，甚至手臂、大腿等处（图 19-1），但绝大多数发生于盆腔脏器和壁腹膜，尤以卵巢、宫骶韧带最常见。本病一般发生于育龄期妇女，以 25～45 岁妇女多见。妇科手术中发现有 5%～ 15%患者存在内异

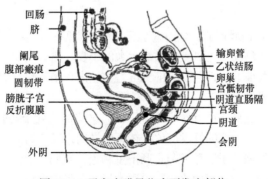

图 19-1　子宫内膜异位症可发生部位

症；25%～35%的不孕症患者与内异症有关。近年来发病率呈明显上升趋势，与社会经济状况呈正相关，与剖宫产率增高、人工流产与宫、腹腔镜操作增多有关。内异症是激素依赖性疾病，绝经后或双侧卵巢切除后异位内膜组织可逐渐萎缩吸收；妊娠或使用性激素抑制卵巢功能，可暂时阻止病情的发展。子宫内膜异位症虽为良性病变，但却具有类似恶性肿瘤的远处转移和种植、浸润生长及复发等特点。

 病因

内异症的发病机制未完全阐明，目前的主要学说及发病因素有以下几种。

1. 子宫内膜种植学说　1921年Sampson首先提出了种植学说，也称为经血逆流学说，是目前认为最重要的学说。该学说认为，盆腔子宫内膜异位症的发生系子宫内膜碎片随经血逆流，通过输卵管进入盆腔而种植于卵巢或盆腔其他部位，并在此处生长蔓延所致。临床资料显示，先天阴道闭锁或宫颈狭窄等经血逆流者，常发生子宫内膜异位症。剖宫手术后形成的腹壁瘢痕子宫内膜异位症及阴道分娩后会阴切口出现内异症，也支持种植学说的观点。

2. 体腔上皮化生学说　19世纪病理学家Mayer提出，卵巢生发上皮及盆腔腹膜都是由具有高度化生潜能的体腔上皮分化而来，在炎症、卵巢激素等因素的持续刺激下，易被激活转化为子宫内膜样组织而形成子宫内膜异位症。但目前只有动物实验证实此学说。

3. 诱导学说　未分化的腹膜组织在内源性生物化学因素诱导下，可发展成为子宫内膜组织。此学说是体腔上皮化生学说的延伸，在动物实验中已证实，而在人类尚无证据。

4. 免疫与炎症因素　越来越多的证据表明，免疫调节异常在子宫内膜异位症的发生、发展各环节中起重要作用，表现为免疫监视功能、免疫杀伤细胞的细胞毒作用减弱而不能有效清除异位内膜。还有证据表明，内异症与亚临床腹膜炎有关，表现为腹腔液中有巨噬细胞、炎症细胞因子、生长因子、促血管生成物质增加，从而促进异位内膜存活、增殖并导致局部纤维增生、粘连。

5. 其他学说　如遗传学说、环境学说、在位子宫内膜决定论学说等。

 病理

内异症的基本病理变化为异位子宫内膜随卵巢激素变化而发生周期性出血，导致周围纤维组织增生、粘连和囊肿形成，在病变区出现紫褐色斑点或小泡，最终发展为大小不等的紫褐色实质性结节或包块。

（一）大体病理

1. 卵巢　最易被异位内膜侵犯，分为微小病灶型和典型病灶型。微小病灶型属早期，位于卵巢浅表层的红色、紫蓝色或褐色斑点或数毫米大的小囊；典型病变型呈囊肿型，又称卵巢子宫内膜异位囊肿，囊肿大小不一，直径多在5cm左右，内含暗褐色、似巧克力样糊状陈旧血性液体，又称卵巢巧克力囊肿。

2. 子宫骶韧带、子宫直肠陷凹和子宫后壁下段　这些部位处于盆腔后部较低处，与经血中的内膜碎屑接触最多，是内异症的好发部位。在病变早期，病灶局部有散在紫褐色出血点或颗粒状散在结节。随病变发展，子宫后壁与直肠前壁粘连，直肠子宫陷凹变浅，甚至完全消失。严重者直肠子宫陷凹内的异位内膜向直肠阴道隔发展，在隔内形成包块，并向阴道后穹窿或直肠腔凸出，但极少穿透阴道或直肠黏膜层。

3. 输卵管 多累及其管壁浆膜层，直接累及黏膜者较少。输卵管常与周围病变组织粘连，可因粘连和扭曲而影响其正常蠕动，严重者可致管腔不通，是内异症导致不孕的原因之一。

（二）镜下检查

典型的异位内膜组织在显微镜下可见到子宫内膜上皮、内膜腺体或腺体样结构、内膜间质及出血等，镜下找到少量内膜间质细胞即可诊断为内异症。

 三 临床表现

（一）症状

1. 下腹痛和痛经 约 50%以上患者以痛经为主要症状，典型症状是继发性痛经、进行性加重。常于月经来潮时开始，经期第 1 日最剧烈，以后逐渐减轻，至月经干净时消失。疼痛多位于下腹、腰骶及盆腔中部，有时可放至会阴部、肛门及大腿。疼痛严重程度与病灶大小不一定成正比，粘连严重的卵巢异位囊肿可能并无疼痛，而盆腔内小的散在病灶却可引起难以忍受的疼痛。少数患者可表现为持续性下腹痛，经期加剧。有 27%～40%患者无痛经，因此痛经不是内异症的必须症状。

2. 不孕 不孕率高达 40%。引起不孕症的原因复杂，子宫内膜异位可能会影响卵巢功能、盆腔环境，或因卵巢、输卵管周围粘连扭曲，影响受精卵运输引发不孕。

3. 月经异常 15%～30%患者表现为经量增多、经期延长或月经淋漓不尽或经前期点滴出血。可能与异位内膜影响卵巢的排卵、黄体功能不足有关。

4. 性交不适 表现为深部性交痛，以经前性交痛最明显。

5. 其他特殊症状 病变部位周期性出血导致相应症状。膀胱内异症可出现周期性尿频、尿痛症状，侵入膀胱黏膜时，则可发生周期性血尿；肠道内异症可出现腹痛、腹泻、便秘或周期性少量便血，严重者可因肿块压迫肠腔出现肠梗阻症状。脐部、腹壁切口瘢痕等处的内异症，可在月经周期明显增大，并有周期性局部疼痛。

除上述症状外，卵巢子宫内膜异位囊肿破裂时，囊内容物流入盆腹腔引起突发性剧烈疼痛，伴恶心、呕吐和肛门坠胀，引起急腹症。

（二）体征

典型体征为双合诊发现子宫后倾固定，直肠子宫陷凹、宫骶韧带或子宫后壁下方等部位可触及痛性结节，一侧或双侧附件处触及囊实性包块，活动度差，囊肿破裂时腹膜刺激征阳性。病变累及直肠阴道，可在阴道后穹窿扪及甚至看到突出的紫蓝色结节。

四 诊断

生育年龄妇女有继发性痛经且进行性加重、不孕或慢性盆腔痛，妇科检查扪及与子宫相连的囊性包块或痛性结节，即可初步诊断为子宫内膜异位症。但临床上常需借助下列辅助检查。

1. 影像学检查 阴道或腹部 B 超检查可以确定卵巢子宫内膜异位囊肿的位置、大小和形状，是鉴别卵巢子宫内膜异位囊肿和直肠阴道隔内膜异症位的重要方法。因囊肿回声图像无特异性，不能单纯依靠 B 超图像确诊。

2. 血清 CA125 内异症患者血清 CA125 水平可能增高，重症患者更为明显，定期测定血 CA125 可用于疗效观察或追踪随访。但 CA125 在其他疾病如卵巢癌、盆腔炎性疾病中也可以出现增高，CA125 诊断内异症的敏感性和特异性均较低。

3. 腹腔镜检查　是目前国际公认的诊断内异症的最佳方法。在腹腔镜下见到大体病理所述典型病灶或可疑病变进行活组织检查即可确诊，同时，在直视的情况下有助于确定临床分期。

五　鉴别诊断

1. 卵巢恶性肿瘤　早期无症状，有症状时多呈持续性腹痛、腹胀，病情发展快，预后差。血清 CA125 值多显著增高，腹腔镜检查或剖腹探查可鉴别。

2. 盆腔炎性包块　多有急性或反复发作的盆腔感染史，疼痛无周期性，平时亦有下腹部隐痛，可伴发热和白细胞增多等，抗生素治疗有效。

3. 子宫腺肌病　痛经症状与内异症相似，但疼痛多位于下腹正中且更剧烈，子宫多呈均匀性增大，质硬，经期检查时子宫触痛明显。警惕此病常与内异症并存。

六　治疗

治疗内异症的根本目的是缩减和去除病灶，减轻和控制疼痛，治疗和促进生育，预防和减少复发。治疗应根据患者年龄、症状、病变部位和范围及对生育要求等加以选择，强调治疗个体化。

（一）期待疗法

适用于轻度患者或近绝经患者。对患者定期随访，对症处理病变引起的轻微痛经。希望生育者一般不用期待疗法，应尽早促使其妊娠，一旦妊娠，异位内膜病灶坏死萎缩，分娩后症状缓解并有望治愈。

（二）药物治疗

适用于有慢性盆腔痛、痛经症状明显、有生育要求及无卵巢子宫内膜异位囊肿形成的患者。

1. 口服避孕药　适用于轻度内异症患者。药物直接作用于子宫内膜和异位内膜，导致内膜萎缩和经量减少，长期连续服用避孕药造成类似妊娠的人工闭经，称假孕疗法。常用小剂量高效孕激素和炔雌醇复合片，用法为每日 1 片，连用 6～9 个月。不良反应主要有恶心、呕吐，并警惕血栓形成风险。

2. 促性腺激素释放激素激动剂（GnRH-α）　大量持续应用，导致卵巢激素水平明显下降，出现暂时闭经，又称"药物性卵巢切除"。常用药物有：亮丙瑞林 3.75mg 或戈舍瑞林 3.6mg，月经第 1 日皮下注射后每隔 28 日注射 1 次，共 3～6 次；一般用药后第 2 个月开始闭经，可使痛经缓解，停药后在短期内可恢复排卵。不良反应主要有潮热、阴道干燥、性欲减退和骨质丢失等绝经症状，停药后多可消失。

3. 达那唑　能抑制 FSH、LH 合成，抑制卵巢甾体激素的分泌，导致子宫内膜萎缩出现闭经，又称为假绝经疗法。适用于轻度及中度内异症痛经明显的患者。用法：月经第 1 日开始口服 200mg，每日 2～3 次，持续用药 6 个月。若痛经未缓解或未闭经，可加至每日 4 次。疗程结束后约 90%症状消失。停药后 4～6 周恢复月经及排卵。不良反应有恶心、头痛、潮热、乳房缩小、体重增加、性欲减退、多毛、痤疮等。

4. 高效孕激素　高效孕激素通过抑制垂体促性腺激素分泌，并直接作用于异位内膜和子宫内膜，导致子宫内膜萎缩和闭经，造成假孕，如甲羟孕酮每日 30mg。不良反应有恶心、轻度抑郁、水钠潴留、体重增加及阴道不规则点滴出血等。患者停药数月后痛经缓解，月经恢复正常。

5. 其他 如孕三烯酮、米非司酮等。

（三）手术治疗

适用于：①药物治疗后症状不缓解、局部病变加剧或生育功能未恢复者；②较大的卵巢内膜异位囊肿且迫切希望生育者。

手术方法包括开腹手术和腹腔镜手术。腹腔镜手术是首选的治疗方法。手术方式有以下几种。

1. 保留生育功能手术 适用于药物治疗无效、年轻和有生育要求的患者。手术切除病灶，保留子宫、一侧或双侧卵巢。

2. 保留卵巢功能手术 适用于无生育要求的 45 岁以下中、重度患者。切除病灶及子宫，保留至少一侧或部分卵巢，以避免绝经期症状过早出现。

3. 根治性手术 适用于 45 岁以上重症患者，特别是盆腔粘连严重导致输尿管压迫或狭窄者。切除子宫、双侧附件及盆腔所有内异症病灶。

（四）手术与药物联合治疗

术前给予 3～6 个月药物治疗，使异位病灶缩小、软化，有利于手术切除病灶；术后给予 6 个月药物治疗推迟复发。

第 2 节 子宫腺肌病

案例 19-2

患者，女性，35 岁，3 年前生育一女。近 1 年来月经前 1 周腹部隐痛，月经期腹痛加重，腹痛持续至月经结束。妇科检查：子宫正常大小，附件（－）。B 超检查：子宫前位，正常大小，包膜光滑，子宫后壁可见 29mm×23mm 不均匀低回声区，边界不清，内回声不均匀，可见细小液性暗区；双侧卵巢正常大小，回声无特殊。

问题：1. 该患者考虑为何种疾病？

2. 如何治疗？

子宫内膜腺体及间质侵入子宫肌层时，称为子宫腺肌病。多发生于 30～50 岁经产妇，约 15%同时合并内异症，约 50%合并子宫肌瘤。子宫腺肌病与子宫内膜异位症病因不同，但均受雌激素的调节。

 病因

目前认为本病是由子宫内膜基底层向子宫肌层内生长或内陷所致，多次妊娠及分娩、人工流产、慢性子宫内膜炎等造成子宫内膜基底层损伤，与本病的发病密切相关。腺肌病常合并有子宫肌瘤和子宫内膜增生，提示高水平雌激素、孕激素刺激，也可能是促进子宫内膜向肌层生长的原因之一。

二 病理

异位内膜在子宫肌层多呈弥漫性生长，故子宫均匀性增大，呈球形，一般不超过 12 周妊娠子宫大小。少数腺肌病病灶呈局限性生长形成结节或团块，似肌壁间肌瘤，称为子宫腺肌瘤，因局部反复出血导致病灶周围纤维组织增生所致，故与周围子宫肌层无明显界线，手术难以剥除。剖面见子宫肌壁显著增厚且硬，无漩涡状结构，于肌壁中见粗厚肌纤维带和微囊腔，腔内偶有陈旧血液（图 19-2）。镜检子宫肌层内有岛状分布的异位内膜腺体和间质。

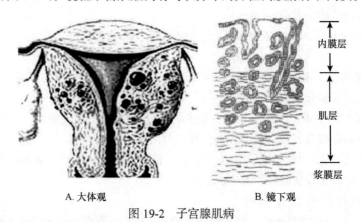

A. 大体观　　　　　　　　　　　　　B. 镜下观

图 19-2　子宫腺肌病

三　临床表现

主要症状是经量过多、经期延长和逐渐加重的进行性痛经，疼痛位于下腹正中，常于经前 1 周开始，直至月经结束。约 35% 患者无典型症状，40%～50% 患者有月经过多症状，表现为连续数个月经周期中月经期出血量多，一般大于 80ml，并影响女性身体、心理、社会和经济等方面的生活质量。妇科检查：子宫呈均匀性增大或局限性结节隆起，质硬并有压痛，经期压痛更甚。无症状者有时与子宫肌瘤不宜鉴别。

四　诊断

可根据典型的进行性痛经和月经过多史、妇科检查示子宫均匀增大或局限性隆起、质硬且有压痛而做出初步诊断。影像学检查有一定帮助，可酌情选择。术后组织病理学检查可确诊。

五　治疗

视患者症状、年龄和生育要求而定，对于症状较轻、有生育要求和近绝经患者可试用达那唑、孕三烯酮或 GnRN-a 治疗，均可缓解症状，但停药后症状可复现。GnRN-a 治疗时应注意患者骨丢失的风险，可以给予反添加治疗，即添加雌激素和补充钙剂。年轻或希望生育的患者可试行病灶挖除术，但术后有复发的风险；症状严重、无生育要求或药物治疗无效者应行全子宫切除术，根据卵巢有无病变和患者年龄决定是否保留卵巢。

自 测 题

一、选择题

A₁/A₂型题

1. 子宫内膜异位症的临床特征是（　　　）

A. 经期腹痛伴发热

B. 两侧下腹剧烈疼痛

C. 继发性痛经、进行性加重

D. 经期第 1～2 日出现腹痛

E. 经期腹痛伴肛门坠胀感

2. 关于子宫内膜异位症的预防，哪项是错误的（　　）

A. 防止经血逆流

B. 月经期应避免不必要的盆腔检查

C. 避免手术操作时引起的内膜种植

D. 人工流产时，不要突然降低负压

E. 输卵管通液术，应在月经前期进行

3. 子宫内膜异位症最常发生的部位是（　　）

A. 子宫直肠陷凹　　B. 卵巢

C. 子宫骶韧带　　D. 输卵管

E. 卵巢悬韧带

4. 子宫腺肌病的临床表现，错误的是（　　）

A. 痛经　　B. 接触性出血

C. 经量增多　　D. 子宫增大

E. 经期延长

5. 子宫内膜异位症采用性激素治疗的主要作用是（　　）

A. 镇静、镇痛等对症治疗

B. 减轻痛经的程度

C. 调节月经周期

D. 促进排卵

E. 抑制内膜增生

6. 患者，女，32 岁。子宫下段剖宫产术后 6 年，近 6 年痛经，并逐渐加剧。妇科检查：子宫后位，活动欠佳，正常大小，后穹窿可触及多个质硬小结节，触痛明显。其诊断首先考虑是（　　）

A. 慢性盆腔炎　　B. 卵巢癌

C. 盆腔结核　　D. 子宫内膜异位症

E. 子宫腺肌病

7. 33 岁女性，婚后 7 年未孕，痛经逐年加重。妇科检查：宫骶韧带处可触及黄豆大结节 2 个，触痛明显，右侧附件可触及一囊实性包块，大小约 5cm×6cm，活动度差。最有效的确诊方法是（　　）

A. B 超　　B. 诊断性刮宫

C. 宫腔镜检查　　D. CA125

E. 腹腔镜+组织病理学检查

8. 25 岁妇女，痛经 3 年，婚后 2 年未孕。妇科检查：子宫鸭卵大，后倾固定，活动受

限，阴道后穹窿可触及多个小结节，未治疗。应首选下列哪种治疗方法（　　）

A. 甲睾酮长期应用

B. 高效孕激素类药物

C. 保留生育功能手术

D. 保留卵巢功能手术

E. 氯米芬促排卵

9. 某女，40 岁，已婚，经产妇。月经期延长，量多，痛经明显，子宫均匀增大如孕 50 天大小，质硬有压痛，双附件正常。最可能的诊断是（　　）

A. 子宫肥大　　B. 子宫肌瘤

C. 子宫腺肌病　　D. 子宫内膜异位症

E. 早孕

A₃/A₄型题

（10、11 题共用题干）

患者，女，34 岁，曾生育一子，并流产 3 次，近 2 年来痛经有日渐加重趋势。妇科检查：子宫后倾固定，大小不清，后方可触及豆大结节，左附件可触及直径 6cm 的囊实性包块，活动度差。

10. 考虑此肿块最可能是（　　）

A. 卵巢恶性肿瘤

B. 慢性盆腔炎

C. 卵巢子宫内膜异位囊肿

D. 结核性盆腔炎

E. 卵巢良性肿瘤

11. 患者经治疗于 3 日前月经来潮，昨天突然腹痛加重伴恶心、呕吐、肛门坠胀。体检：体温 38.5℃，全腹压痛反跳痛，以右下腹明显。白细胞 $15×10^9$/L，中性粒细胞 0.92。下列哪项诊断最有可能（　　）

A. 慢性盆腔炎急性发作

B. 子宫肌瘤红色变

C. 卵巢囊肿扭转

D. 异位妊娠

E. 卵巢子宫内膜异位囊肿破裂

二、思考题

子宫内膜异位症患者月经间期突然发生下腹一侧剧烈疼痛，首先考虑什么疾病？

（杨　静）

第20章 女性生殖器官损伤性疾病

第1节 外阴阴道损伤

 外阴血肿

（一）病因及临床表现

外阴血肿主要发生于外伤、分娩及初次性交时。外伤大多是不慎跌伤或撞击伤，可伤及外阴、阴道等。由于外阴部血管丰富，皮下组织疏松，突然撞击后皮下血管破裂而皮肤无裂口，血液在疏松的组织中迅速蔓延形成外阴或阴道血肿。患者除扪及块状物外，还感到剧烈疼痛和行动不便，甚至因巨大血肿压迫尿道而导致尿潴留。处理不及时，可引起继发感染。检查可见外阴部有紫蓝色块状物隆起，压痛明显。

（二）治疗

1. 非手术治疗　血肿小无增大者可暂时非手术治疗。嘱患者卧床休息，最初24小时内用冰袋冷敷，以降低局部血流量和减轻外阴疼痛，并密切观察血肿有无增大趋势。最初数小时内切忌抽吸血液，因渗出的血液有压迫出血点而达到防止继续出血的作用。外伤24小时后，可改用热敷或超短波、远红外线等治疗，以促进血肿吸收。血肿形成4~5日后，可在严密消毒下抽出血液以加速血肿的消退。

2. 手术治疗　若血肿快速增大或出血虽已停止但血肿较大者，应在麻醉下切开血肿，排出积血，结扎出血点后再予以缝合。术毕应在外阴部和阴道内同时用纱布加压以防止继续渗血。同时安置保留导尿管开放引流。感染性外阴血肿应尽快切开引流并清创，术后常规用抗生素预防感染，外阴创伤污染重的患者应注射破伤风抗毒素。

 外阴阴道裂伤

（一）病因

最常见的原因是分娩损伤，性交损伤、锐器损伤、暴力损伤、外伤及药物损伤等也可引起外阴阴道损伤。

（二）临床表现

根据病因不同，临床表现如下。

1. 分娩损伤　分娩时会阴水肿、会阴过紧、耻骨弓太低、胎儿过大、胎头娩出过快、产妇用力不当、阴道助娩术等均可导致会阴及阴道裂伤，裂伤部位主要是会阴体、尿道口周围、阴道后壁及阴道侧壁。产妇感觉撕裂痛，有时肛门坠胀痛。检查时可见裂口及活动性出血，阴道壁血肿，阴道壁可触及逐渐增大的肿块。

2. 外伤　多发生于未成年少女，当女孩骑车、跨越栏杆或座椅，沿楼梯扶手滑行，或由高处跌下，以致外阴部直接触及硬物时，均可引起外阴部软组织不同形式和不同程度的骑跨伤。受伤后患者当即感到外阴部疼痛，伴有外阴出血。检查可见外阴皮肤和皮下组织有明显裂口及活动性出血。

3. 性交损伤　见于初次性交、产后或绝经后性交。初次性交后造成处女膜裂伤，产后或老年妇女，体内雌激素水平低下，阴道壁菲薄，组织弹性较差，粗暴的性交可造成外阴阴道裂伤，裂伤主要见于处女膜、会阴体、阴道后壁及后穹窿，检查时见外阴皮肤和皮下组织有明显裂口及活动性出血。

4. 陈旧性会阴Ⅲ度裂伤　主要是分娩时会阴Ⅲ度裂伤未及时缝合或缝合修补失败而造成。主要表现为大便失禁和不能控制排气。部分肛门外括约肌断裂，仍有一定的括约作用，但稀便则不能控制。检查可见会阴体消失，局部陈旧性裂伤，在两侧断端处可见断缩的括约肌所形成的小凹陷，如果直肠损伤，可见直肠黏膜外翻，做肛门检查时，嘱患者做缩肛动作，可感觉局部无紧缩感。

（三）治疗

1. 分娩引起的会阴裂伤应及时缝合。若未及时修补或修补失败，可在产后 6 个月再行修补术。

2. 初次性交引起的处女膜损伤，一般损伤轻、出血少、可以自愈，不需治疗。因性交、外伤或分娩引起的外阴阴道明显裂伤，均应及时缝合止血，同时恢复解剖结构。缝合后行肛门检查，防止缝线穿透直肠黏膜。

第 2 节　阴道壁膨出及子宫脱垂

● 案例 20-1

张女士，60 岁，G_3P_3，均为足月顺产。自诉阴道有块状物脱出两年，伴腰酸、排尿困难。妇科检查：陈旧性会阴Ⅱ度裂伤，增加腹压时阴道前壁完全膨出于阴道口外，阴道后壁膨出部分已达处女膜缘，尚未到阴道口外，宫颈及部分宫体已脱出于阴道口外。

问题：1. 该患者的初步诊断是什么？

　　　2. 该疾病的病因是什么？

正常子宫支持组织有子宫韧带、盆底肌及其筋膜。站立时子宫呈前屈前倾位，使子宫不易脱出，宫颈外口达坐骨棘水平以上。子宫从正常位置沿阴道下降，宫颈外口达坐骨棘水平以下，甚至子宫全部脱出于阴道口以外，称子宫脱垂。子宫脱垂常伴发阴道前壁膨出。

阴道前壁膨出常合并膀胱膨出和尿道膨出，以膀胱膨出多见。阴道后壁膨出伴有直肠膨出。

一 阴道壁膨出

（一）病因

阴道前壁、膀胱及尿道的主要支持结构有耻骨膀胱宫颈筋膜、尿生殖膈深筋膜和膀胱宫颈韧带。阴道后壁和直肠前壁的主要支持组织有直肠阴道间筋膜及耻骨尾骨肌。当分娩时上述组织受到过度伸展或撕裂，或产褥期过早从事重体力劳动，使组织结构不能恢复，继而导致阴道壁膨出。

（二）临床分度

根据患者屏气时膨出程度，临床上传统分为 3 度。国外还有阴道半程系统分级法（表 20-1）。

表 20-1　阴道壁膨出分度

程度	传统分度法	阴道半程系统分级法
Ⅰ度	阴道壁膨出部分已达处女膜缘，尚未出阴道口外	阴道壁膨出部分下降至距处女膜的半程处
Ⅱ度	部分阴道壁膨出，已达阴道口外	阴道壁膨出部分下降至处女膜
Ⅲ度	阴道壁全部膨出于阴道口外	阴道壁膨出部分到达处女膜以外

（三）临床表现

1. 阴道前壁膨出　轻者无明显症状。重者自觉下坠、腰酸，并有块状物自阴道脱出，实为膨出的阴道前壁。长久站立、剧烈活动或增加腹压时块状物增大，下坠感更明显。若仅有阴道前壁合并膀胱膨出时，尿道膀胱后角变锐常导致尿潴留，甚至继发尿路感染。若膀胱膨出合并尿道膨出，尿道膀胱后角消失可出现压力性尿失禁症状。检查时可见阴道松弛，常伴有陈旧性会阴撕裂。前壁呈半球形隆起（图 20-1），触之柔软，该处黏膜变薄，皱襞消失。如反复摩擦，可出现溃疡。

2. 阴道后壁膨出　轻者多无不适。重者自觉下坠、腰痛及排便困难，有时需用手指推压膨出的阴道后壁方能排便。检查时可见阴道后壁呈半球形隆起（图 20-2），常伴有触之柔软，该处黏膜变薄，皱襞消失。如反复摩擦，可出现溃疡。

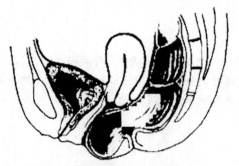

图 20-1　阴道前壁膨出伴膀胱膨出

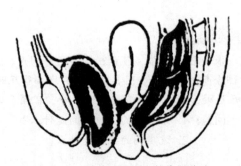

图 20-2　阴道后壁膨出伴直肠膨出

（四）诊断

根据病史和检查，诊断和分度并不困难。若用力屏气时，阴道口松弛膨出明显同时伴尿液流出，提示合并膀胱膨出及尿道膨出。

（五）治疗

无症状者不需治疗，可做缩肛运动。有症状但不宜手术者可置子宫托。重者可行阴道前壁修补术。

（六）预防

正确处理产程，避免滞产和第二产程延长；产后避免过早参加重体力劳动；行产后盆底肌筛查，做产后保健操，促进盆底肌及筋膜张力的恢复；积极处理诱发腹压升高的因素。

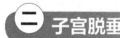

二 子宫脱垂

（一）病因

1. 妊娠和分娩 妊娠期激素可改变盆底结构的弹力和支持力，不断增大子宫重力可导致盆底支持结构薄弱。分娩使支持组织过度伸展，张力降低，甚至出现撕裂。若产妇过早参加体力劳动，使支撑组织不能恢复进而发生子宫脱垂。

2. 长期腹压增加 长期慢性咳嗽、排便困难、经常超重负荷（肩挑、举重、蹲位、长期站立）、盆腔内巨大肿瘤或大量腹水等，均使腹内压力增加，并直接作用于子宫，迫使其向下移位。

3. 盆底组织发育不良或退行性变 子宫脱垂偶见于未产妇，甚至处女，主要原因为先天性盆底组织发育不良。老年妇女盆底组织萎缩退化，也可发生子宫脱垂或使脱垂程度加重。

（二）临床分度

根据患者屏气时膨出程度，临床上传统分为3度（表20-2，图20-3），国际上应用较多的是POP-Q分度。

表 20-2 子宫脱垂分度

程度		标准
Ⅰ度	轻型	宫颈外口距处女膜缘<4cm，未达处女膜缘
	重型	宫颈外口已达但未超过处女膜缘，在阴道口可见宫颈
Ⅱ度	轻型	宫颈已脱出于阴道口外，但宫体仍在阴道内
	重型	宫颈及部分宫体已脱出于阴道口外
Ⅲ度		宫颈及宫体全部脱出于阴道口外

（三）临床表现

1. 症状

（1）腰骶部疼痛或下坠感：Ⅰ度患者多无自觉症状。Ⅱ度、Ⅲ度患者常有程度不等的腰骶部疼痛或下坠感。

（2）块状物自阴道口脱出：为Ⅱ度以上患者的常见症状，起初在行走、劳动、下蹲或排便等腹压增加时出现，经平卧休息可变小或消失。病情加重后，脱出物增大，即使休息也不能自行回缩，通常需用手推送才能将其还纳至阴道内。

（3）尿潴留、尿失禁或排便困难：Ⅲ度子宫脱垂患者多伴有重度阴道前壁膨出，容易出现尿潴留或压力性尿失禁。合并后壁膨出还可发生排便困难。

（4）其他：一般不引起月经失调，轻者不影响受孕、妊娠和分娩。

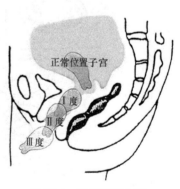

图 20-3 子宫脱垂分度

2. 体征 妇科检查可见子宫、阴道壁自阴道口脱出，不能回纳的子宫脱垂患者的宫颈及阴道黏膜增厚角化，宫颈肥大、延长。脱出物反复摩擦可发生宫颈溃疡，继发感染时可见脓血性分泌物。

（四）诊断

根据病史和临床表现子宫脱垂不难诊断，同时还应判断子宫脱垂临床分度、有无阴道壁膨出、会阴陈旧性撕裂及压力性尿失禁。

（五）鉴别诊断

子宫脱垂应与下列疾病相鉴别。

1. 阴道壁囊肿 呈囊性，界线清楚，位置固定。

2. 子宫黏膜下肌瘤或宫颈肌瘤 鲜红球状块物，质硬，表面找不到宫颈外口，在其周围或一侧可扪及被扩张变薄的宫颈边缘。

3. 宫颈延长 用宫腔探针探测宫颈外口至内口的距离即可确诊。单纯宫颈延长宫体位置多无明显下移。

（六）治疗

无症状者不需治疗。有症状者应加强或恢复盆底组织及子宫韧带的支持作用。治疗应个体化，以安全、简单和有效为原则。

1. 非手术疗法

（1）支持疗法：加强营养，注意休息，避免重体力劳动，经常保持大便通畅，积极治疗慢性咳嗽等。

（2）盆底肌肉锻炼：盆底肌肉锻炼适用于国内分度轻度患者，也可作为重度手术前后的辅助治疗方法。嘱咐患者行收缩肛门运动，用力收缩盆底肌肉3秒以上，放松，每次10~15分钟，每日2~3次。可采用特殊仪器设备辅助生物反馈治疗，效果优于自身锻炼。

（3）放置子宫托：子宫托是一种支持子宫和阴道壁并使其维持在阴道内而不脱出的工具。适用于Ⅰ度及Ⅱ度子宫脱垂、阴道壁Ⅰ度及Ⅱ度膨出者、有生育要求、体质差不能耐受手术者。子宫托疗法简便安全，患者既可参加劳动又可支持盆底组织，达到治疗目的。常用的有喇叭形、环形和球形3种。现介绍喇叭形子宫托的使用方法（图20-4）。

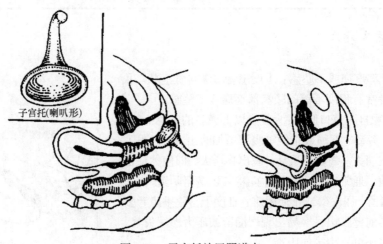

子宫托（喇叭形）

图20-4 子宫托放置阴道内

1）放托：洗净双手，蹲下，两腿分开，一手握托柄，使托盘呈倾斜位进入阴道口内，然后边旋转托柄边向内推，直至托盘达宫颈。转动托柄使其弯度朝前，对正耻骨弓后面。

2）取托：以手指捏住托柄，上、下、左、右轻轻摇动，待负压消除后，向后外方向牵拉取出。

3）注意事项：①子宫托的大小，应以放置后不脱出又无不适感为宜。②晨起放入，睡前取出，洗后备用。久置不取可发生于子宫托嵌顿，甚至引起压迫坏死性尿瘘和粪瘘。③可辅助局部应用雌激素以提高佩戴成功率。④放托后应每3～6个月复查1次。⑤重度子宫脱垂伴盆底肌明显萎缩及宫颈或阴道壁有炎症者不宜使用，经期和妊娠期停用。

2. 手术疗法　目的是缓解症状，修复盆底支持组织。应根据患者年龄、生育要求、性生活要求及全身健康情况选择合适的手术方式。

（1）阴道前后壁修补术：适用于年轻、有生育要求，轻度子宫脱垂伴阴道前、后壁膨出患者。如合并压力性尿失禁应同时手术处理。

（2）曼氏手术（Manchester手术）：包括阴道前后壁修补、主韧带缩短及宫颈部分切除术，适用于年龄较轻、宫颈延长的Ⅱ度、Ⅲ度子宫脱垂患者。

（3）经阴道全子宫切除及阴道前后壁修补术：适用于年龄较大、无生育要求、伴阴道前后壁膨出的Ⅱ度、Ⅲ度子宫脱垂患者。重度脱垂手术复发率高，目前主张应用生物补片加强局部修复。

（4）阴道纵隔形成术：又称阴道封闭术，仅适用于年老体弱不能耐受较大手术者、子宫及宫颈无恶性病变患者。

（5）盆底重建术：重建主要针对中盆腔。通过吊带、网片或缝线将阴道穹窿或宫骶韧带悬吊固定于骶骨前或骶棘韧带，也可自身宫骶韧带缩短缝合。子宫可以切除或保留，手术方式可开腹、经阴道或经腹腔镜完成。

第3节　压力性尿失禁

压力性尿失禁是指腹压突然增高导致尿液自动流出，也称真性压力性尿失禁、张力性尿失禁。其特点是正常状态下无遗尿，而是在打喷嚏、咳嗽、大笑或运动时腹压增高时出现不自主的尿液自尿道口漏出。其在成年女性的发生率为18.9%。

 病因

90%以上的压力性尿失禁是由盆底组织松弛引起。当腹腔内压力增加时，腹腔内压力不能被平均地传递到膀胱和近端尿道，膀胱内增加的压力大于尿道内压力而出现漏尿。10%的原因是患者尿道括约肌障碍，为先天发育异常所致。

 临床表现

腹压增加时尿液不自主流出为本病的典型症状，也可出现尿急、尿频、紧迫性尿失禁和膀胱区胀满感。80%压力性尿失禁患者伴有阴道前壁膨出。

 诊断

结合病史、症状和体征可做出初步诊断。临床上也用压力试验、指压试验、棉签试验和尿流动力学等检查进一步诊断压力性尿失禁，排除急迫性尿失禁、充溢性尿失禁及泌尿系统感染等疾病。

压力试验：检查前患者不排尿，取膀胱截石位。嘱患者咳嗽以观察有无尿液自尿道口流出。

指压试验：即以示指、中指伸入阴道，分开置于后尿道两侧，将尿道旁组织向耻骨的方向托起，再让患者咳嗽，若不再溢尿，则提示压力性尿失禁可能性大（图20-5）。

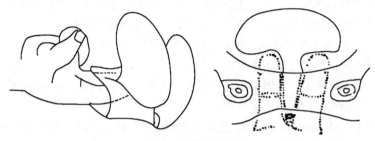

图 20-5　指压试验

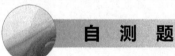

四　治疗

1. 非手术治疗　用于轻中度压力性尿失禁和手术治疗前后的辅助治疗。主要包括盆底肌肉锻炼、盆底电刺激、膀胱训练、α-肾上腺素受体激动药和阴道局部雌激素应用。减肥和生活方式干预也能改善症状。

2. 手术治疗　手术类型较多，目前公认的手术方式主要有阴道无张力尿道中段悬吊术和耻骨后膀胱尿道悬吊术。因阴道无张力尿道中段悬吊术更为微创，在许多地区成为首选手术方式。

自　测　题

选择题

A₁/A₂型题

1. 子宫脱垂是指子宫颈外口达（　　　）
   A. 坐骨结节水平以上
   B. 骨结节水平以下
   C. 坐骨棘水平以上
   D. 坐骨棘水平以下
   E. 骶尾骨以下

2. 导致子宫脱垂最主要的原因是（　　　）
   A. 分娩损伤和产褥早期体力劳动
   B. 长期慢性咳嗽
   C. 长期便秘
   D. 盆底组织先天发育不良
   E. 盆底组织退行性变

3. 患者，女，39岁。因阴道口有块状物脱出就诊。妇科检查见宫颈及部分宫体已脱出于阴道口外，宫颈较长。患者首选手术方式应是（　　　）
   A. 阴道前后壁修补术
   B. 曼氏手术
   C. 经阴道子宫全切除及阴道前后壁修补术
   D. 阴道纵隔形成术
   E. 盆底重建术

4. 某女，51岁。下蹲或腹部用力时，出现不由自主地流尿。诊断初步考虑是（　　　）
   A. 充盈性尿失禁　　B. 急迫性尿失禁
   C. 反射性尿失禁　　D. 真性尿失禁
   E. 压力性尿失禁

5. 某女，28岁。尿频、尿急、尿痛5日，偶尔伴有尿失禁症状。诊断初步考虑是（　　　）
   A. 压力性尿失禁　　B. 真性尿失禁
   C. 充盈性尿失禁　　D. 假性尿失禁
   E. 急迫性尿失禁

（张清伟）

第21章 女性生殖器官发育异常

女性生殖器官在形成及发育过程中，受内源性和（或）外源性因素的影响，原始性腺、内外生殖器的分化、发育发生改变，导致各种生殖器官发育异常，常合并泌尿系统器官畸形。常见的女性生殖器官发育异常有：①正常管道形成受阻所致异常，包括处女膜闭锁、阴道横隔、阴道闭锁、宫颈管闭锁等；②副中肾管衍生物发育不全所致异常，包括无子宫、无阴道、子宫发育不良、单角子宫等；③副中肾管衍生物融合障碍所致异常，包括双子宫、双角子宫、弓形子宫等。女性生殖器官发育异常多在青春期因原发性闭经、婚后性生活困难、流产、早产等就医时被确诊，亦有部分在出生时即被发现而得到诊断。

第1节 处女膜闭锁

处女膜闭锁（imperforate hymen）又称无孔处女膜，临床上较常见，系泌尿生殖窦上皮未能贯穿前庭部所致。初潮后因处女膜闭锁使经血无法排出。最初经血积在阴道内，多次月经来潮后，经血逐渐积聚，造成子宫、输卵管积血，甚至腹腔内积血。输卵管伞端多因积血而粘连闭锁，故经血较少进入腹腔。

 临床表现

处女膜闭锁女婴在新生儿期多无临床表现。偶有幼女因大量黏液积聚在阴道内，导致处女膜向外膨出而被发现。

绝大多数患者表现为青春期后出现进行性加剧的周期性下腹痛，但无月经来潮。严重者伴有便秘、肛门坠胀、尿频或尿潴留等症状。检查时见处女膜向外膨隆，表面呈紫蓝色，无阴道开口。直肠指检时，可扪及阴道内有球状包块向直肠前壁突出。行直肠-腹部诊时，在下腹部扪及位于阴道包块上方的另一较小包块（为经血潴留的子宫），压痛明显。用手往下按压此包块时，可见处女膜向外膨隆更明显。盆腔超声检查能发现子宫及阴道内有积液。

 诊断

根据患者症状、体征，结合穿刺抽出褐色积血或B超发现子宫及阴道内有积液即可确诊。

治疗

确诊后应立即手术治疗。处女膜穿刺抽出褐色积血证实诊断后，即将处女膜做"X"形切开，引流积血。积血大部排出后，常规检查宫颈是否正常，但不宜进一步探查宫腔以免引起上行性感染。吸尽积血后，切除多余的处女膜瓣，用可吸收缝线缝合切口边缘黏膜，以保持引流通畅和防止创缘粘连。术后给予广谱抗生素和甲硝唑预防感染。

第2节　阴道发育异常

 先天性无阴道

先天性无阴道系因双侧副中肾管发育不全，或双侧副中肾管尾端发育不良所致。几乎均合并无子宫或仅有始基子宫，极个别患者有发育正常的子宫，卵巢一般正常。

（一）临床表现

患者常表现为原发性闭经，或性交困难。检查时见外阴和第二性征发育正常，但无阴道口或仅在阴道外口处见一浅凹陷，有时可见到泌尿生殖窦内陷形成约 2cm 短浅阴道盲端。直肠-腹部诊和盆腔 B 超检查不能发现子宫。有发育正常的子宫者，表现为青春期因宫腔积血而出现周期性腹痛。直肠-腹部诊扪及子宫增大、有压痛。约15%患者合并泌尿道畸形。

（二）诊断

根据临床表现，结合 B 超、腹腔镜检查即可确诊。临床应与完全型雄激素不敏感综合征相鉴别。后者染色体核型为 46，XY，阴毛和腋毛极少，血睾酮水平升高。

（三）治疗

对准备有性生活的先天性无阴道患者，有短浅阴道者可先用机械扩张法，即按顺序由小到大使用阴道模型局部加压扩张，可逐渐加深阴道长度，直至能满足性生活要求为止。阴道模型夜间放置日间取出，便于工作和生活。不适宜机械扩张或机械扩张无效者行阴道成形术。手术应在性生活开始前进行。手术方法有多种，以乙状结肠阴道成形术效果较好。

对有发育正常子宫的患者，初潮时即应行阴道成形术，同时引流宫腔积血并将人工阴道与子宫相接，以保留生育功能。因宫颈缺如或子宫发育不良而无法保留子宫者应予以切除。

 阴道闭锁

阴道闭锁系泌尿生殖窦未参与形成阴道下段。闭锁位于阴道下段，长 2～3cm，其上多为正常阴道。

（一）临床表现

症状与处女膜闭锁相似，无阴道开口，但闭锁处黏膜表面色泽正常，亦不向外膨隆，肛门检查扪及向直肠凸出的阴道积血包块，其位置较处女膜闭锁高。

（二）诊断

根据临床症状与体征即可确诊。

（三）治疗

治疗应尽早手术。术时应先切开闭锁段阴道，并游离积血下段的阴道黏膜，再切开积血包块，排净积血后，利用已游离的阴道黏膜覆盖创面。术后定期扩张阴道以防瘢痕挛缩。

三 阴道横隔

阴道横隔系因两侧副中肾管会合后的尾端与尿生殖窦相接处未贯通或部分贯通。横隔可位于阴道内任何部位，以上、中段交界处居多，其厚度约为 1cm（图 21-1）。完全性横隔较少见，多数是隔中央或侧方有一小孔，经血自小孔排出。

（一）临床表现

横隔位于上段者不影响性生活，常于妇科检查时发现。位置较低者少见，多因性生活不满意而就医。

（二）诊断

根据临床症状、体征一般即可确诊。

（三）治疗

一般应将横隔切开并切除其多余部分，最后缝合切缘以防粘连形成。术后短期放置模型防止瘢痕挛缩。若系分娩时发现横隔阻碍胎先露部下降，横隔薄者，当胎先露部下降至横隔处并将横隔撑得极薄时，将其切开后胎儿即能经阴道娩出；横隔厚者应行剖宫产术。

四 阴道纵隔

阴道纵隔系因两侧副中肾管会合后，其中隔未消失或未完全消失。

（一）临床表现

绝大多数阴道纵隔无症状，有些是婚后性交困难或潴留在斜隔盲端的积血继发感染后才得以诊断，甚至可能晚至分娩时产程进展缓慢才确诊。完全阴道纵隔形成双阴道，常合并双宫颈、双子宫。有时纵隔偏向一侧形成阴道斜隔（图 21-1），导致该侧阴道完全闭锁，可出现因经血潴留所形成的阴道侧方包块。

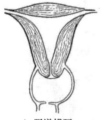
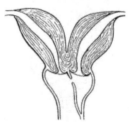

A. 阴道横隔　　　　　　　　　　B. 阴道纵隔

图 21-1　阴道异常

（二）治疗

当斜隔妨碍经血排出或纵隔影响性交时，应将其切除，创面缝合以防粘连。若临产后发现纵隔阻碍胎先露部下降，可沿隔的中部切断，分娩后缝合切缘止血。因阴道纵隔不孕的患者，切除纵隔可能提高受孕机会。

第3节　子宫发育异常

先天性子宫发育异常是女性生殖器官畸形中最常见的一种疾病，主要由于两侧副中肾管在演化过程中受到某种因素的影响和干扰，而在不同发育阶段停止所致。

 常见类型

1. **先天性无子宫**　系因两侧副中肾管中段及尾段未发育，常合并无阴道，但卵巢发育正常，第二性征不受影响。直肠-腹部诊、盆腔超声检查不见子宫。

2. **始基子宫**　又称为痕迹子宫，系因两侧副中肾管会合后不久即停止发育，常合并无阴道。子宫极小，仅长 1～3cm，无宫腔。

3. **子宫发育不良**　又称为幼稚子宫，系因副中肾管会合后短时期内即停止发育。子宫较正常小，有时呈极度前屈或后屈。宫颈呈圆锥形，相对较长，宫体与宫颈之比为 1:1 或 2:3。

4. **双子宫**　系因两侧副中肾管完全未融合，各自发育形成两个子宫和两个宫颈，阴道也完全分开，左、右侧子宫各有单一的输卵管和卵巢。

5. **双角子宫和鞍状子宫**　因子宫底部融合不全呈双角者，称双角子宫；子宫底部稍下陷呈鞍状，称鞍状子宫。

6. **中隔子宫**　系因两侧副中肾管融合不全，在宫腔内形成中隔。从子宫底至宫颈内口将宫腔完全分隔为两部分者为完全中隔；仅部分隔开者为不全中隔。

7. **单角子宫**　系因一侧副中肾管发育正常，另一侧副中肾管未发育或未形成管道。未发育侧的卵巢、输卵管、肾常同时缺如。

8. **残角子宫**　系因一侧副中肾管发育正常，另一侧发育不全形成残角子宫，可伴有该侧泌尿系发育畸形。检查时易将残角子宫误诊为卵巢肿瘤。残角子宫与对侧正常宫腔多不相通，仅有纤维带相连；偶有两者间有狭窄管道相通者（图 21-2）。

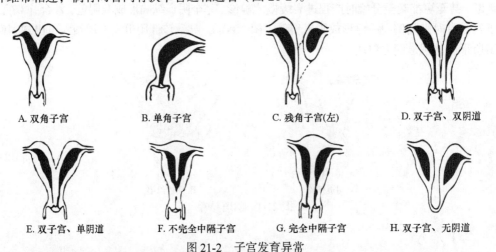

A. 双角子宫　　B. 单角子宫　　C. 残角子宫(左)　　D. 双子宫、双阴道

E. 双子宫、单阴道　　F. 不完全中隔子宫　　G. 完全中隔子宫　　H. 双子宫、无阴道

图 21-2　子宫发育异常

 临床表现

部分患者可无任何自觉症状，以致终身不被发现或体检时发现。亦有部分患者的生殖系统功能受到不同程度影响，到性成熟时，婚后或妊娠期、产时，出现症状而就诊。

1. 月经异常 先天性无子宫或始基子宫患者无月经；子宫发育不良患者月经量较少、迟发、经期不规则、痛经等；双子宫、双角子宫患者可出现月经量过多及经期延长。

2. 不孕 先天性无子宫、始基子宫、子宫发育不良者，常为不孕的主要原因之一。

3. 病理妊娠 发育异常的子宫妊娠后往往引起流产、早产或胎位异常。若妊娠发生在残角子宫内，人工流产时无法探及，至妊娠 16～20 周时破裂而出现典型输卵管妊娠破裂症状，若不及时手术切除破裂的残角子宫，患者可因大量内出血而死亡。

4. 产时、产后病理 发育异常的子宫常常并存子宫肌层发育不良。分娩时因产力异常等造成难产甚至子宫破裂。双子宫患者分娩时未孕侧子宫可能阻碍胎先露部下降，使剖宫产率增加。

治疗

子宫发育异常，如不引起临床症状，可不予处理。如因子宫发育不良引起闭经、痛经、不孕或习惯性流产，可试用内分泌治疗。如为痛经，亦可考虑手术治疗，切除畸形子宫。双角子宫反复发生流产者，应行子宫角矫形手术。残角子宫因宫腔积血而出现痛经，甚至并发子宫内膜异位症，需切除残角子宫。

第 4 节　性分化与发育异常

性别的分化与发育是一个非常复杂的过程，主要包括性腺及内外生殖器的分化与发育。男女性腺及内外生殖器的分化与发育是由多个因素决定的，任何一个因素异常都可导致性发育异常（disorders of sex development，DSD），其中最关键的因素包括性染色体、性腺及性激素。

> **知识链接**
>
> ### 性 腺 分 化
>
> 由性染色体组成决定，XX→女性，XY→男性。人类的 X 染色体和 Y 染色体原来是一对同源染色体，以后成为两个不相同的染色体，即 X 染色体和 Y 染色体。女性是同配性的，男性是异配性的；不同的性染色体组成是如何决定性腺分化的，其确切机制未明。

性染色体异常

性染色体是决定性别的根本因素。性染色体异常包括染色体的数目与结构异常。常见的性染色体异常包括以下几种。

1. 先天性卵巢发育不全 又称特纳综合征，其染色体核型为 45，X。缺失一条 X 染色体，又称 X 单体综合征。也可有多种嵌合体，如 45，X/46，XX 等。临床特点为身材矮小、生殖器发育幼稚、卵巢呈条索状、蹼颈、后发际低和肘外翻。

2. XO/XY 性腺发育不全 染色体核型为 45，X/46，XY，有双侧发育不全的卵巢或睾丸。临床特征有特纳综合征的表现，有时可见增大的阴蒂。

3. 46，XX/46，XY 性腺发育不全 与 XO/XY 性腺发育不全类似，但无特纳综合征的表现。

4. 两性性腺共存 以往称真两性畸形，此类患者染色体可有数目异常与各种嵌合体，若染色体正常，但性腺属两性共存者，常纳入性腺发育异常。

二 性腺发育异常

性染色体正常，但因某些因素致性腺发育不全或退化，造成性腺发育异常。以单纯性腺发育不全最为常见。

1. 单纯性腺发育不全　根据染色体核型为 46，XX 或 46，XY 而分为 XX 型和 XY 型。又称单纯性 XX 性腺发育不全和单纯性 XY 性腺发育不全，两者虽染色体核型不同，但临床表现相似，主要表现为原发性闭经。

2. 两性性腺共存　指同一机体内卵巢组织和睾丸组织并存，因体内有两性性腺及激素，故具有男女两性特征。可一侧为卵巢，另一侧为睾丸；或每侧生殖腺内同时含有卵巢及睾丸两种组织，称为卵睾；可一侧为卵睾，另一侧为卵巢或睾丸。外生殖器多为混合型，多数患儿出生时有阴茎，往往按男婴抚育。但若能及早确诊，绝大多数患儿仍以按女婴抚育为宜。个别有子宫患者在切除睾丸组织后不但月经来潮，还具有正常生育能力。

三 性激素与功能异常

性染色体与性腺无明显异常，而主要表现为性激素的合成和（或）功能异常。性激素的产生需要性腺分泌激素的细胞，其合成过程需要多种酶，性激素发挥作用则需要靶器官的相应受体。

1. 雄激素过多

（1）先天性肾上腺皮质增生（congenital adrenal hyperplasia，CAH）：又称肾上腺生殖综合征，为常染色体隐性遗传病。其原因是胎儿肾上腺合成皮质醇的一些酶缺乏，皮质醇合成量减少对下丘脑和垂体负反馈作用消失，使垂体促肾上腺皮质激素（ACTH）分泌增加，刺激肾上腺产生大量雄激素，使女性胎儿外生殖器不同程度男性化。通常患者出生时即有阴蒂肥大，阴唇肥厚融合，严重者状似阴囊，但其中无睾丸；子宫、卵巢、阴道均存在，但阴道下段狭窄，难以发现阴道口。随着婴儿长大，男性化日益明显，至青春期乳房不发育，内生殖器发育变抑制，无月经来潮，骨骺愈合早，身材矮小。实验室检查：血雄激素含量增高，尿 17 酮呈高值，血雌激素、FSH 呈低值。

（2）孕妇于妊娠早期服用具有雄激素作用的药物：如人工合成孕激素、达那唑或甲基睾酮等，均可导致女胎外生殖器男性化，出生后男性化不再加剧，至青春期月经来潮，还可有正常生育。血雄激素和尿 17 酮值均在正常范围。

2. 雄激素缺乏　其中以 17α-羟化酶缺陷为多见。临床表现以高血压、低钾和性幼稚为特征。因缺乏性激素，男孩在性分化阶段生殖系统未能向男性分化，而呈女性型，且睾丸未下降；在女性患者表现为卵巢不发育，外生殖器幼稚型，身材偏高。

3. 雄激素不敏感综合征　外生殖器为女性，又称为睾丸女性化，为最常见的男性假两性畸形。患者体内睾酮经芳香化酶转化为雌激素，故患者表现出某些女性特征，分为完全型和不完全型。①完全型：无男性化表现，青春期乳房发育丰满，阴毛、腋毛多缺如，阴道为盲端，较短浅，无子宫。两侧睾丸正常大，位于腹腔内、腹股沟或大阴唇内。血睾酮、尿 17-酮均为正常男性水平，雌激素略高于正常男性。②不完全型：较少见，表现外生殖器异常的多态性，主要为外阴男性化，阴蒂肥大或短小阴茎，阴唇部分融合，阴道极短或仅有浅凹陷。至青春期可出现阴毛、腋毛增多和阴蒂继续增大等男性改变。

四 诊断

（一）病史和体格检查

详细询问病史及仔细检查内外生殖器是诊断本病的重要环节。应首先询问患者母亲在妊娠早期有无服用高效黄体酮或达那唑类药物史，家族中有无类似疾病史，并仔细进行体格检查，注意内、外生殖器发育状况。

（二）实验室检查

染色体核型为 46，XX。血雌激素及 FSH 呈低值，血雄激素及尿 17 酮呈高值者为先天性肾上腺皮质增生。染色体核型为 46，XY，血 FSH 值正常，LH 值升高，血睾酮及尿 17 酮在正常男性水平，雌激素高于正常男性但低于正常女性者，为雄激素不敏感综合征。

（三）活检

两性性腺共存多需腹腔镜或剖腹探查对性腺进行活检，方可确诊。

五 治疗

性发育异常对患者的心理、生活、工作和婚姻等带来诸多困扰，须及早诊断和处理。诊断明确后应根据原社会性别、本人的要求及病变程度给予矫治。原则上除阴茎发育良好者外，均应矫治为女性。

1. 先天性肾上腺皮质增生　确诊后应即开始并终身服用可的松类药物，抑制促肾上腺皮质激素过量分泌和防止外阴进一步男性化，促女性生殖器官发育和月经来潮，甚至有受孕和分娩可能。肥大阴蒂应手术切除。

2. 雄激素不敏感综合征　完全型及不完全型均按女性抚育为宜。完全型患者待青春期发育成熟后切除双侧睾丸防止恶变，术后长期给予雌激素维持女性第二性征。不完全型患者应提前做整形术并切除双侧睾丸。阴道过短影响性生活者应行阴道成形术。

3. 单纯型生殖腺发育不全　染色体核型为 XX 者，不需手术，青春期后给予雌激素、孕激素周期性替代治疗，促第二性征发育并可来月经。染色体核型为 XY 者，其生殖腺发生恶变频率较高，且发生年龄可能很小，应在确诊后尽早切除未分化生殖腺。

4. 两性性腺共存　除阴茎粗大、能勃起外，按女性养育为宜，可切除睾丸及阴茎，行阴道成形术，青春期后行雌、孕激素替代治疗，促第二性征发育。

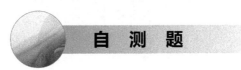

自 测 题

一、选择题

A₁/A₂ 型题

1. 以下不属于副中肾管衍生物发育不全所致的是（　　）
   - A. 无子宫
   - B. 无阴道
   - C. 单角子宫
   - D. 双子宫
   - E. 子宫发育不良

2. 阴道横隔描述不正确的是（　　）
   - A. 两侧副中肾管会合后发育不全
   - B. 以上、中段交界处居多
   - C. 分娩时阻碍胎先露部下降
   - D. 多无症状

E. 常伴有同侧肾脏发育不全

二、思考题

1. 试述子宫发育异常的常见类型。
2. 试述特纳综合征的临床特征。

三、案例分析

患者，女，18 岁。因无月经初潮来院就诊。查体：身高 156cm，体重 50kg，双侧乳房未发育，无腋毛、阴毛，无喉结，外阴幼女型，阴蒂长约 1cm，似可见阴道口，双侧腹股沟、大阴唇未扪及包块。B 超示未见子宫及卵巢声像。

1. 最可能的诊断是什么？
2. 为确诊需进一步做哪些检查？

（谭　丽）

第22章 不孕症与辅助生殖技术

不孕症是一组由多种病因导致的生育障碍，近几十年来，辅助生殖技术发展迅猛，帮助许多不孕夫妇获得后代，但因存在法律及伦理问题，需要严格管理。

第1节 不 孕 症

育龄夫妇同居，有正常性生活，未经避孕至少 12 个月而未妊娠者，称为不孕症。未避孕而从未妊娠者称为原发性不孕；既往有过妊娠，而后未避孕连续 1 年未妊娠者称为继发性不孕。我国不孕症发病率为 7%～10%。反复流产和异位妊娠而未获得活婴，目前也属于不孕不育范畴。

 原因

不孕因素可能有女方、男方、男女双方及不明原因。一般情况下，女方因素约占 40%，男方因素占 30%～40%，男女双方因素占 10%～20%，不明原因约占 10%。

（一）女性不孕因素

以排卵障碍和输卵管因素居多。

1. 盆腔因素　占女性不孕症发生率的 35%。①慢性输卵管炎（淋病奈瑟菌、结核分枝杆菌、沙眼衣原体等）引起伞端闭锁或输卵管黏膜破坏，可使输卵管完全阻塞导致不孕。此外，输卵管发育不全也可导致输卵管性不孕。②盆腔炎性疾病、盆腔粘连、子宫内膜异位症、结核性盆腔炎等造成盆腔及输卵管功能和结构的破坏。③子宫发育异常、子宫肌瘤、子宫内膜病变等均能影响受精卵着床，导致不孕。④宫颈发育异常、宫颈炎症及宫颈黏液免疫环境异常，影响精子通过，均可造成不孕。

2. 排卵障碍　占女性不孕症发生率的 25%～35%。排卵功能紊乱导致不排卵，主要原因有：①下丘脑-垂体-卵巢轴功能紊乱，包括下丘脑、垂体器质性病变或功能障碍；②卵巢病变，如先天性卵巢发育不良、多囊卵巢综合征、卵巢早衰、卵巢功能性肿瘤、卵巢不敏感综合征等；③肾上腺及甲状腺功能异常。

（二）男性不育因素

主要是生精障碍及输精障碍。

1. 精液异常　性功能正常，先天或后天原因所致精液异常，表现为无精、弱精、少精、精子发育停滞、畸精症或精液液化不全等。

2. 性功能异常　外生殖器发育不良或勃起障碍、早泄、不射精、逆行射精等使精子不能正常射入阴道内，均可造成男性不育。

3. 免疫因素　在男性生殖道免疫屏障被破坏的情况下，精子、精浆在体内产生抗精子抗体（AsAb），使射出的精子产生凝集而不能穿过宫颈黏液。

（三）不明原因不孕

属于男女双方无可能同时存在的不孕因素。是一种生育力低下的状态，可能包括免疫性因素、潜在的卵子质量异常、受精障碍、遗传缺陷等因素，应用当前检测手段尚无法确诊者。

 ## 检查步骤与诊断

通过男女双方全面检查找出不孕原因是诊断不孕症的关键。

（一）男方检查

1. 询问病史　包括不育时间、性生活史、性交频率和时间；有无勃起或射精障碍；既往发育情况、有无慢性疾病史、职业、生活习惯、药物治疗史及家族史。

2. 体格检查　除全身检查外，注意第二性征及外生殖器的发育情况，有无畸形、感染和病变。

3. 精液检查　是不孕夫妇初诊首先检查项目。通常要进行 2～3 次精液检查，以获得基线数据。

（二）女方检查

1. 询问病史　初诊时，应详细询问年龄、月经、婚育情况及与不孕有关的病史。近期心理、情绪、进食、运动、泌乳、多毛、痤疮及体重改变史，近期辅助检查和治疗经过等。

2. 体格检查　包括全身检查及妇科检查，注意检查第二性征及内、外生殖器发育情况，有无畸形、炎症、包块、触痛及溢乳等。

3. 女性不孕特殊检查

（1）卵巢功能检查：包括排卵监测和黄体功能检查。常用方法有：B 超监测卵泡发育及排卵；基础体温测定、宫颈黏液检查、黄体期子宫内膜活检，女性激素如卵泡刺激素（FSH）、黄体生成激素（LH）、雌二醇（E_2）、催乳激素（PRL）、睾酮、黄体酮测定等。测定孕酮应在黄体中期进行，反映是否排卵和黄体功能；测定 FSH 应在月经周期第 2～3 日进行，反映卵巢基础状态。

（2）输卵管通畅试验：常用方法有输卵管通液术、子宫输卵管造影及子宫输卵管超声造影。子宫输卵管造影不仅能明确输卵管是否通畅及阻塞部位，还能观察宫腔形态，是目前应用最广、诊断价值最高的方法。

（3）宫腔镜检查：了解宫腔内情况，能发现宫腔粘连、黏膜下肌瘤、内膜息肉、子宫畸形等与不孕有关的病理情况。

（4）腹腔镜检查：可与腹腔镜手术同时进行，直接观察子宫、输卵管、卵巢有无病变或粘连，同时进行腹腔镜粘连分离术、子宫肌瘤剔除术等，并可行输卵管通亚甲蓝溶液，直视下确定输卵管是否通畅。

三 女性不孕的治疗

年龄是不孕最重要的因素之一，选择恰当治疗方案应充分估计到女性卵巢的生理年龄、治疗方案合理性和有效性。首先应增强体质和增进健康，纠正营养不良和贫血；改掉不良生活方式，戒烟、戒毒、不酗酒；掌握性知识及受孕时间，性交频率适中，以增加受孕机会。

（一）治疗生殖道器质性病变

1. 输卵管慢性炎症及阻塞

（1）一般疗法：对卵巢功能良好、不孕年限不长、生育要求不迫切的年轻患者，口服活血化瘀中药药剂，中药煎煮灌肠，同时配合超短波等理疗方法，促进炎症吸收消退。

（2）输卵管成形术：对输卵管不同部位阻塞或粘连，可行输卵管造口术、整形术、吻合术及输卵管子宫移植术等，应用显微外科技术达到输卵管再通目的。手术效果取决于伞端组织保留的完整程度。对较大的输卵管积水，目前主张切除或结扎，阻断积水对子宫内膜环境造成的干扰，为辅助生殖技术创造条件。

2. 卵巢肿瘤　有内分泌功能的卵巢肿瘤可影响卵巢排卵；较大卵巢肿瘤可造成输卵管扭曲、受压，导致不孕。性质不明的卵巢肿瘤倾向于手术探查，在不孕症治疗前得到诊断。

3. 子宫病变　子宫肌瘤、内膜息肉、子宫纵隔、宫腔粘连等影响宫腔环境，干扰受精卵着床和胚胎发育，可行宫腔镜下切除、粘连分离或矫形手术。

4. 子宫内膜异位症　常致盆腔粘连、输卵管不通畅、子宫内膜对胚胎容受性下降及明显免疫性反应，影响妊娠各环节。首诊应进行腹腔镜诊断和治疗，对中重度病例术后辅以孕激素或 GnRH-a 治疗，重症和复发者应考虑辅助生殖技术帮助妊娠。

5. 生殖系统结核　活动期应行抗结核治疗，用药期间应严格避孕。因盆腔结核多累及输卵管和子宫内膜，多数患者需借助辅助生殖技术妊娠。

（二）诱发排卵

1. 氯米芬　具有抗雌激素作用，能与垂体雌激素受体结合，阻断雌激素对下丘脑的负反馈作用，反馈性诱导促性腺激素分泌，促使卵泡发育及排卵。为诱发排卵首选药物。适用于体内有一定雌激素水平和下丘脑-垂体-卵巢轴功能完整的排卵障碍患者。月经周期第 3～5 日起，口服 50mg/d（最大剂量达 150mg/d），连用 5 日。排卵率达 70%～80%，每周期妊娠率 20%～30%。用药周期应行超声排卵监测，卵泡成熟后用人绒毛膜促性腺素（hCG）5000U 肌内注射，36～40 小时后自发排卵。排卵后加用黄体酮 20～40mg/d 肌内注射或 hCG 2000U 隔 3 日一次肌内注射，进行黄体功能支持。

2. 人绒毛膜促性腺素（hCG）　结构与 LH 极相似，常在促排卵周期卵泡成熟后一次注射 5000～10 000U，模拟内源性 LH 峰值作用，诱导卵母细胞减数分裂和排卵发生。

3. 人类绝经期促性腺激素（hMG）　又称绝经促性素，75U 制剂中含 FSH 和 LH 各 75U，促使卵泡生长发育成熟。于周期第 2～3 日起，每日或隔日肌内注射 hMG 50～150U，直至卵泡成熟。用药期间需 B 超和（或）血雌激素水平监测卵泡发育情况，卵泡发育成熟后 hCG 5000U 肌内注射，促进排卵及黄体形成。

（三）不明原因不孕的治疗

因病因尚不确定，目前缺乏肯定有效的治疗方法和疗效指标。对年轻、卵巢功能良好的患者，可给予期待治疗，但一般不超过 3 年。对卵巢功能减退和年龄>30 岁的夫妇，可行宫腔内人工授精 3～6 个周期诊断性治疗。

（四）辅助生殖技术

辅助生殖技术包括人工授精、体外受精-胚胎移植及其衍生技术等（详见第2节）。

第2节 辅助生殖技术

辅助生殖技术（assisted reproductive techniques，ART）是指在体外对配子和胚胎采用显微操作技术，帮助不孕夫妇受孕的一组方法。包括人工授精、体外受精-胚胎移植及其衍生技术等。

 人工授精

人工授精（AI）是将精子通过非性交方式注入女性生殖道内，使其受孕的一种技术。人工授精根据受精部位不同分为阴道内人工授精、宫颈内人工授精、宫腔内人工授精、输卵管内人工授精等。根据精子来源不同分为夫精人工授精（AIH）和用供精人工授精（AID）。按国家法规，目前AID精子来源一律由国家卫生健康委员会认定的人类精子库提供和管理。

目前临床上较常用的人工授精方法为宫腔内人工授精：将精液洗涤处理后去除精浆，取0.3～0.5ml精子悬浮液，在女方排卵期，通过导管经宫颈管注入宫腔内授精。人工授精可在自然周期和促排卵周期进行，在促排卵周期中可能有2个以上卵子排出，导致多胎妊娠发生率升高和发生卵巢过度刺激综合征等一系列并发症。

 体外受精-胚胎移植

体外受精-胚胎移植（IVF-ET）技术是指从妇女卵巢内取出卵子，在体外与精子受精并培养一阶段，再将发育到一定时期的胚胎移植到妇女宫腔内，使其着床发育成胎儿的全过程，通常被称为"试管婴儿"。1978年，英国学者Steptoe和Edwards采用该技术使世界第一例"试管婴儿"诞生。国内第一例"试管婴儿"于1988年在北京诞生。

1. 适应证 临床上输卵管性不孕症、原因不明的不孕症、子宫内膜异位症、男性因素不育症、排卵异常、宫颈因素等患者，通过常规治疗无法妊娠者。

2. 具体步骤 ①药物促进与监测卵泡发育；②B超介导下取卵；③配子体外受精和胚胎体外培养；④胚胎移植和黄体支持。

3. IVF-ET常见并发症 多与诱导排卵有关。

（1）卵巢过度刺激综合征：在接受促排卵药物的患者中约20%发生不同程度卵巢过度刺激综合征。主要的病理生理改变为全身血管通透性增加，hCG可加重发病。轻度仅表现为腹部胀满、卵巢增大；重度表现为腹部膨胀，大量腹水、胸腔积液，导致血液浓缩、重要脏器血栓形成、肝肾功能损害、电解质紊乱等严重并发症，严重者可引起死亡。

（2）多胎妊娠：促排卵药物的应用及多个胚胎移植致使多胎妊娠发生率高达30%以上。多胎妊娠增加母婴并发症，流产和早产发生率、围生儿患病率和死亡率均明显增加。目前常规限制移植的胚胎数目在2～3个，有些国家已经采用了单胚胎移植的概念和技术减少双胎妊娠，杜绝三胎（含三胎）以上妊娠。对多胎妊娠可在妊娠早期施行选择性胚胎减灭术。

　　根据不孕症种类的治疗需要，IVF-ET 技术相继衍生出一系列相关的辅助生殖技术，包括促排卵药物和方案的进展、配子和胚胎冷冻、赠卵和代孕、囊胚培养、卵细胞质内单精子注射、胚胎植入前遗传学诊断、卵母细胞体外成熟等技术。

 自 测 题

一、选择题

A₁/A₂型题

1. 了解不孕症妇女有无排卵最简单的方法是
（　　）

　　A. 卵巢激素检测　　B. 测量基础体温

　　C. 诊断性刮宫　　　D. 阴道涂片

　　E. 宫颈黏液检查

2. 临床首选的促排卵药物是（　　）

　　A. hCG　　　　　　B. 氯米芬

　　C. LHRH　　　　　D. 黄体酮

　　E. hMG

3. 导致育龄期妇女不孕最常见的原因是
（　　）

　　A. 卵巢病变　　　　B. 输卵管炎症

　　C. 排卵障碍　　　　D. 子宫内膜损伤

　　E. 子宫发育异常

二、思考题

1. 试述 IVF-ET 的定义及类型。

2. 导致女性不孕的常见原因有哪些？

（谭　丽）

第23章 计划生育

计划生育是我国的一项基本国策，也是妇女生殖健康的重要内容。做好计划生育工作，有利于我国社会经济建设的可持续发展，有利于人口素质的提高，有利于妇女儿童身心健康。计划生育主要内容包括晚婚、晚育、节育、优生优育，有计划地控制人口。积极开展计划生育技术咨询，指导育龄夫妇知情选择，促进生殖健康，是开展计划生育工作优质服务的关键。

第1节 避 孕

● 案例 23-1

患者，女性，28岁，来院咨询避孕方法。患者平素月经规律，4～7日/27～30日，量适中，无痛经。末次月经14日前。1日前性生活时避孕套脱落，现担心意外怀孕来院就诊。患者既往体健，G_2P_1，3年前人工流产1次，1年前顺产分娩一女，现无生育要求。

问题：1. 该患者如何选择针对这次避孕套脱落的补救避孕方法？

2. 该患者希望采用合适的长期避孕方法，如何推荐？

3. 该患者选择了 T 型含铜宫内节育器，放置半年内常出现腰痛、月经量增多、经期延长，应该如何处理？

避孕是我国计划生育的主要方法之一，是指采用科学的手段使妇女暂时不受孕。现有的避孕方法主要是通过抑制排卵、阻止精子与卵子结合及改变宫腔条件阻碍受精卵着床而达到避孕效果。目前常用的避孕方法有宫内节育器、外用避孕及药物避孕等。

一 宫内节育器

（一）种类

1. 惰性宫内节育器（第一代 IUD） 由惰性原料如金属、硅胶、塑料等制成，国内主要为不锈钢圆环及其改良产品，由于放置后带器妊娠率和脱落率较高，已于 20 世纪 90 年代停止生产。

2. 活性宫内节育器（第二代 IUD） 通过在节育器内增加活性物质如金属离子（Cu^{2+}等）、激素、药物及磁性物质等来提高避孕效果，减少副作用。分为含铜 IUD 和含药 IUD 两大类（图 23-1）。

（1）含铜 IUD：是在塑料节育器上增加有生物活性和较强抗生育能力的铜离子。是目前我国应用最为广泛的一类 IUD，含铜部分表面积越大，其避孕效果越好。临床主要不良反应表现为点滴出血，避孕效果可达90%以上。

1）T形含铜IUD（TCu-IUD）：是我国临床常用的宫内节育器之一。由于该类宫内节育器形状更接近宫腔形态，其带器妊娠、脱落率较低。T形含铜宫内节育器带有尾丝，易取出，但出血发生率相对较高，可放置10～15年。

2）V形含铜IUD：以V形不锈钢支架为载体，并在支架上外套硅橡胶管，在横臂和斜臂上缠铜丝或套铜套，有尾丝，是临床较为常用的一类宫内节育器，其优、缺点与T形含铜IUD相似，可放置5～7年。

3）母体乐：节育器支架成分为聚乙烯，呈伞状，两弧形臂上各有5个小齿，纵臂上缠有铜丝，可放置5～8年。

4）含铜IUD：以螺旋状不锈钢丝为支架，螺旋内置铜丝，其形态接近宫腔形态，有大、中、小号，无尾丝。临床效果较好，出血等不良反应少，可放置20年。

5）含铜无支架IUD：又称吉妮IUD。无支架，由6个铜套串在一根上组成，通过节育器顶端的特制针将其固定于子宫基层，铜套悬挂于宫腔中，有尾丝，可放置10年。

（2）含药IUD：通过将有避孕作用的药物储存在节育器内，并每日释放微量药物，以提高避孕效果。目前临床使用较多的有含孕激素IUD和含吲哚美辛IUD。

1）含孕激素IUD：将孕激素储存在节育器内，可长期少量向宫腔内释放孕激素，使子宫内膜萎缩而不利于受精卵着床。目前研制并使用较多的是左炔诺孕酮IUD（曼月乐），每日释放左炔诺孕酮20μg。孕激素有抑制子宫收缩功能，因此脱落率低，但点滴出血及闭经等主要不良反应发生率相对较高，可放置5年。

2）含吲哚美辛IUD：包括含铜IUD和活性γ-IUD等。将吲哚美辛储存在节育器中，通过每日向宫腔内释放少量的吲哚美辛以减少IUD放置术后引起的月经量过多等不良反应的发生。常用的有含铜IUD、吉妮环等，见图23-1。

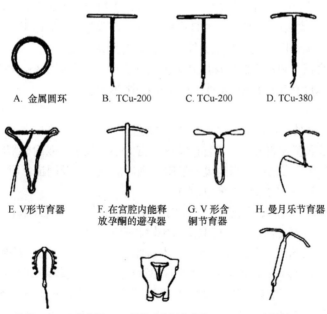

A. 金属圆环　　B. TCu-200　　C. TCu-200　　D. TCu-380

E. V形节育器　　F. 在宫腔内能释放孕酮的避孕器　　G. V形含铜节育器　　H. 曼月乐节育器

I. 新体TCu-380节育器　　J. 母体乐含铜节育器　　K. 吉妮环

图23-1　几种常见的宫内节育器

（二）避孕机制

IUD 避孕机制较复杂，至今尚未明确。目前普遍认为是通过局部组织对异物的反应来改变宫腔环境，从而不利于受精卵着床。

1. 改变宫腔内环境 IUD 放入宫腔后，刺激子宫内膜产生无菌性炎症反应，干扰精子活动及获能。

2. 干扰着床 长期异物刺激子宫内膜产生前列腺素，改变输卵管的蠕动且增强宫缩，使子宫内膜发育不同步影响着床。含孕激素 IUD 使子宫内膜萎缩，间质炎症细胞浸润，不利于受精卵着床。

（三）宫内节育器放置术

1. 适应证 无禁忌证且自愿要求放置的育龄期妇女。

2. 禁忌证

（1）妊娠或可疑妊娠者。

（2）月经经量过多、周期过频及阴道不规则出血者。

（3）人工流产或中期妊娠引产和有宫腔残留或感染者。

（4）生殖系统急性炎症。

（5）重度陈旧性宫颈裂伤、宫颈内口过松或子宫脱垂者。

（6）子宫畸形如纵隔子宫、双子宫等。

（7）生殖器官肿瘤。

（8）宫腔过小或过大者（宫腔深度＜5.5cm 或＞9.0cm）。

（9）严重全身性疾病者。

（10）对铜过敏者。

3. 放置时间 ①月经干净后 3～7 日放置；②人工流产后宫腔小于 10cm 者可于术后立即放置；③自然流产转经后或药物流产 2 次正常月经后；④顺产后满 3 个月、剖宫产术后半年，哺乳期内放置应先排除妊娠；⑤性交后 5 日内放置可起到紧急避孕的作用。

4. 术前检查 详细询问病史并行全面体格检查，排除禁忌证。

5. 选择宫内节育器 根据宫腔的深度及宽度选择宫内节育器的大小。如 T 形环有 26、28、30 号 3 种，若宫腔深度＞7cm 者用 28 号，＜7cm 者用 26 号。

6. 放置方法

（1）受术者前 3 日禁止性生活，手术日测体温超过 37.5℃者暂不放置。

（2）排空膀胱后取膀胱截石位。双合诊检查子宫大小、位置及双附件情况。

（3）外阴阴道常规消毒铺巾，阴道窥器暴露宫颈后消毒宫颈及阴道，用宫颈钳夹持宫颈前唇固定子宫，宫腔探针顺子宫方向探测宫腔深度。

（4）用放置器将节育器推送至宫腔，IUD 的上缘须达子宫底部，在距宫口 2cm 处剪短带尾丝 IUD 的尾丝部分。观察无出血。即可取出宫颈钳和阴道窥器。

7. 术后注意事项及随访 保持外阴清洁，术后休息 3 日，1 周内忌重体力劳动，2 周内忌性交及盆浴。术后 3 个月内每次经期或解大便时注意有无节育器脱落；术后第 1 年的 1、3、6、12 个月进行随访，以后每年随访 1 次，随访内容包括主诉、妇科检查 IUD 尾丝及超声检查 IUD 位置等；特殊情况随时就诊。

8. 放置宫内节育器的不良反应 主要包括月经异常、下腹或腰骶部疼痛不适及白带增多；其中月经异常是最常见的不良反应，主要表现为经量增多、经期延长或少量点滴出血，一般不需治疗，数月后可自行减少。

9. 放置宫内节育器的并发症

（1）节育器异位：多因操作不当导致子宫穿孔，将 IUD 放到宫腔外。节育器过大、过硬或子宫壁薄而软（如哺乳期子宫），子宫收缩而造成节育器逐渐外移至宫腔外等因素造成。确诊节育器异位后，应经腹、经腹腔镜或经阴道将节育器取出。

（2）节育器嵌顿或断裂：由于放置节育器时损伤了子宫壁或节育器过大过硬等因素，导致节育器断裂或部分嵌入子宫肌层。确诊后应及时取出。若取出困难，可在 B 超、X 线透视或宫腔镜下取出。

（3）节育器下移或脱落：由于操作不当，未将 IUD 上缘送至子宫底部或节育器选择过小、月经过多、宫颈口松弛等原因导致节育器位置下移或脱出。常发生于放置 IUD 1 年内。

（4）带器妊娠：多见于 IUD 脱落或异位，包括带器宫内妊娠和带器异位妊娠，一经确诊须终止妊娠并取出 IUD。

（四）宫内节育器取出术

1. 适应证　计划再生育或不需要再避孕者，放置期满需更换者，绝经过渡期停经 1 年内，有并发症或不良反应经治疗无效者，带器妊娠者。

2. 禁忌证　生殖器或盆腔急性炎症者，全身情况不良不能耐受手术或在疾病急性期内者。

3. 取出时间　①以月经干净后 3～7 日最宜；②带器早期妊娠可于人工流产时取出；③带器异位妊娠可于诊刮时或异位妊娠手术术中、术后取出；④子宫不规则出血较多可随时取出。

4. 取出方法　术前准备同放置术。有尾丝者，用血管钳夹住尾丝，轻轻牵引取出；无尾丝者，按宫腔操作程序，用取环勾或取环钳将 IUD 取出。对于 IUD 放置时间长、绝经女性等取环困难者，可在 B 超引导下或宫腔镜下取出。

5. 注意事项　取器前应通过 B 超或 X 线检查确定 IUD 的位置是否在宫内，并了解节育器类型，使用取环勾时应注意避免盲目勾取而损伤子宫壁。

二 药物避孕

药物避孕是指使用女性甾体激素达到避孕，是一种高效避孕方法。常用的甾体激素成分主要有雌激素和孕激素。

（一）避孕机制

1. 抑制排卵　甾体激素避孕药通过干扰下丘脑-垂体-卵巢轴的功能达到抑制排卵的目的。

2. 改变宫颈黏液性状　孕激素可使宫颈黏液减少，同时增加黏稠度，降低拉丝度，不利于精子穿透。

3. 改变子宫内膜状态　通过抑制子宫内膜增殖，使子宫内膜生理变化与受精卵发育不同步，干扰着床。

4. 影响输卵管的功能　甾体激素使输卵管的蠕动和分泌功能发生异常，使受精卵输送速度与子宫内膜增殖不同步，干扰着床。

（二）种类

1. 口服避孕药　由雌激素和孕激素配伍而成。包括短效口服避孕药、长效口服避孕药及探亲避孕药。无禁忌证的健康育龄女性均可服用。

（1）短效口服避孕药：是由炔雌醇和孕激素组成的复合制剂，其中不同成分的孕激素构成不同配方及制剂，正确使用情况下，避孕有效率近 100%。我国目前常用的有复方炔诺酮片、复方甲地孕酮片、复方左炔诺孕酮片、妈富隆单相片、优思明、复方去氧孕烯片、复方孕二烯酮片、炔雌醇环丙孕酮片等。①复方炔诺酮片、复方甲地孕酮片：自月经第 5 日开始，每晚 1 片，连服 22 日，停药 2～3 日发生撤药性出血，若停药 7 日仍未月经来潮，开始下一周期用药。②复方去氧孕烯片、复方孕二烯酮片、炔雌醇环丙孕酮片：自月经第 1 日服药，连服 21 日，停药 2～3 日发生撤药性出血，若停药 7 日仍未月经来潮，开始下一周期用药。③左炔诺孕酮三相片：药盒内每一相药物的雌孕激素剂量不同、颜色不同，服药者须按箭头所示顺序服药。自月经第 1 日服药，连服 21 日。④漏服：漏服 1 片，应在 12 小时内补服；漏服 2 片，除立即补服外，同时需加用其他避孕措施；若漏服 3 片，应停药，待出血后服用下一个周期。

（2）长效口服避孕药：由长效雌激素和孕激素制成的复合制剂。常见有复方长效左炔诺孕酮炔雌醚片，一般服药 1 次可避孕 1 个月，有效率达 96%～98%，但不良反应较多，很少用。

（3）探亲避孕药：又称速效避孕药或事后避孕药。分为孕激素制剂和非孕激素制剂。现已很少使用。

（4）紧急避孕药：紧急避孕是指在无防护性生活或避孕失败后的一段时间内，防止妊娠而采用的避孕方法，药物避孕是最常用的紧急避孕方法，一般在性生活后 72～120 小时服用，不良反应较多，如恶心、呕吐、不规则阴道出血、月经改变、乳房胀痛等。①单方孕激素制剂：左炔诺黄体酮片，在无保护性生活后 3 日内，首剂 1 片，12 小时后再服 1 片；②抗孕激素类制剂：米非司酮在无保护性生活后或避孕失败后 72 小时内服用 10mg 或 25mg 即可，有效率 85%。

2. 长效避孕针　一般肌内注射一针，可避孕 1 个月，有效率达 98% 以上。尤其适用于对口服避孕药有明显胃肠道反应者。目前主要用醋酸甲羟孕酮避孕针，于月经来潮 5 日内或产后 6 周内注射 1 针，以后每隔 3 个月注射 1 针。

3. 缓释避孕药　又称缓释避孕系统，是由甾体激素避孕药与具有缓释性能的高分子材料共同制成，副反应小，在体内能维持较长时间而达到长效避孕效果。目前常用的有皮下埋植剂、阴道环、释放孕激素的 IUD、皮贴剂和微球、微囊注射针等。

（1）皮下埋植剂：是将一定剂量的孕激素放在硅胶囊管中，并将其埋植于皮下，使其缓慢释放少量的孕激素而起到避孕作用，避孕有效率达 99% 以上。皮下埋植剂有 I 型和 II 型两种（Norplant I 和 Norplant II）。I 型含 6 根硅胶棒载体，每根硅胶棒含左炔诺酮 36mg，总量 216mg，使用年限 5～7 年。II 型含 2 根硅胶棒载体，每根硅胶棒含左炔诺酮 75mg，总量 150mg，使用年限 5 年。近年采用单根硅胶棒，内含依托孕烯 68mg，使用年限 3 年，具有放置简单、不良反应小的特点。皮下埋植剂用法：月经开始 7 日内，最好在月经期。用 10 号套管针将硅胶棒呈扇形埋入左上臂内侧皮下，两根棒呈 V 形分布，夹角为 15°。由于皮下埋植剂为单纯孕激素制剂，月经紊乱如月经频发、经期延长、经间期点滴出血等为主要不良反应，少数可出现闭经，随着放置时间延长而逐步改善，一般不需处理。

（2）阴道环：是将避孕药物装在硅胶载体上，制成环状放入阴道，阴道黏膜上皮直接吸收药物，使药物进入血循环达到避孕效果。放置一次避孕 1 年，月经期、性交时可不必取出。

（3）避孕贴：通过贴剂形式将药物粘贴在皮肤上，药物通过皮肤渗透进入机体达到避孕效果。每周贴 1 片，连用 3 周，停药 1 周。

（4）微球或微囊避孕针：以微球或微囊为载体，内含一种或多种激素，通过注射进入体内，以不同的速度释放每日所需避孕药的恒定剂量。目前有炔诺酮微球和复方甲地孕酮微囊。前者注射一次可避孕 90 日，后者注射一次可避孕 1 个月。

（三）禁忌证

（1）严重心血管疾病：如冠心病、高血压及有心肌梗死病史的患者。

（2）急、慢性肝炎或肾炎。

（3）恶性肿瘤或癌前病变。

（4）内分泌疾病：如糖尿病需药物控制者、甲状腺功能亢进症者。

（5）哺乳期不宜使用复方避孕药，因雌激素可抑制乳汁分泌，加重产妇产后短期内的血液高凝状态，增加血栓类疾病风险。

（6）年龄＞35岁的吸烟妇女长期服用避孕药可增加心血管疾病发生率。

（7）血液病或血栓性疾病。

（8）精神病患者需要药物治疗者。

（9）有严重偏头痛，且反复发作者。

（10）原因不明的异常阴道出血者。

（四）避孕药的不良反应及处理

1. 类早孕反应　服药后出现轻度的恶心、食欲缺乏、头晕、乏力、嗜睡、呕吐等反应，少数妇女常在服药后1～2周发生，继续服药后可自行改善。

2. 阴道出血　一般发生在服药初期，表现为点滴出血或月经样突破性出血。主要与服药初期体内激素水平波动有关，此外也见于漏服、不定时服用、服药方法错误或药品质量受损等。轻者不用处理，随着服药时间延长而自行改善。出血多者，在每晚服用避孕药时加服雌激素至停药，阴道出血似月经量者则停止服药，作为一次月经来潮，并根据所服避孕药的使用方法开始下一周期的服药。

3. 月经量减少或闭经　少数妇女服药后出现月经量减少甚至闭经现象。本症是由于避孕药抑制子宫内膜增殖所致。出现月经量减少一般不需处理，停药后自行恢复；对闭经的妇女需排除妊娠的可能，根据具体情况可停用或更换其他避孕方法。

4. 乳房胀痛　一般不需处理，随着服药时间的延长，症状可自行消失。

5. 体重增加及皮肤变化　由避孕药中孕激素成分的弱雄激素活性促进体内合成代谢引起，也可因雌激素使水钠潴留所致；少数妇女服药后出现皮肤黄褐斑，日晒后加重，停药后多能自行减退。

6. 其他　极少数妇女服药后可出现精神抑郁、头晕、乏力、性欲减退、皮疹及皮肤瘙痒等，可对症处理，必要时停药进一步检查。

☰ 其他避孕方法

1. 阴茎套　也称避孕套，为男性避孕工具。其为桶状薄型乳胶制品，顶端有储精囊。性交时将阴茎套套在阴茎上，防止精子进入阴道而达到避孕作用。具有高效、简便、防止性传播疾病的优点。使用时要选择大小合适的阴茎套，用前充气检查有无漏孔，并排出顶端储精囊内空气，射精后在阴茎尚未软缩时捏住套口和阴茎一起取出。只要使用正确，避孕率高达93%～95%。

2. 阴道套　又称女用避孕套，既能避孕又能防止性传播疾病。

3. 外用杀精剂　是用于阴道内杀伤精子以达到避孕目的的一类化学避孕制剂。外用杀精剂的剂型有胶冻、泡沫片、可溶性栓剂、凝胶剂及避孕薄膜等。其活性成分是壬苯醇醚和烷苯醇醚，这类外用杀精药有良好的避孕效果，正确使用其避孕有效率高达95%，但使用失误，避孕失败率高达20%，因此不作为避孕首选方法。使用时应注意每次性交前均要使用，片剂和栓剂放入阴道后需 5～10 分钟才能溶解，要待药物溶解后再行性生活，若置入 30 分钟尚未性交，必须再次放置。

4. 安全期避孕　又称自然避孕。正常育龄妇女，卵巢排卵通常发生在下次月经来潮前 14 日左右，由于卵子从卵巢排出后存活最多不超过 3～4 日，因此，排卵前后 4～5 日为易受孕期，其余时间都是精子不能遇到卵子的日期，被视为安全期，利用安全期进行避孕的方法称安全期避孕法。基础体温法和宫颈黏液观察法是女性判断自身排卵日期的方法之一。但该避孕方法影响因素较多，失败率较高，不宜推广。

5. 免疫避孕　通过机体的免疫防御机制达到避孕目的，称为免疫避孕。如抗精子疫苗、基因免疫避孕法等，目前还未在临床应用。

知识链接

流产后关爱项目介绍

根据 WHO 的指南，流产后关爱（post-abortion care，PAC）的核心包括流产并发症的医疗服务、流产后计划生育服务（PAFPS）、流产后咨询服务、流产后社区服务及流产后生殖健康综合服务。在 PAC 体系中，PAFPS 是非常重要的一部分。PAFPS 的关键点在于 4 个方面：强化"立即避孕"的意识、知情选择合适的避孕方法、立即落实避孕措施和坚持正确使用。至 2001 年，全世界已有 40 多个国家开展了流产后服务项目，而在全面实施流产后计划生育服务（FAFPS）的国家中人工流产率下降 25%～50%。人工流产，特别是重复流产，已成为危害女性生殖健康和生理健康的一个重要问题。因此，2011 年，由中国妇女发展基金会、中华医学会计划生育学分会、国家人口计生委科学技术研究所共同发起流产后关爱（PAC）项目，旨在通过在医院建立标准化流产后关爱服务模式，向前来接受人工流产手术的女性患者及其家属宣传避孕相关健康知识，帮助流产后女性及时落实科学的避孕方法，避免人工流产带给女性的伤害，降低非意愿妊娠人工流产率和重复流产率，提高我国女性生殖健康水平。

第 2 节　输卵管绝育术

输卵管绝育术是用手术方法阻断或结扎输卵管，从而阻断精子和卵子相遇，达到永久不生育的目的。目前，国内常用经腹壁小切口绝育术、腹腔镜绝育术及药物粘堵绝育术。

 经腹输卵管结扎术

经腹输卵管结扎术是经腹壁小切口行结扎输卵管，手术操作简单、安全、方便，是目前国内应用最广的绝育方法。

（一）适应证

1. 自愿要求绝育手术且无禁忌证者。

2. 患有严重全身疾病不宜妊娠者。

（二）禁忌证

1. 24 小时内 2 次体温在 37.5℃或以上者。

2. 各种疾病急性期。

3. 全身情况较差不能耐受手术者。

4. 腹部皮肤有感染灶或患急、慢性盆腔炎者。

5. 患严重的神经官能症者。

（三）术前准备

1. 手术时间　手术最佳时间为月经干净后 3～4 日，人工流产或分娩后宜在 48 小时内施术，剖宫产手术时，哺乳期或闭经妇女则应排除早孕后再行绝育术。

2. 解除受术者思想顾虑并做好解释工作。

3. 按妇科腹部手术术前常规准备。

（四）手术步骤

1. 排空膀胱，仰卧位，留置导尿管。

2. 常规消毒、铺巾。

3. 切口　于耻骨联合上 3～4cm 处，做长约 2cm 腹中线纵口，逐层切开进入腹腔。

4. 提取输卵管　术者左手示指进入腹腔，沿子宫底后方滑向子宫角，摸到输卵管后，右手持卵圆钳夹住输卵管提至切口处，同时须检查卵巢有无异常。

5. 结扎输卵管　目前多采用抽心包埋法。用两把鼠齿钳夹住输卵管峡部系膜无血管区，间距约 2cm。在其背侧浆膜下注入 0.5% 利多卡因溶液使浆膜膨胀，尖刀切开膨胀的浆膜，用弯式蚊钳轻轻分离出该段输卵管。两端分别用弯式蚊钳钳夹，剪除两钳间的输卵管长约 1cm。用 4 号线结扎近端输卵管包埋于系膜内，远端固定在系膜外。检查无出血后送回腹腔。同法处理对侧输卵管。

（五）术后并发症

1. 出血、血肿　由于过度牵拉、损伤输卵管或其系膜或血管漏扎或结扎不紧引起出血。

2. 感染　多因手术适应证掌握不严或术中未严格无菌操作所致。

3. 邻近脏器损伤　多为操作不熟练或解剖关系辨认不清楚，损伤膀胱或肠管。

4. 绝育失败　可因绝育措施本身缺陷或施术时误扎、漏扎引起。

二　经腹腔镜输卵管结扎术

经腹腔镜输卵管结扎术简单易行、安全，对受术者损伤小，恢复快，易被广大妇女所接受，近年来我国各大城市已逐渐推广使用。

（一）适应证

同经腹输卵管结扎术。

（二）禁忌证

主要是腹腔粘连、心肺功能不全及膈疝者，余同经腹输卵管结扎术。

（三）手术步骤

在局部麻醉、硬膜外麻醉或全身麻醉下进行。受术者取头低臀高位，脐孔下缘做长约 1cm 的切口，建立人工气腹。在腹腔镜直视下将弹簧或硅胶环钳夹或环套在输卵管的峡部。也可用双极电凝烧灼输卵管峡部 1～2cm。由于电凝绝育法对组织损伤相对较大，现已很少应用。

（四）术后注意事项

术后卧床休息 4～6 小时后可下床活动；注意腹壁伤口有无渗血、感染；术后禁性生活及盆浴 1 个月。

第3节　计划生育方法的知情选择

避孕方法知情选择是通过广泛深入宣传、教育和培训，让广大育龄妇女结合自身特点，自主、自愿地选择合适的安全有效的避孕方法。

 新婚期

1. 原则　使用方便、不影响生育。

2. 宜选避孕方法　复方短效口服避孕药为首选，其次为阴茎套、外用避孕栓、避孕药膜等。一般不选用宫内节育器。

 哺乳期

1. 原则　不影响乳汁分泌及婴幼儿健康。

2. 宜选避孕方法　阴茎套是最佳避孕方式。其次可选用单孕激素制剂长效避孕针、皮下埋植剂、宫内节育器。

 生育后期

1. 原则　长效、安全的避孕方法，减少非意愿妊娠的发生率。

2. 宜选避孕方法　根据个人身体状况决定，各种避孕方法均可选用。

四 **绝经过渡期**

1. 原则　仍需坚持避孕，以外用避孕药具为主要避孕方法。

2. 宜选避孕方法　阴茎套为首选避孕方法。原来使用宫内节育器无不良反应者可继续使用至绝经后1年内取出。其次可选用避孕栓、凝胶剂等外用避孕药。

第4节　人工流产

人工流产（artifical abortion）是指因意外妊娠、疾病等原因而采用人工方法终止妊娠，是避孕失败的补救方法。人工流产对妇女健康有一定影响，做好避孕工作，防止或减少意外妊娠是计划生育的真正目的。终止早期妊娠的方法有药物流产和手术流产两种。

 药物流产

药物流产，简称药流，是一种非手术终止妊娠的方法。临床上常使用米非司酮（RU486）与米索前列醇配伍进行药物流产。其优点是方法简便，不需宫内操作，无创伤性。两者配伍终止早孕的完全流产率达90%以上。

（一）适应证

1. 妊娠≤49日，年龄<40岁，自愿要求终止妊娠的健康妇女。

2. 血或尿 hCG 阳性，B 超确诊为宫内早孕。

3. 有人工流产术高危因素者，如瘢痕子宫、哺乳期或严重骨盆畸形者。

4. 对人工流产术有顾虑和恐惧心理者。

（二）禁忌证

1. 有米非司酮药物使用禁忌证者　内分泌疾病、肝肾功能异常、血液病、血管栓塞病史。

2. 有前列腺素药物禁忌证者　心脏病、青光眼、哮喘、癫痫、过敏体质等。

3. 带器妊娠或可疑异位妊娠者。

（三）用药方法与注意事项

1. 用法　米非司酮采用分服法。150mg 米非司酮分次口服，服药第 1 日晨服 50mg，12 小时后再服 25mg；用药第 2 日早、晚各服米非司酮 25mg；第 3 日晨服米非司酮 25mg，并于 1 小时后服米索前列醇 600μg 或阴道后穹隆放置卡前列甲酯栓 1 枚（1mg）。

2. 注意事项　米非司酮服药后应禁食 2 小时。服药后应严密观察患者恶心、呕吐、腹泻等胃肠道症状。此外，出血多、出血时间长是药物流产的主要不良反应，应严密观察患者血压、脉搏等生命体征。药物流产必须在有正规抢救条件的医疗机构进行。

二 手术流产

手术流产是采用手术方法终止妊娠，包括负压吸引术和钳刮术。

（一）负压吸引术

利用负压吸引原理将妊娠物从宫腔内吸出，称为负压吸引术。

1. 适应证

（1）妊娠 10 周内自愿要求终止妊娠且无手术禁忌证者。

（2）患有心脏病、慢性肾炎等严重疾病不宜继续妊娠者。

2. 禁忌证

（1）生殖道炎症急性期。

（2）严重的全身性疾病不能耐受手术。

（3）术前两次体温在 37.5℃。

（4）妊娠剧吐酸中毒尚未纠正。

3. 术前准备　①询问病史，进行妇科检查及全身检查；②完善实验室检查，包括血常规、凝血功能及肝肾功能检查；③术前 3 日禁止性交；④排空膀胱；⑤解除患者思想顾虑。

4. 手术步骤

（1）受术者取膀胱截石位，常规消毒外阴及阴道，铺巾。

（2）双合诊复查子宫位置、大小及附件情况。

（3）阴道窥器暴露宫颈，消毒宫颈及阴道、宫颈前唇。

（4）子宫探针顺子宫方向探测宫腔深度，扩宫棒顺宫腔曲度扩张宫颈管，由小号至大号，扩张到比吸管大半号至 1 号。

（5）将吸管与负压器连接好，根据孕周选择吸管粗细及负压大小，一般负压在 400～500mmHg，吸管送入子宫底部再退出 1cm，按顺时针或逆时针方向上下移动吸引宫腔 1～2 周，感到宫壁粗糙，提示组织吸净。

（6）取下宫颈钳，擦净宫颈及阴道血迹，清理并检查吸出物有无绒毛，未见绒毛则需送病理检查。

5. 注意事项 术中应正确判断子宫大小及方向；严格无菌操作；动作轻柔；扩宫时注意用力均匀，避免用力过猛导致宫颈内口撕裂；使用静脉麻醉时应有麻醉医师监护。

（二）钳刮术

适用于妊娠 10～14 周自愿要求终止妊娠而无手术禁忌证者。术前可口服或阴道放置米索前列醇或导尿管，使宫颈扩张松软。术中应充分扩张宫颈管，先夹破胎膜，流尽羊水后酌情使用子宫收缩药物，钳夹胎盘与胎儿组织，必要时搔刮宫腔 1 周，观察出血情况。禁忌证及注意事项同负压吸引术。

（三）人工流产的并发症及处理

1. 子宫穿孔 是人工流产的严重并发症。由于子宫本身的原因，如妊娠子宫、子宫过度屈曲等，加上手术操作者方法不当，很容易导致子宫穿孔。当器械进入宫腔后出现无底感或深度明显超过检查时宫腔深度时，提示子宫穿孔，应立即停止手术。穿孔小，无脏器损伤或内出血，可注射子宫收缩药保守治疗，破口大、有内出血或怀疑脏器损伤，则应行剖腹或腹腔镜探查，根据情况具体治疗。

2. 人工流产综合反应 指受术者在术中或受术结束时出现心动过缓、心律失常、血压下降、面色苍白、出汗、头晕、胸闷，甚至晕厥和抽搐等症状。主要原因是由于宫颈和子宫受到机械性刺激兴奋迷走神经，以及孕妇精神紧张，不能耐受宫颈扩张、牵拉和过高的负压有关。出现人工流产综合反应时，应立即停止手术，休息、吸氧，心率减慢者可静脉注射阿托品 0.5～1mg。

3. 出血 多发生在妊娠月份较大时，因子宫较大，组织不能迅速排出，子宫收缩欠佳，出血量较多。可在扩张宫颈管后，注射催产素促进子宫收缩的同时尽快吸取或钳夹出胚胎及胎盘组织。

4. 吸宫不全 人工流产术后部分妊娠物残留，是人工流产较常见的并发症。多因宫体过度屈曲或操作不当所致。术后流血超过 10 日或流血停止后又有多量流血，可考虑为吸宫不全。B超有助于诊断，若无明显感染征象，应尽早行刮宫术，刮出物送病理检查，术后预防性使用抗生素；若伴有感染，应控制感染后再行刮宫术。

5. 漏吸或空吸 确诊宫内妊娠但人工流产未吸出胚胎及绒毛。常因胚胎过小、子宫畸形等原因所致，确诊漏吸后应再次行负压吸引术。

6. 感染 多因吸宫不全、无菌操作不严所致，出现急性子宫内膜炎、子宫肌炎、附件炎、盆腔炎等。表现为体温升高、下腹疼痛、不规则阴道出血、子宫或附件区压痛。出现感染应卧床休息、及时应用抗生素治疗。

7. 栓塞 破膜后羊水从开放的宫壁血窦挤入血循环可发生羊水栓塞，行钳刮术前应先放净羊水。

8. 远期并发症 宫颈及宫腔粘连、慢性盆腔炎、继发性不孕等。

第 5 节　妊娠中期引产术

妊娠 14～24 周时，用人工方法终止妊娠称妊娠中期妊娠引产，简称中孕引产。引产方法包括药物引产和手术引产两大类。药物引产有依沙吖啶（利凡诺）、前列腺素等，手术引产有水囊引产、剖宫取胎等。由于妊娠中期引产并发症多，危险性大，应尽量避免。目前临床应用最多的是依沙吖啶引产。

依沙吖啶（利凡诺）引产

依沙吖啶是一种强力杀菌药,对子宫有较强的直接刺激宫缩作用,引产成功率达98%以上。

（一）适应证

妊娠14~24周要求终止妊娠或因某种疾病不宜继续妊娠且无禁忌证者。

（二）禁忌证

1. 急性传染病及急性生殖器官炎症。

2. 急、慢性肝肾疾病或肝肾功能不全。

3. 胎膜早破或羊水过少者。

4. 过期流产、死胎。

（三）手术步骤

1. 受术者排空膀胱,取仰卧位,常规消毒,铺巾。

2. 确定穿刺点 于宫底下2~3横指中线或两侧选择囊性感最明显处或B超定位下确定穿刺点,用22号或20号腰穿针垂直刺入腹壁,有两个明显落空感后即进入羊膜腔内,拔出针芯,可见羊水溢出。

3. 注药 将50~100mg依沙吖啶溶于5~10ml注射用水,用注射器抽取依沙吖啶溶液接于穿刺针,回抽出羊水证实穿刺无误后注入药液。拔出穿刺针,穿刺处用消毒纱布压迫2~3分钟后固定。

（四）注意事项

1. 严格无菌操作。

2. 依沙吖啶的安全剂量在50~100mg,用药剂量准确,以防过量中毒或过少引产失败。

3. 注射器回抽有血,可能是进入胎盘,应再向深部进针,或略改变方向进针,如仍有血液,可另换穿刺点,每次操作穿刺不得超过3次。

4. 穿刺过程和拔针前后,注意孕妇有无呼吸困难、发绀等异常表现。

（五）观察及处理

1. 给药后,应定时测量孕妇体温、脉搏,观察阴道有无出血及宫缩等情况。

2. 个别孕妇注药后24小时左右可出现体温轻度上升和白细胞计数增多现象,胎儿娩出后,体温和白细胞可自然恢复,如体温超过38℃,应给予抗生素。

3. 引产后胎儿及胎盘娩出时间平均需38~48小时。如第1次不成功,72小时后可注射第2次。用药5日仍无规律宫缩者视为引产失败,可再次给药或改用其他方法引产。

4. 胎儿、胎盘娩出后,仔细检查胎盘、胎膜是否完整。本方法缺点是胎膜残留者较多,需进一步清宫处理。

 水囊引产

水囊引产是将水囊放置于子宫壁与胎膜之间,产生机械性刺激,引起宫缩导致流产的方法。易引起感染,现已少用。

（一）水囊制作

14~18号橡皮导尿管1根及男用避孕套2只,将导尿管插入双层避孕套内直达避孕套顶端下 2cm 左右，用手捏挤排出避孕套内气体，再用粗线将囊口缚于导尿管上，结扎不能过松或过紧，再用粗线将导尿管外端折叠结扎消毒备用。

（二）适应证及禁忌证

水囊引产适用于因心脏病、肝肾疾病、血液病和高血压等不宜继续妊娠者。其他同依沙吖啶引产。

（三）手术步骤

1. 水囊引产者术前应进行阴道准备，阴道消毒每日 1 次，共 3 日。

2. 受术者排空膀胱，去膀胱截石位，外阴、阴道常规消毒、铺巾。

3. 放置水囊：宫颈及宫颈管碘伏消毒。宫颈钳钳夹宫颈前唇，用无齿卵圆钳夹住橡皮囊顶端沿子宫侧方慢慢送入，注意勿戳伤胎盘导致出血。必要时可先行 B 超对胎盘定位。全部送入后，经导尿管向避孕套内注入无菌生理盐水，生理盐水量一般以孕月×100ml 计算。

4. 注完后将导尿管折转扎紧，用消毒纱布包裹送入阴道内，适当塞紧防止水囊脱出。

（四）观察及处理

1. 水囊引产后孕妇，应定时测量体温、脉搏，观察阴道有无出血及宫缩等情况，

2. 大多孕妇在 24 小时引产。24 小时无效者，应取出水囊。如无禁忌，数日后重复使用。

3. 为提高效果，可在术后第 2 日加用催产素静脉滴注，必须严密观察宫缩情况。

（五）注意事项

1. 术时严格执行无菌操作避免感染。

2. 引产失败后，如孕妇体温、脉搏、白细胞计数正常，阴道无出血及脓性分泌物流出，72 小时可再次水囊引产，但不宜超过 2 次，同时给予抗生素预防感染。

3. 水囊引产后孕妇出现发热，体温超过 38℃、畏寒或寒战等不适，应立即取出水囊，并给予抗生素抗感染。

4. 放置水囊后出现阴道出血，可能为胎盘早剥，应取出水囊。

5. 中期引产容易出现胎盘、胎膜残留，如有残留应及时清宫。

三　前列腺素引产

前列腺素具有广泛的宫缩、扩张宫颈内口及溶解黄体等药理作用，国外将前列腺素用于中期妊娠引产已有多年历史，从天然前列腺素到合成前列腺素经历了不同阶段。前列腺素使用方便，既可口服，也可作羊膜囊内或囊外给药，还可制成栓剂放置阴道内引产。1993 年后米非司酮配伍前列腺素成为终止中期妊娠可选用的方法之一。

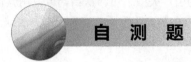

自 测 题

一、选择题

A_1 型题

1. 下列有关宫内节育器避孕原理，错误的是
（　　）
A. 引起子宫内膜感染性炎症反应

B. 子宫内膜白细胞、巨噬细胞增多

C. 带铜 IUD 中铜离子可影响精子获能

D. 含孕激素 IUD 可引起子宫内膜腺体萎缩和间质退化

E. 节育器对子宫内膜的长期刺激，使子宫内膜产生前列腺素

2. 关于宫内节育器，下列说法错误的是

（　　　）

 A. 放置 IUD 发生子宫出血，可用氨基己酸止血

 B. 子宫位置和大小检查不当，易发生穿孔

 C. 放置 IUD 后不会出现腰酸、下腹坠胀感

 D. IUD 放置后如出现感染，多为上行性

 E. IUD 放置时间一般为月经干净后 3～7 日

3. 下列哪种情形可放置宫内节育器（　　　）

 A. 生殖道急性炎症

 B. 严重全身疾患

 C. 月经过多、过频

 D. 哺乳期月经未来潮

 E. 体温＞37.5℃

4. 行药物流产前，下列哪项检查不必常规做（　　　）

 A. 白带常规　　　　B. 妊娠试验

 C. 超声检查　　　　D. 阴道镜检查

 E. 尿常规

5. 关于药物流产，下列说法错误的是（　　　）

 A. 米非司酮与前列腺素配伍协同作用

 B. 目前常用的药物是米非司酮

 C. 米索前列醇有促进排胎作用

 D. 米非司酮有较轻的抗孕激素特性

 E. 米非司酮可与孕激素受体结合

6. 临床常用的药物流产是（　　　）

 A. 米非司酮

 B. 环磷酰胺

 C. 雌激素

 D. 米非司酮+米索前列醇

 E. 卡孕栓

7. 妊娠 4⁺个月，终止妊娠最常用的方法是（　　　）

 A. 催产素引产　B. 负压吸宫术

 C. 钳刮术　　　D. 依沙吖啶羊膜腔注射

 E. 米非司酮+米索前列醇前列素

8. 一名剖宫产术后 9 个月的妇女，正在哺乳期，已恢复月经，经量很少。应首先选择下列哪种方法避孕最为合适（　　　）

 A. 口服短效避孕药

 B. 复方长效避孕针

 C. 皮下埋植剂

 D. 输卵管结扎术

 E. 含铜 IUD

9. 下列哪种为惰性 IUD（　　　）

 A. 宫形 IUD　　　B. γ-IUD

 C. 吉妮 IUD　　　D. V 形含铜 IUD

 E. 曼月乐节育器

10. 新婚夫妇计划婚后 1 年要孩子，目前最适当的避孕方法是（　　　）

 A. 安全期避孕法

 B. 避孕针

 C. 放置宫内节育器

 D. 阴茎套

 E. 皮下埋植避孕制剂

11. 关于哺乳期避孕，下列说法错误的是（　　　）

 A. 最好使用工具避孕

 B. 产后 6 个月可放置宫内节育器

 C. 不应使用皮下埋植药物

 D. 不宜采用药物避孕

 E. 宜使用单孕激素制剂避孕药

12. 口服避孕药失败的主要原因是（　　　）

 A. 月经周期中突然排卵

 B. 未按时服药

 C. 胃肠吸收障碍

 D. 性交频繁

 E. 产生耐药性

13. 人工流产术中出现人工流产综合反应时，首选药物治疗是（　　　）

 A. 输血补液

 B. 肌内注射地西泮镇静

 C. 静脉注射阿托品

 D. 静脉滴注催产素

 E. 静脉滴注地塞米松

14. 关于口服短效避孕药，开始服用时间为（　　　）

 A. 月经第 1 日　　B. 月经第 3 日

 C. 月经第 5 日　　D. 月经第 7 日

 E. 月经干净后

15. 吸宫流产术中，患者感胸闷、头晕。检查：血压 70/50mmHg，脉搏 50 次/分。应首先选用何种药物抢救治疗（　　　）

 A. 地西泮　　　　B. 阿托品

 C. 哌替啶　　　　D. 苯巴比妥钠

 E. 氯丙嗪

16. 38岁，5个月前曾因妊娠2个月行电吸流产术。术后月经停止来潮，无不适，测基础体温示双相，盆腔检查无异常。引起闭经的最可能原因是（　　　）

　　A. 妊娠

　　B. 子宫内膜海绵层与致密层损坏

　　C. 宫颈粘连

　　D. 子宫内膜基底层破坏

　　E. 卵巢早衰

A₃/A₄型题

（17~20题共用题干）

某女，25岁，1-0-1-1，因停经43日，尿hCG（+），要求做人工流产术。术前妇科检查：宫体后倾后屈，妊娠6周大小、软，附件（−），术中测宫腔深10cm，吸出组织20g，未见绒毛，出血少，术毕宫腔深9.5cm。

17. 吸出组织最可能是（　　　）

　　A. 蜕膜　　　　　B. 绒毛

　　C. 子宫息肉　　　D. 增生期子宫内膜

　　E. 分泌期子宫内膜

18. 为排除异位妊娠，下列各项中首选方法是（　　　）

　　A. 尿hCG定量　　B. 妇科B超

C. 白带常规　　　　D. 后穹窿穿刺

E. 吸出物送病理检查

19. 尿hCG 10 000U/L，B超显示胎囊在宫底部，白带常规正常。此时诊断为（　　　）

　　A. 吸宫不全　　　B. 漏吸

　　C. 子宫穿孔　　　D. 宫腔感染

　　E. 子宫畸形

20. 诊断明确后最合适的处理是（　　　）

　　A. 再次吸宫

　　B. 再次吸宫+抗生素预防感染

　　C. 宫缩剂

　　D. 抗生素预防感染

　　E. 后穹窿穿刺

二、思考题

1. 如何指导服务对象正确使用短效口服避孕药？

2. 如何指导服务对象进行避孕措施的知情选择？

3. 人工流产手术有哪些并发症？

（夏小艳）

第24章 妇女保健

妇女保健学是一门应用预防医学和临床医学的方法，研究妇女生命周期中不同时期的生理、心理特点及其影响因素，并提出保健对策，以保障和增进妇女生殖健康水平、提高出生人口素质的医学学科。

妇女保健的对象包括个体和群体两个方面。个体方面，主要采用临床医学的方法使妇女一生各阶段和特殊生理时期的保健需求得到满足，并对疾病进行筛查和早期诊治；群体方面，主要采用预防医学的方法来研究影响妇女健康的因素，并提出干预措施。妇女保健学强调临床与保健相结合，既重视面向群体，又注重落实到个人，在公共卫生与临床医学之间架起一座桥梁，降低妇女因生育或生殖功能紊乱而引起的发病、伤残和死亡，提高妇女健康水平。

第1节 概　　述

 妇女保健工作的重要性

妇女保健是向妇女提供以保障生殖健康为重点的医疗和公共卫生服务的事业。妇女承担着人类繁衍的重要使命，同时也是现代家庭的核心和促进社会发展的重要力量。保护和促进妇女生殖健康，落实"母亲安全"并使妊娠更安全是国际社会对人类的承诺。在人类的进步和发展中，生命的准备、生命的保护和晚年生活质量已成为现代三大健康主题，以健康保护和健康促进为中心的保健服务，通过社会动员使人民的自我保健意识和能力逐步提高，有利于维护和促进妇女的身心健康，提高全民综合素质，维护家庭幸福和后代健康，并最终实现"人人享有健康"的目标。

 妇女保健工作的组织机构

（一）行政机构

国家卫生健康委员会设置妇幼健康服务司（简称妇幼司），负责拟订妇幼卫生和计划生育技术服务政策、规划、技术标准和规范，推进妇幼卫生和计划生育技术服务体系建设，指导妇幼卫生、出生缺陷防治、人类辅助生殖技术管理和计划生育技术服务工作，依法规范计划生育药具管理工作。妇幼司下设综合处、妇女卫生处、儿童卫生处、计划生育技术服务处、出生缺陷防治处。省级（直辖市、自治区）卫生和计划生育委员会下设妇幼健康服务处（简称妇幼处）；

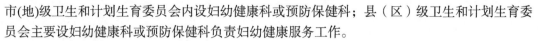

市(地)级卫生和计划生育委员会内设妇幼健康科或预防保健科；县（区）级卫生和计划生育委员会主要设妇幼健康科或预防保健科负责妇幼健康服务工作。

（二）专业机构

妇幼保健服务专业机构体系包括各级妇幼保健机构，各级妇产科医院、儿童医院（妇女儿童医院），综合医院妇产科、儿科、新生儿科、计划生育科、预防保健科、中医医疗机构中的妇产科、儿科，不论其所有制关系(全民、集体、个体)均属妇幼健康服务专业机构。各级妇幼健康服务机构受同级卫生计生行政部门领导，受上级妇幼保健机构的业务指导。

（三）妇幼保健网

妇幼保健网是指由各级妇幼保健业务机构，通过协作建立起一种业务上有密切联系的组织系统，上级机构对下级机构有业务辅导的责任（如接受转诊、会诊、协助抢救危重患者等）。建立健全妇幼保健网是做好妇幼保健工作必须具备的重要条件。妇幼保健网通常由三级组成，可分为城市妇幼保健网和农村妇幼保健网。城市妇幼保健网由市、区（县）、社区构成，农村妇幼保健网由县、乡（镇）、村构成。

 妇女保健工作的方法

妇女保健工作是一个社会系统工程，要充分发挥各级妇幼保健机构和三级妇幼保健网的作用，各部门充分合作，全社会参与。要深入调查研究，制定防治措施，做到保健与临床相结合，预防与治疗相结合，开展广泛宣传教育，提高妇女自我保健意识。制定、健全相关法律法规，以保障妇女儿童的合法权益，并加强管理与监督。

第2节 妇女保健工作范围

妇女保健工作具体包括：①妇女各期保健；②开展妇女病普查普治；③计划生育技术指导；④妇女劳动保护。

 妇女各期保健

（一）女童期保健

女童的生殖器官、生殖生理具有以下特殊性：①外生殖器暴露在外，容易受到感染或损伤；②生殖器官发育异常和畸形也在此期发现并矫治，有可能影响将来的生殖问题，从而产生心理障碍；③女童生殖器官肿瘤发病率比成人低得多，多发生在卵巢和子宫，阴道、外阴较少见，若发生肿瘤则恶性程度高，预后差；④性发育障碍，如发育迟缓或性早熟。随着生活水平的提高，较多女童营养过度、肥胖及性早熟问题已较为多见。

在农村和偏僻山区，重男轻女思想较为严重，存在女童营养不良引起的贫血和佝偻病等问题，易产生自卑、情绪压抑等心理问题；在城市，大多安适的独生子女受父母的溺爱和娇纵，产生任性、娇气、情绪不稳定，缺乏独立性，同样也影响心理的正常发育。所以女童期主要的保健内容是对女童进行卫生指导、营养指导、健康教育和健康促进，通过有效的保健保障女童的正常生长发育。

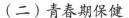

（二）青春期保健

青春期少女生长发育迅速，生殖器官和性功能逐渐发育成熟，第二性征形成；独立意识增强，精力充沛，性格活泼、情感热烈，处于性萌动期，易接受新事物，富有理想，世界观逐渐形成，但比较缺乏社会经验。如果得不到正确的性教育，得不到家庭、学校的正确引导教育，可能在心理和行为上出现错误，造成意外伤害，严重影响生殖健康。对少女的青春期保健主要包括营养卫生指导、个人卫生指导、心理卫生和健康行业指导、月经期卫生指导和青春期性教育等。

（三）婚姻保健

婚姻保健是生殖保健的重要组成部分。婚前检查包括婚前卫生指导、婚前医学检查、性保健和婚前卫生咨询。做好婚姻保健有重要的意义。

1. 有利于男女双方和下一代的健康　通过婚前全面系统的健康检查，可发现异常或疾病，有利于及早诊断和治疗。

2. 有利于优生　通过婚前医学检查，对各种疾病，尤其是遗传病可做出明确诊断及掌握其传递规律，推算出下一代的风险度，帮助男女双方做出婚育决策，以减少或避免不适当婚配和遗传病婴儿的出生。

3. 有利于主动有效地安排生育　通过婚前检查和咨询，对男女双方设计受孕方案，指导科学方法，提高受孕成功率，减少计划外妊娠引起人工流产的发生率。

（四）围生期保健

1. 孕前期保健　指导夫妻双方选择最佳最孕时期，如受孕年龄、最佳的身心状况、良好的社会环境等。孕前夫妻双方应做好备孕准备。

2. 孕期保健　从早孕开始，对孕妇进行优生优育相关知识宣教，避免有害因素。孕期指导产妇合理营养，注意休息，自我进行胎儿监护，进行胎教等。自妊娠 3 个月开始，定期产前检查，发现问题及时防治。对有遗传病家族史或异常分娩史者，进行遗传咨询，确定是否继续妊娠。

3. 产时保健　分娩过程中，密切观察产程进展，及时发现和处理异常情况，重点抓好"五防"和"一加强"。①防难产：严密观察产程，推广使用产程图，及时处理。②防感染：严格执行产房消毒隔离制度及无菌操作技术。③防产伤：严格执行产程处理常规，正确处理难产，严格掌握剖宫产指征。④防出血：积极防治产后出血。⑤防窒息：积极防治胎儿窘迫，正确处理新生儿窒息，高危产妇要加强监护。⑥一加强：加强对高危妊娠的产时监护和产程处理，保证母婴平安。同时应重视分娩期产妇的心理护理，耐心安慰产妇，提倡开展家庭式产室，由家人陪伴，消除产妇的焦虑和恐惧。

4. 产褥期保健　产褥期主要进行产后健康指导、产后检查和计划生育指导，帮助家庭亲子关系建立。产后 7 日、产后 14 日及产后 28 日进行访视，以了解母婴情况，发现异常及时处理。

5. 哺乳期保健　哺乳期指产后产妇用自己的乳汁喂养婴儿的时期，一般以 10 个月左右较适宜。哺乳期保健包括指导母乳喂养、哺乳期营养、用药、避孕、乳房疾病防治等内容。

（五）围绝经期保健

这个年龄组的妇女在人口中的比例正在逐渐增加。此期妇女处于生殖功能从旺盛走向衰退的过渡时期，由于内分泌变化及其对机体带来的影响，同时由于围绝经期妇女的心理及社会特点，可出现围绝经综合征、围绝经期妇女性问题、功能性失调性子宫出血、骨质疏松症、泌尿生殖系统常见疾病、心血管疾病和妇科肿瘤等健康问题。因此，应加强围绝经期的卫生知识宣教，解除顾虑，保持精神愉快，加强营养，定期进行健康检查，提高晚年生活质量。

（六）老年期保健

国际老龄学会规定 60～65 岁为老龄前期，65 岁以上为老龄期。老年妇女由于生理上的巨大变化，易产生各种身心疾病。提高生活质量、健康长寿是老年期保健的重点。保持生活规律，参加适当的文体活动，注意合理营养，积极防治心血管等各方面疾病。

妇女病普查普治

普查普治工作是一项群众性工作，应定期进行妇科病普查普治，30 岁以上妇女每 1～2 年普查 1 次。普查普治工作贯彻预防为主的方针，能及早发现各种妇女常见病、多发病，落实预防措施，降低发病率，并及时开展普治，提高妇女的健康水平。普查内容包括：内、外生殖器检查，乳房检查，宫颈刮片/液基细胞学检查，阴道分泌物检查等，必要时行活体组织检查等。

计划生育技术指导

积极开展计划生育技术咨询，普及节育知识，推广以避孕为主的综合节育措施，指导育龄夫妇选择安全、有效、适宜的节育方法，降低人工流产手术率和中期妊娠引产率，努力提高节育手术质量，确保受术者的安全和健康。

四 妇女劳动保护

随着我国经济建设的发展，女性参加社会劳动的人数与日俱增。为保护妇女安全及下一代的健康，我国政府制定了一系列法律法规。《女职工劳动保护特别规定》已于 2012 年 4 月 18 日国务院第 200 次常务会议通过并公布，自公布之日起施行。（附全文）

第一条　为了减少和解决女职工在劳动中因生理特点造成的特殊困难，保护女职工健康，制定本规定。

第二条　中华人民共和国境内的国家机关、企业、事业单位、社会团体、个体经济组织以及其他社会组织等用人单位及其女职工，适用本规定。

第三条　用人单位应当加强女职工劳动保护，采取措施改善女职工劳动安全卫生条件，对女职工进行劳动安全卫生知识培训。

第四条　用人单位应当遵守女职工禁忌从事的劳动范围的规定。用人单位应当将本单位属于女职工禁忌从事的劳动范围的岗位书面告知女职工。

女职工禁忌从事的劳动范围由本规定附录列示。国务院安全生产监督管理部门会同国务院人力资源社会保障行政部门、国务院卫生行政部门根据经济社会发展情况，对女职工禁忌从事的劳动范围进行调整。

第五条　用人单位不得因女职工怀孕、生育、哺乳降低其工资、予以辞退、与其解除劳动或者聘用合同。

第六条　女职工在孕期不能适应原劳动的，用人单位应当根据医疗机构的证明，予以减轻劳动量或者安排其他能够适应的劳动。

对怀孕 7 个月以上的女职工，用人单位不得延长劳动时间或者安排夜班劳动，并应当在劳动时间内安排一定的休息时间。

怀孕女职工在劳动时间内进行产前检查，所需时间计入劳动时间。

第七条 女职工生育享受 98 天产假,其中产前可以休假 15 天;难产的,增加产假 15 天;生育多胞胎的,每多生育 1 个婴儿,增加产假 15 天。

女职工怀孕未满 4 个月流产的,享受 15 天产假;怀孕满 4 个月流产的,享受 42 天产假。

第八条 女职工产假期间的生育津贴,对已经参加生育保险的,按照用人单位上年度职工月平均工资的标准由生育保险基金支付;对未参加生育保险的,按照女职工产假前工资的标准由用人单位支付。

女职工生育或者流产的医疗费用,按照生育保险规定的项目和标准,对已经参加生育保险的,由生育保险基金支付;对未参加生育保险的,由用人单位支付。

第九条 对哺乳未满 1 周岁婴儿的女职工,用人单位不得延长劳动时间或者安排夜班劳动。

用人单位应当在每天的劳动时间内为哺乳期女职工安排 1 小时哺乳时间;女职工生育多胞胎的,每多哺乳 1 个婴儿每天增加 1 小时哺乳时间。

第十条 女职工比较多的用人单位应当根据女职工的需要,建立女职工卫生室、孕妇休息室、哺乳室等设施,妥善解决女职工在生理卫生、哺乳方面的困难。

第十一条 在劳动场所,用人单位应当预防和制止对女职工的性骚扰。

第十二条 县级以上人民政府人力资源社会保障行政部门、安全生产监督管理部门按照各自职责负责对用人单位遵守本规定的情况进行监督检查。

工会、妇女组织依法对用人单位遵守本规定的情况进行监督。

第十三条 用人单位违反本规定第六条第二款、第七条、第九条第一款规定的,由县级以上人民政府人力资源社会保障行政部门责令限期改正,按照受侵害女职工每人 1000 元以上 5000 元以下的标准计算,处以罚款。

用人单位违反本规定附录第一条、第二条规定的,由县级以上人民政府安全生产监督管理部门责令限期改正,按照受侵害女职工每人 1000 元以上 5000 元以下的标准计算,处以罚款。用人单位违反本规定附录第三条、第四条规定的,由县级以上人民政府安全生产监督管理部门责令限期治理,处 5 万元以上 30 万元以下的罚款;情节严重的,责令停止有关作业,或者提请有关人民政府按照国务院规定的权限责令关闭。

第十四条 用人单位违反本规定,侵害女职工合法权益的,女职工可以依法投诉、举报、申诉,依法向劳动人事争议调解仲裁机构申请调解仲裁,对仲裁裁决不服的,依法向人民法院提起诉讼。

第十五条 用人单位违反本规定,侵害女职工合法权益,造成女职工损害的,依法给予赔偿;用人单位及其直接负责的主管人员和其他直接责任人员构成犯罪的,依法追究刑事责任。

第十六条 本规定自公布之日起施行。1988 年 7 月 21 日国务院发布的《女职工劳动保护规定》同时废止。

第 3 节 生殖健康与妇女保健

1995 年,世界卫生大会提出"2015 年人人享有生殖健康"的国际卫生奋斗目标。生殖健康这一概念的出现,反映了人们对当今世界许多全球性的问题,特别是人口、社会和环境对生殖疾病的影响的关注。

WHO 给予生殖健康的定义为:在生命所有阶段的生殖功能和过程中的身体、心理和社会适应的完好状态,而不仅仅是没有疾病和虚弱。其内涵主要强调:人们能够进行负责、满意和安全的性生活,而不担心传染疾病和意外妊娠;人们能够生育,并有权决定是否、何时生育和生育间隔;妇女能够安全地通过妊娠和分娩,妊娠结局是成功的,婴儿成活并健康成长;夫妇能够知情选择和获得安全、有效和可接受的节育方法。

人类健康的核心是生殖健康，它涵盖了母亲安全、计划生育、性健康与性传播疾病预防、儿童生存与发展等多个方面。生殖健康不仅包括了妇女一生各阶段的保健，还涉及青少年的性健康与男性生殖健康。要促进生殖健康，就必须为妇女和男性提供贯穿其整个生命周期各阶段的优质生殖保健。

妇女约占总人口的1/2，妇女在生殖健康方面所承担的负担、危险和责任要比男子大得多。主要原因有：妇女生殖系统的解剖和生理特点使之容易感染性传播疾病；妇女承担了生育的功能，受到妊娠和分娩有关的健康威胁。

妇女的生殖健康状况不仅反映妇女本身的健康问题，还反映出整个社会人群的整体健康水平，反映出整个国家的政治、经济、文化的整体水平，妇女生殖健康直接关系到社会的稳定、家庭的稳定、儿童的生存和发展。生殖健康通过增加对妇女保健的需求服务，提高妇女地位，实现保护人类生殖健康、降低死亡率和人口出生率的目标。

第4节　妇女保健常用指标

妇女保健统计指标是评价妇女保健工作质量和反映妇女儿童健康状况最基本的指标，为进一步制订工作计划和开展研究工作提供重要依据。统计时要求收集资料完整、科学、准确可靠。妇女保健常用的统计指标如下。

 妇女病普查普治常用统计指标

1. 妇女病普查率=期内（次）实查人数/期内（次）应查人数×100%
2. 妇女病患病率=期内（次）患者数/期内（次）实查人数 10 万×10 万
3. 妇女病治愈率=患病治愈人数/患病总人数×100%

 孕产期保健常用统计指标

1. 孕期保健统计指标

（1）早孕建册率=辖区内妊娠 13 周之前建册并进行第一次产前检查的产妇人数/该地该时间段内活产数总数×100%。

（2）产前检查率=期内产妇产前检查总人数/期内活产总数×100%。

（3）产后访视率=期内产后访视产妇数/期内活产总数×100%。

（4）住院分娩率=期内住院分娩活产数/期内活产总数×100%。

2. 孕产期保健质量统计指标

（1）高危孕产妇比率=期内高危孕产妇数/期内孕产妇总数×100%。

（2）剖宫产率=期内剖宫产活产数/期内活产总数×100%。

（3）产后出血率=期内发生产后出血的产妇人数/期内产妇总数×100%。

（4）产褥感染率=期内产褥感染产妇人数/期内产妇总数×100%。

（5）会阴侧切率=期内会阴侧切产妇人数/期内阴道分娩产妇总数×100%。

3. 孕产期保健效果统计指标

（1）围生儿死亡率=（妊娠 28 周以上死胎死产数+出生后 7 日内新生儿死亡数）/（妊娠 28

足周以上死胎死产数+活产数）×1000‰。

（2）孕产妇死亡率=年内孕产妇死亡数/年内孕产妇总数×1000‰。

（3）新生儿死亡率=期内出生后 28 天内新生儿死亡数/期内活产数×1000‰。

（4）早期新生儿死亡率=期内出生后 7 日内新生儿死亡数/期内活产总数×1000‰。

三 计划生育技术统计指标

1. 人口出生率=某年出生人数/该年平均人口数×1000‰。

2. 人口死亡率=某年死亡人数/该年平均人口数×1000‰。

3. 人口自然增长率=年内人口自然增长数/同年平均人口数×1000‰。

4. 出生人口性别比=出生男婴数/出生女婴数。

5. 出生人工流产比=期内人工流产总例数/同期活产总数。

6. 计划生育率=期内该项计划生育手术并发症发生例数/同期某项计划生育手术总例数×1000‰。

 自 测 题

一、选择题

A₁ 型题

1. 妇女进行防癌普查的时间为（　　）

   A. 每半年~1 年 1 次　　B. 每 1 年 1 次

   C. 每 1 年~2 年 1 次　　D. 每 2 年 1 次

   E. 每 2 年~3 年 1 次

2. 下列不属于妇科普查工作内容的是（　　）

   A. 内、外生殖器检查

   B. 乳房检查

   C. 阴道后穹窿穿刺检查

   D. 宫颈活体组织切片检查

   E. 阴道分泌物检查

3. 下列关于妇女劳动保护叙述，正确的是

（　　）

   A. 哺乳期未满 1 年的女职工，用人单位不得延长劳动时间或者安排夜班

   B. 妊娠满 9 个月后不得安排夜班工作

   C. 哺乳时间为 6 个月

   D. 可以在妇女怀孕期解除劳动合同

   E. 怀孕妇女在劳动时间进行产前检查应扣去相应时间酬劳

二、思考题

1. 什么是生殖健康？

2. 什么是产时保健的"五防"和"一加强"？

（熊立新）

参考文献

段涛，杨慧霞. 2009. 产科手术学. 北京：人民卫生出版社

丰有吉. 沈铿. 2010. 妇产科学. 第 2 版. 人民卫生出版社

孔祥，卢丹. 2015. 妇产科学. 北京：科学出版社

兰丽坤. 2012. 妇产科学. 第 3 版. 北京：科学出版社

兰丽坤. 王雪莉. 2016. 妇产科学. 第 4 版. 北京：科学出版社

黎梅. 2011. 妇产科护理. 第 2 版. 北京：科学出版社

廖秦平，乔杰，郑建华. 2013. 妇产科学. 第 3 版. 北京：北京大学医学出版社

刘新民. 2011. 妇产科手术学. 第 3 版. 北京：人民卫生出版社

刘彦，张琴，吴海峰等. 2014. 泌尿生殖系统疾病诊疗技术. 北京：科学出版社

茅清，李丽琼. 2014. 妇产科学. 第 7 版. 北京：人民卫生出版社

沈铿，马丁. 2015. 妇产科学. 第 3 版. 北京：人民卫生出版社

谢幸，苟文丽. 2013. 妇产科学. 第 8 版. 北京：人民卫生出版社

熊立新，李耀军，王爱华. 2013. 妇产科护理学. 北京：科学出版社

乐杰. 2007. 妇产科学. 第 7 版. 北京：人民卫生出版社

教学基本要求

课程性质和课程任务

　　妇产科学是临床医学专业的一门主干课程，是主要研究妇女生殖系统及与妊娠相关的生理和病理过程的临床学科，是既与其他学科存在广泛联系又整体性较强的一门独立学科。本课程的主要任务是通过教学使学生掌握产科、围生医学、妇科、妇女保健、优生等方面的基础理论，常见病及多发病的病因、发病机制、临床表现、诊断和防治的基本知识和基本技能，为学生今后从事妇产科和其他临床学科工作奠定基础，并培养他们分析问题和解决问题的能力。

课程教学目标

（一）职业素养目标

　　1. 树立良好的心理素质、良好的职业道德和伦理观念，自觉尊重服务对象的人格，保护其隐私。

　　2. 具有批判性思维能力及创新能力。

　　3. 具有良好的医疗安全与法律意识，自觉遵守医疗卫生、计划生育相关法律法规。

　　4. 具有勤学善思的学习习惯，科学严谨的工作态度，细心严谨的工作作风，较强的适应能力，团队合作的职业意识及有效的沟通能力，关心尊重爱护患者。

　　5. 具有终身学习的理念，在学习和实践中不断地思考问题、研究问题、解决问题。

（二）专业知识和技能目标

　　1. 掌握妇产科学的基本理论、基本知识及相关技能。

　　2. 掌握妊娠期的监测与保健，学会产前检查和妊娠期监测技术。

　　3. 掌握正常分娩的处理，熟悉异常分娩的诊断与处理。

　　4. 掌握分娩并发症的诊断与处理。

　　5. 掌握妇产科患者的接诊、病史采集、诊疗方案制订，病程记录及术前讨论等医疗记录的书写。

　　6. 掌握妇产科常见的专科操作技术，独立完成妇产科基础操作。

　　7. 掌握妇科常见疾病的诊断、鉴别诊断及处理。

　　8. 能对妇产科急、危重症患者进行初步急救与转诊。

　　9. 熟悉计划生育的咨询与指导，掌握节育的方法及人工流产等避孕失败的补救措施。

三 教学内容和要求

教学内容	了解	熟悉	掌握	教学活动参考
第1章 女性生殖系统解剖				理论讲授 多媒体
第1节 外生殖器		√		
第2节 内生殖器		√		
第3节 血管、淋巴及神经		√		
第4节 邻近器官	√			
第5节 骨盆			√	
第6节 骨盆底	√			
第2章 女性生殖系统生理				理论讲授 多媒体
第1节 妇女一生各阶段的生理特点	√			
第2节 卵巢周期性变化及性激素功能			√	
第3节 子宫内膜及其他生殖器官的周期性变化			√	
第4节 月经及月经期的临床表现			√	
第5节 月经周期的调节			√	
第3章 妊娠生理				理论讲授 多媒体
第1节 受精及受精卵发育、输送与着床	√			
第2节 胚胎、胎儿发育特征		√	√	
第3节 胎儿附属物的形成与功能			√	
第4节 妊娠期母体变化			√	
第4章 妊娠诊断				理论讲授 多媒体
第1节 早期妊娠的诊断			√	
第2节 中、晚期妊娠的诊断			√	
第3节 胎产式、胎先露、胎方位			√	
第5章 孕前检查、孕期监护及保健				理论讲授 案例分析 多媒体
第1节 孕前检查		√		
第2节 产前检查			√	
第3节 胎儿监护技术		√		
第4节 孕期指导	√			
第6章 正常分娩				理论讲授 多媒体 互联网+
第1节 影响分娩的因素			√	
第2节 枕先露的分娩机制			√	
第3节 先兆临产、临产诊断与产程分期			√	
第4节 分娩的临床经过及处理			√	
第5节 爱母分娩行动及导乐陪伴分娩	√			
第7章 异常分娩				理论讲授 案例分析 多媒体
第1节 产力异常		√		
第2节 产道异常		√		
第3节 胎位异常		√		
第8章 妊娠病理				理论讲授 案例分析 多媒体
第1节 妊娠剧吐	√			
第2节 流产			√	
第3节 早产		√		
第4节 过期妊娠	√			
第5节 异位妊娠			√	
第6节 妊娠期高血压疾病			√	
第7节 前置胎盘			√	
第8节 胎盘早剥			√	
第9节 羊水量异常		√		
第10节 多胎妊娠	√			
第11节 死胎	√			
第12节 妊娠合并心脏病		√		
第13节 妊娠合并糖尿病		√		
第9章 分娩期并发症				理论讲授 案例分析 多媒体
第1节 子宫破裂		√		
第2节 产后出血			√	
第3节 胎膜早破		√		
第4节 脐带异常		√		
第5节 胎儿窘迫			√	
第6节 羊水栓塞		√		
第10章 正常产褥				理论讲授 多媒体
第1节 产褥期母体变化		√		
第2节 产褥期临床表现			√	
第3节 产褥期处理及保健		√		
第11章 异常产褥				理论讲授 案例分析 多媒体
第1节 产褥感染			√	
第2节 晚期产后出血		√		
第3节 产褥期抑郁症	√			
第4节 产褥中暑	√			
第12章 产科常用手术				理论讲授 多媒体
第1节 人工破膜术		√		
第2节 会阴切开缝合术及会阴裂伤缝合术			√	
第3节 宫颈裂伤缝合术			√	
第4节 胎头吸引术			√	
第5节 产钳术			√	
第6节 臀位助娩术			√	
第7节 剖宫产术			√	

教学内容	了解	熟悉	掌握	教学活动参考	教学内容	了解	熟悉	掌握	教学活动参考
		教学要求					教学要求		
第13章 妇科病史及检查				理论讲授 多媒体	第5节 绝经综合征			√	
第1节 妇科病史及采集			√		第19章 子宫内膜异位症和子宫腺肌病		√		理论讲授 多媒体
第2节 体格检查		√			第1节 子宫内膜异位症			√	
第3节 妇科疾病常见症状的鉴别要点			√		第2节 子宫腺肌病				
第4节 妇科常用特殊检查		√			第20章 女性生殖器官损伤性疾病				理论讲授 多媒体
第14章 外阴上皮非瘤样病变	√			理论讲授 多媒体 自习	第1节 外阴阴道损伤	√			
第1节 外阴鳞状上皮增生	√				第2节 阴道壁膨出及子宫脱垂			√	
第2节 外阴硬化性苔藓					第3节 压力性尿失禁	√			
第15章 女性生殖系统炎症				理论讲授 案例分析 讨论 多媒体	第21章 女性生殖器官发育异常	√			自习
第1节 外阴炎、前庭大腺炎		√			第1节 处女膜闭锁				
第2节 阴道炎			√		第2节 阴道发育异常				
第3节 宫颈炎			√		第3节 子宫发育异常				
第4节 盆腔炎性疾病			√		第4节 性分化与发育异常				
第5节 女性生殖器结核	√				第22章 不孕症与辅助生殖技术	√			自习
第16章 女性生殖系统肿瘤				理论讲授 案例分析 讨论 多媒体	第1节 不孕症				
第1节 外阴肿瘤	√				第2节 辅助生殖技术				
第2节 宫颈上皮内瘤变			√		第23章 计划生育				
第3节 宫颈癌			√		第1节 避孕			√	理论讲授 多媒体
第4节 子宫肌瘤			√		第2节 输卵管绝育术	√			
第5节 子宫内膜癌		√			第3节 计划生育方法的知情选择			√	互联网+
第6节 卵巢肿瘤		√			第4节 人工流产			√	
第17章 妊娠滋养细胞疾病				理论讲授 案例分析 讨论 多媒体	第5节 妊娠中期引产术		√		
第1节 葡萄胎			√		第24章 妇女保健	√			自习
第2节 恶性滋养细胞肿瘤		√			第1节 概述				
第18章 女性生殖内分泌疾病				理论讲授 案例分析 讨论 多媒体	第2节 妇女保健工作范围				
第1节 功能失调性子宫出血			√		第3节 生殖健康与妇女保健				
第2节 闭经			√		第4节 妇女保健常用指标				
第3节 多囊卵巢综合征		√							
第4节 痛经		√							

四 学时分配建议（70学时）

教学内容	理论时数	实验时数	合计
1~2.女性生殖系统解剖与生理	2	0.5	2.5
3.妊娠生理	2	0.5	2.5
4.妊娠诊断	2	1	3
5.孕前检查、孕期监护及保健	4	2	6
6.正常分娩	3	4	7
7.异常分娩	4		4
8.妊娠病理	9		9
9.分娩期并发症	4		4
10.正常产褥	1		1

续表

教学内容	理论时数	实验时数	合计
11.异常产褥	1		1
12.产科常用手术	0	2	2
13.妇科病史及检查	3	2	5
14.外阴上皮非瘤样病变	0		0
15.女性生殖系统炎症	4		4
16.女性生殖系统肿瘤	6		6
17.妊娠滋养细胞疾病	2		2
18.女性生殖内分泌疾病	4		4
19.子宫内膜异位症和子宫腺肌病	1		1
20.女性生殖器官损伤性疾病	1		1
21.女性生殖器官发育异常	0		0
22.不孕症与辅助生殖技术	0		0
23.计划生育	3	2	5
24.妇女保健	0	0	0
总计	56	14	70

五 教学基本要求的说明

1. 本教学基本要求适用于高职高专临床医学专业妇产科课程教学。课程总学时为70学时，其中理论教学56学时，实践教学14学时，计4学分。

2. 理论知识的教学要求分为掌握、熟悉、了解3个层次。"掌握"指对所学知识有较深刻的认识，能综合分析并解决临床诊疗实际问题；"熟悉"指对所学知识基本掌握；"了解"指对所学知识能理解并记忆。

3. 教学建议

（1）本课程的教学紧扣国家执业助理医师资格考试大纲，以职业技能和岗位胜任力培养为根本，重视专业理论知识与实践能力相结合。根据实际教学情况，积极探索教学方法、方式的改革。在教学中，注重以学生为主体，以启发式教学为指导思想，充分调动学生的主观能动性和学习的积极性，同时，注重学生专业素质、职业安全意识、防范医疗风险意识、有效沟通能力及团队协作意识的培养。

（2）学生对知识的掌握程度，教师应通过对学生的讨论表现、提问、课堂测试、实践操作表现、闭卷考试等多种形式综合考评。

（3）本要求供高职高专临床医学专业使用，在授课过程中，可根据实际情况及详略，取舍教学内容。

自测题选择题参考答案

第1章

1. B 2. C 3. D 4. D 5. C 6. C 7. D
8. B 9. A 10. E 11. D 12. C 13. E 14. A
15. E 16. D 17. A 18. B 19. B 20. C

第2章

1. A 2. A 3. B 4. D 5. C 6. D 7. A
8. B 9. A 10. B 11. B 12. D 13. B 14. E
15. C 16. B 17. C

第3章

1. B 2. C 3. B 4. B 5. B 6. E 7. A
8. D 9. A 10. C 11. D 12. A 13. A 14. D
15. B 16. E 17. B 18. C 19. E 20. D

第4章

1. D 2. C 3. B 4. B 5. A 6. B 7. E
8. E 9. E 10. E 11. C

第5章

1. E 2. B 3. E 4. D 5. E 6. D 7. A 8. A
9. A 10. D 11. D 12. C 13. D 14. C 15. E
16. B 17. E 18. E

第6章

1. A 2. B 3. B 4. C 5. A 6. A 7. D 8. B
9. D 10. A 11. B 12. A 13. B 14. E 15. D
16. C 17. B 18. D 19. C 20. A

第7章

1. A 2. A 3. A 4. C 5. C 6. C 7. C
8. C 9. D 10. C 11. A 12. E 13. A 14. D
15. A 16. E 17. E 18. C 19. A 20. A 21. A
22. D 23. E 24. E 25. C 26. D 27. B 28. D
29. C 30. C

第8章

1. E 2. E 3. B 4. C 5. C 6. C 7. C
8. A 9. C 10. D 11. D 12. D 13. C 14. C
15. C 16. D 17. C 18. D 19. E 20. B 21. A
22. C 23. A 24. C 25. B 26. B 27. A 28. E
29. D 30. C 31. A 32. A 33. D 34. E 35. C
36. D 37. D 38. C 39. A 40. C 41. A

第9章

1. A 2. B 3. E 4. B 5. E 6. D 7. D
8. E 9. C 10. A 11. A 12. A 13. E 14. B
15. D 16. B 17. D 18. E 19. B 20. E

第10章

1. D 2. C 3. D 4. C 5. B 6. D 7. E
8. D 9. B

第11章

1. E 2. D 3. E 4. E 5. A 6. E 7. D
8. B 9. C 10. D 11. A 12. A 13. C 14. A

第12章

1. D 2. D 3. B 4. A 5. D 6. B 7. A
8. D 9. D 10. C

第13章

1. D 2. E 3. B 4. A 5. C 6. D

第14章

1. C 2. E 3. C 4. B

第15章

1. C 2. B 3. B 4. A 5. C 6. E 7. D
8. D 9. C 10. D 11. E 12. A 13. B 14. A
15. D 16. D 17. B 18. B 19. B

第16章

1. A 2. E 3. D 4. A 5. C 6. E 7. C
8. B 9. A 10. B 11. D 12. C 13. C

第17章

1. A 2. B 3. D 4. B 5. D 6. E 7. B
8. C 9. C 10. C 11. B 12. E

第18章

1. D 2. A 3. A 4. D 5. D 6. C 7. A
8. E 9. E 10. B 11. D 12. B 13. B 14. A
15. A 16. D 17. B 18. C 19. D

第19章

1. C 2. E 3. B 4. B 5. E 6. D 7. E
8. B 9. C 10. C 11. E

第20章

1. D　2. A　3. B　4. E　5. D

第21章

1. D　2. E

第22章

1. B　2. B　3. B

第23章

1. A　2. C　3. D　4. D　5. D　6. D　7. E
8. E　9. A　10. D　11. D　12. B　13. C　14. C
15. B　16. D　17. A　18. B　19. B　20. B

第24章

1. C　2. C　3. A